DER KLINIKER

Gerhard Neumeyer / Orthopädie

DER KLINIKER

EIN SAMMELWERK FÜR STUDIERENDE UND ÄRZTE

Herausgegeben von Professor Dr. I. Zadek

ORTHOPÄDIE

VON

DOZENT DR. MED. HABIL. GERHARD NEUMEYER

EHEMALIGER OBERARZT DER AKADEM. CHIR. KLINIK IN DANZIG
CHEFARZT DER ORTHOPÄDISCHEN KLINIK
DER STÄDTISCHEN KRANKENANSTALTEN ERFURT

1953

WALTER DE GRUYTER & CO.

vormals G. J. Göschen'sche Verlagshandlung · J. Guttentag Verlagsbuchhandlung

Georg Reimer · Karl J. Trübner · Veit & Comp.

BERLIN W35

ORTHOPÄDIE

VON

DOZENT DR. MED. HABIL. GERHARD NEUMEYER

EHEMALIGER OBERARZT DER AKADEM. CHIR. KLINIK IN DANZIG
CHEFARZT DER ORTHOPÄDISCHEN KLINIK
DER STÄDTISCHEN KRANKENANSTALTEN ERFURT

Mit 146 Abbildungen

1 9 5 3

WALTER DE GRUYTER & CO.

vormals G. J. Göschen'sche Verlagshandlung · J. Guttentag Verlagsbuchhandlung
Georg Reimer · Karl J. Trübner · Veit & Comp.
BERLIN W 35

Berlin W 35, Genthiner Straße 13 · Archiv-Nr. 51 53 53
Printed in Germany · Satz und Druck: Oswald Schmidt GmbH., Leipzig III/18/65
5872/49-6277/49

GELEITWORT

Die deutsche akademische Jugend hat es wahrlich nicht leicht. Das Kriegs- und Nachkriegselend hat sie aus der eingefahrenen Bahn geworfen und jegliches Studium außerordentlich erschwert. Die Mehrzahl der Studenten muß die Mittel zum Studium selbst aufbringen; viele stehen bei zermürbender Tages- und Nachtarbeit in schwerem Existenzkampf, manch einer ist nach Jahr und Tag zum Aufgeben des Studiums gezwungen. Fehlschläge entmutigen sie indessen nicht, es gibt kaum Klagen, keinerlei Resignation. Imponierend ist die klare, nüchterne Erkenntnis der eigenen Situation und die realistische Einstellung zu den Problemen der Umwelt, prachtvoll die Aufgeschlossenheit der Studenten, ihr Fleiß und Wissensdurst, die sich in den Vorlesungen und Kursen offenbaren, erhebend der Mut und Stolz, mit denen sie das Leben anpacken und in die Zukunft schauen.

Die finanzielle Not wirkt sich auch auf die Beschaffung des Unterrichtsmaterials aus. Namentlich die Mediziner können ihren Bedarf an wichtigen Büchern aus eigner Kraft nicht decken. Im akademischen Unterricht stößt man bei den Studenten der höheren klinischen Semester auf Lücken ihres Wissens, die durch Mangel an Lernstoff entstanden sind.

Um diesem Übel zu steuern, habe ich schon im Jahre 1946 den Plan gefaßt, sämtliche klinische Disziplinen zusammenfassend zur Darstellung zu bringen. Erfahrene Kliniker und hervorragende Theoretiker sollten den Kandidaten der Medizin in kurzen, aber erschöpfenden Abhandlungen die Grundlagen ihrer Spezialgebiete vermitteln. Ausführliche Literaturangaben wurden beiseite gelassen, verwirrende Auseinandersetzungen über Streitfragen und ungelöste Probleme übergangen oder höchstens gestreift, die modernen Forschungsresultate dagegen gebührend berücksichtigt. Damit dürften die einzelnen Kapitel auch für den Praktiker von Bedeutung sein, der sich über dieses oder jenes Fachgebiet einen Überblick verschaffen will. Selbstverständlich legten die Mitarbeiter bei der Abfassung ihrer wissenschaftlichen Beiträge den größten Wert darauf, den Charakter von Kompendien strikt zu vermeiden.

Die Ungunst der Zeiten hat der Verwirklichung des ursprünglichen Planes, das Gesamtwerk in regelmäßig erscheinenden Einzelheften herauszubringen, entgegengearbeitet und die Drucklegung der Lieferungen verzögert. Um so mehr freuen sich mit allen Autoren Herausgeber und Verlag über die bevorstehende Veröffentlichung des Sammelwerkes, das an aktuellem Interesse nicht verloren hat.

Allen beteiligten Kollegen möchte ich für ihre mühe- und verständnisvolle Mitarbeit verbindlichst danken.

Möge „der Kliniker" einen erfolgreichen Weg nehmen und dem medizinischen Nachwuchs wie den praktischen Ärzten in ganz Deutschland Nutzen bringen!

Berlin, im Frühjahr 1953.

I. Zadek

VORWORT

Als ich auf Anregung meines hochverehrten alten Danziger Chefs, Prof. Dr. H. KLOSE, von dem Herausgeber des Sammelwerkes „Der Kliniker", Herrn Prof. Dr. ZADEK, die Aufforderung erhielt, für dieses Werk den Beitrag „Orthopädie" zu bearbeiten, glaubte ich zunächst, daß es Berufenere gäbe, die sich dieser Aufgabe unterziehen sollten. Ich habe aber dann doch gern die Bearbeitung übernommen, damit dem dringenden Wunsche, insbesondere der Studenten und angehenden Ärzte, Rechnung getragen wird, ergänzend zu den Vorlesungen über das Fachgebiet „Orthopädie" sich orientieren zu können.

Es wurde mir vom Herausgeber freigestellt, ob ich die Abhandlung in Form von Vorlesungen oder ob ich sie systematisch bringen wolle. Ich wählte die systematische Darstellung, behandelte das Fachgebiet aber in ähnlichem Umfang, wie ich es bei meinen Vorlesungen an der Danziger Medizinischen Akademie in den Jahren 1937–1940 getan habe, das heißt, ich möchte mit dem vorliegenden Beitrag nicht den Anspruch erheben, alle orthopädischen Gebiete und Grenzgebiete berührt bzw. vollständig und ausführlich abgehandelt zu haben. Ich glaube und hoffe aber doch, daß klinische Studenten und junge Ärzte das Wichtigste vom orthopädischen Wissensgebiet durch diese Schrift vermittelt bekommen. Um trotz der notwendigen Kürze in gewissem Maße zu Überlegungen und gedanklichen Anregungen zu verhelfen, habe ich in manchen Abschnitten nicht nur das kolleg- und lehrbuchmäßige Wissen gebracht, sondern auch bei dem einen oder anderen Krankheitsbild das pathologisch-anatomische Geschehen sowie uns beschäftigende, noch nicht geklärte Probleme hinsichtlich der Ätiologie und der Therapie gestreift.

Was die Auswahl der Abbildungen betrifft, so konnte ich leider auf meine Danziger Bildsammlung nicht zurückgreifen. Ich mußte deshalb die Abbildungen bringen, die ich in den Nachkriegsjahren an der Chirurgischen Klinik während meiner Tätigkeit als Oberarzt und später an der Orthopädischen Klinik in Erfurt sammeln konnte.

Danken möchte ich an dieser Stelle meinem hochverehrten Leipziger Doktorvater, Herrn Prof. Dr. F. SCHEDE, der mir die ersten Grundlagen der Orthopädie vermittelte und in mir das Interesse an dem erst später endgültig gewählten Spezialfach weckte, ferner meinem hochverehrten Danziger Chef und Lehrer der Chirurgie und Orthopädie, Herrn Prof. Dr. H. KLOSE; ich verdanke ihm meine gesamte chirurgische und weitere orthopädische Ausbildung, die Erziehung zur wissenschaftlichen Arbeit sowie die Möglichkeit, die Erfahrungen und Kenntnisse der Danziger Schule in Vorlesungen und jetzt durch diesen Beitrag unserem ärztlichen Nachwuchs weiterzugeben. Ein weiterer Dank gebürt meinem späteren sehr verehrten Chef, Herrn Prof. Dr. E. SCHWARZ, Direktor der Chirurgischen Klinik der Städtischen Krankenanstalten Erfurt, der mir für das vorliegende Buch manche Anregung gab, vor allem durch seine großen Erfahrungen auf operativ-technischem Gebiet.

Schließlich möchte ich dem Verlag WALTER DE GRUYTER meinen herzlichen Dank dafür sagen, daß er, manchen Schwierigkeiten zum Trotz, in außerordentlich großzügiger und entgegenkommender Weise die Fertigstellung und den Druck ermöglicht und für eine so gute Ausstattung Sorge getragen hat.

Erfurt, im Mai 1953. G. NEUMEYER

INHALT

Orthopädie

A. Allgemeine Orthopädie

B. Spezielle Orthopädie

A. Allgemeine Orthopädie

I. Geschichte und Aufgabengebiet der Orthopädie

Wohl hat schon Hippokrates und seine Schule orthopädische Behandlungsmethoden angewendet und in den hippokratischen Schriften beschrieben. Dann war es aber bis ins 19. Jahrhundert sehr still um die Orthopädie; sie nahm erst durch die Einführung der subkutanen Tenotomie durch Louis Stromeyer im Jahre 1831 und später durch die Möglichkeiten, die die Listersche Antisepsis und die Asepsis für chirurgische Eingriffe brachten, einen gewaltigen Aufschwung. Im Jahre 1836 kam der englische Arzt Dr. Little, der die nach ihm benannte Krankheit beschrieb, zu Stromeyer nach Hannover und ließ sich von diesem die Achillessehne bei seinem Lähmungsspitzklumpfuß verlängern.

Als Vater der **Deutschen Orthopädie** wird der große Wiener Orthopäde Adolf Lorenz bezeichnet, dessen 90. Geburtstag im Jahre 1944 gefeiert wurde. Er hat den Umschwung erlebt, den die Listersche Antisepsis und später die Asepsis für die Orthopädie bedeuteten. Da er selbst wegen seiner empfindlichen Haut die desinfizierenden Lösungen nicht vertrug, wurde er von seinem Lehrer Eduard Albert mit der unblutigen Behandlung in der Klinik beauftragt. Lorenz wurde als ,,Gipsdozent der Wiener Klinik" bekannt. Wir kennen ihn vor allen Dingen durch seine epochemachende Erfindung des Gipsbettes bei der Spondylitis tuberculosa und des schlagartig schmerzfreimachenden Beckengipses bei der Coxitis tuberculosa sowie durch die unblutige Einrenkung der sog. angeborenen Hüftgelenksluxation, die wir noch heute nach seinen Weisungen in der Lorenz-I- und -II-Stellung nach der Einrenkung eingipsen. Erwähnt sei ferner noch die von Lorenz als Gabelung oder Bifurkation angegebene subtrochantere Osteotomie bei der veralteten und nicht rechtzeitig eingerenkten Hüftgelenksluxation sowie bei der durch andere Erkrankungen verursachten Flexions-Adduktionskontraktur der Hüfte, z. B. bei Pfannenwanderung nach Coxitis tuberculosa.

Das Wort *Orthopädie* stammt von Andry (Paris 1741). Über den Ursprung und die Bedeutung des Wortes ist viel gestritten worden. Andry selbst schreibt: ,,Orthopädie oder die Kunst, bey den Kindern die Ungestaltheit des Leibes zu verhüten und zu verbessern." Der erste Teil des Wortes dürfte mit Sicherheit vom griechischen Wort ὀρθός = gerade, der zweite entweder von παῖς = Kind oder von παιδεία = Erziehung, wohl kaum von πεδάω = fesseln oder gar vom lateinischen pes = Fuß abzuleiten sein. Dem Sinn der Orthopädie am nächsten dürfte wohl die Auslegung des Wortes als ,,Erziehung zur Geradehaltung" kommen; denn mit Kindern haben wir es in der Orthopädie nicht allein zu tun.

Die Orthopädie ist ein Tochter- und Schwestergebiet der Chirurgie, insbesondere, was ihren operativen Teil anbelangt, während die mechanische Orthopädie sich mehr aus sich selbst heraus entwickelt hat. Es ist viel darüber diskutiert und geschrieben worden, ob und inwieweit die Abspaltung der Orthopädie von der Chirurgie gerechtfertigt ist, welches das eigentliche Aufgabengebiet der Orthopädie und wie sie von der Chirurgie abzutrennen ist. In neuerer Zeit ist das Gebiet der Orthopädie in der verschiedensten Art umrissen worden. Die Orthopädie wurde als derjenige Teil der ärztlichen Kunst und Wissenschaft angesehen, der sich mit der Erforschung, der Verhütung und Behandlung der Verunstaltungen des Rumpf- und des Extremitätenskelettes und der Funktionsstörungen des Bewegungsapparates befaßt, oder sie ist die Lehre von den angeborenen oder durch Krankheit oder Verletzung erworbenen Schäden der Stütz- und Bewegungsorgane sowie von deren Verhütung und Heilung. Zu weitgehend ist wohl die Begriffsbestimmung der Orthopädie als Sonderfach für Gliederleistung oder als Gliederheilkunde oder die Bezeichnung des Orthopäden als Gliederarzt. Von der Deutschen Orthopädischen Gesellschaft wurde folgende Definition gutgeheißen: „*Orthopädie ist die Forschung, Lehre und Behandlung der dauernden Leistungsstörungen des Haltungs- und Bewegungsapparates.*"

Während die Chirurgie vielleicht eher als „angewandte pathologische Anatomie" bezeichnet werden kann, ist die vornehmste Aufgabe der Orthopädie, Funktionsstörungen zu beseitigen, und zwar entweder Störungen bei normaler Anatomie oder Störungen, bei denen die anatomische Veränderung mit ihrer Bedeutung im Gesamtbild der Krankheit weit zurücktritt, oder endlich Störungen bei irreparablen anatomischen Veränderungen. Dazu ist es notwendig, daß der orthopädisch tätige Arzt und Chirurg pathologisch-physiologisch denkt. Ein mehr oder weniger starkes Ineinandergreifen der Chirurgie und Orthopädie wird sich nie vermeiden lassen. Eine gesunde Konkurrenz zwischen beiden Fächern wird immer bestehen und sich nur zum Vorteil der Kranken auswirken.

II. Soziale Bedeutung der Orthopädie

Krüppel nennen wir an ihrem Haltungs- und Bewegungsapparat schwergeschädigte Menschen, welche durch ihr Leiden zu mehr oder weniger vollständiger Arbeitsunfähigkeit verurteilt sind. Diese Leiden können vererbt oder angeboren, sie können auch in früher Kindheit, Jugend oder im fortgeschrittenen Alter durch Krankheiten oder Unfälle, insbesondere auch durch Kriegsverletzung erworben sein. Während ursprünglich die *Krüppelheime* ausschließlich der Schul- und Berufsausbildung von Menschen dienten, die an normalen Unterrichts- und Lehrstätten nicht ausgebildet werden konnten, wurde später in ihnen neben dieser Arbeit durch Hinzuziehung orthopädischer Behandlungsmethoden dafür gesorgt, daß die Krüppel soweit wie irgend möglich von ihren Leiden befreit und gebessert wurden, so daß sie ohne Unterstützung des Heimes oder anderer staatlicher Einrichtungen in ihren beruflichen Leistungen vollwertige Menschen werden konnten. Die Orthopädie kann also durch ihre Heil- und Hilfsmittel die in ihrer Erwerbsfähigkeit stark behinderten Krüppel dazu befähigen, sich ohne staatliche Unterstützung ihr Brot selbst zu verdienen, dem Staat damit nicht nur nicht mehr zur Last zu fallen, sondern auch für die Allgemeinheit nützliche Mitglieder der Menschheit zu werden.

Die *Orthopädie* hat also eine *hohe soziale Aufgabe*, ganz besonders in Nachkriegszeiten, wo so unendlich viele Kriegskrüppel durch orthopädische Heilmaßnahmen in den Arbeitsprozeß eingereiht werden müssen. Wie jede andere ärztliche Disziplin hat die Orthopädie aber auch *vorbeugend* zu wirken, sei es durch Anwendung entsprechender orthopädischer Maßnahmen bei lange Bettlägerigen, bei Unfall- und Kriegsverletzten zur Verhütung dauernder Störungen der Funktion des Haltungs- und Bewegungsapparates, u. U. in Zusammenarbeit mit den anderen Fachkollegen oder durch deren Fortbildung, sei es durch belehrende Aufklärung der Eltern, der Lehrer und der Sozialbehörden und durch Propagierung von Ausgleichssport und Gymnastik in Betrieben und Schulen zur Verhütung der Haltungsfehler und des Haltungsverfalls, durch Forderung von Fußgymnastik und Herstellung vernünftigen Schuhwerkes zur Verhütung der Fußschwäche und der Verkrüppelung der Füße infolge zivilisatorischer Einflüsse, damit zur geringeren sozialen Belastung der Allgemeinheit, welche schließlich für Apparate, Einlagen, ärztliche Behandlung u. dgl. des Geschädigten aufkommen muß. Die hohe *ärztliche* und *soziale Bedeutung der Orthopädie* liegt also in der Verhütung und Behebung von Krüppelleiden, welche die Menschen der Allgemeinheit zur Last fallen lassen und an ihrer Erwerbsfähigkeit mehr oder weniger behindern.

III. Ursachen und Entstehungen orthopädischer Erkrankungen

Die Vererbung spielt bei den orthopädischen Erkrankungen eine untergeordnete Rolle. Nur ein ganz kleiner Teil weist Erblichkeit auf, z. B. der Klumpfuß in einem geringen Prozentsatz der Fälle. Wohl kommen manche Leiden in den Familien gehäuft vor, zeigen aber keinen Erbgang. Man kann dann allenfalls von einer gewissen familiären Disposition sprechen, wie wir sie bei der sog. angeborenen Hüftverrenkung ab und zu sehen, oder die familiäre Veranlagung zur Bindegewebsschwäche schafft z. B. die Voraussetzung zur Entstehung mancher Leiden, wie sie bei Bindegewebsschwächlingen mit Krampfadern, Knickplattfuß und multiplen Hernien vorkommen.

Störungen der Keimanlage bedingen manche angeborenen Defekte oder abnorme und überzählige Bildungen an den Gliedmaßen. Auch ihre praktische Bedeutung für die Orthopädie ist gering.

Intrauterine Schädigungen können die Ursache mancher orthopädischer Leiden sein. Insbesondere kann es durch Amnionstränge zur Abschnürung von Gliedmaßenabschnitten kommen, oder allgemeine intrauterine Raumbeengung infolge mangelnder Fruchtwasserbildung oder frühzeitigen Fruchtwasserabganges während der Schwangerschaft bzw. durch Uterustumoren oder bei Zwillingsschwangerschaft führt schwere Schäden herbei. Allerdings ist bei vielen Leiden, die bei der Geburt vorhanden sind, nicht mit Sicherheit zu sagen, ob ein keimbedingter oder ein durch intrauterine Druckschädigung entstandener Fehler vorliegt, so z. B. beim Klumpfuß, beim angeborenen Plattfuß u. a. Leiden.

Geburtsschädigungen können als Folge von Schädel- und Gehirnverletzung durch den Geburtshelfer oder seine Instrumente oder als Knochenbrüche vorkommen. Im ersten Fall entwickeln sich oft anatomische und funktionelle Störungen des Bewegungsapparates, im zweiten Deformitäten der Gliedmaßen infolge ungenügender oder gar fehlender Behandlung. Beides muß orthopädisch behandelt werden.

Im Wachstumsalter können mancherlei Schäden am Bewegungsapparat entstehen, die orthopädischer Behandlung bedürfen. So lösen vermehrtes oder vermindertes Wachstum, sei es allgemein, sei es örtlich, die verschiedensten Deformitäten aus. *Allgemeine Wachstumsstörungen* führen zum Zwerg- oder Riesenwuchs, beides meist verbunden mit anormaler Proportionierung, d. h. Bevorzugung der einen oder anderen Körperpartie. Der Einfluß der inneren Sekretion spielt hier oft eine Rolle, z. B. beim Riesenwuchs Störung der Hypophysenfunktion, gehäuftes Auftreten von Belastungs- und Gelenkschäden im Pubertätsalter und im Klimakterium. *Lokale Störungen des Wachstums* sehen wir recht häufig *bei Schädigung der Epiphysenlinie* oder ihrer nächsten Umgebung bei Kindern und Jugendlichen, sei es durch ein Trauma mit Lockerung und Bluterguß, sei es durch akute oder chronische Entzündungen vor allem durch akute oder chronische Osteomyelitis sowie Tuberkulose, die eine gänzliche oder teilweise Zerstörung der Epiphysenlinie hervorrufen können. Schädigung der Epiphysenlinie kann durch erhöhten Wachstumsreiz zu vermehrtem Längenwachstum oder wohl durch Zerstörung zu vermindertem Längenwachstum führen. Nur teilweise vermehrtes oder vermindertes Wachstum kann zu teilweiser Verlängerung oder Verkürzung eines Knochens führen, so daß daraus die mannigfachsten Deformierungen sich ergeben können, z. B. X- und O-Bein, Verkrümmungen des Unterarmes bei Manus valga oder vara. Der Orthopäde kann bei seiner Behandlung mit dem von der Epiphysenlinie ausgehenden Wachstumsreiz rechnen und ihn sich sogar durch Aktivierung zunutze machen, indem er z. B. beim X- bzw. O-Bein in die Nähe der Epiphysenlinie innen bzw. außen einen Knochenkeil einschlägt, welcher einen Reiz auf die Epiphysenlinie ausübt und damit vermehrtes ausgleichendes Längenwachstum auf einer Seite hervorruft.

Gewisse Systemerkrankungen führen zu Deformitäten, welche orthopädischer Behandlung bedürfen. Der Orthopäde hat dann nur eine Teilerscheinung oder einen Folgezustand des Grundleidens zu behandeln. Hierher gehören vor allem gewisse *Nervenkrankheiten*, die zu Lähmungen und Kontrakturen von Muskeln und Gelenken infolge Überwiegen der Antagonistenmuskulatur führen, z. B. *die spastische Kinderlähmung* oder *Littlesche Krankheit, die spinale Kinderlähmung, progressive Muskelatrophie* u. a.

Ferner müssen als Ursache orthopädischer Leiden Entzündungen und rheumatische Erkrankungen genannt werden, *Entzündungen insoweit, als sie Knochen, Gelenke und Gliedmaßenweichteile betreffen* und in ihrem chronischen Verlauf oder Ausheilungszustand zu *Kontrakturen*, d. h. starren und kontrakten Zwangsstellungen der Muskeln und Gelenke führen, *rheumatische Krankheiten* der Muskeln (= Muskelrheuma) und Gelenke (akute Arthritis, akute und chronische Polyarthritis), welche ebenfalls Kontrakturen und Ankylosen von Muskeln und Gelenken zur Folge haben können, welche ihrerseits erhebliche Funktionsstörungen des Bewegungsapparates bedingen. Hier muß auch die *Tuberkulose der Knochen und Gelenke* genannt werden, weil auch sie, insbesondere, wenn entsprechende ärztliche Vorbeugungs- und Behandlungsmaßnahmen fehlen, zu Fehlstellungen und Funktionsstörungen des Rumpfes und der Gliedmaßen führen können. Ich möchte in diesem Zusammenhang betonen, daß, wie überhaupt in der ärztlichen Kunst und Wissenschaft, so auch gerade bei den ebengenannten Erkrankungen neben den Folgezuständen das *Grundleiden behandelt* werden muß; so müssen z. B. entzündliche Knochen und Gelenkherde u.U. chirurgisch angegangen, so muß bei rheumatischen Erkrankungen der Herd, d. h. die Ursache der fokalen Entzündung, gesucht und saniert werden (Zähne, Nebenhöhlen der Nase!), so muß bei der Knochen- und Gelenktuberkulose ein kalter Abszeß oder auch einmal ein Knochenherd, der Sequester enthält, radikal ausgeräumt und beseitigt oder ein tuberkulöses Gelenk reseziert und endlich das Augenmerk auf die so wichtige Allgemeinbehandlung der Tuberkulose gerichtet werden (fett- und vitaminreiche Ernährung, Freiluft- und Liegebehandlung, intensive allgemeine Körperbesonnung oder Höhensonnenbestrahlung, falls nicht tuberkulöse Lungenherde gleichzeitig vorhanden sind und den durch Sonne ausgelösten Reiz verbieten).

Verminderter Gebrauch oder Nichtgebrauch von Gliedmaßen führt zur *Inaktivitätsatrophie* von Knochen und Muskeln; diese Atrophie bildet sich bei allmählicher und schonender Beanspruchung von allein zurück. Geht die Belastung zu brüsk vor sich, so kann es zu vorübergehenden Insuffizienzerscheinungen, insbesondere statischer Belastungsinsuffizienz kommen. Sehr langer, übermäßiger oder abnormer Gebrauch von Gelenken führt zur *typischen Abnutzungserkrankung der Gelenke*, zur *Arthrosis deformans.* Sie entsteht also im Alter gewissermaßen physiologischerweise, im Klimakterium leichter unter hormonalem Einfluß, oft infolge Überbeanspruchung eines Gelenkes bei Erkrankung und Gebrauchseinschränkung des entsprechenden der anderen Seite oder endlich recht häufig als Folge der Fehlbelastung bzw. Fehlstellung des Gelenks entweder nach Entzündungen oder Traumen, welche die Gelenkkonturen verändert haben (Unregelmäßigkeiten und Knochenvorsprünge nach Arthritis und Gelenkfrakturen) oder bei Verkrümmung oder Fehlstellung der ans Gelenk angrenzenden Knochen oder der nächsten Gelenke (z. B. Arthrosis deformans des Fuß-, Knie- und Hüftgelenks bei X- oder O-Bein bzw. nach schlechtgeheilten Ober- und Unterschenkelfrakturen oder bei schwerem Plattfuß, evtl. als Folge einer schlechtgeheilten Calcaneusfraktur). Fehlstellung und Fehlbelastung des Gelenks führen zu Abschliffen des Gelenkknorpelüberzuges und zu sekundären Randwucherungen und Randzackenbildungen, d. h. zum Bilde der Arthrosis deformans.

Das Trauma spielt eine nicht unerhebliche Rolle bei der Entstehung orthopädischer Leiden: *Gliedmaßenverluste* müssen mit *Prothesen* versorgt werden; *Knochenbrüche* können *in schlechter Stellung* fest werden und dadurch zu erheblichen Funktions- und Belastungsstörungen der ganzen Gliedmaße führen, oder sie verheilen nicht knöchern fest, führen also zur *Pseudarthrose* und mangelnder Gebrauchs- und Belastungsfähigkeit. Lange ruhiggestellte Frakturen und luxiert gewesene Gelenke, ja nur traumatische *Blutergüsse in Gelenke* bei Kontusion und Distorsion verursachen oft *Gelenksteifen* (Kontrakturen und Ankylosen), *Bänderrisse* der Gelenke haben *Schlottergelenke*, *Blutergüsse in Muskel- und Sehnenscheiden haben Schrumpfung und Zwangshaltung* zur Folge. Wiederholte kleinere, fast unbemerkte Traumen oder Überbeanspruchung eines Skelettabschnittes können zur *sog. schleichenden Fraktur*, nach Looser auch als *Knochenumbauzonen* bezeichnet, führen (typisches Beispiel: Deutschländersche Marschfraktur des Os metatarsale II). Hiervon sowie von der nach Knochenbrüchen nicht selten entstehenden Sudeckschen *Knochendystrophie* soll in einem späteren Kapitel die Rede sein.

Ein außerordentlich großes Gebiet der Orthopädie machen die statischen Belastungsschäden aus, d. h. Schäden und Beschwerden am Stützapparat, die entweder durch übergroße Belastung oder durch Schädigung der Tragkraft bzw. der tragenden Gliedmaßenabschnitte oder durch beides verursacht sind und auch unter dem Sammelbegriff *statische Insuffizienz* laufen. Abnorme Belastung findet statt bei Fettleibigkeit, in der Schwangerschaft, bei bestimmten Berufen – Kellner, Verkäuferinnen, Zahnärzte, Ärzte; mangelnde Tragkraft stellt sich ein in der Pubertät, im Klimakterium und im Greisenalter oder ist bedingt durch Knochenweichheit bei der *Osteomalazie*, welche Verbiegungen der Knochen schon bei normaler statischer Belastung zuläßt, oder bei der *Rachitis*, welche nicht nur mit einer Weichheit der Knochen, sondern mit einer Schädigung und verminderten Festigkeit und Belastungsfähigkeit des gesamten Stützgewebes, wie Faszien, Bänder, Sehnen, Muskeln einhergeht.

IV. Orthopädische Behandlungsmethoden

a) Orthopädische Chirurgie

Im heutigen Zeitalter der Asepsis spielt der **blutige chirurgische Eingriff** eine hervorragende Rolle bei der Behandlung orthopädischer Leiden. Operationen sollen natürlich nur dann ausgeführt werden, wenn durch unblutige Maßnahmen nicht dasselbe Ergebnis erzielt werden kann. Daß alle äußeren technischen Voraussetzungen wie in der allgemeinen Chirurgie, vor allem einwandfreie Asepsis, gegeben sein müssen, brauche ich eigentlich nicht besonders zu erwähnen. Die allgemeine Technik ist dieselbe wie bei allen anderen chirurgisch-operativen Maßnahmen. Ich möchte dabei aber gleich an dieser Stelle betonen, daß bei den in der Orthopädie notwendigen operativen Eingriffen eine ganz besonders *intensive Nachbehandlung* von größter Wichtigkeit ist, um den durch die Operation geschaffenen Zustand aufrechtzuerhalten oder weiter zu bessern. Bei dieser Nachbehandlung spielen alle Möglichkeiten eine Rolle, die uns die technische Orthopädie mit Verbänden und Apparaten sowie die Behandlung mit Heilgymnastik, Massage und Bestrahlungen verschiedener Art bieten. Der „Fall" darf für den Orthopäden keinesfalls erledigt sein, wenn die Operation gelungen und die Wunde glatt verheilt ist, sondern dann beginnt erst die eigentliche orthopädische Behandlung. *Mit dem chirurgischen Eingriff schaffen wir die anatomische Voraussetzung für die Möglichkeit, durch entsprechende Nachbehandlung* eine *funktionelle Heilung oder Besserung des Leidens herbeizuführen.*

Ich will auf einige typische blutig-operative Eingriffe, die in der Orthopädie häufig eine Rolle spielen, kurz eingehen:

Die Osteotomie dient dazu, eine *Knochenverbiegung* auszugleichen oder eine Verkürzung oder Verlängerung einer Gliedmaße herbeizuführen (*Verkürzungs- bzw. Verlängerungsosteotomie*), u. U. auch um bei veralteten Luxationen und bei Gelenkkontrakturen die Voraussetzung dafür zu schaffen, daß eine Abstützung und Belastung stattfinden kann (z. B. subtrochantere Osteotomie des Femur bzw. LORENZsche Gabelung bei der veralteten Hüftverrenkung) oder daß das Muskelgleichgewicht wiederhergestellt wird (z. B. bei Gelenkkontrakturen, wenn aus besonderen Gründen eine Gelenkresektion nicht angezeigt ist, was allerdings sehr selten vorkommt).

Die Osteotomie kann entweder als *lineare* oder als *Keilosteotomie* ausgeführt werden. Besonderer Wert ist auf Schonung des Periostschlauches zu legen. Man kann nach vollendeter Osteotomie zur exakten Beibehaltung der gewünschten korrigierten Stellung des Knochens Bohrschrauben oder Nägel nach SCHANZ oder hufeisenförmige Stahlklammern nach GUSSENBAUER verwenden, welche in den proximalen und distalen Knochenabschnitt, die Osteotomiestelle überbrückend, eingeschlagen und mit eingegipst werden.

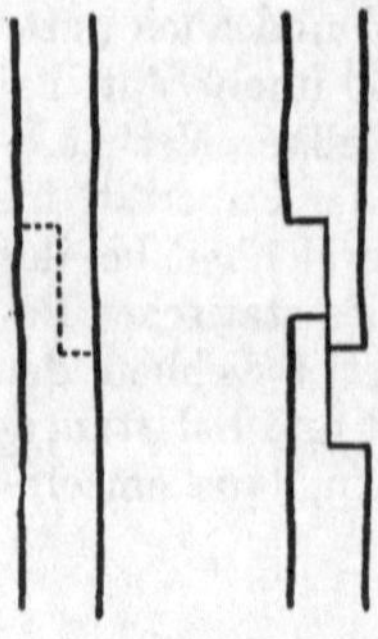

Abb. 1. Z-förmige Sehnenverlängerung nach BAYER

Die Tenotomie ist ein sehr wichtiges und heute unentbehrliches Hilfsmittel bei der Korrektur von Kontrakturen. Die verkürzte Sehne wird entweder quer durchtrennt, und die Enden werden sich selbst überlassen, oder man nimmt bei Sehnen, auf deren Funktion weiter Wert zu legen ist, die *Z-förmige Verlängerung nach* BAYER vor (Abb. 1). An oberflächlich gelegenen, leicht abzutastenden Sehnen, z. B. an der Achillessehne oder den Adduktorensehnen des Oberschenkels, kann die Sehnendurchtrennung mit dem *Tenotom*, einem sichelförmig gebogenen scharfen Messer, *subkutan* ausgeführt werden, wie sie von STROMEYER zuerst gemacht wurde. An anderen Körperstellen führt man sie lieber *offen*, d. h. von einem kleinen Hautschnitt aus durch.

Bei der Tenodese wird eine außer Funktion gesetzte Sehne dazu verwendet, ein fehlerhaft stehendes Gelenk in einer günstigen Gebrauchsstellung zu fixieren. Dabei wird die proximal durchtrennte Sehne unter entsprechender Anspannung und Korrektur der Gelenkstellung dicht oberhalb des Gelenks befestigt, und zwar entweder an der Faszie, am Periost oder am sichersten in einem Bohrloch durch den Knochen, wie es PERTHES bei seiner Plastik der Fallhand bei Radialislähmung am Radius angegeben hat oder wie man es bei der Peroneusparese des Fußes mit den Sehnen des M. tibialis anterior und den Mm. peronei zur Tenodese des Fußgelenks machen kann, indem man die Stümpfe dieser Sehnen durch ein queres Bohrloch der Tibia dicht oberhalb vom oberen Sprunggelenk leitet und unter Spannung bei starker Dorsalflexion und Pronation zu einer Schlinge formiert und vernäht.

Die Tenodese wird seltener für sich allein, meist in Kombination mit Muskel- und Sehnenplastiken oder mit der Arthrodese angewandt.

Sehnen- und Muskeltransplantationen, zuerst von NICOLADONI ausgeführt, sind eine ausgezeichnete Methode zum Ersatz eines funktionswichtigeren gelähmten Muskels durch einen funktionsunwichtigeren ungelähmten. Die Transplantation wird meist so ausgeführt, daß das distale Ende eines nichtgelähmten Muskels bzw. seine Sehne mit der Sehne eines gelähmten Muskels verbunden und auf diese transplantiert wird, so daß die Kraft des nichtgelähmten Muskels auf die Sehne des gelähmten Muskels übertragen wird. Um Muskel- und Sehnenplastiken gut wirksam werden zu lassen, müssen Deformitäten der Knochen, an denen die Muskeln angreifen, oder Fehlstellungen von Gelenken vorher oder gleichzeitig beseitigt werden. Die fehlerhafte Stellung von Gelenken ändert man in solchen Fällen am besten durch die Herstellung einer „federnden Fixation" mit der eben besprochenen Tenodese.

Will man ein durch Lähmung haltlos gewordenes Gelenk in günstiger Gebrauchsstellung vollständig versteifen, so führt man die Arthrodese aus. Bei ihr wird durch Anfrischung der knorpeligen Gelenkenden, evtl. im Sinne einer sparsamen Teilresektion, das Gelenk versteift, u. U. unter Hinzufügung der Einpflanzung eines über die Gelenkenden reichenden Knochenspanes oder einer Tenodese. Die Arthrodese kann durch Befreiung vom Tragen orthopädischer Apparate eine sehr segensreiche Wirkung haben.

In Kombination mit der Arthrodese kann man eine Arthrorhise ausführen. Ein über dem Gelenk eingepflanzter Knochenspan verursacht eine Anschlagsperre. Bei der *Arthrorhise des Fußgelenks* unterscheiden wir z. B. eine *vordere* und eine *hintere*. Durch die *vordere* soll eine übermäßige Dorsalflexion des Fußes im oberen Sprunggelenk verhindert werden, z. B. beim paralytischen Hackenfuß; die *hintere* verhindert die überstarke Plantarflexion des Fußes, z. B. beim paralytischen Spitzfuß.

Die Gelenkresektion kommt in Frage, wenn gelenknahe erkrankte Knochenpartien beseitigt werden sollen, vor allem also bei der Gelenktuberkulose oder bei in fehlerhafter Stellung versteiften Gelenken, die sich durch andere Methoden nicht gelenkig machen lassen, oder wenn eine Arthrodese nicht ausreicht, z. B. bei schmerzhaften Teilversteifungen eines Gelenks durch Arthrosis deformans oder nach Unfällen mit ins Gelenk reichenden Frakturen. Auch bei Schlottergelenken kann man die Gelenkresektion gelegentlich ausführen, wenn andere Operationsmethoden nicht angebracht erscheinen und ein Schienenapparat (Schellen- oder Schienenhülsenapparat) nicht getragen wird.

Bei der Gelenkresektion werden mehr oder weniger große Teile der das Gelenk bildenden Knochenenden mit Säge oder Meißel entfernt und die angefrischten Knochenteile wie Frakturenden fest aufeinandergestellt und im Gipsverband gehalten. So kommt es zu einer vollständigen Versteifung des Gelenks unter knöcherner Überbrückung der Gelenkenden wie bei einer Frakturheilung. Die Gelenkresektion führt immer zu einer gewissen Verkürzung der Gliedmaße.

Mit der Gelenkresektion soll man im kindlichen Alter und in der Jugend zurückhaltend sein, weil die im allgemeinen nicht zu vermeidende Schädigung der Epiphysenlinie zu Wachstumsstörungen Anlaß gibt.

Zu den **unblutigen orthopädischen Operationen** gehört das Redressement, wobei wir Deformierungen von Gliedmaßenabschnitten, besonders von Gelenken durch Druck und Zug, sei es mit der Hand, evtl. unter Zuhilfenahme eines scharfen

Holzkeiles, sei es mit irgendwelchen schraubbaren Apparaten gewaltsam korrigieren und die so erreichte Korrekturstellung im Fixationsverband, meist im Gips, festhalten, bis die Stellung ohne Verband korrigiert bleibt. Wir unterscheiden ein *Etappenredressement*, meist ohne Narkose in Etappen vorsichtig, ein *forciertes* und *modellierendes Redressement*, in Narkose mehr oder weniger brüsk und gewaltsam ausgeführt. Das forcierte Redressement birgt gewisse Gefahren in sich. Es sind sogar Todesfälle durch Fettembolie beobachtet worden. Ganz besondere Vorsicht ist am Platze bei Gelenkkontrakturen, welche durch Entzündungen hervorgerufen sind. Bei in schlechter Stellung *kontrakten tuberkulösen Gelenken* ist ein *Redressement verboten*, weil dabei zu leicht eine tuberkulöse Aussaat auf dem Blutwege, eine Miliartuberkulose, die Folge sein kann. Nur eine allmähliche Stellungsverbesserung durch Extension kommt hier in Frage. Zirkulationsstörungen im Gipsverband durch nachträgliche Anschwellung infolge Hämatom und traumatischer Entzündung werden nach Redressement nicht selten beobachtet, ebenso Druckstellen und Dekubitalgeschwüre.

Zu den unblutigen Operationen rechnen wir auch die gewaltsame *Knochenbrechung = Osteoklasie*, die entweder manuell mit oder ohne Keil oder mit dem Osteoklasten in Narkose zur Beseitigung von Knochenverkrümmungen ausgeführt wird.

b) Technische Orthopädie

In der Orthopädie haben wir **Verbände** jeglicher Art anzulegen, wie wir sie in der Medizin überhaupt, insbesondere in der Chirurgie zu verwenden pflegen. An erster Stelle steht dabei der *Extensionsverband*, sei es, daß wir ihn mit dem durch den Knochen gebohrten STEINMANN-Nagel und KIRSCHNER-Draht oder mit Pflasterverbänden, Heftpflaster- oder besser anderen Klebe-, z. B. Haftan-Verbänden anlegen. Er dient zur Entlastung erkrankter Gelenke, besonders bei der Tuberkulose, oder zur allmählichen Stellungsverbesserung kontrakter Gelenke. Als *Stützverband* wird sehr gern der *Heftpflaster-*, *Elastoplast-* oder *Klebrobindenverband* angewendet. Diese Verbände geben Gliedmaßen und Gelenken einen guten Halt, ohne die Beweglichkeit wesentlich einzuschränken, und verhindern, richtig angelegt, Stauung und Zirkulationsstörung; letztere Eigenschaft hat besonders auch der *Zinkleimverband*, der aber weniger fixierend wirkt.

Der wichtigste und häufigste Verband des Orthopäden ist der *Gipsverband*, der in den verschiedensten Variationen und zu den verschiedensten Zwecken angelegt wird, nach dem Redressement, nach Korrekturoperationen (Osteotomie, Sehnenplastiken, Tenodesen, Arthrodesen, Gelenkresektionen), zur Ruhigstellung bei entzündlichen Erkrankungen, als Gipsbett bei der Spondylitis oder Beckengips bei der Coxitis tuberculosa. Endlich brauchen wir den Gips tagtäglich als negatives und positives Ausgußmodell bei der Anfertigung jeglicher orthopädischer Apparate. Der orthopädische Gipsverband braucht eine dünne Unterpolsterung mit geleimter Wiener Watte und muß überall, besonders aber an allen Knochenvorsprüngen, tadellos anmodelliert werden; dann wird es keine Druckstellen geben. Besteht die Gefahr, daß der Gipsverband durch postoperatives Hämatom zu eng wird, so schneidet man ihn sofort nach der Anlegung über einem vorsorglich untergelegten Faden oder Draht ein, so daß er durch dieses Sicherheitsventil bei Anschwellung des eingegipsten Gliedes nachgeben kann.

Über den Wert und Unwert der **orthopädischen Apparate** ist viel gestritten worden. Der größte *Nachteil der Apparate* ist die durch die verminderte Belastung entstehende *Muskelatrophie*, besonders am Rumpf beim Tragen eines Stützkorsetts. Durch Massagebehandlung der Muskulatur können wir der Atrophie nicht genügend entgegenarbeiten. Wir müssen diesen Nachteil ebenso wie die Kosten und eine gewisse Abhängigkeit vom Material und vom Orthopädiemechaniker aber in Kauf nehmen, weil wir ohne den Apparat eben sehr oft nicht auskommen und dann seine *Vorteile* ausnutzen müssen. Wichtig ist, daß orthopädische Apparate, seien sie *zur Ruhigstellung, zur Entlastung, zur Korrektur* oder *als Gliedmaßenersatz* gedacht, nur *von einem chirurgisch-orthopädischen Facharzt verordnet* werden, der dann auch ihre Anfertigung genau angibt, in manchen Fällen selbst Maß nimmt oder Modelle macht, der die Anfertigung und den Sitz überwacht und die Behandlung während des Tragens des Apparates übernimmt, der vor allem dafür sorgt, daß der Apparat, sobald es irgend möglich ist, *allmählich* wieder abgelegt wird.

Die wichtigsten orthopädischen Apparate, abgesehen von den später besonders zu besprechenden *Stützeinlagen*, sind der *Schienenspangenapparat* oder auch *Schellenapparat* genannt (Abb. 2), der *Schienenhülsenapparat* (Abb. 3), das *Stützkorsett*, als Hüftbügelkorsett = Hessing-Korsett (Abb. 4) oder in anderen Ausführungen.

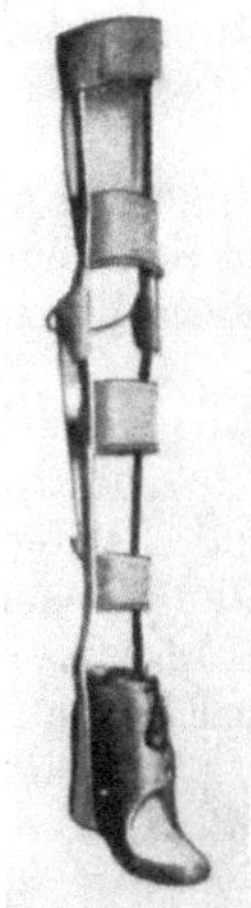

Abb. 2.
Schienenspangenapparat oder Schellenapparat

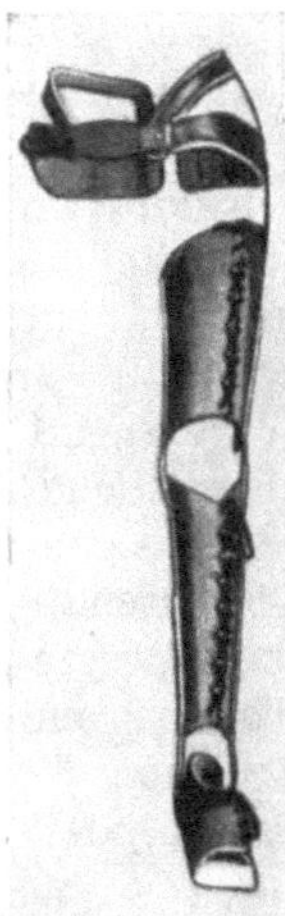

Abb. 3.
Schienenhülsenapparat mit Beckenkorb

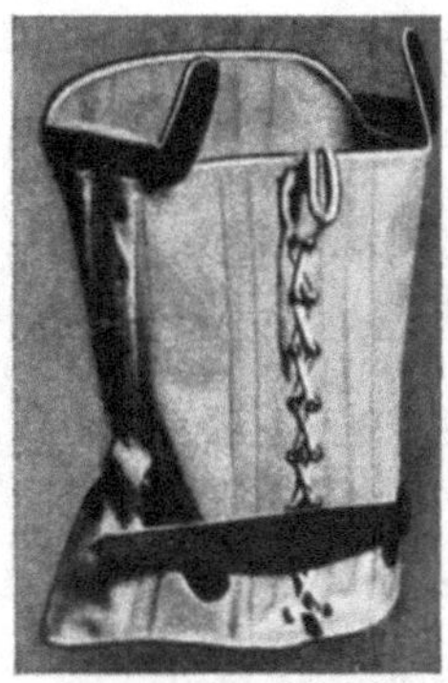

Abb. 4.
Hüftbügelkorsett = Hessing-Korsett

Der *Schellenapparat* hat die Aufgabe, *abnorme Wackelbewegungen* eines Gelenks zu verhüten und ist dann beweglich für die Scharnierbewegung eines Gelenks, oder er soll eine *Kontraktur verhüten*, z. B. eine Beugekontraktur im Knie nach Gelenkresektion, bzw. bei Lähmungen ein Gelenk zu fixieren, dann ist das Gelenk festgestellt bzw. sperr- und entsperrbar.

Der *Schienenhülsenapparat* dient entweder demselben Zweck wie der Schellenapparat oder *der Entlastung der unteren Extremität* bei den verschiedensten Erkrankungen, z. B. *bei schwerem Schlottergelenk*, das im Schellenapparat oder nicht entlastenden Schienenhülsenapparat nicht belastungsfähig ist, *bei spezifischen, meist tuberkulösen Gelenkentzündungen*, wenn Bettruhe, Extensions- oder Gipsbehandlung nicht mehr erforderlich sind, *bei schwerer Arthrosis deformans* des Fuß-, Knie- und Hüftgelenks. Dabei genügt das Tragen des Apparates im allgemeinen für eine gewisse Zeit ($^1/_2$–2 Jahre), bis die regenerativen Vorgänge im Gelenk, der Ersatz des zerstörten Knorpels durch Bindegewebe abgeschlossen sind. Günstige Einwirkung auf die Kallusbildung kann man manchmal sehen, wenn man *bei stark verzögerter Kallusbildung* nach Frakturen einen nicht vollständig entlastenden Schienenhülsenapparat tragen läßt. Die leichte Belastung und Stauchung macht einen Reiz, der die Kallusbildung fördert. Ferner ist ein entlastender Apparat angebracht *bei Pseudarthrosen*, bis diese operativ behandelt werden können, z. B. nach fistelnden komplizierten Frakturen oder Schußfrakturen, bis die Sequesterabstoßung und Wundheilung wenigstens ein Jahr zurückliegen und gute Hautverhältnisse vorhanden sind.

Für dauernd muß ein Schienenhülsenapparat getragen werden *bei totalen schlaffen Lähmungen* eines oder beider Beine, besonders, wenn der Glutaeus maximus mit gelähmt ist, *bei operativ nicht zu beseitigenden Pseudarthrosen, nach Tibiakopffrakturen* oder *Femurkondylenbrüchen*, wenn trotz Tragens eines entlastenden Apparates für $^1/_2$–1 Jahr Belastungsfähigkeit nicht eintritt.

Die Entlastung wird für den Fuß und Unterschenkel dadurch erreicht, daß der nach Gipsmodell tadellos angepaßte Apparat die Belastung an den Tibiakondylen abfängt. Er reicht dann noch hoch an den Oberschenkel herauf. Zur Entlastung des Kniegelenkes ist ein sog. „Tubersitz“ erforderlich, d. h., die Belastung findet auf dem Tuber ischii statt; zur Entlastung des Oberschenkels und des Hüftgelenkes dient zusätzlich der Beckenkorb (Abb. 3).

Auch zur Korrektur mancher Deformitäten oder zur Erhaltung einer durch Redressement oder Operation korrigierten Stellungsanomalie werden Schienenapparate verwendet; diese müssen dann dem Zweck entsprechende besondere Vorrichtungen haben.

Das *Stützkorsett* verordnen wir vorwiegend bei der Spondylitis tuberculosa im Stadium der Regeneration bis zur völligen Konsolidierung des destruierenden Knochenprozesses, bei erheblichem Gibbus gelegentlich für dauernd. Bei der Skoliose sind wir mit dem Korsett sehr zurückhaltend wegen der Gefahr der Muskelatrophie und Gewöhnung. Nur ausgesprochen progrediente Fälle des Adoleszentenalters bekommen ein Korsett, und zwar möglichst ein redressierendes in Form eines Hebelkorsetts oder einer anderen Konstruktion, ferner Skoliosen im Erwachsenenalter, wenn der Rippenbuckel stark überhängt oder wenn Wurzel- und Interkostalneuralgien bestehen.

Ein kurzes Wort zu dem *Material*, aus dem Stützapparate hergestellt werden. Die seitlichen Metallschienen sind aus Stahl, die mit breiter Fläche anliegenden Hülsen sind auf der Rückseite und an den Seitenflächen aus hartem Leder gearbeitet, evtl. verstärkt durch Metallschienen; an der Vorderfläche befindet sich ein weicher Ledereinsatz, der zum Verschluß der Hülse eine Schnürung oder einen Schnallriemen trägt. Als Ersatz für Hartleder kann auch Zelluloid nach der Zelluloidazetontechnik verwendet werden.

c) Heilgymnastik, Massage und Bestrahlungen

Heilgymnastik und Massage sind wichtige Hilfsmittel für die Orthopädie, deren Möglichkeiten allerdings vielfach überschätzt worden sind. Sie leisten aber bei der Nachbehandlung nach operativen Eingriffen und während der Behandlung mit den technischen Mitteln der Orthopädie sowie in der Nachbehandlung von Unfällen so Wertvolles, daß sie aus unserem therapeutischen Schatz nicht wegzudenken sind.

Massage verschiedenster Art – ich will auf die besondere Technik und die Arten der Massage nicht eingehen – und Heilgymnastik mit passiven und aktiven Übungen und Widerstandsbewegungen, wobei die aktiven Übungen und Widerstandsbewegungen die Hauptrolle spielen sollen, *bewirken einen starken mechanischen Reiz* und eine *Besserung der Durchblutung*. Durch diese Eigenschaften wird eine *Schmerzlinderung* und eine *tonisierende, kräftigende Wirkung* erzielt. Die Zirkulationsvermehrung dient auch der *Resorption krankhafter Gewebsprodukte. Der Atrophie der Muskeln wird entgegengearbeitet*, einmal durch den durch Massage erhöhten Blutumlauf und zweitens durch aktive Übungen und Widerstandsbewegungen der Heilgymnastik, die wiederum die Durchblutung der Muskulatur bessern. Endlich können wir durch Massage und Gymnastik Verklebungen und leichte Verwachsungen in Gelenken, Sehnen und Muskeln lösen, also *Kontrakturen lockern und beseitigen* und *Schädigungen des Muskel- und Sehnenspiels bekämpfen*.

Ist die Indikation für die Ausführung der Heilgymnastik und Massage nicht richtig gestellt oder werden diese fehlerhaft ausgeführt, so *kann auch schwerer Schaden entstehen*. Bei Heilungsprozessen, die der Ruhe bedürfen, darf man nicht zu früh massieren oder Bewegungsübungen machen lassen. Passive Gymnastik und Bewegungsübungen sind oft schädlich, vermehren die Beschwerden und verschlimmern das Krankheitsbild, sei es, daß sie von der Krankengymnastin oder dem Masseur zu brüsk ausgeführt werden, sei es, daß sie mit „Pendelapparaten" betrieben werden, welche kaum noch eine Daseinsberechtigung haben. Auch aktive Gymnastik und Widerstandsübungen können einmal zur Verschlechterung führen, wenn dabei eine Überanstrengung stattfindet.

Bestrahlungen verschiedenster Art können die Wirkung der Massage und Gymnastik unterstützen. Sie sollen hier nicht vollzählig aufgeführt werden, sondern ein kurzer Hinweis mag genügen. Schon *heiße Bäder oder Wechselbäder* fördern die Durchblutung in hohem Maße. *Wärmeanwendung* mit dem Heizkissen, mit Wärmeflaschen und dgl. sowie als *Sollux- oder Rotlichtbestrahlungen* haben eine ebensolche Wirkung. *Diathermie- und Kurzwellenbestrahlungen* wirken in derselben Richtung, vielleicht spielt bei ihnen die Durchflutung mit elektrisch hervorgerufenen Wärmestrahlungen verschiedener Wellenlänge noch eine besondere wirkungsvolle Rolle. Die *Ultraschallbehandlung* verursacht physikalische, kolloidchemische und kolloidosmotische Umsätze im Gewebe und soll auch eine detonisierende Wirkung auf die Skelettmuskulatur ausüben (Anwendung bei Arthrosen, Spondylosis, Bechterew, Ischias, Neuritis, Überanstrengungsperiostosen usw.). Auch die *Röntgenbestrahlung* sei genannt; sie setzt einen erheblichen Reiz, ruft starke Hyperämie hervor und wirkt oft schlagartig schmerzstillend, z. B. bei schwerer Arthrosis deformans, bei der Neuritis (Ischias, Lumbago) u. a. Ihre Indikation ist sehr zu überlegen, da Röntgenbestrahlungen nicht gleichgültig sind und leichter mal Schäden verursachen.

B. Spezielle Orthopädie

I. Fuß- und Zehendeformitäten

a) Statische und funktionelle Insuffizienzen und Deformitäten

1. Normale und pathologische Anatomie, Statik und Mechanik des Fußes

Der Fuß hat *drei Stützpunkte*, und zwar *das Tuber calcanei, das Köpfchen des Metatarsus I und V* (Abb. 5). Zwischen dem Tuber calcanei und den Metatarsalköpfchen spannt sich das sog. *Längsgewölbe*, welches im Bereich der Metatarsen II bis IV am stärksten ausgebildet ist. Es bildet zwischen Calcaneus und Köpfchen des Metatarsus I den sog. medialen Strahl oder Stützbogen, zwischen Calcaneus und Köpfchen des Metatarsus V den sog. lateralen Strahl oder Stützbogen, der etwas weniger ausgebildet und flacher ist. Zwischen den Köpfchen des Metatarsus I und V haben wir außerdem das im allgemeinen nicht so stark ausgeprägte *Quergewölbe* des Fußes. Die Gewölbe des Fußes spannen sich über den Muskeln, Sehnen und Faszien der Fußsohle wie der Bogen über einer Sehne. Gewölbe und Stützbogen werden gehalten durch die Sehnen des M. tibialis posticus und flexor hallucis sowie durch die kurzen Sohlenmuskeln und die Plantarfaszie.

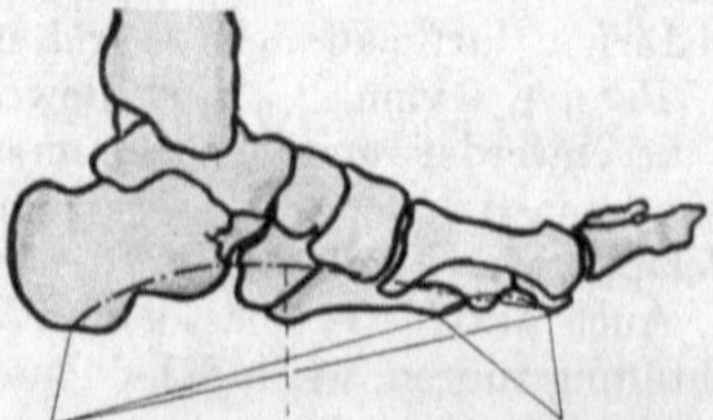

Abb. 5. Stützpunkte, Längs- und Quergewölbe des Fußes

Die *Abwicklung des Fußes* geht über die drei Stützpunkte des Fußes vor sich, und zwar vom Calcaneus zunächst auf den Kleinzehenballen, von dort auf den Großzehenballen, der das vordere Ende des medialen Fußstrahles oder Stützbogens bildet. Beim normalen Fuß bleibt der Stützbogen unter der Belastung stabil; bei der Insuffizienz des Fußes, statisch oder funktionell durch die verschiedensten Ursachen hervorgerufen, gibt der Großzehenballen unter der Belastung nach, und der Fuß fällt daher bei seiner Abwicklung auf die Innenseite. Das Ausweichen und die Nachgiebigkeit des Großzehenballens und das Fallen des Fußes auf die Innenseite kann man sehr schön mit der Bewegung und Stellung vergleichen, die ein dreibeiniger Schemel einnimmt, wenn ein Bein gelockert ist. Er fällt dann auch nach einer Seite hin um und steht schief.

Die Nachgiebigkeit und Insuffizienz des Stützbogens unter der Belastung wird möglich durch die Schwäche der Muskeln, Sehnen und Faszien, welche ihn zu halten haben. Hinzu kommt eine *Schwäche des Bandapparates*, welche *konstitutionell oder rachitisch* bedingt sein kann. Ich erinnere auch an die schon von Bardenheuer aufgezeigte Tatsache, daß Leute mit Fußschwäche und Insuffizienzerscheinungen oft nicht nur an den Füßen, sondern am ganzen Körper eine gewisse Schwäche der Muskulatur und des gesamten Stützgewebes zeigen und daher auch Haltungsfehler wie Kyphose, Hernien oder einen Hängebauch sehr häufig haben. An dieser Tatsache erkennt man, wie wichtig die Untersuchung des ganzen Körpers bei der Fußschwäche ist.

Bei der Senkung macht der *Fuß die Bewegungen der Abduktion und Dorsalflexion* im unteren Sprunggelenk. Diese Bewegungen kann das *Metatarsale I* in seinem vorderen Anteil nicht mitmachen, weil es durch den Gegendruck des Bodens daran gehindert wird. Es gerät dadurch im Verhältnis zum übrigen Fuß in eine *Detorsion*, wie HOHMANN es bezeichnet hat. Es wird dorsal aufgebogen und gleichzeitig im Sinne der Supination gedreht und schließlich medial abgespreizt. Der Metatarsus I beschreibt also gegen den übrigen Fuß eine Bewegung, die *der Circumduktion des Daumens vergleichbar* ist. Da nun das Köpfchen des Metatarsus I zugleich der mediale Stützpunkt des Quergewölbes ist, so wird auch dieses Gewölbe durch die beschriebene Ausweichbewegung des Metatarsale I abgeflacht, der Zwischenraum zwischen den Köpfchen der Mittelfußknochen wird größer und der Vorfuß dadurch erheblich verbreitert. Es resultiert das klinische Bild des Spreizfußes. Der Spreizfuß ist also, wie sich aus der pathologischen Mechanik des Fußes ergibt, eine notwendige Begleit- oder Folgeerscheinung des Knick-Plattfußes, so daß wir das *Syndrom Knick-Platt-Spreiz-Fuß* am besten im ganzen als *Fußsenkung* ansprechen und bezeichnen.

Pathologisch-anatomisch finden wir bei der Fußsenkung folgende Veränderungen:

Das Fersenbein ist proniert und plantarflektiert. Der Talus steht steil, und der Vorfuß ist dorsalflektiert, supiniert und abduziert. Rückfuß und Vorfuß stehen also in ganz verschiedener, sozusagen entgegengesetzter Lage. Der Rückfuß ist proniert und plantarflektiert, der Vorfuß dorsalflektiert, supiniert und abduziert. Das Metatarsale I ist dagegen in seinem distalen Anteil nach medial abgespreizt, d. h. adduziert, weil es dem Gegendruck des Bodens ausweichen muß. Seine Aufbiegung und Supination werden begünstigt durch die Wirkung der vorderen Partie des M. tibialis anticus. Dieser Muskel unterstützt, wie MATHEIS und SCHEDE besonders hervorgehoben haben, als Antagonist des M. tibialis posticus und peroneus longus durch das Übergreifen seiner Ansatzfasern vom Cuneiforme I auf das Metarsale I diese pathologische Stellung des Metatarsus I stark. Die Unterschenkelknochen sind zur Längsachse des Fußes einwärts rotiert, später torquiert.

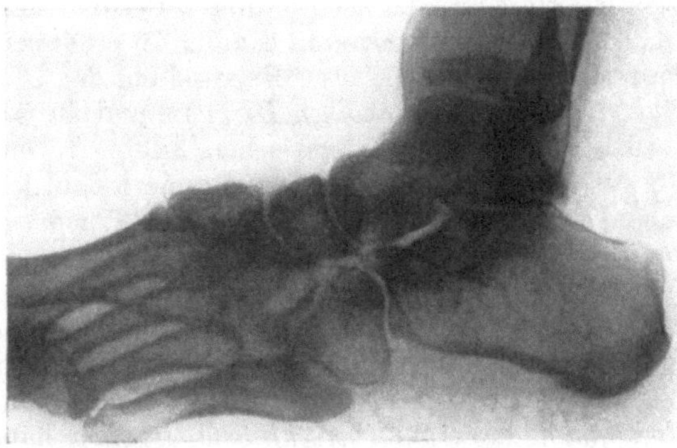

Abb. 6a. Arthrosis deformans am Fußrücken im Bereich der Fußwurzelgelenke mit Wulst- und Zackenbildungen bei Fußsenkung

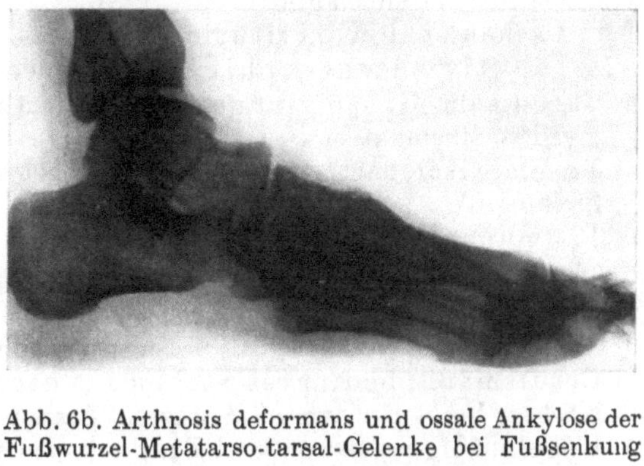

Abb. 6b. Arthrosis deformans und ossale Ankylose der Fußwurzel-Metatarso-tarsal-Gelenke bei Fußsenkung

Die *Formveränderung des Fußes*, bedingt durch Insuffizienz der Muskeln, Sehnen und Bänder, ist *im Anfangsstadium reversibel*, führt aber *nach längerem Bestehen zu einer Versteifung der Fußgelenke* in der eben beschriebenen Form mit starkem Heraustreten des Os naviculare sowie *zu sekundärer Arthrosis deformans der Fußwurzelgelenke* mit erheblichen Randwucherungen, vor allem am Fußrücken, d. h. an den Stellen der stärksten abnormen Druckbelastung, und mehr oder weniger hochgradiger Ankylose, d. h. Versteifung der Fußwurzelgelenke, wie wir sie im Röntgenbilde schön beobachten können (Abb. 6a u. b). Außer zur sekundären Arthrosis deformans kann es auch zur Ausbildung einer *Periostitis* oder einer *Bursitis* über Knochenvorsprüngen und Knochendruckstellen, besonders am Fußrücken und Calcaneus, sowie durch Zug an Bändern und Muskeln wie beim Calcaneussporn kommen. In der Muskulatur bilden sich häufig durch Über- und Fehlbelastung sog. *Myogelosen*, vorwiegend in den Schienbeinmuskeln, im Gastrocnemius, Sartorius und Glutaeus maximus. Diese sowie andere klinisch in Erscheinung tretende Krankheitsbilder, die Folge- oder Begleiterscheinungen der Fußsenkung sind, werden später gesondert besprochen.

2. Knick-Platt-Spreiz-Fuß = Fußsenkung

Die Fußsenkung oder der Knick-Platt-Spreiz-Fuß – dieses Syndrom wird von manchen auch als *Senkfuß* bezeichnet – ist wohl das am häufigsten vorkommende Leiden, und zwar ein Leiden, dessen Beschwerden und Symptome außerordentlich vielgestaltig sind und sehr häufig verkannt werden. Seine Behandlung in den verschiedenen Lebensaltern und Stadien ist recht schwierig und verantwortungsvoll und muß sich auf einer genauen Ergründung der *Ursachen*, der *Erscheinungsformen und Symptome*, auf einer *exakten Diagnose* und *Differentialdiagnose* aufbauen.

Die Ursachen von statischen Fußbeschwerden zu kennen und differentialdiagnostisch auseinanderzuhalten, ist außerordentlich wichtig. Ganz allgemein kann man sagen, daß *jedes Mißverhältnis zwischen Tragfähigkeit des Fußes und seiner Beanspruchung bei der Belastung zu einer Fußsenkung oder wenigstens zu Fußsenkungsbeschwerden führt.* Dieses Mißverhältnis kann *durch Fußveränderungen oder eine verminderte Leistungsfähigkeit des Fußes*, kann aber auch *durch eine erhöhte Beanspruchung eines an und für sich gesunden Fußes* bedingt sein, oder es treffen *beide Momente zusammen.*

Die *verminderte Tragfähigkeit* oder die *anatomische Veränderung im Sinne der Fußsenkung* kann ganz *verschiedene Ursachen* haben. Als solche kommen in Frage:

1. Keimfehler, die einen angeborenen Plattfuß bedingen.
2. Knochenerweichende Prozesse (Rachitis, Osteomalazie, Köhler I und II, Inaktivitätsatrophie).
3. Bänder- und Muskelschwäche, bedingt durch
   a) Rachitis (sehr häufig!),
   b) Asthenische Konstitution,
   c) Inaktivitätsatrophie (sog. Rekonvaleszenten-Plattfuß).
4. Chronische Entzündungen an Knochen und Gelenken (Tuberkulose, Osteomyelitis, Rheumatismus, Gonorrhoe, Lues).
5. Traumatisch nach Heilung eines Knöchel- oder Fersenbeinbruchs in schlechter Stellung.
6. Lähmungen.

Überbeanspruchung als Ursache für Fußbeschwerden und Fußsenkung ist häufig hervorgerufen durch:

1. Abnorme Fettleibigkeit, Schwangerschaft.
2. Berufsmäßig bedingtes Stehen auf hartem Boden bei Kellnern, Bäckern, Köchen, Verkäuferinnen, Zahnärzten, Ärzten usw.
3. Regelmäßiges Heben und Tragen schwerer Lasten.

Die *Erscheinungsformen und Symptome der Fußsenkung* sind *in den einzelnen Lebensaltern verschieden.* Beim Kind gibt es im Säuglingsalter, d. h. im ersten Lebensjahr, keinen Plattfuß außer dem angeborenen. Das Fußgewölbe ist hier lediglich durch ein starkes Fettpolster verstrichen und als solches nicht erkennbar. Schon *in den ersten Lebensjahren* entwickelt sich aber nicht selten, und zwar *fast ausschließlich infolge einer Rachitis*, die ja nicht nur den Knochen, sondern auch Muskel- und Bandapparat betrifft und nachgiebig werden läßt, ein *Knick-Plattfuß*. Meistens überwiegt bei Kindern und Jugendlichen zunächst die Knickfußkomponente. Der Fuß knickt durch die Nachgiebigkeit des medialen Fußstrahles nach innen um. Man erkennt diese Knickfußstellung beim stehenden Patienten leicht von hinten an der Abwinkelung, dem sog. Pronationswinkel der Achillessehne. Der Platt- und Spreizfuß gesellt sich dann später hinzu. Aus dem angeborenen oder durch Rachitis im Kindesalter erworbenen Knick-Plattfuß kann sich der *Adoleszenten-Plattfuß* entwickeln, der anfangs weich, später kontrakt ist. Dieser kann aber auch, ohne daß er im Kindesalter seine Entstehung hatte, im Wachstumsalter sich ausbilden. Ebenso kann der *anfangs weiche, bewegliche, später kontrakte Plattfuß des Erwachsenen* eine Fortsetzung des kindlichen Adoleszenten-Plattfußes sein, wenn er sich nicht infolge besonderer endogener oder exogener Ursachen erst im Erwachsenenalter einstellt. Die Knickfußkomponente ist bei der Fußsenkung des Erwachsenen nicht immer, aber doch sehr häufig dabei, die Spreizfußkomponente ist regelmäßig vorhanden.

Besteht eine schwere Fußsenkung beim Erwachsenen längere Zeit, so wird es, besonders, wenn eine entsprechende funktionelle und Einlagenbehandlung nicht durchgeführt wird, häufig zu einer *Kontraktur der Fußsenkung*, zum sog. kontrakten oder kontrakt-fixierten Plattfuß kommen. Es kann sich dann entweder um *eine muskuläre* oder um *eine ligamentäre* oder um *eine ossale Kontraktur der Fußsenkung* handeln. Letztere ist erkennbar an Veränderungen des Röntgenbildes, die in ihren Spätstadien oft schwer zu unterscheiden sind von einer primären Arthrosis deformans der Fußwurzelgelenke, wie sie auch ohne wesentliche Plattfußbildung in höherem Lebensalter vorkommt.

Das *klinische Erscheinungsbild des Knick-Platt-Spreiz-Fußes* ist folgendes: Der Knickfuß ist bei Betrachtung des belasteten Fußes von hinten an der *Abwinkelung der Achillessehne*, dem *sog. Pronationswinkel* zu erkennen. Beim Plattfuß ist das *Längsgewölbe abgeflacht*; häufig berührt beim Stehen die Haut über dem Os naviculare den Fußboden und ist mit einer derben Hornhautschwiele bedeckt. Der Spreizfuß macht eine deutliche *Verbreiterung des Vorfußes*, außerdem ein *Tieferstehen der Köpfchen des 2.–4. Mittelfußknochens*, über denen an der Fußsohle eine erhebliche Hornhautschwiele sich bildet.

Zur unbedingt notwendigen *individuellen Behandlung der Fußbeschwerden* ist es notwendig, daß man zunächst auf Grund der geklagten *Beschwerden* unter *exakter Erhebung der Anamnese* und eines *genauen Befundes* unter Berücksichtigung der Differentialdiagnose zu einer einwandfreien Klärung des Befundes kommt.

Die Beschwerden bei Fußsenkung werden am häufigsten als Schmerzen an der Innenseite des Längsgewölbes oder als spannende Schmerzen im Fußrücken, als Schmerzen in der Knöchelgegend, besonders am äußeren Knöchel, ferner an der Innenseite der Ferse angegeben. Wenn der Spreizfuß im Vordergrund steht, lokalisieren sich die größten Schmerzen in der Gegend des Vorfußes über den Köpfchen des 2.–4. Mittelfußknochens und treten dann oft plötzlich als *Morton Disease* auf, wenn die Köpfchen auf die Nn. plantares drücken. Sehr häufig handelt es sich um ziehende Schmerzen bis in die Wade und Oberschenkel, ja bis zur Hüfte und in den Rücken hinauf, in nicht wenigen Fällen werden auch gar keine Fußbeschwerden, sondern nur Schmerzen im oberen Sprunggelenk, im Knie- oder Hüftgelenk, im Kreuz und an der Wirbelsäule angegeben, die man bei genauer Untersuchung und bei Ausschluß anderer Erkrankungen auf eine bestehende Fußsenkung beziehen muß und durch entsprechende Behandlung dieser Fußsenkung zur Heilung bringen kann. Ganz allgemein ist es wichtig, *bei statischen Beschwerden zu berücksichtigen*, daß diese *nur bei Belastung*, *nicht bei Ruhe* und auch *nicht des Nachts* vorhanden sind – im Gegensatz zu Knochen- und Gelenkerkrankungen anderer Ursachen wie Osteomyelitis, Tuberkulose u. a.

Es gibt gar nicht selten *ausgesprochene „Plattfußbeschwerden"*, *ohne daß eine Fußsenkung festzustellen ist*. Es handelt sich dann um das Bild *der reinen statischen Fußinsuffizienz*; diese macht gerade deshalb so erhebliche Schmerzen, weil das Fußskelett noch seine normale Form, die Muskeln und Sehnen noch ihre normale Länge und Lage haben, so daß die starken Beschwerden durch Zerrung und Überbeanspruchung bei beginnender Muskel- und Bänderschwäche ohne bisher nachweisbare anatomische Veränderungen ausgelöst werden. Die statische Insuffizienz kann für sich bestehenbleiben und bei entsprechender Behandlung auch beschwerdefrei werden. Oder sie führt allmählich zur Abflachung der Gewölbe, d. h. zur Fußsenkung, und macht dann weniger oder gar keine Beschwerden. Wie oft sehen wir ganz schwere Plattfüße, die keine Beschwerden machen! HOFFA hat das so ausgedrückt: „Nicht das Plattfüßig*sein*, sondern das Plattfüßig*werden* macht Beschwerden".

Bei der Fußsenkung sehen wir häufig gleichzeitig *Krampfadern* und *Schwellung der Füße* und *Schweißfuß*. Es besteht ein gewisser *Circulus vitiosus*: Die *Fußsenkung* begünstigt die Ausbildung von Varizen und Schweißfuß durch *Zirkulationsstörung*, und die Varizen machen ihrerseits eine *Verschlechterung der Durchblutung der Fußmuskeln*, dadurch kommt es *zur Schwächung dieser Muskeln*, die wieder die *Fußsenkung* begünstigt.

Die schlechte Durchblutung des Fußes begünstigt eine vorzeitige Abnutzung der Gelenke. *Pubertät* und *Klimakterium* sind besonders *gefahrdete Altersabschnitte* für die Entwicklung einer Fußsenkung – in der Pubertät wegen der abnormen Nachgiebigkeit des Stützgewebes, im Klimakterium durch vorzeitiges lokales Altern.

Kommt ein Kranker in die Sprechstunde, der über Fußbeschwerden klagt, so nehmen wir eine eingehende Untersuchung der Füße in systematischer Reihenfolge vor, und zwar folgendermaßen:

1. Betrachtung des Kranken bei festem Stand auf beiden parallel gestellten Füßen; dabei achten auf *Verlauf der Achillessehne*, *Längsgewölbe* an der Innenseite der Fußsohle, *Breite des Vorfußes*, d. h. des Abstandes zwischen Köpfchen des Metatarsus I und V.
2. Falls das Längsgewölbe den Fußboden berührt, also eine Fußsenkung vorliegt, wird der Patient aufgefordert, *den inneren Fußrand aktiv anzuheben*, möglichst unter Belassung des Köpfchens des Metatarsus I am Boden. Auch der Versuch, sich auf die Fußspitzen zu stellen, soll gemacht werden. Können beide Bewegungen gut ausgeführt werden, so spricht das für eine noch intakte Funktion der Fußmuskulatur und die Aussicht, mit oder auch ohne Einlagen durch eine funktionelle Behandlung eine Besserung zu erzielen.
3. Fußuntersuchung im Sitzen:
   a) *Betrachtung der Fußsohlen*; achten auf Hornhautschwielen über den Köpfchen der Metatarsen II–IV; Betrachtung der Zehen und Feststellung von Zehendeformitäten, Hallux valgus usw.
   b) Rechts wird der Rückfuß mit der linken, der Vorfuß mit der rechten Hand des

Untersuchers umfaßt, auf der linken Seite umgekehrt: Der Fuß wird *durch passive Supination des Vorfußes* darauf *geprüft, ob er weich oder durch Kontraktur fixiert ist.* Eine muskuläre Fixation fühlt sich mehr federnd, eine ligamentäre oder ossale Kontraktur wesentlich fester und straffer an. Bei der passiven Supination springen evtl. die Sehnen der Pronationsmuskeln strangartig vor; das bedeutet den Anfang der muskulären Fixation, die ja einen „*Pronationsmuskelkrampf*" darstellt und auch als „entzündlicher Plattfuß" angesehen und bezeichnet wird. Diese Bezeichnung ist nicht richtig; denn es handelt sich weder um echte Entzündungserscheinungen der Muskulatur oder der Gelenke, noch muß ein ausgeprägter Plattfuß vorhanden sein. Es besteht vielmehr sehr häufig eine muskuläre Fixation bei reiner statischer Insuffizienz ohne Plattfußbildung.

4. Wenn man sich das „Durchgetretensein" des Längsgewölbes und die Verbreiterung des Vorfußes noch mehr veranschaulichen will, so läßt man den Patienten von einem Kohlepapier auf einem weißen Papier fest auftreten und erhält so einen Kohleabdruck, der den abgeflachten, ausladenden inneren Fußrand und die Verbreiterung des Vorfußes deutlich zeigt.
5. Die Röntgenaufnahme des Fußes kann beim mutmaßlich knöchern fixierten Plattfuß oder bei Verdacht auf Calcaneussporn in der seitlichen Ebene, bei besonderen Fällen von Hallux valgus von vorn nach hinten zu Hilfe genommen werden.
6. Ergänzend kann man die Schuhe betrachten: Durchgewetztes Leder über dem inneren Knöchel ist ein Zeichen für Knickfuß. Absatz und Sohle des Knickplattfüßigen sind meist innen mehr abgelaufen. Es ist dies aber kein sicheres Zeichen.
7. Schließlich ist mit Nachdruck darauf hinzuweisen, daß bei Fußbeschwerden nicht nur die Füße, sondern der ganze Körper eingehend zu untersuchen sind. Dabei ist besonders auf die Gelenke der unteren Gliedmaßen, auf Varizen und Bruchbildung zu achten.

Differentialdiagnostisch zu statischen Insuffizienzerscheinungen und der Fußsenkung kommen folgende Erkrankungen in Frage:

1. Chronische Knochen- und Gelenkentzündungen, vor allem Tuberkulose, Osteomyelitis, Gelenkrheumatismus, Gonorrhoe, Lues.
2. Spastische und schlaffe Lähmungen der Fuß- oder Unterschenkelmuskulatur.
3. Intermittierendes Hinken (Durchblutungsstörung! Fuß zyanotisch und kühl; Puls der A. dorsalis pedis nicht zu fühlen).
4. Schleimbeutel- und Sehnenscheidenentzündungen am Fuß.

Therapie der Fußsenkung

Die Behandlung der Fußsenkung ist in den einzelnen Lebensaltern und je nach der Erscheinungsform eine ganz *verschiedene* und *individuelle.* Vor allem ist es wichtig, die Ursachen des Plattfußes möglichst zu ergründen und zu beseitigen oder wenigstens durch entsprechende Behandlung zu bessern.

Behandlung des kindlichen Knick-Plattfußes:

Im Vordergrund steht die *Bekämpfung der Rachitis* mit den bekannten antirachitischen Mitteln (Vitamin D, Sonnen- oder Höhensonnenbestrahlung, vitaminreiche Ernährung). Daneben ist eine Behandlung erforderlich, welche die *Fußmuskeln kräftigt* und für *gute Durchblutung* sorgt. Zu empfehlen sind spielerische *gymnastische Übungen* mit Hüpfen auf den Zehenspitzen, Greifübungen mit den Zehen und dgl. Ferner sollen die Kinder möglichst viel *barfuß* gehen, aber nicht auf ebenem Boden, sondern in Kies oder auf fester Grasnarbe. Was das *Schuhwerk* anbetrifft, so sollen möglichst spät erst *Schuhe* mit fester Sohle getragen werden, sonst möglichst *Sandalen mit weichen Sohlen*, welche Fuß- und Zehenbewegungen freieres Spiel lassen. Beim Kind werden wir in den meisten Fällen mit einer derartigen Behandlung auskommen, ohne Einlagen zu verordnen. Nur *in schweren Fällen*, die wirklich wegen der Hochgradigkeit des Knick-Plattfußes nicht belastungsfähig sind, müssen *Einlagen mit erhöhtem Innen- und Außenrand sowie mit einem kleinen Supinationskeil innen unter dem Fersenteil nach Gipsmodell* verordnet werden. Beim stärkeren Knickfuß ist das Tragen von hohen Schuhen zu empfehlen. Diese geben dem oberen und unteren Sprunggelenk einen besseren Halt. Zusätzlich kann man in mittelschweren und schweren Fällen auch eine *Übungseinlage nach* Spitzy (Abb. 7d) tragen lassen. Diese Einlage besteht aus einer glatten, mit Leder überzogenen Metallsohle, welche an der Innenseite einen aufschraubbaren Metallknopf trägt, der bei Belastung gegen das Naviculare drückt und das Kind wegen der dadurch entstehenden Schmerzen zum aktiven Anheben des inneren Fußrandes zwingt. Eine solche Einlage kann natürlich nicht für dauernd getragen werden, sondern sie muß stundenweise am Tage verordnet werden.

Unser *Ziel* ist es, *beim Kind den Plattfuß zu heilen*, was beim Erwachsenen leider nicht mehr möglich ist. Hier ist lediglich eine Beseitigung der Beschwerden durch entsprechende Behandlung anzustreben.

Ich muß an dieser Stelle zunächst einige Bemerkungen über die Behandlung mit Einlagen vorausschicken:

Das Tragen von Einlagen schwächt die Fußmuskulatur! Trotzdem kommen wir in vielen Fällen, sowohl beim Kind wie besonders auch beim Erwachsenen, nicht um die Verordnung von Einlagen herum. Wir müssen uns dabei aber immer vor Augen halten, daß das Tragen der Einlagen die Fußsenkung als solche nicht bessert oder beseitigt, sondern nur Befreiung von Schmerzen bringt und die Belastungsfähigkeit bessert. Wir werden das Verordnen von Einlagen also vermeiden, wo wir nur können – besonders beim Kleinkind. Müssen doch Einlagen getragen werden, so muß *immer gleichzeitig* eine medikomechanische *Behandlung mit Massage, Fußgymnastik* und *Wechselfußbädern* stattfinden. Nur dadurch können wir eine zu starke Zunahme der Atrophie der Fußmuskulatur verhindern.

Die *Art der verordneten Einlage* ist vom behandelnden Arzt *auf einem Rezept ganz genau anzugeben*. Dazu ist es notwendig, daß der Arzt die verschiedenen Sorten von Einlagen kennt. Fertigeinlagen kommen kaum in Frage. Sie sind zwar in den Beschaffungskosten für den Kranken oder Versicherungsträger billiger, verursachen aber wesentlich mehr Kosten dadurch, daß das Ziel der Schmerzbefreiung und Besserung der Fußbeschwerden durch sie meistens nicht erreicht wird, sondern daß neue und größere Kosten für Arzt und dann doch nach Maß oder Gipsmodell gearbeitete neue Einlagen entstehen.

Das *Maßnehmen für Einlagen*, welches in leichteren und mittelschweren Fällen genügt, geschieht so, daß man entweder einen *Kohleabdruck* nimmt *oder* die *Umrisse* des Fußes bei festem Stand mit einem senkrecht gehaltenen Bleistift *auf einem Papier abzeichnet. In schwereren Fällen*, unbedingt dann, wenn bei besonderen Formen der Fußsenkung Einlagen mit erhöhtem Rand verordnet werden, müssen die *Einlagen nach einem Gipsmodell* gearbeitet werden. Den negativen Gipsabguß nimmt der Arzt mit einigen Gipsbinden am besten selbst vor. Die Gipsbinden werden zirkulär um den ganzen Fuß bis zu den Knöcheln gewickelt und überall gut anmodelliert. Bei leichter Belastung des Fußes und unter möglichster Korrektur des Längsgewölbes mit der Hand – die andere Hand fixiert den Rückfuß an der Ferse (Abb. 8a) – läßt man den Gips fest werden und schneidet ihn, solange er noch eben modellierbar ist, über einen vorher eingelegten Draht oder Gurt am Fußrücken auf (Abb. 8b) und zieht das Modell vorsichtig vom Fuß herunter. Der so gewonnene Gipsabguß (Abb. 8c) wird dem Orthopädiemechaniker übergeben mit der genauen Anweisung, in welcher Art die Einlagen anzufertigen sind.

Als *Einlagenmaterial* kommt heute meistens *Duralumin* zur Anwendung, da es leicht und doch sehr widerstandsfähig ist. Bei Menschen mit großem Körpergewicht kann man auch ein härteres Metall verordnen, z. B. *Durana*, ein messingähnliches Metall. Auch die *Starke des Metalls* ist anzugeben und richtet sich nach dem Körpergewicht (Stärken zu 1,5–1,75–2,00 mm). In leichteren Fällen genügt eine Einlage, bei der nur Längs- und Quergewölbe erhöht und korrigiert sind. Das vordere Ende der Einlage und das herausgearbeitete Quergewölbe muß kurz vor den Köpfchen der Mittelfußknochen liegen (Abb. 7a). Bei besonders starker Ausprägung der Knickfußkomponente, bei Kindern, bei schwerem Knick-Platt-Spreiz-Fuß der Erwachsenen müssen die Einlagen einen erhöhten Innenrand und einen Außenrand an der Ferse bekommen (Abb. 7c). Der schwere kontrakte Plattfuß des Erwachsenen erhält am besten eine Einlage mit einer seitlich anmodellierten gewalkten Ledersohle (Abb. 7b).

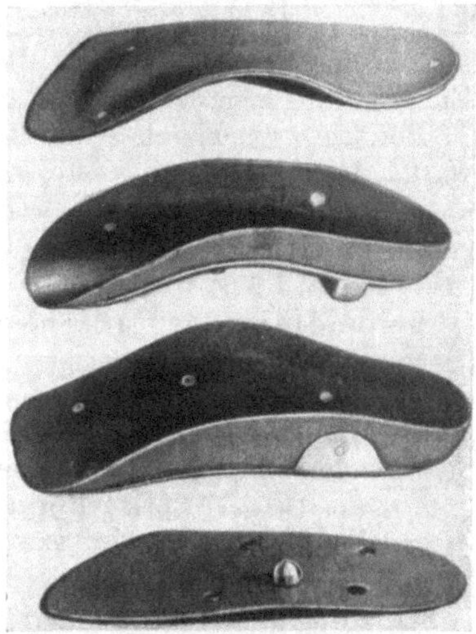

a b c d

Abb. 7a–d.
a) Einfache Enlagen mit Erhöhung des Längs- und Quergewölbes (Duralumin mit Ledersohle);
b) Einlage mit gewalkter Ledersohle und Innenkeil;
c) Einlage mit gewalkter Ledersohle und erhöhtem Innen- und Außenrand (hier Außenrand sichtbar);
d) Übungseinlage nach Spitzy

Der Kranke muß sich *mit den fertigen Einlagen sofort beim Arzt vorstellen.* Dieser prüft, ob die Einlagen gut sitzen und ob nicht womöglich eine Änderung vorgenommen werden muß. Der Patient soll dann die Einlagen dauernd tragen, aber darauf aufmerksam gemacht werden, daß in den ersten 8–10 Tagen während der Gewöhnung noch gewisse Beschwerden durch die neuen Einlagen verursacht sein können. Sind nach 2–3 Wochen immer noch Fußbeschwerden trotz Tragens der Einlagen vorhanden, so müssen die

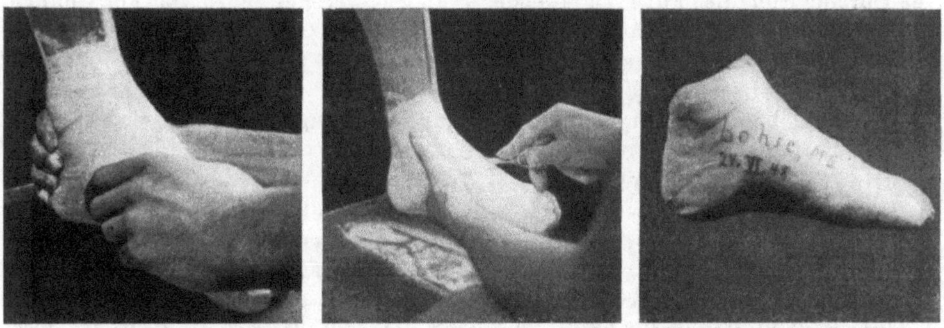

a b c

Abb. 8a–c. a) Festwerdenlassen des Gipsmodells für Einlagen am Fuß; b) Aufschneiden des Modells am Fußrücken; c) Fertiges negatives Gipsmodell für Einlage

Einlagen geändert werden. Es ist deshalb eine *Wiedervorstellung des Kranken nach 2–3 Wochen erforderlich.*

Behandlung der Fußsenkung beim Schulkind:

Die Behandlung ist im wesentlichen dieselbe wie beim Kleinkind, nur werden *häufiger Einlagen* verordnet werden müssen. Besonderer Wert ist auf Fußgymnastik während des Schulturnens, auf Pausenturnen, Laufen und Springen zu legen. In leichten und mittelschweren Fällen wird man versuchen, von den evtl. verordneten Einlagen möglichst bald wieder abzukommen.

Bei schweren Knick-Senkfüßen führen wir mit guten Resultaten eine *Sehnenplastik*, kombiniert *mit einer Arthrodese* im Talo-Naviculare- oder im Naviculare-Cuneiforme-Gelenk, aus: Umschlingung des Naviculare mit der dadurch nach rückwärts verlagerten Sehne des Tib. ant. nach E. Müller und Niederecker, danach Gips für 8 Wochen.

Behandlung der Fußsenkung beim Erwachsenen:

Nur in ausgesprochen leichten Fällen wird es hier gelingen, mit *Fußgymnastik* und *medikomechanischer Behandlung* auszukommen. In allen mittelschweren und schweren Fällen muß man *Einlagen* verordnen – die Art der Einlagen richtet sich nach der Schwere der Erkrankung (vgl. oben).

Für die funktionelle Behandlung der Fußsenkung sowie der reinen statischen Fußinsuffizienz wird man neben Einlagen in der Sprechstunde im einzelnen folgendes verordnen:

1. Fußübungen. Diese können im Stehen, Sitzen und Liegen ausgeführt werden.
   a) Fester Stand, Füße parallel: Heben und Senken des Fußinnenrandes, wobei der Großzehenballen am Boden bleiben soll.
   b) Heben der Ferse zum Fußspitzenstand und Senken.
   c) Hüpfen auf den Fußspitzen, Fersen dabei nach außen, Fußspitzen nach innen gerichtet.
   d) Gehen auf den einwärts gerichteten Fußspitzen.
   e) Im Sitzen oder Liegen: Greifübungen mit den Zehen, Fassen und Fallenlassen kleiner Gegenstände wie Bällchen, Wattetupfer, Bleistifte u. dgl.
2. Wechselfußbäder: Füße 20–30mal abwechselnd etwa 10 Sekunden lang in heißes und 2–3 Sekunden lang in kaltes Wasser tauchen.

Diese beiden Verordnungen können vom Patienten gut zu Hause durchgeführt werden und leisten außerordentlich Gutes für die Kräftigung der Fußmuskulatur und die Durchblutung der Füße. In besonderen und schwereren Fällen von Fußsenkung, insbesondere *bei der Kontraktur* muß *zusätzlich* beim Arzt oder in der Klinik ausgeführt werden:

1. Heißluftbehandlung.
2. Massage, besonders zur Behebung von Muskelhärten.
3. Evtl. Kurzwellenbestrahlungen.

Die Behandlung des kontrakten Plattfußes:

1. Der akute muskulär-kontrakte Plattfuß stellt sich meist recht plötzlich mit sehr starken Schmerzen bei der geringsten Belastung ein, und zwar im Anschluß an eine Überbeanspruchung der Füße, nach langen ungewohnten Märschen, nach ungewohntem Heben oder Tragen schwerer Lasten usw. Der *Pronationsmuskelkrampf*, das ist die akute muskuläre Fixation, *löst sich bei Bettruhe, Hochlagerung des Fußes und feuchten Verbänden* in einigen Tagen. Anschließend wird ein *Stützverband* mit Elastoplast angelegt, oder man läßt den Fuß wenigstens mit einer elastischen Idealbinde fest wickeln.

2. Der ligamentär-kontrakte Plattfuß lockert sich bei *Bettruhe, Hochlagerung, feuchten Verbänden* und unter *Massagen* häufig nicht; er muß dann in Narkose über dem Keil oder mit dem ALSBERGschen Osteoklasten *redressiert* und für 4–6 Wochen mit Gips versorgt werden. Bei nicht gelungener Redression oder starken Schmerzen trotz Einlagen oder orthopädischen Schuhen bis zum 30. oder 40. Lebensjahr evtl. *Operation:* Keilförmige Arthrodese des Talo-Naviculare-Gelenks, lineare oder keilförmige subtalare Arthrodese mit Basis des Keiles innen, dazu evtl. eine Diszision des die Korrektur verhindernden lateralen Knöchelbandapparates.
3. Der ossal-kontrakte Plattfuß ist nur durch *Einlagen nach Gipsmodell* mit Walkledersohle, mit *orthopädischen Schuhen* oder *operativ* zu behandeln. Operation höchstens bis zum 40. Lebensjahr: Keilosteotomie bzw. -arthrodese aus dem medialen und plantaren Teil der Fußwurzel, keilförmige subtalare Arthrodese mit medialer Basis des Keiles; 8–10 Wochen Gips, dann Modelleinlagen mit Walkledersohlen oder orthopädische Schuhe.

Der sog. Rekonvaleszenten-Plattfuß, d. i. eine statische Fußinsuffizienz nach längerem Krankenlager mit oder ohne anatomisch vorhandener Fußsenkung, muß lediglich so behandelt werden, daß man einen *Stützverband* mit Heftpflaster oder Elastoplast anlegt bzw. mit einer elastischen Binde fest bandagiert und die *Belastung nur allmählich* zuläßt. Günstig und unterstützend wirken auch hier *Wechselfußbäder, Heißluft, Massage* und *dosiert* ausgeführte *Fußübungen.*

Der Spreizfuß ist eigentlich nur *eine Teilerscheinung der Fußsenkung*, wie oben besprochen. Bei ihm ist das Metatarsale I stark nach medial ausgewichen und abgespreizt, außerdem stehen die Köpfchen des 2.–4. Mittelfußknochens tiefer als die des Metatarsus I und V (Abb. 9). Eine schmerzhafte Schwielenbildung in der Mitte des Vorfußes über den Köpfchen des Metatarsus II–IV ist die Folge.

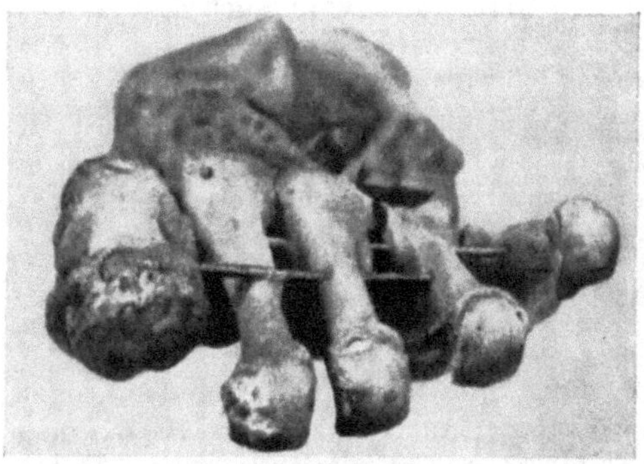

Abb. 9.
Hochgradiger Platt-Spreizfuß (HOHMANN)

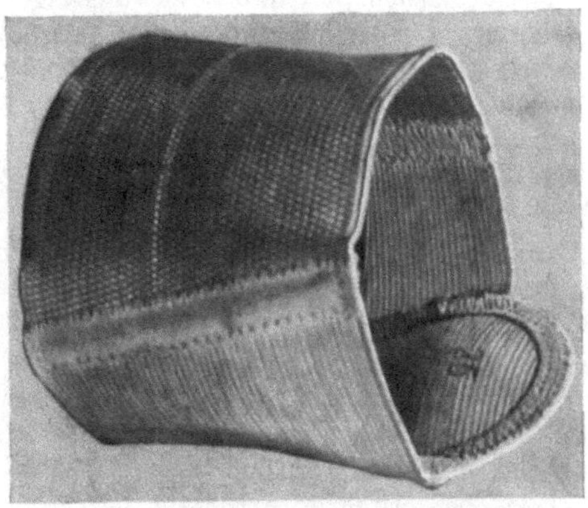

Abb. 10.
Spreizfußbandage

Wenn der Spreizfuß nur im Rahmen der Fußsenkung Beschwerden macht, so *deckt sich seine Behandlung mit der bei der Fußsenkung* besprochenen – funktionelle Behandlung mit Fußübungen und Wechselfußbädern, Einlagen mit Einarbeitung eines erhöhten, korrigierenden Quergewölbes. Es gibt aber auch Fälle, bei denen die Spreizfußbeschwerden so ausgesprochen im Vordergrund stehen – besonders dann, wenn der Spreizfuß einmal nicht Teilerscheinung einer Fußsenkung, sondern eines Hohl- oder Spitzfußes ist –, daß allein der Spreizfuß einer Behandlung bedarf. Am besten eignet sich hierfür eine *Spreizfußbandage* (Abb. 10). Diese besteht aus einem den Vorfuß straff umschließenden, etwa 5 cm breiten Gummigurt. Auf diesem Gummigurt befindet sich eine nach einer Seite etwas herausragende, gutgepolsterte Pelotte, welche an der Fußsohle kurz oberhalb der Mittelfußköpfchen zu liegen kommt und dadurch das Quergewölbe hebt. *Im akuten Zustand* = MORTON-Disease – *Differentialdiagnose gegenüber Infraktion, Köhler-II-Osteomalazie, schleichender Fraktur! Röntgenaufnahme!* – kann sofortige Schmerzfreiheit entweder durch Bettruhe, Hochlagerung und feuchte Verbände oder durch einen einfachen *Heftpflasterverband* erzielt werden. Dieser wird zirkulär um den Vorfuß mit einem als Pelotte dienenden Gaze- oder Zellstopftupfer proximal der Köpfchen der Metatarsen II–IV angelegt.

Noch *wichtiger als die Behandlung des Knick-Platt-Spreiz-Fußes* ist seine **Verhütung** durch eine entsprechende Hygiene des Fußes und durch Tragen von geeignetem Schuhwerk. Sicherlich ist früher der Einfluß des Schuhwerkes auf die Ausbildung der Fußsenkung überschätzt worden. Aber eine gewisse Rolle spielt das Schuhwerk doch. Beim Kleinkind ist eine starre Fußsohle ungünstig, das Spiel der Fußmuskeln ist dadurch behindert. Es sollten *Schuhe oder Sandaletten mit weichen Sohlen* getragen werden. Außerdem ist häufiges *Barfußgehen* auf unebener Unterlage, auf Gras, Kies u. dgl. günstig. Außerordentlich wichtig ist beim Säugling und Kleinkind eine *prophylaktische antirachitische Behandlung* mit Vigantol oder Lebertran. Der Erwachsene sollte auch häufig barfuß gehen und überhaupt seinem Fuß mehr Aufmerksamkeit als üblich schenken. Beim Schulkind sollten in den Unterrichts- und Sportplan *Fußübungen* eingeschaltet werden. Beim *Schuh des Erwachsenen* ist wenigstens darauf zu achten, daß er nicht vorn spitz ist, sondern *an der Innenseite der Sohle geradeaus* läuft, so daß nicht die Hallux-valgus-Stellung der Großzehe begünstigt werden kann. Am wenigsten schränkt die *Sandale* die Beweglichkeit des Fußmuskelspiels und der Zehen ein und sollte deswegen wenigstens im Sommer bevorzugt getragen werden. *Der Absatz ist am besten mittelhoch.* Ein dauerndes Herumgehen im Schuh ohne Absatz ist ungünstig, weil die Wadenmuskulatur und damit auch die das Gewölbe spannende Fußmuskulatur zu stark gedehnt wird. Ein zu hoher Absatz wiederum ist ungünstig, weil dabei die Last des Körpers hauptsächlich auf dem Vorfuß liegt und somit die Ausbildung eines schweren Spreizfußes begünstigt wird wie beim Stöckelschuh der Damen. Im ganzen ist aber zum *Absatz* zu sagen, daß er *lieber höher als zu niedrig* sein soll. Manchmal kann man Fußbeschwerden nur durch Absatzerhöhung schlagartig beseitigen!

3. Hallux valgus

Der Hallux valgus, die laterale Abspreizung und der Schiefstand der großen Zehe, ist – bis auf ganz wenige Fälle von angeborenem Hallux valgus (H. v.) oder H. v. bei primärer Arthrosis deformans des Großzehengrundgelenks – eine Folge der Fußsenkung, *insbesondere des Spreizfußes* (Abb. 11).

Pathologisch-anatomisch und -physiologisch muß man sich die Entstehung des H. v. folgendermaßen erklären:

Bei der Fußsenkung wird durch die Abspreizung des medialen Strahles mit Dorsalflexion und Supination die Sehne des Abduktor hallucis von der Innenseite des Metatarsus auf die Sohlenseite verlagert, wodurch der Abduktor funktionell zum Flexor hallucis wird. Der Ausfall der Muskelwirkung des Abduktor hallucis, der die Großzehe in gerader Stellung bzw. in Adduktion hielt, bedeutet die Alleinherrschaft des Antagonisten, des Adduktor hallucis. Dieser zieht mit seinen beiden Köpfen, dem Caput obliquum und transversum, an der Großzehengrundphalanx ansetzend, diese nach lateral, abduziert sie also (Abb. 12).

Die Luxation der großen Zehe, die das Wesen des H. v. eigentlich ausmacht, wird nun dadurch herbeigeführt, daß die große Zehe die mediale Abspreizung des Metatarsus I nicht mitmachen kann, weil sie durch den Adductor hallucis daran gehindert wird. Der Adduktor zieht durch seine vermehrte Spannung die große Zehe lateralwärts aus dem Grundgelenk heraus. Sobald nun die Großzehe einmal aus der geraden Achse abgewichen ist, rutschen nun auch der Flexor und Extensor hallucis bei ihrer durch die Fußsenkung bedingten großen Spannung von ihrer Verlaufsrichtung unter bzw. auf dem Metatarsus I nach lateral ab und werden funktionell zu Adduktoren des Hallux, d. h., sie unterstützen die Valgusstellung der Großzehe.

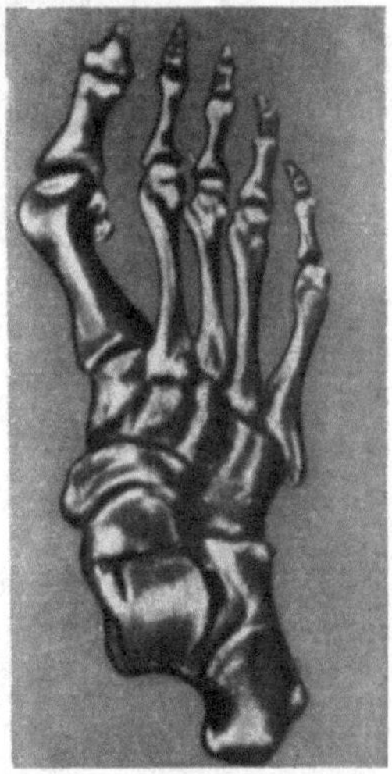

Abb. 11. Hallux valgus mit Spreizfuß (schematische Skelettzeichnung) (HOHMANN)

Wenn nun die Fehlstellung des Hallux durch das gestörte Muskelgleichgewicht im Sinne der Valgität längere Zeit bestanden hat, so kommt es zu weiteren Veränderungen im Bereich der Haut, der Kapsel und des Knochens, die dann Beschwerden verursachen und den Kranken zum Arzt führen.

Befund beim H. v.:

Starkes Hervortreten des Köpfchens des Metatarsus I bei *lateraler Abspreizung der großen Zehe*, die sich oft unter oder häufiger über die benachbarten Zehen legt. *Das Köpfchen des Metatarsus I ist verdickt*, die Haut darüber ist schwielig verändert oder entzündlich gerötet durch den Schuhdruck. Häufig hat sich an dieser Stelle auch ein *Schleimbeutel* gebildet, der manchmal vereitert und fistelt. Innen und dorsal am Köpfchen des Metatarsus I befinden sich oft Knochenwucherungen infolge Reibung und periostaler Reizung im Schuh; diese bezeichnet man als Exostose, und zwar als „*echte Exostose*“ im Gegensatz zu der „*falschen Exostose*“, als welche lediglich das abnorme Vorspringen des 1. Mittelfußköpfchens aufzufassen ist. Da der Schleimbeutel über dem H. v. besonders im Winter und bei Frost zu Entzündung und Frost neigt, wird im Volksmund das ganze Krankheitsbild „*Frostballen*“ genannt (Abb. 13, 14 und 15).

Veränderungen des Großzehengrundgelenks im Sinne einer *Arthrosis deformans* stellen sich bei längerem Bestehen des H. v. immer ein. Sie sind einerseits die Folgen einer echten Arthritis, d. h. Entzündung des Gelenks, welches in vielen Fällen mit dem entzündeten Schleimbeutel Verbindung hat; andererseits sind sie reine Abnutzungsfolgen durch die Fehlstellung des subluxierten Gelenks. Ferner kommt es zu *Schrumpfung der lateralen* – ein wichtiges Repositionshindernis – und *Dehnung der medialen Kapsel* des Großzehengrundgelenks.

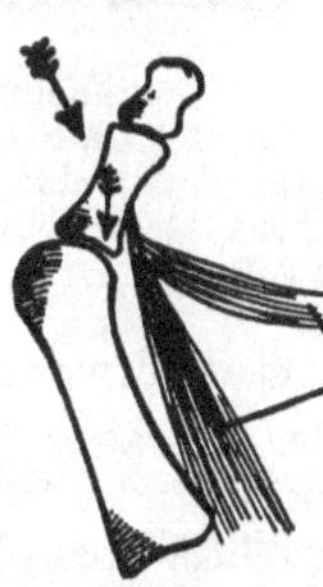

Abb.12. Schematische Darstellung des Bodendrucks und Muskelzugs beim Hallux valgus (HOHMANN)

Das *Röntgenbild* zeigt den vergrößerten Abstand zwischen dem Köpfchen des 1. und 2. Mittelfußknochens infolge der medialen Abspreizung des Metatarsus I, so daß die Sesambeine mehr oder weniger im Intertarsalraum liegen, weiter die Subluxation und den Schiefstand der großen Zehe, die echte Exostose über dem Köpfchen des Metatarsus I und evtl. Veränderungen des Großzehengrundgelenkes im Sinne der Arthrosis deformans mit Randwulst- und Zackenbildungen (Abb. 16).

Die Beschwerden beim H. v., soweit sie nicht im wesentlichen Platt-Spreizfußbeschwerden sind, bestehen in starken

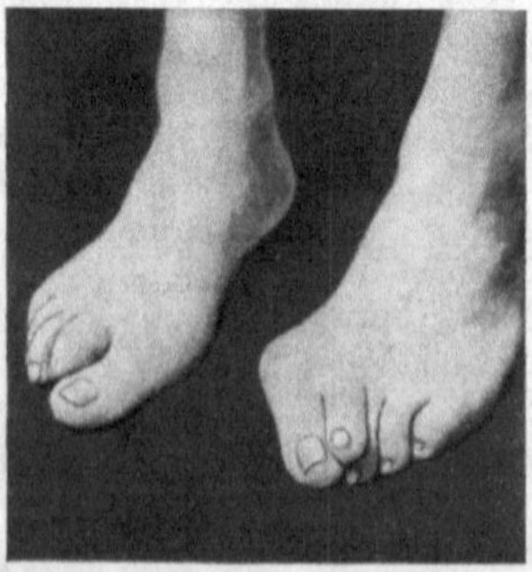

Abb. 13. Platt-Spreizfuß und Hallux valgus beiderseits. Links starke Exostose, 2. Zehe hat sich uber 1. und 3. gelegt

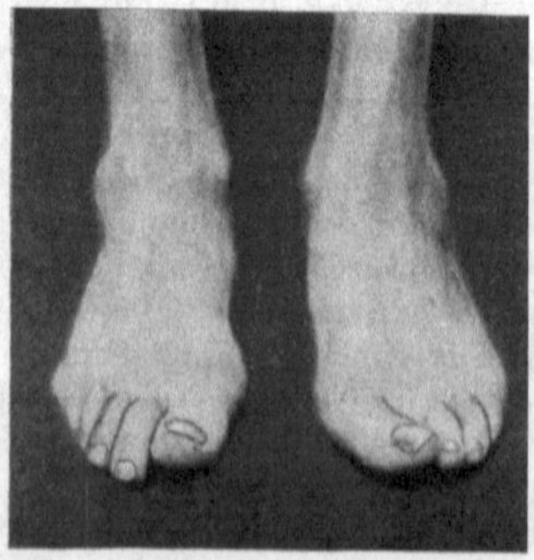

Abb. 14. Links: Hallux valgus, begünstigt durch eine vor Jahren ausgeführte Entfernung der 2. Zehe. Rechts: Zustand nach Hallux-valgus-Operation mit Abmeißelung der Exostose und nach HUETER. Großzehenstellung ausreichend

Schmerzen im „Ballen" oder „Frostballen", besonders wenn der Schuh drückt und reibt oder wenn der Schleimbeutel entzündet oder gar vereitert ist oder fistelt.

Die Behandlung des H. v. kann in leichten Fällen konservativ, muß in schwereren aber operativ sein. Einen leichten H. v. kann man durch Beseitigung des Grundleidens, d. h. durch *Korrektur der Fußsenkung* schon vollständig korrigieren. Die Großzehe stellt sich geradeaus, wenn man eine den Platt-Spreizfuß gut *korrigierende Einlage*, in manchen Fällen auch nur eine *Spreizfußbandage* tragen läßt. Die übrige Behandlung des Grundleidens mit *Fußübungen und Wechselfußbädern* u. dgl. darf dabei nicht vergessen werden. Wird bei schwererem „Ballen", wo eigentlich eine Operation angezeigt wäre, diese abgelehnt, so kann man zum Schutz des Ballens einen *Filz- oder Gummiring* aufkleben lassen.

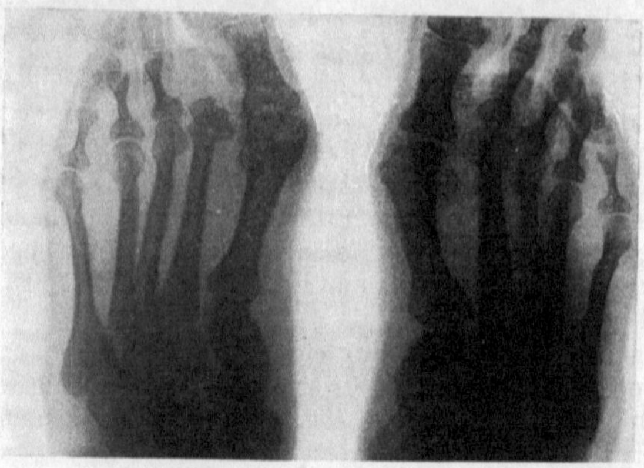

Abb. 15. Röntgenaufnahme von Abb. 14. Links: Spreizfuß und Hallux valgus. Rechts: Zustand nach Exostosenabmeißelung und teilweiser Resektion des Köpfchens des Metatarsale I nach HUETER. Großzehenstellung ausreichend. Spreizfuß nicht gebessert

Mittelschwere und schwere Fälle von H. v. müssen operiert werden. Ziel der Operation ist:

1. Korrektur des Schiefstandes der Großzehe,
2. Korrektur der Adduktion des Metatarsus I,
3. Herstellung des Muskelgleichgewichts,
4. Korrektur des Spreiz- und Knick-Plattfußes.

Es sind sehr *viele Operationsmethoden* für den H. v. angegeben worden, man kann sie folgendermaßen einteilen (vgl. Abb. 17):

1. Abmeißelung der Exostose (Palliativoperation),
2. Resektionen im Bereich des Großzehengrundgelenkes,
3. Osteotomien am Metatarsale I oder Cuneiforme I,
4. Weichteiloperationen.

Am häufigsten wird wohl die *Resektion im Großzehengrundgelenk* nach HUETER oder BRANDES ausgeführt. Sie beseitigt gut den Schiefstand der großen Zehe. Am Grundleiden, am Spreizfuß und am Verlust des Muskelgleichgewichts greift sie nicht an; hier muß die nachfolgende Einlagenbehandlung – die aber bei allen anderen Operationsmethoden zur Nachbehandlung auch erforderlich ist – die Fußsenkung beeinflussen. Die *Osteotomien am Metatarsale* – bei HOHMANN kombiniert mit einer Weichteiloperation – haben den Nachteil, daß die Zeit der stationären Nachbehandlung, d. h. bis der Metatarsus I wieder fest und tragfähig geworden ist, wesentlich länger ist als bei den anderen Methoden. Die *Weichteiloperationen*, angegeben von PAYR, F. SCHEDE, MATHEIS u. a., beheben in sehr schöner Weise den Schiefstand der großen Zehe und die Adduktion der Metatarsus I und stellen das Muskelgleichgewicht wieder her (Durchtrennung des geschrumpften lateralen Kapsel, Verlagerung des M. abductor hallucis nach latero-dorsal, Raffung der medialen Kapsel, Durchtrennung des Adduktor hallucis und des lateralen Kopfes des Flexor hallucis brevis). MATHEIS und F. SCHEDE fügen noch folgendes hinzu: Die am Metatarsus I sich anheftenden Fasern der Sehne des M. tibialis anterior werden abgelöst und aufs Cuneiforme I oder Naviculare verlagert; diese Fasern unterstützen die Supination und dorsale Aufbiegung des Metatarsus I. Der Tibialis anticus ist als Supinator des Metatarsus I der Antogonist des Tibialis posticus, als Heber des Metatarsus in dessen vorderem Abschnitt der Antagonist des Tibialis posticus und Peroneus longus. SCHEDE verlagert deshalb auch die abgetrennten Fasern des Tibialis anticus nach medial und plantar auf den Ansatz des Tibialis posticus.

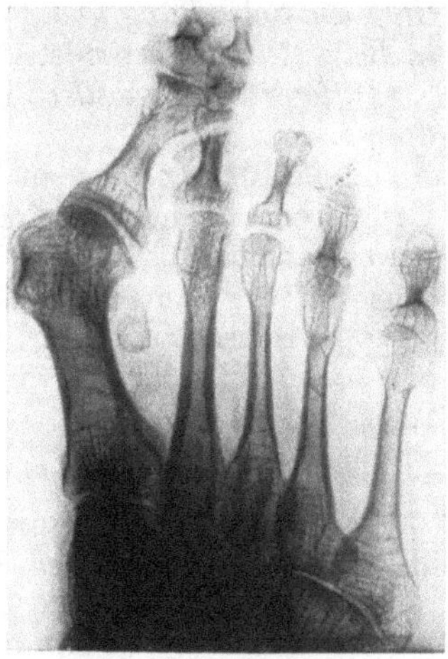

Abb. 16. Röntgenaufnahme von Spreizfuß und Hallux valgus. Erhebliche „falsche" und „echte" Exostosen über dem Köpfchen des Metatarsus I und mediale Abspreizung desselben. Sesambeine liegen im Metatarsalraum

Die Exostose wird bei allen Operationsmethoden mit abgemeißelt. Der Schleimbeutel wird meistens mit entfernt.

Besonderer Nachdruck ist auf die Nachbehandlung mit Einlagen, Massagen und Wechselfußbädern zu legen – evtl. ist auch ein korrigierendes Gipsschienchen oder eine andere Schiene noch einige Zeit für die Nacht zu tragen.

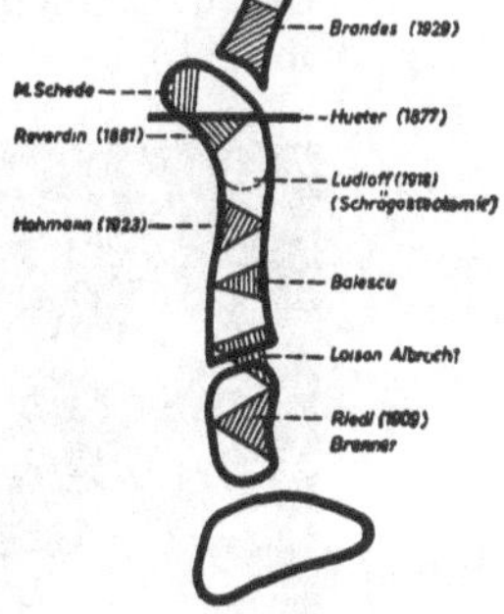

Abb. 17. Schematische Zeichnung der am Großzehengrundgelenk und Knochen angreifenden Operationsmethoden bei Hallux valgus

4. Hallux rigidus und Hallux flexus

Der *Hallux rigidus* ist eine *Versteifung im Großzehengrundgelenk*, zu der sich häufig die *fixierte Beugestellung*, der *Hallux flexus*, hinzugesellt. Die Ursachen sind Fehlbelastung des Gelenks bei der Fußsenkung, evtl. Vorspringen des Köpfchens vom Metatarsus I über das vom Metatarsus II. Bei längerem Bestehen kommt es zu einer im Röntgenbild nachweisbaren Arthrosis deformans mit Deformierungen und Randwucherungen. Auch eine primäre Arthrosis deformans des Großzehengrundgelenkes kann klinisch die Erscheinungen eines Hallux rigidus machen.

Es bestehen *heftige Beschwerden im Großzehengrundgelenk beim Abwickeln des Fußes*, besonders beim Bergaufgehen und Treppensteigen. Zehenstand ist nicht möglich.

Bei der Untersuchung finden wir *neben der schmerzhaften Starre und Steifigkeit der Großzehe Schwellung und Rötung über dem Grundgelenk*, welches *in spateren Stadien in Beugestellung fixiert* ist. Auch Geräusche bei Bewegungen kann man feststellen.

Differentialdiagnostisch ist in Erwägung zu ziehen: Polyarthritis, Gicht, Tuberkulose.

Zur Befreiung von den Schmerzen und zur Erzielung eines einigermaßen freien Ganges kommt man meistens mit *konservativen Maßnahmen* aus, und zwar läßt man am besten eine sog. *vordere Rolle* oder einen *vorderen Absatz* unter den Mittelfußköpfchen auf die Schuhsohle nageln; oder man verordnet eine vordere Innenrolle im orthopädischen Maßschuh; auch Einlagen mit verlängertem Großzehenlappen können helfen. In schweren Fällen ist *Operation* nach BRANDES wie beim Hallux valgus angezeigt.

5. Digitus quintus varus und adductus

Der Digitus V. varus, d. i. die *abnorme Adduktion* oder *mediale Abspreizung der kleinen Zehe, entspricht dem Krankheitsbild des Hallux valgus an der 5. Zehe.* Seine Ursachen, Beschwerden und Erscheinungsform entsprechen auch vollkommen denen des Hallux valgus, ebenso die Behandlung, die konservativ oder operativ sein kann.

Es gibt dann noch eine im Befund gleich oder ähnlich erscheinende Deformität der 5. Zehe, die aber angeboren ist. HOHMANN hat sie beschrieben und nennt sie nach HACKER – zum Unterschied vom Digitus V. varus – *Digitus V. adductus* (Abb. 18a). Diese Zehendeformität macht dadurch, daß sich die 5. Zehe über die 4. lagert, erhebliche Druckschwielen und Schmerzen im Schuh. Mit konservativen Maßnahmen ist dabei nicht zum Ziel zu kommen. Man kann *nur durch Operation helfen.* Keinesfalls darf man die 5. Zehe etwa entfernen, weil dadurch die Geschlossenheit des Vorfußes und die Standfestigkeit leiden würden. Am besten ist folgendes Vorgehen (wie ich es in meinem abgebildeten Fall getan habe): Durchtrennung der medialen Kapsel des Grundgelenkes. Z-förmige Verlängerung der Strecksehne. Raffung der lateralen Kapsel und des M. abductor digiti V. Dann erreicht man eine gute Reposition und Stellung (Abb. 18b).

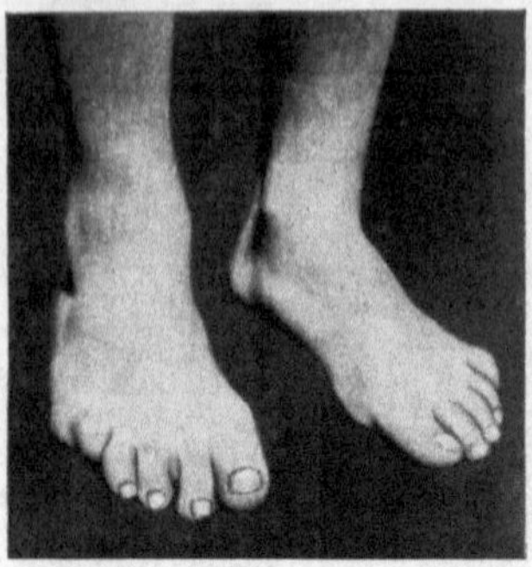

Abb. 18a.
Digitus V. adductus bds.

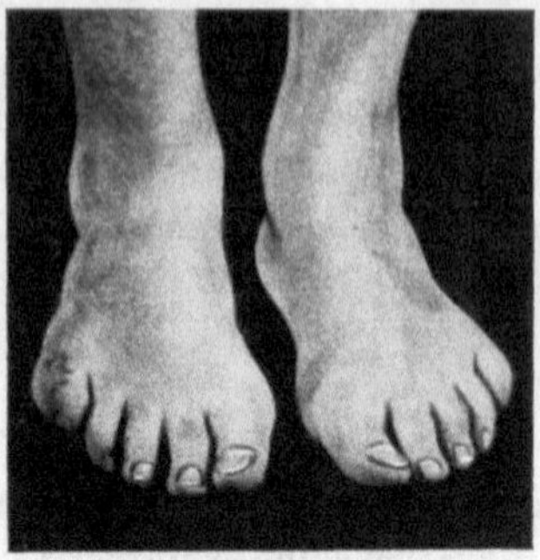

Abb. 18b. Digitus V. adductus. Fall von 18a nach Operation

6. Calcaneussporn

Es handelt sich um eine *spornartige Exostose,* die sich von der Auftrittsfläche des Fersenbeins zehenwärts nach vorn erstreckt. Sie ist im allgemeinen eine *Begleiterscheinung einer Fußsenkung*, ursächlich so zu erklären, daß die überdehnten und abnorm belasteten Fußsohlenmuskeln, die ja am Calcaneus entspringen, durch Zug einen periostalen Reiz ausüben, der seinerseits zur Verknöcherung an ihrem Ursprung führt. Die Exostose als solche macht wohl keine Beschwerden; sie werden ausgelöst durch einen *über der Exostose entwickelten Schleimbeutel* bzw. dessen Entzündung. Bei Belastung und auf Druck besteht ein ganz *umschriebener Schmerz an der Sohlenseite der Ferse.* Die *Röntgenaufnahme* bestätigt den klinischen Verdacht (Abb. 19).

Der Calcaneussporn kommt, ursächlich durch abnormen Zug der Fußsohlenmuskulatur zu erklären, auch beim Hohlfuß vor. Bei besonderer Veranlagung kann auch noch ein zweiter „hinterer" Fersenbeinsporn im Ansatzgebiet der Achillessehne vorhanden sein.

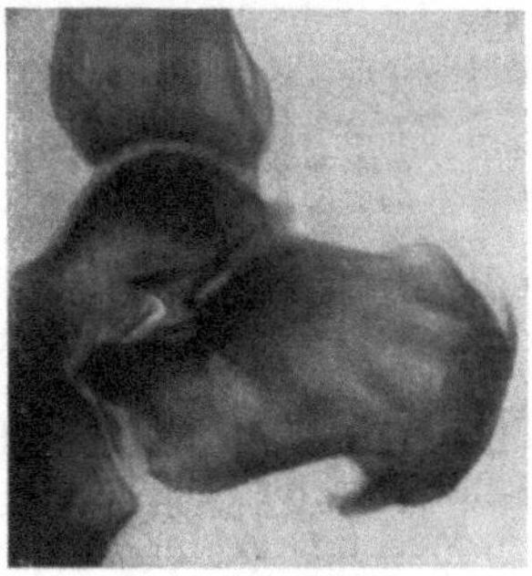

Abb. 19. Calcaneussporn im Röntgenbild

Differentialdiagnostisch ist an eine Periostitis oder eine unspezifische (Rheuma!) oder spezifische (Gonorrhoe, Lues) Entzündung des an derselben Stelle dem Calcaneus anliegenden Schleimbeutels zu denken (Bursitis).

Zur *Behandlung* werden *Einlagen mit Aussparung der schmerzhaften Stelle unter der Ferse* und Einlage eines „*Fersenschwammes*" verordnet. Dadurch ist im allgemeinen Schmerzfreiheit zu erreichen. In seltenen Fällen muß man den Sporn von einem seitlichen Schnitt aus abmeißeln und dabei den immer darüber vorhandenen Schleimbeutel exstirpieren.

7. Hammer- und Klauenzehen

Abgesehen von der sehr selten vorkommenden angeborenen und dann familiär gehäuft vorkommenden Hammerbildung der 2. Zehe auf beiden Seiten (HOHMANN) ist das Krankheitsbild der Hammer- oder Klauenzehenbildung der 2.–4. Zehe genau so eine *Folge und Teilerscheinung der Fußsenkung* wie der Hallux valgus und der Digitus V. varus, allenfalls noch eine Begleiterscheinung des Hohlfußes, hin und wieder auch vorkommend bei gewissen Lähmungen, durch spinale Kinderlähmung, bei Hemiplegien, bei Tabes, Syringomyelie und anderen Rückenmarkserkrankungen. Von praktischer Bedeutung ist aber nur die Hammerzehenbildung beim Platt-Spreizfuß und beim Hohlfuß.

Über die *pathologische Mechanik der Zehenverkrummungen* hat F. SCHEDE Überzeugendes dargelegt. Er stellt fest, daß bei der Belastung des normalen Vorfußes die Zehen 2–4 durch Spannung der Zehenbeuger plantarflektiert werden, während die Großzehe sich flach an den Boden anlegt. Das hat seinen Grund in der Verschiedenheit des Ansatzes der Flexoren. An der großen Zehe setzt der Flexor brevis und der Abduktor am Grundglied, der Flexor longus an der 2. Phalanx an. An den übrigen Zehen aber setzt der Flexor brevis an der 2., der Flexor longus an der 3. Phalanx an, während das Grundglied von direkter Flexorenwirkung freibleibt. Bei der Fußsenkung kommt es nun unter der Belastung und übermäßigen Spannung der relativ zu kurzen Plantarfaszie und kurzen Fußmuskeln auch zu einer passiven Spannung des Flexor digitorum brevis, wodurch die Hammer- oder Klauenzehenbildung hervorgerufen wird. „Diese Klauenstellung der 2.–4. Zehe ist als das Produkt aus Flexorspannung und Bodendruck aufzufassen." Beim Hohlfuß ist der Entstehungsmechanismus nach HOHMANN ein anderer; hier handelt es sich nicht um eine passive Spannung der Beuger, sondern der Strecker, welche die Klauenbildung der Zehen verursacht. In späteren Stadien kommt es zur Subluxation der Zehen im Grundgelenk.

Heftige Beschwerden durch Hammerzehen werden hervorgerufen, wenn sich an der Stelle der stärksten Prominenz, meist über dem Köpfchen des Grundgliedes, manchmal auch über dem Endgelenk *Schwielen* und *Schleimbeutelentzündung* entwickelt haben, die beim Reiben und Drücken des Schuhes starke Schmerzen machen.

Bei der *Behandlung* kommt man *allenfalls bei leichten Fällen* – unter gleichzeitiger entsprechender Behandlung des Grundleidens, der Fußsenkung oder des Hohlfußes mit Einlagen u. dgl. – mit *druckentlastenden Verbänden* aus. *Meistens ist eine Operation erforderlich*, die am besten in *Resektion der Grundphalanx nach* GOCHT besteht. HOHMANN reseziert das distale Gelenkköpfchen des Grundglieds und rafft die Strecksehne, er geht bei Krallenstellung des Endgelenkes analog am distalen Ende der 2. Phalanx so vor. Man soll sich *niemals verleiten lassen, Hammerzehen zu exartikulieren*, auch wenn sie sich zusätzlich nach seitlich über oder unter eine andere Zehe legen. Einmal legen sich die anderen Zehen sowieso wieder in die Lücke, besonders die Großzehe im Sinne der Valgität, zum anderen leidet der Kraftschluß und die Standfestigkeit im Quergewölbe nach Entfernung von Zehen!

8. Schweißfuß

Fast regelmäßig sind bei einem ausgesprochenen *Schweißfuß* ein *Knick-Plattfuß* oder *Krampfadern* vorhanden. Wahrscheinlich ist die *Zirkulationsstörung*, die durch diese Leiden hervorgerufen wird, die Ursache für die Schweißfußbildung.

Die Haut zwischen den Zehen und an der Fußsohle ist durch die starke Schweißabsonderung oft wund und mazeriert. Dies verursacht Schmerzen, außerdem ist der Schweißgeruch sehr lästig.

Wichtig ist die *Behandlung der Grundkrankheit, also der Fußsenkung und der Varizen.* Sonst kann man anwenden: *Kalte Fußbäder* oder *Wechselfußbäder*, je nachdem, welche besser vertragen werden. Den Fußbädern kann Eichenrindenextrakt oder Formalin zugesetzt werden. *Formalin-Fußpuder* oder *andere Puder* (Vasoform-, Borsäure-, Weinsteinsäure-Puder). *Einpinseln mit 40%iger Formalin-Lösung.* Bei Wundsein zwischen den Zehen wirkt *Einpinseln mit Arningscher Tinktur* oft sehr gut.

b) Fußdeformitäten verschiedener Ursache

1. Angeborener und traumatischer Plattfuß. Lähmungsplattfuß

Der angeborene Plattfuß zeigt eine *hochgradige Steilstellung des Talus.* Er läßt sich meist durch regelmäßige *manuelle Redression*, die man der Mutter zeigen kann, gut umformen. In manchen Fällen muß man Heftpflasterverbände zu Hilfe nehmen, und selten ist einmal ein Redressement in Narkose erforderlich mit anschließender Gipsbehandlung.

Durch ein Trauma kann ein Plattfuß entweder verschlimmert oder hervorgerufen werden. Der sog. traumatische Plattfuß entsteht nach Verletzung von Knochen, Bändern und Sehnen an Fuß und Unterschenkel. Hauptsächlich kommen *3 Verletzungsarten* in Frage:

1. Die Distorsion des oberen und unteren Sprunggelenks. Wird eine Verstauchung des Fußes, einhergehend mit Bänder-, Sehnen- und Kapselzerrung oder evtl. -einrissen, nicht sachgemäß behandelt, so kann ein Knick-Plattfuß entstehen. Falsch ist die Unterlassung eines ruhigstellenden Verbandes für 1–2 Wochen, in mittelschweren und schweren Fällen eines Gipsverbandes für 2–3 Wochen. *Bänder-, Sehnen- und Kapselverletzungen brauchen ebenso lange Zeit zur Heilung wie ein Knochenbruch!* Wird nach der Distorsion zu früh bewegt und belastet, so kommt

es zur Überdehnung des Kapsel- und Bandapparates, meist an der Innenseite des Fußes, und damit zum Knick-Plattfuß.

2. Der Knöchelbruch. Wird ein Knöchelbruch, besonders ein mit einer Subluxation der Knöchelgabel einhergehender Bruch, nicht tadellos eingerichtet und in guter Stellung zur Heilung gebracht, so muß sich ein Knick-Plattfuß entwickeln. Bei der *Reposition* des Knöchelbruches muß besonders darauf *geachtet* werden, *daß der mediale Spalt der Knöchelgabel ganz eng wird*, d. h., die Talusrolle muß dem inneren Knöchel dicht anliegen. Bei schweren Subluxations- oder Luxationsfrakturen muß man, um genügende Reposition und Retention der Fraktur zu erreichen, den Rückfuß evtl. in übertriebener Supinationsstellung eingipsen. Diese überkorrigierte Stellung läßt sich nach Gipsabnahme leicht wieder ausgleichen.
3. Der Fersenbeinbruch. Der Stauchungsbruch des Fersenbeins führt bei ungenügender Reposition immer zu einem schweren Plattfuß. Zwischen der Gelenkfläche des Fersenbeins und dem Tuber calcanei besteht normalerweise ein Winkel von 27–33 Grad; diesen Winkel nennt BÖHLER *Tuber-Gelenk-Winkel.* Beim schweren Zertrümmerungsbruch des Calcaneus ist dieser Winkel verkleinert oder aufgehoben oder der Tuber kann über der Gelenklinie stehen. *Ziel der Reposition ist die Herstellung der normalen Winkelgröße von etwa 30 Grad.* Dann ist das vorher stark abgeflachte Längsgewölbe gut wiederhergestellt. Die Wiederherstellung des Winkels ist oft sehr schwierig und muß mit Nagel- oder Drahtextension im BÖHLERschen Distraktionsapparat oder mit einem in den Calcaneus eingeschlagenen Nagel nach WESTHUES durchgeführt werden (Abb. 20a u. b). Auch eine Kompression des verbreiterten Calcaneus mit der Fersenbeinzwinge ist sehr wichtig und vor der Reposition durch Extension durchzuführen.

Die *Behandlung des traumatischen Plattfußes* unterscheidet sich von der des statisch und funktionell bedingten Knick-Platt-Spreiz-Fußes nicht wesentlich. Eine *nach Gipsmodell angefertigte Einlage* wird immer verordnet werden müssen. Vor allem ist daran zu denken, daß man *prophylaktisch bei der Nachbehandlung von schweren Distorsionen, von Knöchelbrüchen,* bei denen die Knöchelgabel verbreitert oder eine *Subluxation* oder *Luxation* vorhanden war, *sowie von allen Fersenbeinbrüchen unbedingt eine Einlage tragen lassen muß.* Nach dem Fersenbeinbruch muß diese Einlage einen erhöhten Innenrand und eine Walkledersohle haben, in schweren Fällen muß sogar ein orthopädischer Schuh getragen werden. Dieser wird auch in Fällen von schwerem Plattfuß nach ungenügender Reposition einer Calcaneusfraktur erforderlich sein.

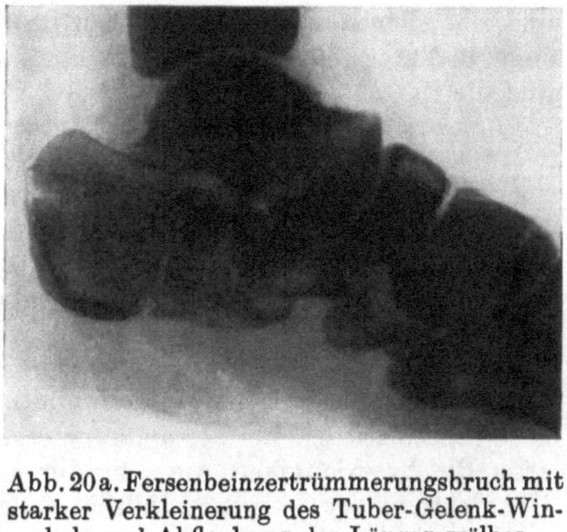

Abb. 20a. Fersenbeinzertrümmerungsbruch mit starker Verkleinerung des Tuber-Gelenk-Winkels und Abflachung des Längsgewölbes

Der Lähmungsplattfuß ist verursacht durch den Ausfall des M. tibialis anterior und posterior, *meist infolge einer spinalen Kinderlähmung*. Der Fuß kippt dann nach innen um und wird durch die Körperlast flach gedrückt. Die Knochen behalten lange ihre normale Form, so daß ein Ausgleich leicht stattfinden kann. Zur Behandlung kann man, wenn zur Kraftspendung geeignete Muskeln noch gut innerviert sind, eine *Muskel-Sehnen-Transplantation* ausführen. Zur Verpflanzung auf den Tibialis anticus eignen sich der Peroneus longus und brevis sowie der Extensor digitorum. Als Kraftspender für den Tibialis posticus kommt ein Teil der Achillessehne in Frage. Wegen der abnormen Beweglichkeit des Talonaviculargelenkes fügt man am besten eine *Arthrodese* dieses Gelenkes hinzu. Wird die Operation abgelehnt, dann bleibt nur *Apparatbehandlung* übrig.

2. Hohlfuß

Beim *Hohlfuß* sehen wir ein *zu hohes Längsgewölbe* und einen sehr *hohen Spann*. Oft springen die Köpfchen der Metatarsen stark nach plantar vor, dann sprechen wir von *Ballenhohlfuß*. Im Gefolge des Hohlfußes entwickeln sich oft starke *Klauenzehen*. Auch Spreizfußbildung wird dabei beobachtet. Im Vordergrund steht die *Plantarflexion des Vorfußes*.

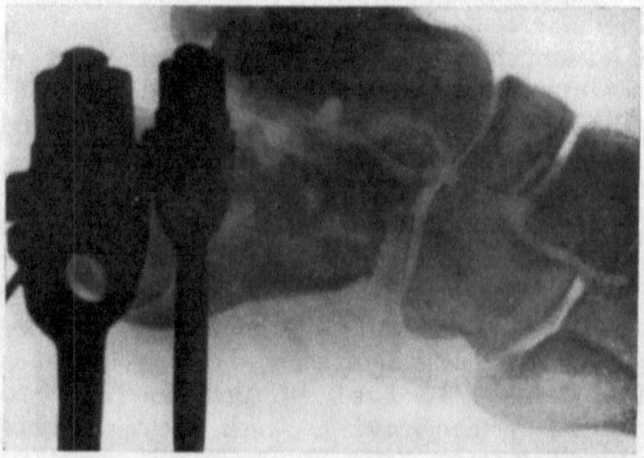

Abb. 20b. Zustand nach Reposition durch Drahtextension im Böhlerschen Distraktionsapparat. Tuber-Gelenk-Winkel und Längsgewölbe normal

Der Hohlfuß ist entweder ohne erkennbare Ursache vorhanden, d.h., er ist *anlagemäßig* vorhanden oder *angeboren*, oder er ist verursacht *durch eine schlaffe oder spastische Lähmung* (Poliomyelitis, Little). Hin und wieder werden *Klauenhohlfüße bei Spina bifida occulta* beobachtet.

Pathologisch-anatomisch ist der Hohlfuß das spiegelbildliche Gegenteil vom Knick-Plattfuß: Das Fersenbein ist steil gestellt, ebenso die Mittelfußknochen und die kleinen Fußwurzelknochen distal vom CHOPARTschen Gelenk. Die Ferse steht in Varusstellung, der Vorfuß in Adduktion und Pronation. Die Plantarfaszie und die kurzen Fußmuskeln sind stark verkürzt und straff.

Beschwerden werden verursacht durch die *starke Beschwielung unter den Köpfchen der Metatarsen*. Bei Belastung des Vorfußes entstehen mehr oder weniger heftige Schmerzen. *Am Fußrücken drückt und reibt der Schuh*, und bei stark ausgeprägten Fällen kann ein fertiger Schuh überhaupt nicht getragen werden.

Bei der Untersuchung können wir die *Diagnose* schon allein durch die bloße Betrachtung stellen. Prüft man die Beweglichkeit des Fußes, so findet man eine *Einschränkung der Dorsalflexion*, wobei sich die Plantarfaszie deutlich anspannt oder in Strängen vorspringt.

Die *Behandlung* ist bei leichten und mittelschweren Fällen *konservativ*: *Einlagen nach Gipsmodell* wie bei der Fußsenkung. *Absatzerhöhung* – diese bringt oft schlagartig Beschwerdefreiheit, weil die durch das flache Auftreten des Fußes bedingte Überdehnung der Wadenmuskulatur dadurch ausgeglichen wird. In schweren Fällen muß ein *Redressement in Narkose*, evtl. mit Durchtrennung der Plantarfaszie oder eine *Keilexzision an der Fußwurzel* vom Fußrücken her ausgeführt werden. Klauenzehenstellung wird am besten mit Resektion der Zehengrundphalanx behandelt.

3. Spitzfuß

Beim *Spitzfuß*, *Pes equinus*, steht der ganze *Fuß in starker Plantarflexion*, so daß beim Auftreten die Ferse den Fußboden nicht berührt. In schweren Fällen kommen nur die Mittelfußköpfchen und die maximal dorsalflektierten Zehen auf den Boden, in schwersten wird sogar der Fußrücken zur Auftrittsfläche. *Durch die Spitzfußstellung* kommt es zu einer *funktionellen Verlängerung des Beines*, die bei echter Verkürzung des anderen Beines erwünscht sein und therapeutisch angestrebt werden kann. Die Spitzfußbildung kann man in solchen Fällen ohne operative Verkürzung der Achillessehne einfach dadurch erreichen, daß man längere Zeit eine entsprechende Absatzerhöhung tragen läßt; dabei stellt sich dann von allein eine Verkürzung der Wadenmuskulatur und der Achillessehne ein, und der Spitzfuß wird fixiert.

Abgesehen von diesem gewollten oder ungewollten Verkürzungsausgleich kann der Spitzfuß folgende *Ursachen* haben:

1. *Lähmungen*,
2. *Entzündungen*,
3. *Gewohnheitshaltung.*

Bei *Lähmungen* kann es entweder zum *spastischen Spitzfuß*, z. B. beim Little, oder zum *paralytischen Spitzfuß*, meist nach spinaler Kinderlähmung kommen. Die *Lähmungen sind die häufigste Ursache eines Spitzfußes.*

Entzündungen der Gelenke, Muskeln und Sehnen können zu Kapsel- und Weichteilschrumpfungen in Spitzfußstellung und zur Kontraktur des Spitzfußes führen.

Durch *Druck der Bettdecke bei lange Bettlägerigen* kann ein Spitzfuß entstehen. Sache des Arztes und Pflegepersonals ist es, dieses durch geeignete Maßnahmen zu verhüten. Entweder läßt man die Füße gegen ein leichtgepolstertes Kistchen legen oder hängt sie mit einem Mastisolstrumpf auf. Drahtkorb genügt nicht.

Infolge der fast ausschließlichen und *übermaßigen Belastung* des *Vorfußes* bilden sich unter diesem *dicke schmerzhafte Schwielen*, unter diesen manchmal *Schleimbeutel*, die sich entzünden können.

Die *Behandlung des Spitzfußes* muß *bei Lähmungen das Grundleiden berücksichtigen.* Beim paralytischen Spitzfuß soll man versuchen, die gelähmten Dorsalflektoren durch *Sehnen-Muskel-Transplantation* zu ersetzen. Hierzu eignet sich allenfalls der Peronaeus longus. Ist eine Sehnenplastik nicht möglich, so kommt die *Aufhängetenodese* mit dem Tib. ant. und einem Peronaeus, am besten kombiniert mit einer hinteren *Arthrorhise*, in Frage.

Beim spastischen und aus anderen Gründen fixierten und kontrakten Spitzfuß muß man, wenn eine Korrektur durchgeführt werden soll und man sich nicht mit einem Apparat begnügen will, eine *Verlängerung der Achillessehne* herbeiführen. Das geht entweder auf unblutigem Wege durch *allmähliche Dehnung* in einem etappenweise angelegten *Gips- oder Quengelverband* oder mit einem *Schienenhülsenapparat* für Fuß und Unterschenkel, bei dem der Fuß durch Gummizüge dem Unterschenkel genähert wird. Ist erst eine gewisse Korrektur erreicht, so kann man einfach eine Stiefelschiene mit Spitzfußzügen, wie den Peronaeusschuh bei der Peronaeuslähmung, tragen lassen. Vor der Verlängerung der Achillessehne auf blutigem Wege wird von vielen Seiten gewarnt, weil dadurch der Gastrocnemius zu sehr geschwächt würde. Man kann diese Schwächung vermeiden, wenn man nicht die einfache Achillotomie, sondern die *Z-förmige Sehnenverlangerung* vornimmt. Besteht nach Redression des Spitzfußes mit oder ohne blutige Achillessehnenverlängerung die Gefahr des Rezidivs, wie das beim spastischen Spitzfuß häufig ist, so muß man für dauernd eine *Stiefelschiene mit Spitzfußzügen* tragen lassen.

4. Hackenfuß

Der *Hackenfuß*, *Pes calcaneus*, ist das Gegenstück vom Spitzfuß. Der Fuß ist in *maximaler Dorsalflexion* kontrakt, so daß eine *Belastung vorwiegend auf der Ferse* stattfindet. SCHANZ bezeichnet diese Fußdeformität auch als *Hakenfuß*, weil der Fuß mit dem Unterschenkel einen Haken bildet. Meist ist außer der Hackenfußstellung noch eine Valgus-, seltener eine Varusstellung vorhanden.

Der Hackenfuß ist entweder *angeboren* oder *durch schlaffe Lähmung der Wadenmuskulatur nach Poliomyelitis erworben.* Auch eine *traumatische Durchtrennung der Achillessehne* bei offenen Verletzungen, wenn die Achillessehne entweder überhaupt nicht genäht wird oder die Naht nicht hält, kann einen Hackenfuß herbeiführen, während subkutane Zerreißungen beim Sport dies nicht so leicht tun. Hierbei stellt sich offenbar eine Narbenverbindung leichter wieder her, welche die Funktion der Achillessehne übernimmt. Auch *Narbenkontrakturen,* z. B. nach schweren Verbrennungen am Fußrücken, können zu einem Hackenfuß führen.

Prophylaktisch soll daher der Fuß nach Verbrennungen des Fußrückens in Spitzfußstellung fixiert werden; dasselbe gilt für alle Schädigungen der Wadenmuskulatur, z. B. bei der Poliomyelitis. Frische Verletzungen der Achillessehne sind zu nähen, bei veralteten muß die Lücke durch Sehnen- oder Seidenfadenplastik überbrückt werden. Sehnen, Faszie oder Seidenfäden wirken als Leitbahnen für eine straffe Narbenbildung, die die Achillessehne ersetzt.

Der Hackenfuß macht eine schwere Störung der Gehfähigkeit. Der Patient kann den Fuß am Boden nicht abrollen und sich mit dem kranken Bein beim Gang nicht vorstoßen. Schon bei einer gewissen Schwäche der Wadenmuskulatur oder nach Sportzerreißung der Achillessehne kann man diese Gangstörung angedeutet sehen.

Die *Behandlung* besteht *beim angeborenen Hackenfuß* in *Korrektur durch eine Gipsschiene* und *tägliche manuelle Redressionen.* Beides führt immer zum Ziel. *Beim* paralytischen Hackenfuß führen wir mit gutem Erfolg eine Sehnentransplantation aus, und zwar verpflanzen wir beim Pes calcaneovarus, bei welchem Triceps surae und Pronatoren gelähmt sind, die Sehne des M. tibialis post. auf die Außenseite des Calcaneus und beim Pes calcaneovalgus, bei dem Triceps surae und Supinatoren gelähmt sind, die Sehne des M. peronaeus brevis auf die Innenseite des Calcaneus subperiostal am Achillessehnenansatz. Ich habe auch beim Lähmungshackenfuß, der weder eine ausgesprochene Varus- noch eine Valgusstellung zeigte, sowohl den Peronaeus brevis innen als auch den Tibialis posticus außen subperiostal auf den Calcaneus und auf die Achillessehne verpflanzt. *Bei Kontrakturen* muß natürlich der Plastik ein *Redressement in Narkose* vorausgehen, evtl. als Etappenredressement. Ist eine Sehnenplastik nicht angezeigt oder ohne Erfolg, dann kommt eine *Arthrodese des oberen Sprunggelenkes* in Frage. Diese kann nach SCHANZ als *Luxationsarthrodese* ausgeführt werden, wobei eine Verlagerung der Verbindung zwischen Unterschenkel und Fuß nach vorn, gerade vor das natürliche Fußgelenk, vorgenommen wird.

5. Klumpfuß

Der *Klumpfuß,* der *Pes equino-varus,* ist eine Fußdeformität, die das *Gegenstück zum Knick-Plattfuß,* dem Pes plano-valgus et abductus, darstellt; der Fuß steht im *Vorfuß plantarflektiert, adduziert* und *supiniert.* Das Längsgewölbe ist stark erhöht. Bei stärkeren Graden findet eine *Belastung mit der Außenkante des Fußes oder gar mit dem Fußrücken statt.*

Der Klumpfuß kann *nicht fixiert* oder *fixiert* sein. Der nicht fixierte Klumpfuß gleicht bei Belastung die Fehlform aus, der fixierte behält sie bei. Manche Arten von Klumpfuß, z. B. der *Lähmungsklumpfuß,* zeigen lediglich eine *ligamentäre Fixation* durch Schrumpfung der Bänder, während der *angeborene fixierte Klumpfuß* mehr eine *Deformierung der Knochen,* vor allem des Talus und Calcaneus zeigt. Distal vom Talus sehen wir eine Luxationsstellung des Fußes. Muskeln und Sehnen des Fußrückens, d. h. der konvexen Seite des Klumpfußes, sind verlängert und überdehnt, die der Fußsohle, also der konkaven Seite, sind verkürzt. Die Plantarfaszie, die Supinatoren und der Soleus sind besonders verkürzt. Über der Auftrittsfläche, d. h. über der Außenkante des Fußes oder am Fußrücken, finden sich starke Schwielen und Schleimbeutel. Der Unterschenkel ist im Verhältnis zum Fuß auswärts torquiert, der Fuß einwärts rotiert. Meist besteht ein kompensatorisches X-Bein, oft ein Schlotterknie und ein Genu recurvatum.

Ich will kurz eine Varietät des Klumpfußes erwähnen, den sog. *Pes adductus* oder *Metatarsus varus*. Diese Deformität kann gewissermaßen als Teilerscheinung eines Klumpfußes für sich bestehen, oder sie bleibt nach Redressement des Klumpfußes zurück. Der Vorfuß steht dabei in Adduktion, Metatarsus I und Großzehe in Adduktion bzw. Varusstellung. Auch von *Hallux varus* hat man gesprochen.

Der *Hallux varus stärkeren Grades* (Abb. 21) ist eine *angeborene Zehenmißbildung*, die ab und zu beobachtet wird und sich leicht operativ korrigieren läßt. Wir sahen einen Fall von hochgradigem Hallux varus, in der Stärke etwa genau so, wie ihn SPISIC abgebildet hat. Dieser war entstanden nach doppelseitiger Operation und Überkorrektur eines Hallux valgus (anderwärts operiert). Er ließ sich durch Weichteiloperation gut beseitigen.

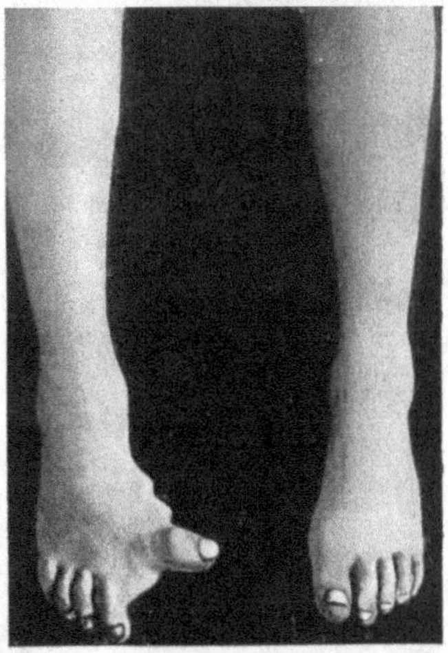

Abb. 21. Hallux varus (SPISIC) (aus HOHMANN)

Der *Klumpfuß* kann *angeboren* oder *erworben* sein.

Der angeborene Klumpfuß ist bei weitem am häufigsten. In manchen Fällen ist Erblichkeit nachzuweisen. Bei Jungen kommt er doppelt so häufig wie bei Mädchen vor. Auf zwei doppelseitige kommt ein einseitiger Klumpfuß.

Wir nehmen *verschiedene Ursachen für den angeborenen Klumpfuß* an: Raumbeengende Prozesse im Uterus wie *Fruchtwassermangel, Amnionstränge, Uterustumoren, Zwillinge.* Es kann sich auch um ein *Stehenbleiben des Fußes auf einer fetalen Entwicklungsstufe* handeln. Der Fuß des Fetus steht bis zum 6. Monat in ausgesprochener Klumpfußstellung! Häufig finden wir eine *Spina bifida occulta*, wie bei vielen anderen angeborenen Mißbildungen. Der angeborene Klumpfuß kommt auch nicht selten *kombiniert mit anderen angeborenen Mißbildungen* wie angeborenem Plattfuß der anderen Seite, sog. angeborene Hüftverrenkung u. a. vor.

Der erworbene Klumpfuß hat seine Ursache in *spastischen* oder *schlaffen Lähmungen*, ferner in *Verletzungen, Narbenbildung* oder *Gelenkentzündungen. Am häufigsten ist der Lähmungsklumpfuß* bei schlaffer Lähmung des M. peroneus nach Poliomyelitis. Er bleibt lange unfixiert, erst spät kommt es zu Bänderschrumpfung mit Fixation.

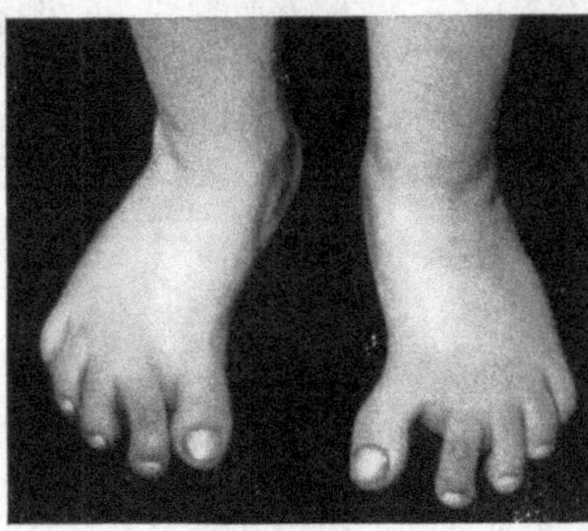

Abb. 21a. 15jahr. Madchen mit angeb. Pes adductus und Hallux varus bds.

Die *Diagnose des Klumpfußes* ist bei der Betrachtung ohne weiteres zu stellen. Ganz leichte unfixierte Formen kann man allerdings erst beim Gang feststellen, wenn man die mangelnde Hebung und Einwärtsdrehung der Fußspitze beobachtet. Bei älteren Klumpfüßen und Endzuständen des paralytischen Klumpfußes kann man die Ätiologie der Deformität oft nur aus der Anamnese erkennen.

Der *Gang der Klumpfüßigen* ist sowohl beim angeborenen Klumpfuß des Kindes im Anfang des Laufenlernens als auch beim beginnenden Lähmungsklumpfuß zunächst noch ziemlich wenig behindert. Allmählich wird der Gang aber *schwerfällig* und *stoßend mit kleinen Schritten.* Auch der anfangs im gewöhnlichen Schnürschuh gut ausgeglichene Lähmungsklumpfuß verschlimmert sich rasch und macht eine starke Gangstörung. Besondere Beschwerden werden durch die *derben Schwielen und Schleimbeutel an der Auftrittsfläche* ausgelöst. Oft kommt es auch zur Entzündung der Schleimbeutel.

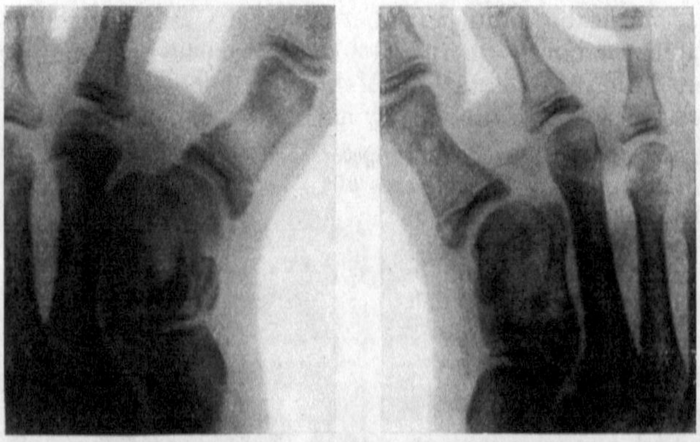

Abb. 21b. Röntgenbild von Abb. 21a. Doppelt angelegter verschmolzener Metatarsus I bds.

Bei der Behandlung des Klumpfußes müssen wir trennen zwischen der beim angeborenen frühzeitig in Behandlung kommenden einerseits und dem alten fixierten unbehandelten angeborenen und dem erworbenen fixierten Klumpfuß andererseits. Besondere Besprechung bedarf die Behandlung des Lähmungsklumpfußes.

Beim *angeborenen Klumpfuß* fordern wir heute nicht nur die Frühbehandlung, sondern die Sofortbehandlung nach der Geburt. Bade hat einmal drastisch und übertrieben geäußert, die Behandlung des angeborenen Klumpfußes müsse vor der Durchtrennung der Nabelschnur beginnen! Man zeigt der Mutter die Ausführung der *manuellen Redression,* die täglich mehrmals einige Minuten durchzuführen ist. Der Vorfuß muß dorsalflektiert, proniert und abduziert werden. In ganz leichten Fällen kommt man mit diesen Manipulationen aus. Gelingt die manuelle Umformung nicht oder handelt es sich von vornherein um eine schwere Form, so legt man bald einen bis zur Mitte des Oberschenkels reichenden zirkulären *Gipsverband in Korrekturstellung* an, der alle 2–3 Wochen erneuert wird. Läßt sich eine Korrektur manuell und ohne Narkose nicht ausführen, so muß man eine *unblutiges Redressement* zu Hilfe nehmen, und zwar entweder das sog. „modellierende Etappenredressement" nach Lorenz oder ein einmaliges forciertes Redressement über dem spitzen Holzkeil (Abb. 22a u. b). Anschließend legt man einen gepolsterten Gipsverband an (Abb. 23a u. b). Ist die Gipsbehandlung 3–4 Monate durchgeführt, so kann man den Gips durch einen *Pflasterverband* ersetzen. Es sind auch eine ganze Reihe von redressierenden Schienen, Pappschienenverbände u. dgl.

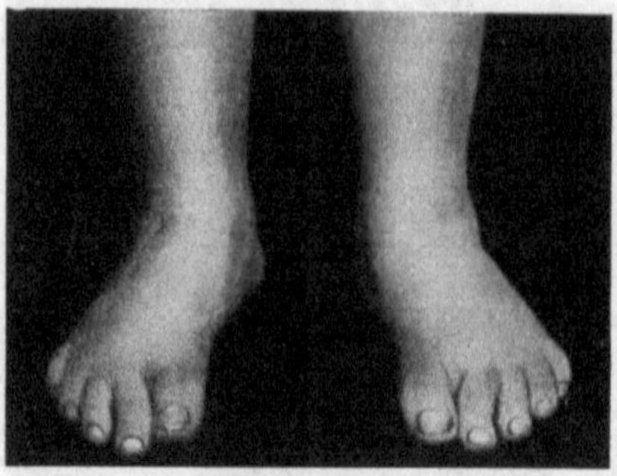

Abb. 21c. Zustand nach Operation des Hallux varus bds.

angegeben worden, auf die ich hier nicht eingehen will. Die verschiedenartigsten Klebeverbände, teils zur primären Korrektur, teils in der Nachbehandlung nach der Gipsperiode, sind wegen der Gefahr der Hautreizung nicht zu empfehlen. Auch beim

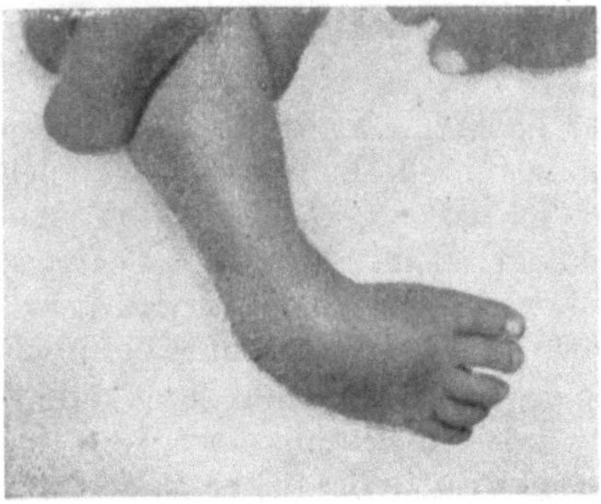

Abb. 22a.
Angeborener Klumpfuß beim Säugling

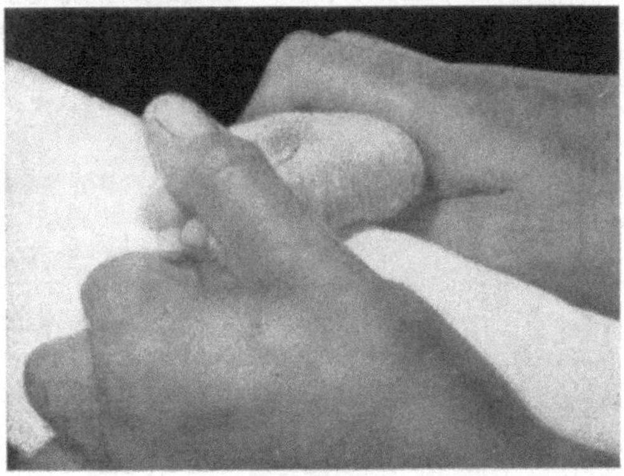

Abb. 22b.
Klumpfuß-Redressement über dem Keil

Heftpflasterverband gibt es oft Druckstellen! Für die weitere Nachbehandlung sind *Massage* und *Klumpfußeinlagen* erforderlich.

Bei *älteren unbehandelten angeborenen* oder *bei fixierten erworbenen Klumpfüßen* führt man ein *unblutiges Redressement in Narkose* aus, wozu man ebenso wie beim

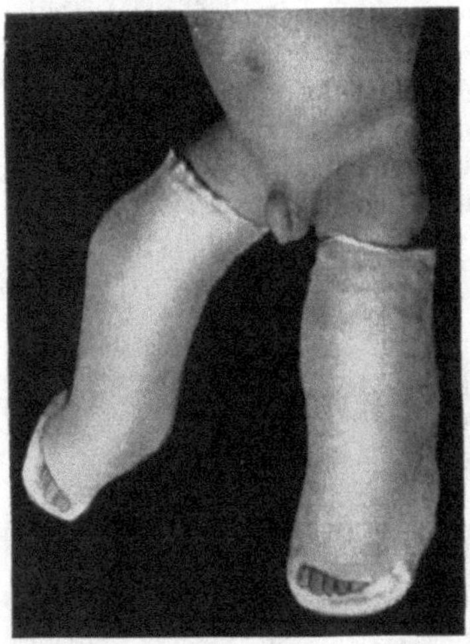

Abb. 23a. Der Gipsverband bei redressiertem Klumpfuß des Säuglings wird bei gebeugtem Knie bis zum Oberschenkel angelegt

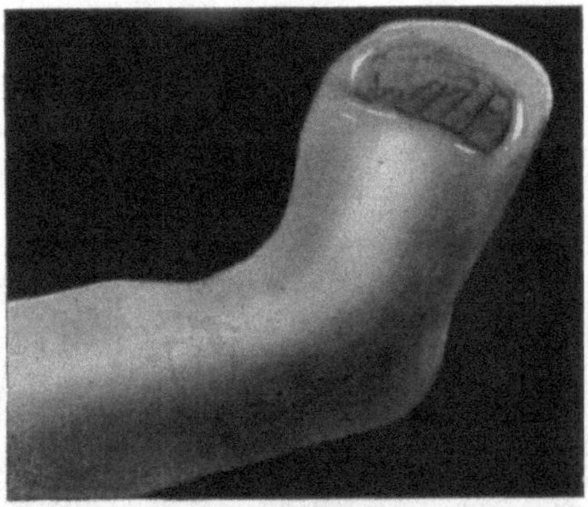

Abb. 23b. Unterschenkel-Fuß-Gips bei redressiertem Klumpfuß eines älteren Kindes

früh behandelten den ALSBERGschen Osteoklasten verwenden kann (Abb. 24). Gelingt das Redressement nicht oder erscheint es bei schwerer knöcherner Deformierung von vornherein aussichtslos, so kann man nur durch *Operation* helfen, und zwar macht man am besten eine *Keilexzision aus der Fußwurzel,* wobei die Basis des Keiles lateral und dorsal liegt, sowie dazu eine keilförmige subtalare Arthrodese lateral (Abb. 24 a u. b).

Mit der *Achillotomie* sei man sowohl beim unblutigen Redressement als auch bei operativer Korrektur *zurückhaltend.* Sie schwächt die Wadenmuskulatur und beseitigt nicht den Klumpfuß. Der unangenehme „Schaukelfuß" oder der Hackenfuß ist leicht die Folge eines Redressements, wenn die Achillotomie ausgeführt wurde.

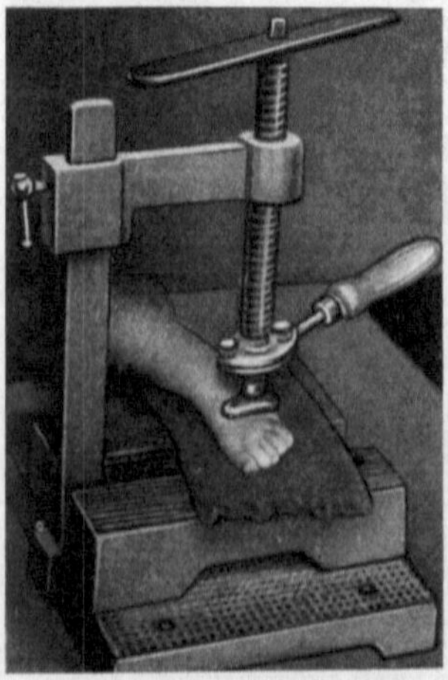

Abb. 24.
Redression des Klumpfußes im Alsbergschen Osteoklasten

Beim *spastischen Lähmungsklumpfuß* kann man eher die *Achillotomie* ausführen. Es besteht aber auch hier eine gewisse Gefahr, daß der Klumpfuß in einen Pes calcaneus umschlägt. Beim *schlaffen Lähmungsklumpfuß* wird man versuchen, eine *Muskeltransplantation* vorzunehmen. Hierbei kommt eine Verpflanzung der Tib.-ant.-Sehne und der gespaltenen Achillessehne in Frage, evtl. kombiniert mit einer Tenodese des oberen Sprunggelenks durch die Sehne eines Peronalus. Sind keine Kraftspender da oder ist die Muskel-Sehnen-Transplantation ohne Erfolg, so bleibt nur die *Arthrodese* der Fußwurzelgelenke übrig.

6. Dorsaler Knochenhöcker

Der *dorsale Knochenhöcker*, oder auch „*Überbein*" genannt, ist ein *Vorspringen der Knochen im Bereich des Gelenks zwischen Metatarsus I und Cuneiforme I.* Er ist entweder eine *Teilerscheinung oder eine Folge der Fußsenkung*, entstanden durch Knochenwucherung an der Stelle einer vermehrten Druckbelastung oder eine *Begleiterscheinung bei sog. hohem Rist oder hohem Spann,* wo die Knochenwucherung mehr durch periostale Reizung infolge Schuhdruck zu erklären ist. Über dem Knochenhöcker bildet sich oft ein Schleimbeutel. Im Röntgenbild sieht man Knochenwucherungen und Randwulstbildungen medial und dorsal im Bereich des Gelenks zwischen Cuneiforme I und Metatarsus I.

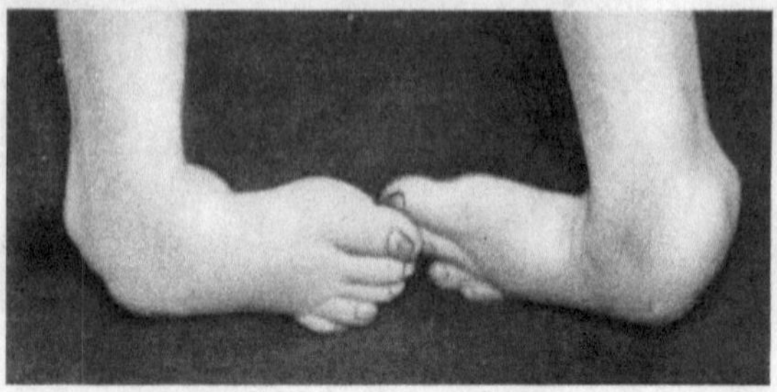

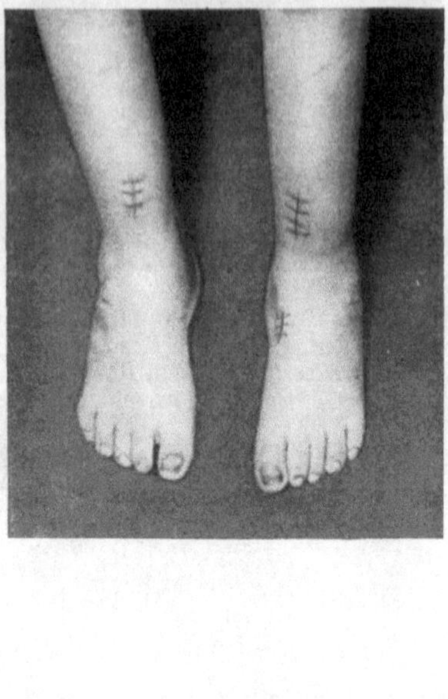

Abb. 24a und b. Lähmungsklumpfüße bei einem 10jährigen Mädchen vor und nach der Operation (Keilosteotomie, Z-förmige Verlängerung der Achillessehne und Verpflanzung des Tibialis ant. auf die laterale Fußseite)

Die Behandlung besteht in Entlastung durch Filzring oder besser in operativer Abmeißelung mit Exstirpation des Schleimbeutels.

7. Osteomalazie des Os naviculare des Fußes und der Köpfchen der Mittelfußknochen (Köhler I u. II)

Die *Osteomalazie des Os naviculare am Fuß*, der sog. KÖHLER I, ist ein Erweichungsprozeß des Knochens, der im Kindesalter von 2–8 Jahren vorkommt. Die Erkrankung macht Schmerzen bei Belastung. Die Gegend des Naviculare ist oft druckempfindlich, gerötet und geschwollen. Die Erscheinungen können auch denen ähnlich sein, die wir beim entzündlich-kontrakten Knickfuß beobachten. Die Röntgenaufnahme deckt das Leiden auf: Das Naviculare ist verschmälert, wie zusammengesintert und verdichtet (Abb. 25 a).

Zur *Behandlung* wird am besten ein *Liegegips* für 6–8 Wochen und anschließend ein Gehgips für dieselbe Zeit angelegt; dann *Nachbehandlung* mit *Übungen* und *Einlagen*.

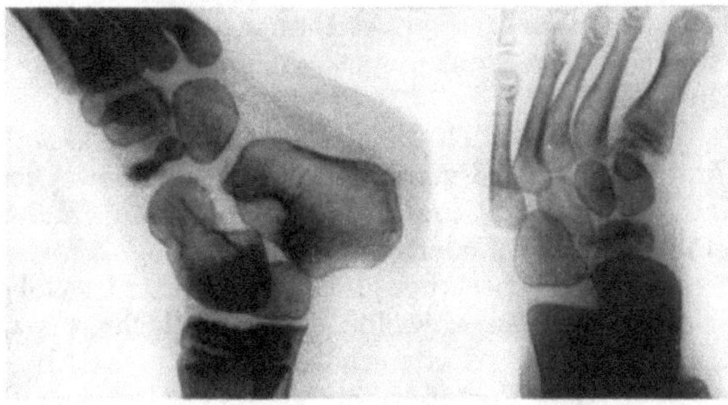

Abb. 25a. Röntgenbild von einer Osteomalazie des Os naviculare (= Köhler I) bei einem 8jährigen Jungen

Die *Osteomalazie der Mittelfußköpfchen*, am häufigsten des 2., ab und zu auch des 3. und 4., der sog. KÖHLER II, betrifft meist junge Mädchen und Frauen. Sie macht *Belastungsschmerzen* und *Schwellung des Vorfußes*, ähnlich wie beim Spreizfuß. Die *Diagnose* kann nur durch das *Röntgenbild* gestellt werden (Abb. 25b). Dort sieht man Aufhellungs-und Zerstörungsherde an einem Mittelfußköpfchen. Die Ursache dürfte in einer Überbelastung zu suchen sein – ein Spreizfuß ist im allgemeinen gleichzeitig vorhanden – und genau so zu erklären sein wie die sog. *schleichenden Frakturen*, die später gesondert besprochen werden.

Die *Behandlung* besteht im Tragen einer *Spreizfußbandage* oder von *Einlagen* mit Spreizfußerhöhung; evtl. ist absolute Ruhigstellung in Gips für einige Wochen notwendig.

c) Schuhwerk

Der *feste Schuh* mit *straffem Sitz des Oberleders*, einer mehr oder weniger *harten Sohle*, *dem Absatz* und dem zwischen Absatz und Sohle befindlichen *Gelenk* sowie der *Kappe*, die der Ferse ein Widerlager gibt, ist ein Bestandteil unserer Zivilisation und befindet sich seit dem 16. Jahrhundert in stetiger Weiterentwicklung. Der Schuh hat nicht nur die Aufgabe, *den Fuß vor Verletzungen, Verschmutzung, Kälte und Feuchtigkeit zu schützen*, sondern *steigert auch durch Abstützung die Leistungsfähigkeit des Fußes* beim Gehen und Stehen. Leider erfüllt ein Großteil

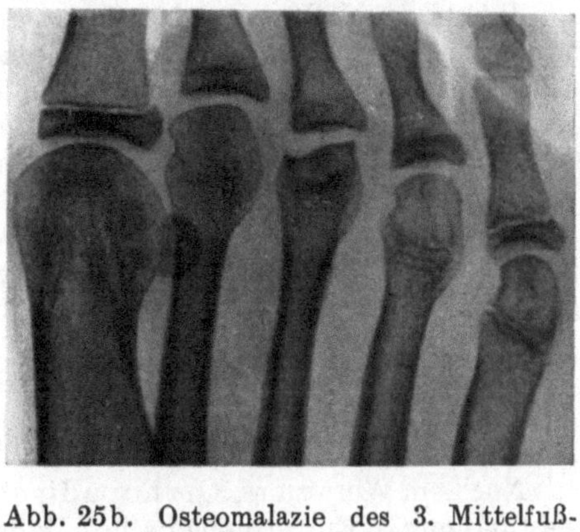

Abb. 25b. Osteomalazie des 3. Mittelfußköpfchens (= Köhler II) im Röntgenbild bei einem 13jährigen Mädchen

der heute besonders für die Damenwelt hergestellten Schuhe diese Forderung nicht bzw. ist so gearbeitet, daß der Fuß nicht nur ungenügend gestützt, sondern auch in seiner Form und Funktion ungünstig beeinflußt wird.

Das *Oberleder* soll straff sitzen, soll aber dem Zehenspiel genügend Freiheit lassen. Der hohe Schuh oder Stiefel schützt nicht vor dem „Umknicken". Er gibt wohl einen etwas festeren Halt und verhütet Schwellungen. Neigen Kinder oder Erwachsene zum Umknicken, so muß eine feste Einlage, womöglich mit erhöhtem Innen- und Außenrand, verordnet werden.

Die *Beschaffenheit der Sohle* ist von großer Bedeutung. Sie soll medial fast geradeaus verlaufen, also strahlengerecht sein und nicht die Großzehe durch zu spitzes Zulaufen nach lateral wegdrücken. Diese Forderungen werden bei Herrenschuhen heute schon größtenteils erfüllt, bei Kinderschuhen teilweise auch. Bei letzteren ist noch besonders darauf zu achten, daß möglichst spät erst eine starre Sohle getragen wird; in den ersten Jahren wird man eine weiche Sohle bevorzugen, um dem Muskelspiel freien Lauf zu lassen. Bei Damenschuhen hat bisher die Mode größtenteils gesiegt. Sie zeigen meist vorn spitz zulaufende Formen, die die Fußform ungünstig beeinflussen.

Wichtig ist auch die Beschaffenheit des *Schuhgelenks*, d. h. des Schuhteiles, der Absatz und Sohle verbindet. Er soll gut beweglich und möglichst „hochgesprengt", d. h. hochgewölbt und gut abstützend sein. Manche Schuhmacher arbeiten deshalb eine kleine Stahlfeder ins Gelenk mit ein.

Über die notwendige Höhe des *Absatzes* ist viel gestritten worden. Ist er zu niedrig, so wird das Längsgewölbe eher abgeflacht, als wenn man einen zu hohen Absatz trägt. Der hohe Absatz erhöht das Längsgewölbe, läßt allerdings das Körpergewicht mehr auf dem Vorfuß lasten, was bei übergroßer Höhe zum Spreizfuß mit seinen Beschwerden führen kann. Im ganzen muß man jedenfalls sagen, daß *lieber ein zu hoher als zu flacher Absatz* gewählt werden soll. Größere Füße können einen höheren Absatz haben als kleinere.

Hat eine Frau sich an das Tragen sehr hoher Absätze gewöhnt, so wird sie niedrigere nicht tragen können, weil ihre Wadenmuskeln und die Achillessehne schon verkürzt sind und ein niedriger Absatz eine schmerzhafte Dehnung der Wade verlangt. *Die beste Absatzhöhe liegt bei 3–4 cm.* Bei Menschen, die vorwiegend stehen, soll der Absatz eher etwas höher, bei solchen, die mehr laufen und gehen, soll er niedriger sein.

Der Absatz muß genügend breit sein, um ein Umknicken zu verhüten, d. h., der Fuß muß sicher darauf ruhen. Beim zu schmalen Absatz wird die Unterschenkelmuskulatur dauernd beansprucht, um das Umkippen zu vermeiden. Die Muskeln ermüden aber allmählich, und der Fuß kippt dann eben meist um.

Die *Sandale mit weicher Sohle*, die der Fußsohlenmuskulatur und dem Zehenspiel mehr Bewegungsfreiheit gibt und Luft und Sonne an den Fuß heranläßt, ist günstiger als der starre geschlossene Schuh. Für den Knick-Plattfüßigen ist die Sandale aber nicht geeignet. Er muß einen festen, für seinen Fuß günstig geformten Schuh mit mittelhohem breitem Absatz tragen, in besonderen Fällen dazu noch eine nach Maß oder Gipsmodell gearbeitete Einlage.

Bei *Schuhen oder Sandalen mit Holzsohlen* muß die Sohle entweder gelenkig sein oder es muß, entsprechend wie beim Hallux rigidus, eine sog. *vordere Rolle = vorderer Absatz* unter die Köpfchen der Mittelfußknochen auf die Sohle genagelt werden.

Noch ein Wort zum „Orthopädischen Schuh". Für ihn gilt folgende Begriffsbestimmung: „Ein orthopädischer Maßschuh ist ein handwerksmäßig hergestellter Schuh, der in der Art der Herstellung wie auch in der Gesamtform oder im Bau von

Einzelheiten vom sog. Normalschuh abweicht. Die Besonderheiten ergeben sich dabei aus krankhaften Veränderungen an Weichteilen oder Knochen des Fußes oder auch des Beines, die sowohl die Form als auch die Funktion betreffen können. Der Zweck dieses besonders gearbeiteten ‚Orthopädischen Maßschuhes' ist Besserung des Geh- und Stehvermögens sowie Behebung und Linderung bestehender Beschwerden" (Reichsgesetzblatt 1938).

Der orthopädische Schuh muß von einem *Orthopädie-Schuhmacher* nach einem besonderen Leisten, evtl. nach einem Gipsmodell gearbeitet sein und sich der Fehlform des Fußes überall gut anpassen; *korrigierend kann und darf er nicht wirken.* Der Fuß muß so deformiert sein, daß ein gewöhnlicher Schuh mit den üblichen Einlagen keinesfalls getragen werden kann. Insbesondere muß ein orthopädischer Schuh getragen werden bei Beinverkürzung über 3 cm, bei Fuß- und Beinapparaten, die nicht in einen gewöhnlichen Schuh passen, bei starken Fuß- oder Zehenverbildungen, die operativ nicht zu beseitigen sind, z. B. beim veralteten Klumpfuß, in vielen Fällen von Spitz-, Hacken- und Hohlfuß.

II. Orthopädische Erkrankungen der unteren Gliedmaßen (außer Fuß)

a) Angeborene Deformitäten

Die angeborenen Mißbildungen an den unteren Gliedmaßen sind außerordentlich mannigfaltig, aber auch sehr selten. Vor allem kommen Defektbildungen verschiedenster Art vor, angefangen von der mehr oder weniger tiefen, wohl durch Amnionstränge hervorgerufenen *Schnürfurche* bis zum völligen Fehlen ganzer Gliedmaßenabschnitte, d. h. der *intrauterinen Amputation.* Wir sprechen beim Fehlen eines ganzen Gliedabschnittes von *Peromelie,* bei verkrüppelter Hand oder verkrüppeltem Fuß an einem ebenfalls meist verkrüppeltem Arm oder an einem verkrüppelten Bein von *Phokomelie = Robbengliedrigkeit.*

Fehlen ganzer Gliedmaßenabschnitte muß durch entsprechende Prothesen oder Apparate behandelt werden; bei der Robbengliedrigkeit kommt manchmal operative Korrektur in Frage.

Von den übrigen angeborenen Mißbildungen der unteren Gliedmaßen seien nur die wichtigsten genannt:

1. Knochendefekt am Unterschenkel

Meist fehlt ein Stück eines Knochens, seltener ein ganzer Knochen. Die Fibula ist häufiger betroffen als die Tibia. Häufiger findet sich der Defekt nur auf einer Seite und ist oft kombiniert mit einer anderen Mißbildung, z. B. Fehlen von Zehen, Robbengliedrigkeit oder mangelhafter Entwicklung der Muskulatur (Abb. 26a u. b).

Auch ohne Röntgenaufnahme ist der angeborene Defekt eines Knochens oder eines Teiles von ihm durch die Deformierung des betreffenden Gliedmaßenabschnittes bei der Betrachtung erkennbar. Die Extremität ist kürzer, dünner und im allgemeinen verbogen. Am häufigsten und stärksten ist diese Verbiegung bei völligem Fehlen eines der beiden Unterschenkelknochen ausgebildet und führt zu Fehlstellungen, Kontrakturen und deformierenden Gelenkerkrankungen der angrenzenden Gelenke, insbesondere des Kniegelenks und des Fußgelenks sowie zum kompensatorischen Knickfuß. Dieser ist bei der rudimentären Verbiegung des Wadenbeins besonders stark ausgeprägt und wird als VOLKMANN*sche Sprunggelenksdeformität* bezeichnet.

Die *Behandlung* kann mit täglichen manuellen Redressionen sofort nach der Geburt, später mit Gips- und Schienenbehandlung die Deformität bessern. Meistens wird es nötig werden, den Knochendefekt ähnlich wie bei einer Defektpseudarthrose durch Transplantation eines größeren Knochenspans zu überbrücken oder bei Fehlen eines ganzen Knochens Ersatz durch Verpflanzung einer Fibula zu schaffen.

2. Angeborener Bruch bzw. Pseudarthrose des Unterschenkels

Bald nach der Geburt wird durch die Hebamme oder die Eltern eine rasch zunehmende Verkrümmung des Unterschenkels nach vorn festgestellt. Der Scheitel der Verkrümmung befindet sich zwischen mittlerem und unterem Drittel des Unter-

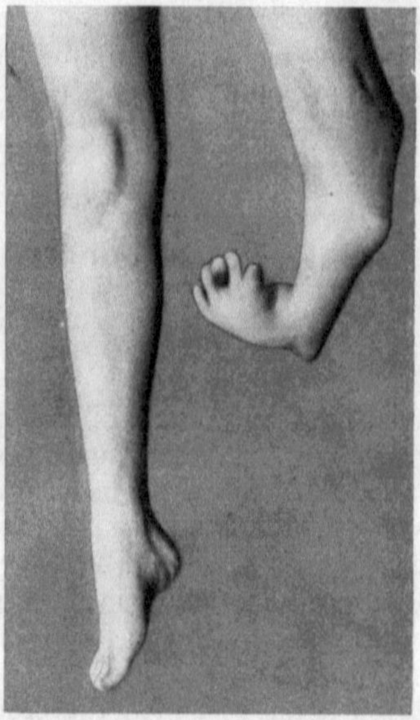

Abb. 26a. Angeborener Defekt des linken Unterschenkels mit Klumpstellung des Fußes (9jähriger Junge)

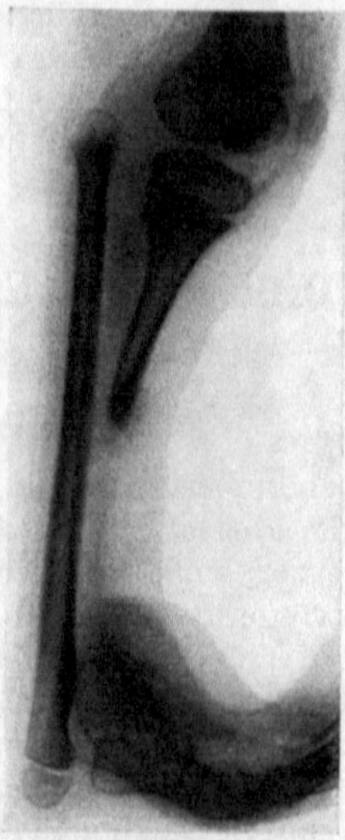

Abb. 26b. Röntgenbild von Abb. 26a: Defekt der unteren Hälfte der Tibia, Luxation der Fibula

schenkels. An dieser Stelle kann man auch abnorme Beweglichkeit der Knochen feststellen. Auf dem Scheitel der Knickung findet sich an der Haut fast regelmäßig eine „Narbe", die auf intrauterine Druckwirkung oder auf Verwachsung mit dem Amnion zurückgeführt wird. Eine gewisse Belastungsfähigkeit kann eintreten; allerdings wird die Krümmung des Unterschenkels nach vorn immer stärker und spitzwinkliger; sie kann schließlich so erheblich werden, daß das proximale Fragment auf dem Fußrücken reitet. Die Steh- und Gehfähigkeit wird allmählich mehr und mehr geschädigt und schließlich ganz aufgehoben. Es handelt sich mit Sicherheit nicht um eine im Uterus erworbene oder beim Geburtsakt durch Hebamme oder Arzt verursachte Verletzung, sondern um eine *Hemmungsmißbildung mit Störung der Ossifikation*. Deshalb spricht man — und das entspricht auch dem klinischen Befund mehr — am besten *nicht von einer angeborenen oder intrauterinen Fraktur*, sondern von einer *angeborenen Pseudarthrose des Unterschenkels*.

Die *Diagnose* ist leicht zu stellen. Bei der Betrachtung fällt sofort die Verkrümmung des Unterschenkels nach vorn an der typischen Stelle auf. Das Röntgenbild zeigt, immer an derselben Stelle zwischen mittlerem und unterem Drittel, eine stumpf- bis spitzwinklige Abknickung der Tibia und Fibula nach vorn. Die Knochenenden sind verdünnt, etwas spitz ausgezogen und zeigen außerdem im Röntgenbild einen feinen Spalt, der von mehr oder weniger callusähnlichen Knochenschatten umgeben ist (Abb. 26c).

Die *Behandlung* mit Stützapparaten genügt im allgemeinen nicht und ist unbefriedigend. Am besten, wenn auch im Erfolg nicht immer sicher, ist die Resektion der an die Pseudarthrose angrenzenden Knochenteile und Überbrückung des Defektes mit einem großen *Knochenspan*, um so eine Korrektur und Konsolidierung zu erreichen. Die Knochentransplantation ist im Erfolg desto sicherer, je älter die Kinder sind. Bei erfolgloser Knochenspanplastik, insbesondere wenn gleichzeitig ein erhebliches Zurückbleiben im Längenwachstum und das Erfordernis einer prothetischen Versorgung vorliegt, wird man sich zur Amputation und zum Tragenlassen einer Prothese entschließen.

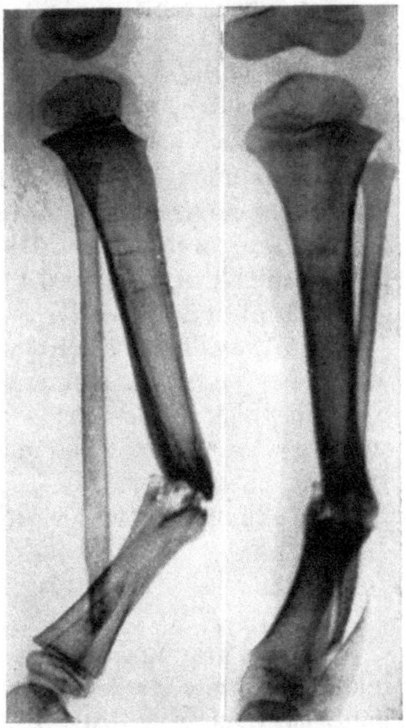

Abb. 26c. Röntgenbild von einer angeborenen Pseudarthrose des Unterschenkels bei einem 4jährigen Jungen

3. Angeborener Defekt der Patella

Dieser ist gelegentlich beobachtet worden, hat aber für sich allein keine Bedeutung, Die Patella ist ja im wesentlichen nur als Knochen in die Kniestrecksehne eingewebt und kann fehlen, ohne daß eine wesentliche Einschränkung der Streckfähigkeit im Knie vorhanden ist. Nur wenn der Quadriceps gleichzeitig nicht entwickelt ist, besteht Funktionsstörung im Sinne mangelnder Streckfähigkeit des Unterschenkels im Kniegelenk. Es muß dann, wie Schanz es getan hat, der Quadriceps aus Sartorius und Biceps gebildet und dadurch Streckfähigkeit herbeigeführt werden.

4. Angeborene Luxation der Patella

Sie kann eine *vollständige* oder *unvollständige* sein. Bei den *unvollständigen Luxationen* liegt die Patella dem lateralen Femurkondylus auf. Es ist fraglich, ob es sich dabei wirklich um eine angeborene Subluxation handelt oder ob diese nicht bald nach der Geburt infolge einer angeborenen Fehlbildung des lateralen Kondylus sich entwickelt hat. Die Behandlung gleicht völlig der bei habitueller Patellarluxation, welche in einem späteren Abschnitt besprochen wird. Die *vollständige angeborene Kniescheibenverrenkung nach lateral*, meist mit Beugekontraktur im Kniegelenk einhergehend, *verlangt operative Korrektur* mit lateraler Kapseldurchtrennung und Verlagerung der Tuberositas tibiae im Zusammenhang mit Patella und Kniestreckapparat nach medial.

5. Angeborene Knieverrenkung

Sie ist außerordentlich selten, oft aber doppelseitig und besteht in einer Verrenkung der Tibia zur Femurgelenkfläche nach vorn. Dadurch wird der Eindruck einer Recurvatumstellung des Kniegelenks hervorgerufen. Die Kniebeugemuskulatur ist über die Femurkondylen nach vorn verlagert, sie wirkt dadurch nicht als Beuger, sondern als Strecker des Unterschenkels und vermehrt die Luxationsstellung der Tibia zur Femurgelenkfläche.

Die *Behandlung* besteht in Einrenkung, ähnlich wie bei anderen Luxationen von Scharniergelenken. Das Ergebnis wird durch eine Gipsschiene erhalten. Gelingt die Einrenkung nicht sofort, so muß vorbereitend eine Extension angelegt werden. Wenn die unblutige Einrenkung nicht möglich ist, dann muß man operativ vorgehen (Verlagerung der Beugemuskeln, evtl. Durchtrennung der Seitenbänder und der Kapsel).

6. Defekt des Femur

Der Femur fehlt in mehr oder weniger ausgedehntem Maße. Immer ist, auch bei fast völligem Defekt, das distale Ende am Kniegelenk, wenn auch nur als kurzer Stummel, vorhanden. Das obere Ende verjüngt und verdünnt sich. Ist ein kleiner Kopf vorhanden, so sitzt er wie bei einer Coxa vara am Femurschaft. Man hat deshalb auch die angeborene Coxa vara mit dem angeborenen Femurdefekt in Verbindung gebracht und diese als Vorstufe des Femurdefektes bezeichnet.

Erhebliche Verkürzung des Beines durch den Femurdefekt bedingt starke Funktionsstörung, welche verstärkt wird durch die meist begleitende Hüft- und Knie-Beugekontraktur. Ist der Defekt doppelseitig, was nicht so selten vorkommt, dann ist die Funktionsstörung gar nicht so hochgradig.

Die *Behandlung* besteht, wenn man nicht eine *Verlängerungsosteotomie* versuchen will, in der Verordnung einer *Prothese zum Verkürzungsausgleich*. Man kann dabei den Fuß mit voller Sohle oder in Spitzfußstellung auftreten lassen. Eine starke Spitzfußstellung würde dann schon eine Beinverlängerung ausmachen und einen Teil der Verkürzung ausgleichen. Bei hochgradiger Verkürzung, etwa über 20–25 cm, ist eine Doppelfußkonstruktion erforderlich (vgl. Abb. 27–29).

b) Beinverkürzung

Die Verkürzung der unteren Gliedmaßen kann, abgesehen von angeborenen Mißbildungen, die *verschiedensten Ursachen* haben. Ich möchte als die wichtigsten und häufigsten nur die *Fraktur* und die *Osteomyelitis* nennen. Wir unterscheiden eine *reelle* und eine *funktionelle Verkürzung*.

Die *reelle Verkürzung* ist durch eine reine Verminderung der Länge des Ober- oder Unterschenkelknochens bedingt. Sie kommt vor nach Frakturen, die gar nicht oder ungenügend behandelt wurden oder bei denen sich trotz ausreichender Behandlung eine Verkürzung nicht vermeiden ließ, z. B. bei schweren komplizierten Frakturen oder bei mit einem Defekt einhergehenden Schußfrakturen. Ferner sehen wir eine reelle Verkürzung nach einer Osteomyelitis des Femur oder der Tibia im Kindesalter, wenn der Knochen an der Epiphysenlinie geschädigt und dadurch im Wachstum behindert wurde, oder auch bei Wachstumsstörungen des Knochens bei Erkrankungen des Zentralnervensystems, z. B. bei der Poliomyelitis u. a.

Um eine *funktionelle Beinverkürzung* handelt es sich, wenn die Verkrümmung eines Knochens so stark ist, daß sie zu einer meßbaren Verkürzung führt. Die Verkrümmung kann sich natürlich an den verschiedensten Stellen des Ober- und Unterschenkelknochens befinden und die mannigfachsten Ursachen haben. Vor allem sind da mit Winkelbildung geheilte Frakturen, ferner das X- und O-Bein sowie die Coxa vara und valga mit ihren Ursachen zu nennen. Seltener führt eine Osteomyelitis zu einer Knochenverbiegung. Mit Winkelbildung geheilte Frakturen können außer der funktionellen noch eine reelle Verkürzung durch ihre Dislocatio ad longitudinem ausmachen.

Die *Beinverkürzung durch Verkrümmung bedarf ganz besonderer Beachtung.* Bei ihr muß sich unser diagnostisches und therapeutisches Augenmerk nicht nur auf die Verkürzung und ihren Ausgleich richten, sondern auf den schädlichen Einfluß, der durch die *Fehlbelastung auf die angrenzenden Gelenke* ausgeübt wird. Auf diese Zusammenhänge will ich in späteren Kapiteln, vor allem bei der Besprechung des X- und O-Beins eingehen, möchte aber hier gleich darauf hinweisen, daß auch schon eine geringe Abweichung der Längsachse des Ober- oder Unterschenkels das Kniegelenk und das obere Sprunggelenk aufs schwerste schädigen kann. Diese beiden Gelenke sind Scharniergelenke, deren Gelenkflächen nur in absolut horizontaler Stellung belastet werden dürfen. Werden sie das *bei Achsenabweichungen* der angrenzenden Knochen nicht, so kommt es *zur Kantenbelastung*, d. h. zur stärkeren Druckbelastung der inneren oder äußeren Gelenkfläche, je nach der Winkelstellung des Knochens, und zu vermehrtem Abschliff der einen Gelenkflächenkante mit Knorpeldegeneration und immer stärker werdender *Arthrosis deformans* mit ihren erheblichen Beschwerden und Schmerzen.

Die *Klagen und Beschwerden bei der reinen reellen Beinverkürzung* bestehen in gewissen Belastungsschmerz n, besonders in Fuß, Knie, Hüfte und Rücken, in der Gegend der Ileosacralgelenke sowie der Lendenwirbelsäule. Sehr häufig werden Beschwerden in dem nicht verkürzten Bein, und zwar im Kniegelenk, Oberschenkel oder in der Hüfte bzw. im Ileosacralgelenk, anzusehen als Zerrungsschmerzen durch den Beckenschiefstand, angegeben. Diese sind durch Fehl- und Überbelastung des gesunden Beines bei fehlendem oder ungenügendem Verkürzungsausgleich der anderen Seite zu erklären. Es kann dabei zu einer Zwangsbeugehaltung des gesunden Beines im Kniegelenk und allmählich sogar zu einer Varusstellung des Kniegelenks und des Oberschenkels durch Knochenumbau kommen. Auf diese Zusammenhänge hat HOHMANN ausdrücklich hingewiesen und betont, daß man sich bei Bein-, Hüft- und Kreuzbeschwerden regelmäßig beide Beine mit ansehen, genau untersuchen und messen soll. Oft werden dann die Beschwerden durch eine Verkürzung des „gesunden" Beines erklärt werden.

Der *Befund der einfachen Beinverkürzung* ist meist leicht zu erheben. Beim Stehen fällt der Schiefstand der Beckens auf. Dieser hat eine kompensatorische Verbiegung der Wirbelsäule, d. h. eine statische Skoliose zur Folge, die im Lendenteil nach der Seite des Beckentiefstandes konvex ist. Im Liegen bei gerade gestelltem Becken erkennt man leicht das Höherstehen des Knie- und Knöchelgelenkes beim verkürzten Bein. Um Klarheit darüber zu bekommen, in welchem Gliedabschnitt die Verkürzung sitzt und wieviel Zentimeter sie beträgt, müssen genaue Messungen mit dem Bandmaß vorgenommen werden.

Durch *Messung zwischen verschiedenen Körperpunkten* ist festzustellen, welcher Gliedabschnitt verkürzt ist:

1. Messung: Spina – innerer Knöchel.
2. Messung: Spina – innerer Kniegelenkspalt.
3. Messung: Trochanter major – innerer Knöchel.

Die 1. Messung dient der Feststellung der Verkürzung in cm überhaupt. Ist bei der 2. Messung eine Verkürzung nicht festzustellen, dann muß sie im Unterschenkel liegen. Ist bei der 1. und 2. Messung eine Verkürzung vorhanden, so muß diese durch Varusstellung des Schenkelhalses, durch Fehlstellung des Hüftgelenks, z. B. Hüftverrenkung, oder durch Veränderungen des knöchernen Beckens bedingt sein. Ergibt die 1., 2. und 3. Messung eine Verkürzung, dann liegt diese im Oberschenkelschaft. Bei der 1. und 2. Messung ist auf gleiche Lage beider Beine im Hüftgelenk bezüglich Abduktion und Adduktion zu achten. Eine Verkürzung kann auch durch Adduktionskontraktur im Hüftgelenk bzw. Abduktionskontraktur des anderen Hüftgelenks hervorgerufen sein.

Zur sicheren Feststellung, ob es sich um eine gewöhnliche reelle oder um eine funktionelle Verkürzung durch Verbiegung, Gelenkkontraktur u. ä. oder um beide handelt, wird häufig bloße Betrachtung, Funktionsprüfung und Messung nicht ausreichen. Dann müssen wir das *Röntgenbild* zu Hilfe nehmen, das uns meist guten Aufschluß gibt.

Ein *Beispiel* für die *Diagnostik* und *Lokalisation einer Beinverkürzung* sei angeführt: Ein achtjähriger Junge ist vor vier Monaten gefallen und klagte über Schmerzen in der rechten Hüfte. Behandlung durch den praktischen Arzt. Den Eltern fällt jetzt auf, daß der Junge schief steht und geht und beim Laufen leicht ermüdet. Bei Betrachtung im Stehen: Erheblicher Schiefstand des Beckens, die rechte Beckenhälfte steht tiefer, kompensatorische statische rechtskonvexe Skoliose der Lendenwirbelsäule, Knie- und Knöchelgelenke in gleicher Höhe (Abb. 30). 1. und 2. Messung (Spina — innerer Knöchel, Spina — innerer Kniegelenkspalt) ergeben rechts eine Verkürzung von 4 cm. 3. Messung („Trochanter major" — innerer Knöchel): 1 cm Verkürzung. Die Verkürzung liegt also zum größeren Teil (3 cm) im Schenkelhals, Hüftgelenk oder Becken, zum kleineren Teil im Oberschenkel (1 cm). Das Röntgenbild (Abb. 31) gibt uns Aufklärung: Es handelt sich um eine mit starker Winkelbildung von fast 90-Grad-Varusstellung geheilte subtrochantere Oberschenkelfraktur. Der Schenkelhals steht in einer Pseudo-Varusstellung dadurch, daß das ganze obere Fragment so gut wie quer zum Becken und zur Hüftgelenkspfanne steht. Der obere Meßpunkt bei der 3. Messung rechts ist nicht der Trochanter, sondern das nach außen herausstehende und den Trochanter bei der Betastung vortäuschende proximale Frakturende. Die Verkürzung des Beines von im ganzen 4 cm liegt mit 3 cm in der funktionellen Varusstellung des Schenkelhalses, d. h. in Wirklichkeit in der starken Winkelstellung des schlechtgeheilten Bruches, und mit 1 cm in der Dislocatio ad longitudinem der subtrochanteren Oberschenkelfraktur.

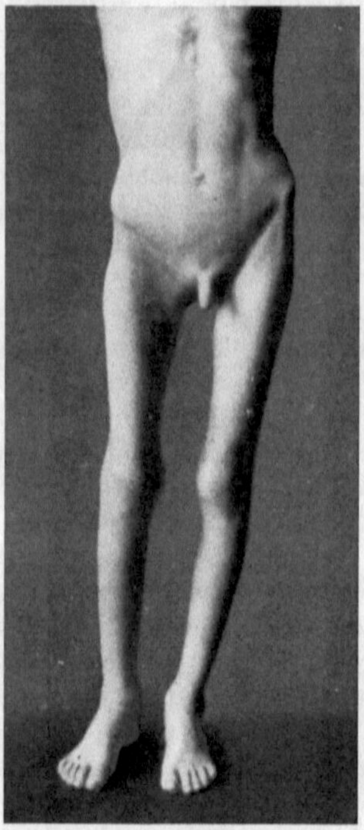

Abb. 30.
8jähriger Junge mit Beckenschiefstand und statischer Skoliose durch rechtsseitige Beinverkürzung von 4 cm

Die *Behandlung der Beinverkürzung* bis 2 cm erübrigt sich. Diese gleicht sich allein, allenfalls durch eine geringe Absatzerhöhung aus. Bei höheren Graden ist es oft am günstigsten, wenn man die Verkürzung ursächlich beseitigen oder vermindern kann. Unbedingt zu erstreben ist das bei den funktionellen Verkürzungen, bei denen Verbiegungen der Knochen durch Osteotomien auszugleichen sind. Auch die Beseitigung einer Adduktionskontraktur der Hüfte soll, wenn die Kontraktur im Streckverband sich nicht mehr ausgleichen läßt, operativ durch subtrochantere Osteotomie erfolgen. Eine Kniebeugekontraktur behandelt man mit suprakondylärer Osteotomie oder mit Kniegelenksresektion und Verkürzungsausgleich bei sehr hochgradiger oder spitzwinkliger Kontraktur.

Bei der Verkürzung eines Oberschenkels kommt eine *Verlängerungsosteotomie* in Frage; dabei führt man entweder eine Schrägosteotomie oder eine Aufsplitterung nach KIRSCHNER aus und schließt eine Extension an oder extendiert über einem KÜNTSCHER-Nagel nach einfacher Osteotomie oder Einbau eines Knochentransplantates. Die andere Möglichkeit, eine Beinverkürzung zu behandeln, besteht in Ausführung einer *Verkürzungsosteotomie der gesunden Seite*, wobei ein genau abgemessenes Knochenstück aus der Kontinuität herausgenommen wird. Auch hierbei kann man den KÜNTSCHER-Marknagel zur Osteosynthese sehr gut verwenden.

Ist ein operativer Ausgleich der Verkürzung nicht möglich, dann muß man eine *Verkürzungs-Ausgleichsprothese* nach Gipsmodell verordnen Hierbei soll eine vorhandene Spitzfußstellung auf alle Fälle belassen bzw. eine solche herbeigeführt werden und der Fersenteil gut aufliegen. Bei hochgradigen Verkürzungen über 20 bis 25 cm muß – wie beim angeborenen Femurdefekt – eine Prothese in Doppelfußkonstruktion getragen werden. HOHMANN bevorzugt die nicht so auffällig erscheinenden, von der Fa. Extension, Frankfurt a. M., und von der Fa. Orfi, Frankfurt a. M., hergestellten Verkürzungsausgleiche aus Linden-, Pappel- oder amerikanischem Leichtholz mit Lederschnürung (vgl. Abb. 27–29).

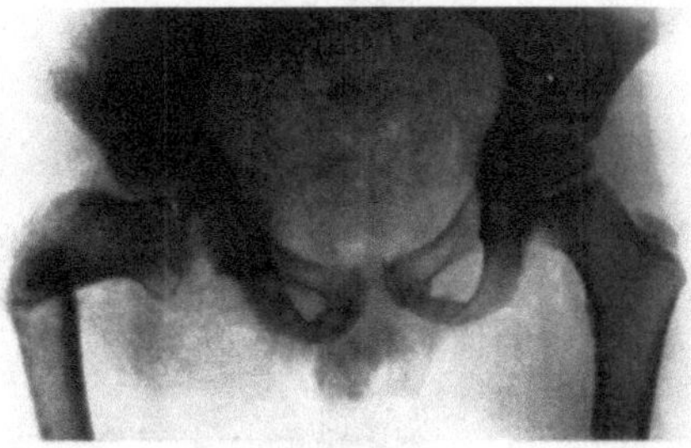

Abb. 31. Röntgenaufnahme zu Abb. 30: Deutliche Pseudo-Varusstellung des Schenkelhalses rechts durch die subtrochantere Fraktur

Abb. 32 zeigt eine 31jährige Frau mit einer Beinverkürzung von 35 cm. Die Verkürzung ist verursacht durch eine schwere Wachstumsstörung des Femur und der Tibia, wahrscheinlich nach Kniegelenksresektion im Kindesalter sowie durch eine hochgradige spitzwinklige Coxa vara (angeboren, traumatisch, rachitisch, durch Osteomalazie oder durch entzündlichen Prozeß? Wahrscheinlich angeboren, wie evtl. auch die Verkürzung des Femur, welche so oft mit Coxa vara kombiniert ist). Vergleiche dazu das Röntgenbild (Abb. 33). Angeblich hat diese Frau in ihrem 3. Lebensjahr einen Unfall mit anschließender Kniegelenksentzündung gehabt. Die Kniegelenksresektion, auf deren Ausführung man aus einer etwas eingezogenen schmalen Narbe quer über der Gegend des versteiften Kniegelenks und aus dem Röntgenbild schließen kann, ist vielleicht wegen eines Gelenkempyems oder einer Kniegelenkstuberkulose gemacht worden. Die Frau trägt eine Verkürzungsausgleichprothese mit Einarbeitung einer Auftrittsfläche für den Fuß (Abb. 34).

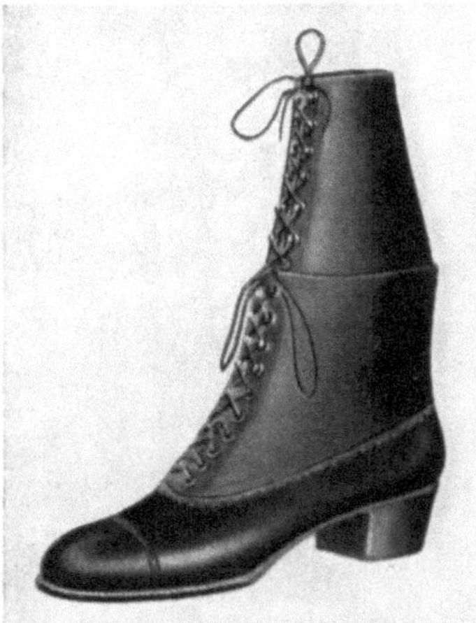

Abb. 27. Extension-Prothese für Beinverkürzung von 16 cm und dazu verwendeten Ladenstiefel (aus HOHMANN)

c) X-Bein, Genu valgum

Beim X-Bein finden wir an der Beinachse einen nach außen offenen Winkel, dessen Scheitel das Kniegelenk bildet. Während beim Säugling die Beinchen in physiologischer O-Beinstellung etwa bis zur Vollendung des ersten Lebensjahres stehen, ist später beim Kleinkind, etwa vom 2.–5. Lebensjahr, eine geringe X-Beinstellung physiologisch.

Selbst beim Erwachsenen bilden die Beine normalerweise am Knie einen geringen Winkel im Valgus-Sinne, da die Oberschenkel von der Breite der Hüftgelenke nach innen zu den Knien verlaufen, wo sie sich berühren. Dabei ist aber im Stand und im Liegen ein normaler Knöchelabstand vorhanden, d. h. die Knöchel berühren sich gerade ebenso wie die Kniegelenke. Beim Genu valgum dagegen weicht die Unterschenkelachse nach außen ab und ruft da-

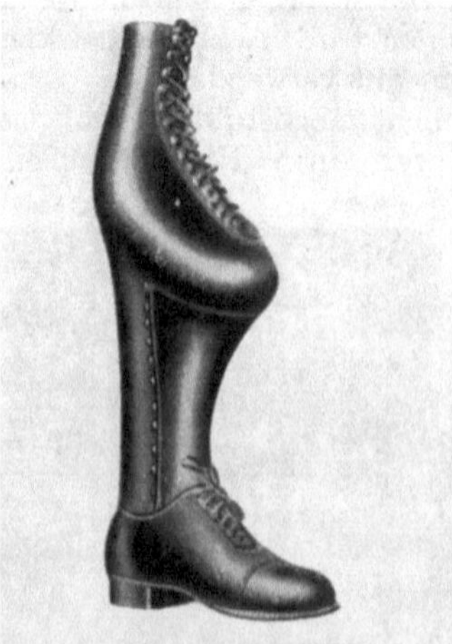

Abb. 28. Verkürzungsausgleichsprothese für eine Beinverkürzung von 20 cm mit Knöchelgelenksbandage und dazugehörigem Konfektionsstiefel, der im Schaft erweitert ist (aus HOHMANN)

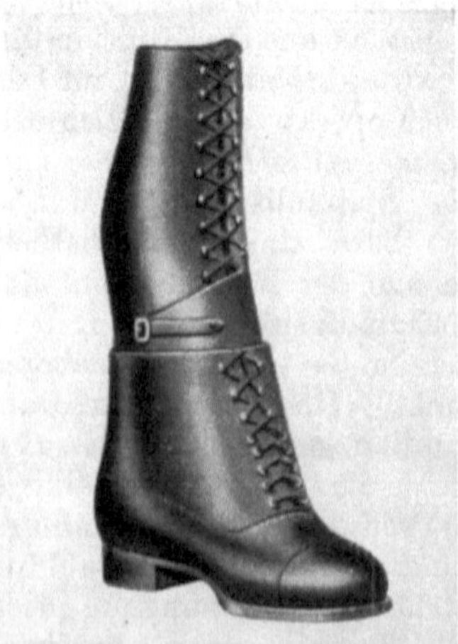

Abb. 29. Verkürzungsausgleichsprothese in Doppelfußkonstruktion für eine Beinverkürzung in Höhe von 36 cm mit dazugehörigem Ladenhalbschuh ohne Schafterweiterung (aus HOHMANN)

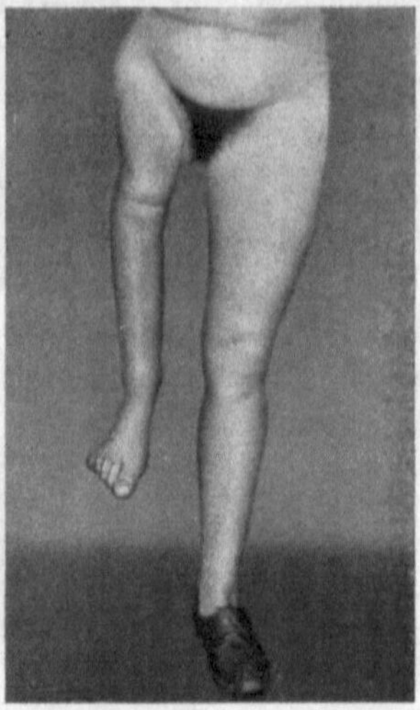

Abb. 32. 32jährige Frau mit einer Beinverkürzung von 35 cm

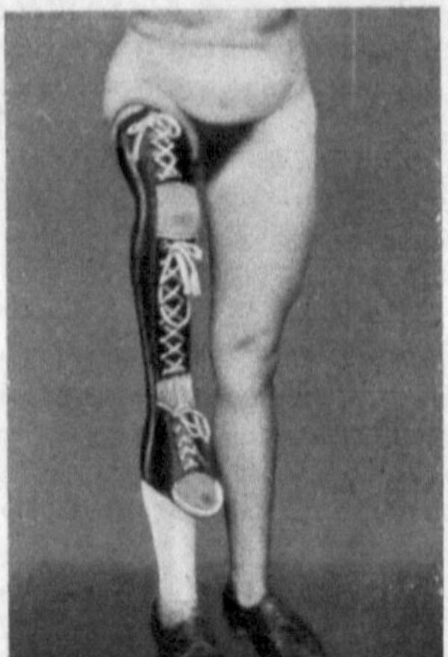

Abb. 34. Frau von Abb. 32 mit Verkürzungsausgleichsprothese, bei der eine Auftrittsfläche fur den Fuß eingearbeitet ist

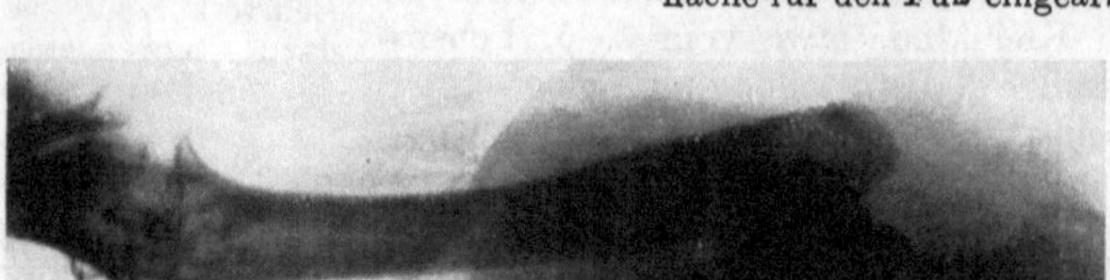

Abb. 33. Röntgenaufnahme des Oberschenkels und versteiften Kniegelenks von Abb. 32. Spitzwinklige Coxa vara. Ossale Ankylose zwischen Femur und Tibia (nach Kniegelenksresektion?)

durch einen je nach dem Grad des X-Beins mehr oder weniger großen Knöchelabstand hervor. Will man ein genaues Bild über den Umfang und den evtl. Fortschritt des Genu valgum, welches ein- oder doppelseitig vorhanden sein kann, haben, so mißt man am besten nicht nur den Knöchelabstand, sondern fertigt Umrißzeichnungen an.

Am häufigsten ist das Vorhandensein von X-Beinen als *Belastungsdeformität* aufzufassen. Diese findet sich meist bei Kleinkindern als *Folge einer Rachitis* (Abb. 35 u. 36) oder im späteren Wachstumsalter, in der Adoleszenz. Das Tragen von Strumpfbändern an der Außenseite des Beines beim Kind kann lediglich begünstigend bei bestehender Rachitis wirken. Andere Ursachen des Genu valgum treten gegenüber der rachitischen Belastungsdeformität stark in den Hintergrund. Sehr selten kommt das Genu valgum *angeboren* vor und ist dann eine Hemmungsmißbildung, evtl. in Verbindung mit einem Klumpfuß. Die *Osteomyelitis* im Kindesalter kann durch Zerstörung der lateralen Hälfte der Epiphysenlinie und dadurch vermindertes Wachstum außen oder bei Entzündung des medialen Teiles der Epiphysenlinie durch dort vermehrten Wachstumsreiz zum Genu valgum führen. Ferner können *Femurkondylen- oder Tibiakopffrakturen* mit X-Beinstellung ausheilen. Außerdem verursachen *Lähmungen* sowie die *Adduktionskontraktur der Hüfte* ein Genu valgum.

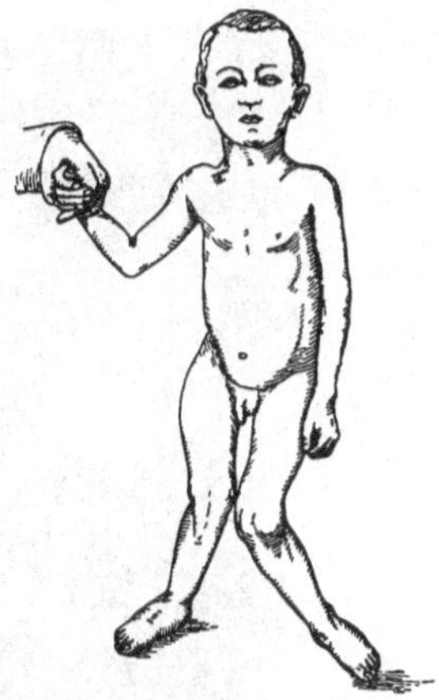

Abb. 35. Doppelseitiges Genu valgum, aus gemeiner Hungerrachitis entstanden (aus SCHANZ)

Meist bringen die Eltern ihre Kinder um das 3.–5. Lebensjahr zum Arzt und klagen darüber, daß das Kind nicht so ausdauernd laufen könne wie andere Kinder und bei längerem Laufen Schmerzen in den Beinen bekomme. Auch eine gewisse Unsicherheit beim Gehen kann auffallen. Kommen ältere Kinder und Jugendliche mit X-Beinen in die Sprechstunde, so können diese Beschwerden noch viel heftiger sein und Schwellungen der Kniegelenke und der Beine hinzukommen. Beim erwachsenen und älteren Menschen stehen die Beschwerden über Kniegelenke und Füße im Vordergrund. Wurde nämlich das X-Bein nicht behandelt, so hat sich eine immer stärker werdende Arthrosis deformans des Kniegelenks infolge der Fehlbelastung, d. h. der stärkeren Belastung der lateralen Gelenkfläche, ausgebildet (Abb. 37 a u. b); die Arthrosis deformans macht die starken Schmerzen und führt oft zu einem Reizerguß im Kniegelenk. Der Fuß steht in kompensatorischer Valgusstellung, zu der sich die typische Fußsenkung mit ihren Beschwerden zwangsläufig hinzugesellt.

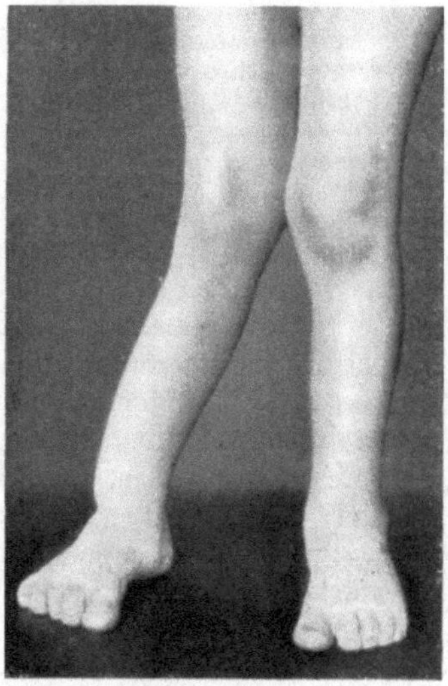

Abb. 36. Vorwiegend rechtsseitiges X-Bein und Crus varum

Bei *der Untersuchung* findet man neben der nicht zu übersehenden *X-Beinstellung* im allgemeinen eine gewisse Bänderschlaffheit, manchmal auch ein *Genu recurvatum*, oft einen *Kniegelenkserguß*, bei älteren Menschen Zeichen der *Arthrosis deformans* des Kniegelenks, evtl. auch mit Reizerguß. Der Unterschenkel ist nach innen oder nach außen verdreht. Der *Fuß steht in Knickfußstelluug, bei höchsten Graden von X-Bein auch in Varusstellung.* Bei einseitigem X-Bein kommt es durch die funktionelle Beinverkürzung zum Beckenschiefstand und statischer Skoliose.

Das geringgradige X-Bein des Kleinkindes, soweit es physiologisch ist der durch leichte Rachitis bedingt ist, korrigiert sich von allein und heilt aus. Bei allen erheblicheren Graden von Genu valgum ist aber *frühzeitige Behandlung* dringend notwendig. Dabei steht die *Behandlung des Grundleidens, der Rachitis, im Vordergrund* genau so wie beim rachitischen Knick-Plattfuß der Kinder, d. h. Allgemeinbehandlung der

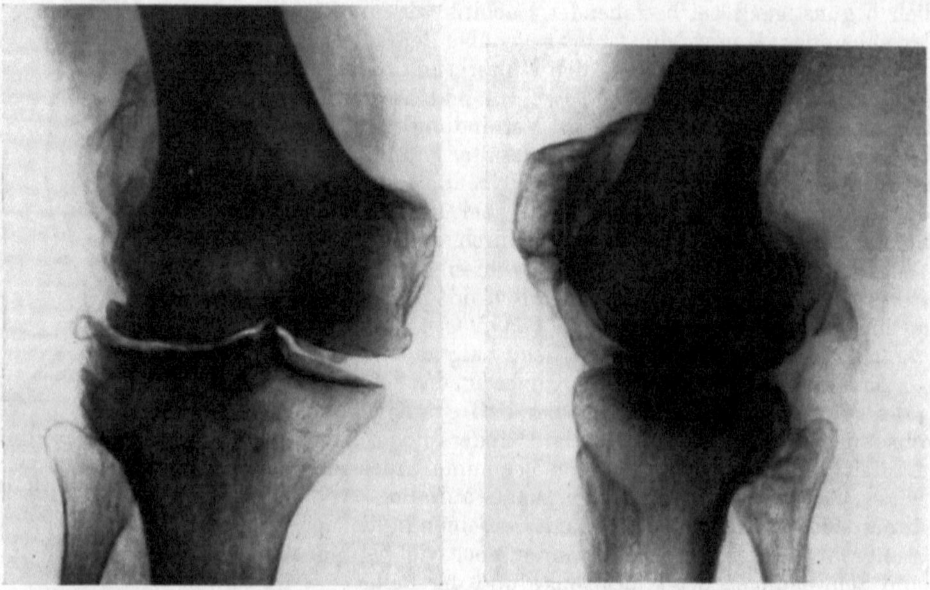

Abb. 37a und b. 60jährige Frau. Röntgenaufnahme des Kniegelenks in 2 Ebenen: Schwerste Arthrosis deformans des Kniegelenks bei Genu valgum. Randwulst- und Randzackenbildung in der Nähe des lateralen verschmälerten Gelenkspalts hochgradiger als innen

Rachitis mit Vigantol, Lebertran, Höhensonnenbestrahlung sowie Verbot der Belastung bei schwerer Rachitis bis zu deren Ausheilung. Beim Kleinkind versuchen wir im übrigen, mit täglichen manuellen Redressionen, evtl. mit Tag- oder Nachtschienen, auszukommen (Abb. 38 u. 39). Bei älteren Kindern kommen Übungen und Einlagen mit erhöhtem Innenrand und Innenkeil in Frage. Erhöhung des Absatzes auf der Innenseite genügt im allgemeinen nicht.

Ist das Leiden nicht vollkommen fixiert oder noch eine gewisse Knochenweichheit anzunehmen, so kann man auch eine *Redression in Narkose* mit anschließendem korrigierendem Gipsverband ausführen. Diese Redression besteht nach SCHANZ am besten in einer Osteoklase über dem scharfen Keil, und zwar entweder am Oberschenkel dicht oberhalb oder am Unterschenkel dicht unterhalb vom Kniegelenk, je nachdem, wo die stärkste Biegung sitzt, oder an beiden Stellen, wenn die Deformität sehr hochgradig ist.

Wenn die konservative Behandlung versagt, kommt ebenso wie beim Erwachsenen überhaupt nur *operative Korrektur* durch die von MACEWEN angegebene *lineare suprakondyläre Ostcotomie des Femur* in Frage, allenfalls auch eine *Osteotomie des*

Unterschenkels dicht unterhalb vom Knie. Durch eine solche Osteotomie läßt sich die Fehlstellung tadellos ausgleichen und das Leiden vollkommen heilen.

Auf die *Notwendigkeit der frühzeitigen Behandlung* des Genu valgum *zur Vermeidung der Ausbildung einer schmerzhaften Arthrosis deformans des Kniegelenks* sei nochmals hingewiesen.

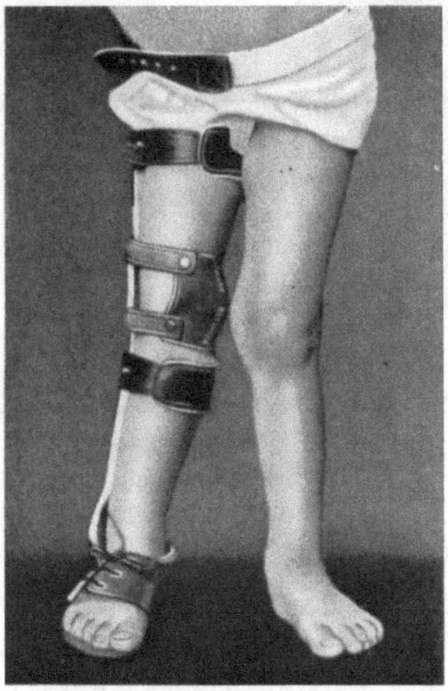

Abb. 38. X-Beinschiene beim Kind von Abb. 36

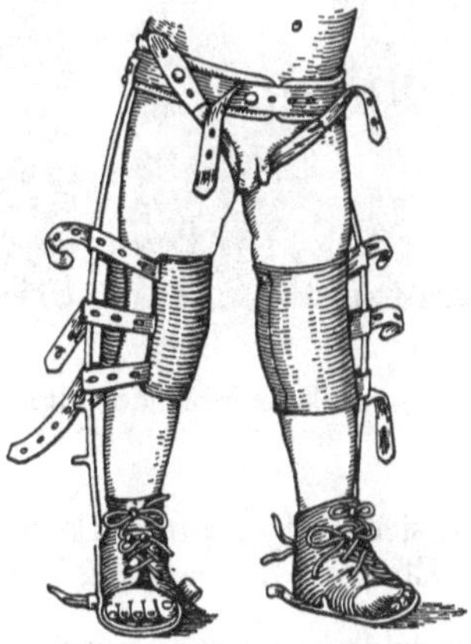

Abb. 39. Nachtschiene für Genu valgum (aus SCHANZ)

d) O-Bein, Genu varum

Das *O-Bein*, die *Verbiegung des Beines nach außen*, kann das Spiegelbild des X-Beins sein, wenn es seinen Scheitel am Kniegelenk hat. Oft ist aber der eine der beiden Knochen, entweder der Femur oder die Tibia, mehr oder gar allein an der Verkrümmung beteiligt, so daß der Scheitel der Verkrümmung dann über diesem Knochen liegt. Am häufigsten finden wir eine fast isolierte Verbiegung der Tibia im O-Sinne, das *Crus varum*. Nach der Geburt, etwa bis zur Vollendung des 1. Lebensjahres, ist eine gewisse O-Beinstellung physiologisch. Nicht selten wird aus dem O-Bein später ein X-Bein.

Das O-Bein ist bei der Untersuchung leicht festzustellen. Der vergrößerte *Abstand des inneren Kniegelenkspaltes*, d. h. der Kondylen, bei geradeaus gerichteter Patella und sich berührenden Knöcheln im Liegen gemessen, gibt uns einen Anhalt für den Grad der Deformität. Noch besser ist eine Umrißzeichnung der Beine wie beim X-Bein. Wir müssen unterscheiden zwischen *Genu varum mit Innenrotation und mit Außenrotation der Tibia*, was ebenfalls im Liegen und bei geradeaus gerichteter Patella festzustellen ist. Das O-Bein mit innenrotierter Tibia hat seinen Scheitel mehr im unteren Drittel, das mit Außenrotation mehr im oberen Drittel der Tibia. Letzteres ist oft kombiniert mit einem Genu recurvatum (vgl. Abb. 40 u. 41). Überhaupt sind die Kniegelenkbänder meist recht locker, besonders lateral. Oft besteht auch ein *Kniegelenkerguß* genau so wie beim Genu valgum. Dieser ist in späteren Stadien und bei älteren Menschen Begleiterscheinung einer im Gefolge der Deformität, d. h. als Folge der Fehlbelastung, auftretenden *schweren Arthrosis deformans* (Abb. 42). Diese

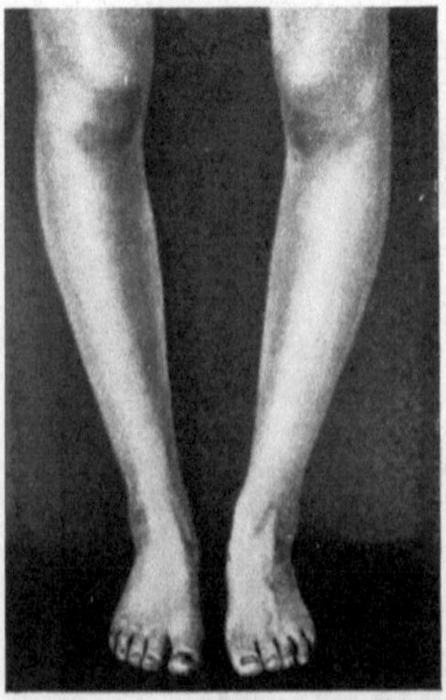

Abb. 40

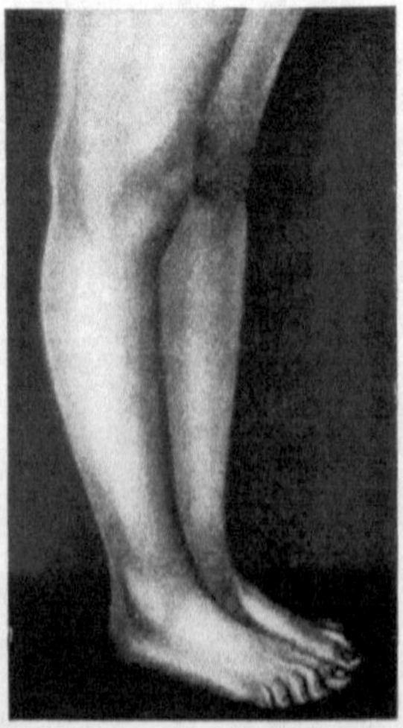

Abb. 41

Crura vara mit Außentorsion der Tibia und Genua recurvata von vorn und von der Seite (aus HOHMANN)

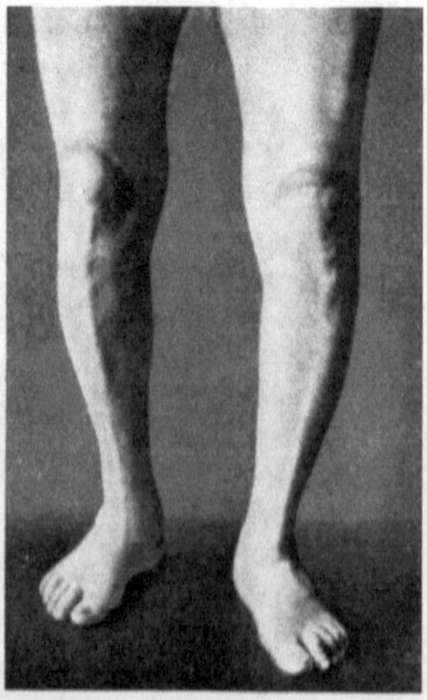

Abb. 42. 69jährige Frau mit Alters-O-Beinen, Pes planovalgus und schwerer Arthrosis deformans beider Kniegelenke

entwickelt sich und macht stärkere Beschwerden an der überbelasteten Innenseite des Gelenks. Ebenso wie beim X-Bein besteht auch beim O-Bein ein *ausgleichender Knick-Plattfuß*, bei innenrotiertem Unterschenkel zugleich ein *Pes abductus*, im ganzen also ein *Pes plano-valgus et abductus*. Abb. 42 zeigt eine 69jährige Frau mit Alters-O-Beinen, erheblichem Pes planovalgus und schwerer Arthrosis deformans der Kniegelenke (Abb. 43). Unerträgliche Schmerzen in den Knien, welche kaum noch belastet werden konnten, führten sie in die Klinik.

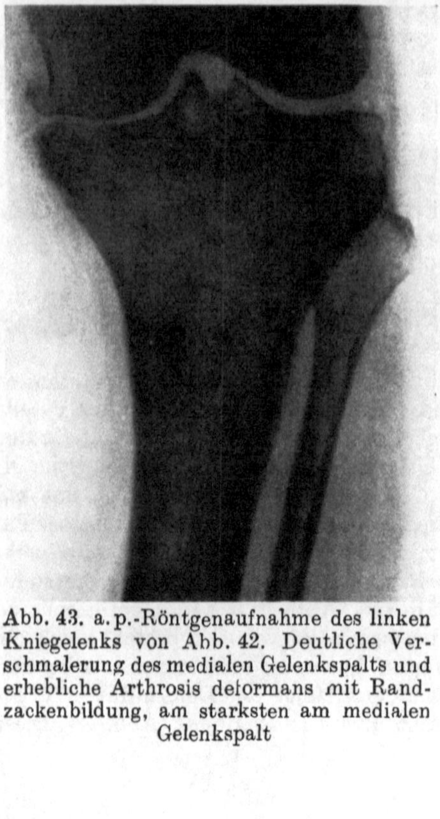

Abb. 43. a.p.-Röntgenaufnahme des linken Kniegelenks von Abb. 42. Deutliche Verschmalerung des medialen Gelenkspalts und erhebliche Arthrosis deformans mit Randzackenbildung, am starksten am medialen Gelenkspalt

Beim einseitigen O-Bein finden wir durch die funktionelle Verkürzung des Beines – genau so wie beim X-Bein – einen Beckenschiefstand und eine statische Skoliose.

Auf die *Ursachen der O-Beinbildung* brauche ich nicht besonders einzugehen. Sie sind bei dieser Belastungsdeformität im Grunde dieselben wie beim vorher besprochenen X-Bein: In erster Linie *Rachitis* mit dem Prädilektionsalter von 2–5 Jahren und in der Adoleszenz, seltener angeboren, traumatisch, nach Osteomyelitis, nach Frakturen der Femurkondylen oder des Tibiakopfes, bei Lähmungen.

Die *Beschwerden* beim O-Bein bestehen

in schneller Ermüdbarkeit beim Stehen und Laufen. Kleinkinder mit rachitischen O-Beinen können sehr schlecht laufen, oft überhaupt nicht.

Bei älteren Kindern und im fortgeschrittenen Alter gesellen sich zu Fußbeschwerden vor allem Schmerzen am inneren Kniegelenkspalt, d. h. an der Stelle der abnorm starken Belastung (Gegensatz: Schmerzen am äußeren Kniegelenkspalt beim X-Bein). Die Kniebeschwerden steigern sich nach voller Ausbildung der Arthrosis deformans genau wie beim Genu valgum.

Die *Behandlung* des O-Beins gleicht im Prinzip ebenfalls der beim X-Bein. Das rachitische O-Bein hat allerdings weniger Neigung zur Spontankorrektur als das X-Bein. *Bei florider Rachitis* am besten *modellierendes Redressement* und *antirachitische Behandlung*. Die *Beine* werden *während der Nacht zusammengebunden*; zwischen die Knöchel kommt dabei ein dickeres Polster als zwischen die Kniegelenke. Oder man läßt eine Nachtschiene anlegen. Gelingt das Redressement nicht, dann *Osteoklase* oder *Osteotomie*. Bei Erwachsenen kommt nur die Osteotomie in Frage, welche bei sehr starker und an verschiedenen Stellen sitzender Verkrümmung evtl. an mehreren Knochenstellen ein- oder mehrzeitig ausgeführt werden muß.

Schon *geringgradige bleibende Beinverkrümmungen im O-Sinne müssen wegen der Gefahr der Entwicklung einer Arthrosis deformans der Knie- und Fußgelenke korrigiert werden!*

e) Genu recurvatum

Die *Überstreckbarkeit des Kniegelenks* kann *kombiniert mit einem O-Bein* vorkommen; sie ist dann meist *Folge einer Früh- oder Spätrachitis* und zeigt eine Abschrägung der vorderen Tibiagelenkfläche (Abb. 42a u. b). Oder das Genu recurvatum kann als Folge einer Lähmung des M. quadriceps oder sämtlicher Kniemuskeln entstehen, wenn nämlich der Schwerpunkt des Körpers, um das Einknicken zu verhüten, nach vorn verlegt und das Knie dadurch immer mehr nach hinten durchgestreckt wird. Dann kommt es zu einer Überdehnung der hinteren Gelenkkapsel und der Bänder und zur Überstreckung. Es resultiert das *Genu recurvatum paralyticum* (Abb. 44).

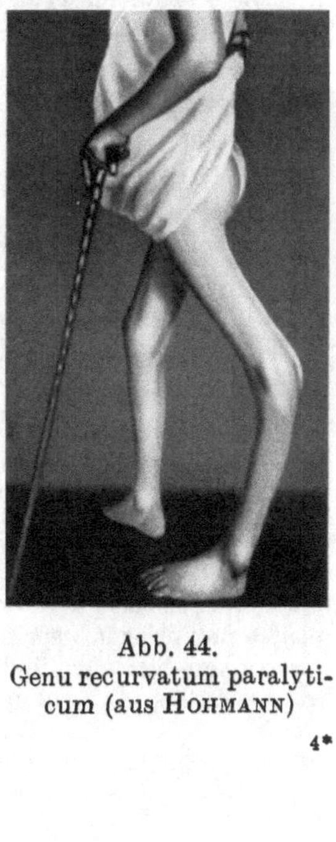

Abb. 44. Genu recurvatum paralyticum (aus HOHMANN)

Außer Rachitis und Lähmungen (meist nach Poliomyelitis) kann auch eine konstitutionell bedingte *Banderschwäche* die Ursache eines Genu recurvatum sein; ferner entsteht es durch eine *Überdehnung der Kapsel und Bänder nach Kniegelenkergüssen* oder nach starker und langdauernder *Extension am Unterschenkel*. Endlich kann es *angeboren* oder die *Folge* eines die knöchernen Gelenkanteile stark deformierenden *Traumas* sein, insbesondere eines *Tibiakopf- oder Femurkondylenbruches*.

Das *angeborene Genu recurvatum* kann bei der bloßen Betrachtung von außen ohne Röntgenbild leicht *verwechselt* werden mit der sehr seltenen *angeborenen Luxation des Kniegelenks*, wobei die Tibia nach vorn gegen den Femur luxiert ist. Dabei steht das Knie scheinbar in Recurvatum-Stellung. Durch Einrenkung wird diese Deformität beseitigt.

Außerdem ist das Genu recurvatum differentialdiagnostisch gegen die *Tibia recurvata* bzw. das *Crus recurvatum* abzugrenzen (Röntgenbild wichtig!). Diese Deformitäten, die Verbiegung der Tibia oder beider Unterschenkelknochen nach hinten, wobei der Scheitel der Krümmung dicht unterhalb vom Kniegelenk liegt, können dieselben Ursachen haben wie andere Knochenverbiegungen im Sinne des X- oder O-Beins; sie sind also vorwiegend Folgen einer Früh- oder Spätrachitis oder sie entstehen nach einem Trauma (in Recurvatum-Stellung schlechtgeheilte Unterschenkelbrüche), nach Lähmungen, Entzündungen usw.

Die *Beschwerden und Funktionsstörungen beim Crus recurvatum* sind ähnlich wie beim Genu recurvatum: verminderte Stand- und Gehfähigkeit, Schmerzen im Kniegelenk, später auch im oberen Sprunggelenk durch Fehlbelastung.

Die *Behandlung* des Genu recurvatum besteht bei leichteren, durch Muskel- und Bänderschwäche bedingten Fällen in *Gymnastik* und *Massage*. Evtl. hilft eine *Absatzerhöhung*. Beim *Genu recurvatum paralyticum* muß man einen *Apparat* tragen lassen, wenn nicht *Muskelplastiken* (Biceps- oder Sartoriustransplantation) Besserung bringen. Bei totaler Lähmung ist am besten eine *Arthrodese des Kniegelenks*. Ist eine Formveränderung der Gelenkfläche, z. B. flache Tibiakante nach Rachitis, oder sind Gelenkfrakturen die Ursache, so kann man die Gelenkfläche durch *Eintreibung eines Knochenkeils in den Tibiakopf* heben. Auf ähnliche Weise ist auch eine Korrektur bei Genu oder Crus varum möglich, indem man den Knochenkeil medial dicker nimmt.

Im ganzen ist zu sagen, daß das *Genu recurvatum ebenso wie das Genu valgum und das Genu varum wegen der zunehmenden statischen Beschwerden und der Gefahr der Entwicklung einer Arthrosis deformans* durch langdauernde Fehlbelastung *dringend frühzeitiger Behandlung und Korrektur* bedarf.

f) Schlattersche Krankheit

Die SCHLATTER-OSGOODsche Erkrankung der Tuberositas tibiae wurde vom Züricher SCHLATTER und vom Amerikaner OSGOOD im Jahre 1903 gleichzeitig beschrieben. Sie kommt fast ausschließlich bei Jungens zwischen dem 12. und dem 16. Lebensjahr, ganz selten einmal bei Erwachsenen vor. Oft wird in der Anamnese als angebliche Ursache ein geringfügiges Trauma oder Überanstrengung beim Sport, besonders beim Fußball oder im Beruf (viel knien), angegeben.

Die Patienten klagen über Schmerzen in der Gegend der Tuberositas tibiae, die beim Gehen, besonders aber durch stärkere Anspannung des Lig. patellae bei starkem Biegen oder forciertem Strecken des Kniegelenks, auftreten. Manchmal ist die Erkrankung doppelseitig.

Bei der Untersuchung findet man eine geringfügige Schwellung und einen Druckschmerz im Bereich der Tuberositas tibiae sowie Schmerzen an dieser Stelle bei aktivem Strecken und bei passiver Beugung gegen einen Widerstand. Das Kniegelenk selbst zeigt keine Schwellung, keinen Erguß und keine Einschränkung seiner Funktion.

Im Röntgenbild sieht man eine Verbreiterung des normalerweise im jugendlichen Alter vorhandenen Spaltes zwischen dem von der oberen Epiphyse der Tibia rabenschnabel- oder zungenförmig herabhängenden Teil der Apophyse und dem Schienbeinkopf. Außerdem weist der herabhängende Teil der Apophyse, der aus mehreren Ossifikationspunkten, meist 2–3, hervorgeht, oft unregelmäßige Konturen auf, ist aufgefasert oder von wolkigen dünnen Knochenschatten umlagert (Abb. 45).

Die histologischen Untersuchungen, die beim Schlatter gemacht worden sind, zeigen die Ansatzstelle des Lig. patallae überreichlich mit Knorpelzellen durchsetzt. Grundsubstanz und Knorpelzellen sind stark verkalkt. Die Gefäßsprossen des Markraumes sind sehr zahlreich, hyperämisch und dringen weit in das Lig. patellae vor. Die Ausläufer des Markraumes sind mit Osteoblasten versehen, auch finden sich viele Osteoklasten (STRACKER). Jedenfalls gehen, wie NAGURA festgestellt hat, Aufbau- und Abbauvorgänge nebeneinander her. Durch rezidivierende Traumen wird der Aufbau des neu anbauenden Knochens gestört. Ein Abbau mit Dissektion und Zerfaserung ist die Folge. V. LUTTEROTTI bestätigte diese Befunde und fand herdförmig auftretende aseptische Nekrosen, die sich nicht nur auf den Knochen beschränken, sondern sich auch auf die Sehne ausdehnen.

Aus dem Krankheitsverlauf, aus dem klinischen, röntgenologischen und histologischen Befund wird ersichtlich, daß die SCHLATTERsche Krankheit zu den Ernährungsstörungen des Knochens und derselben Kategorie von Erkrankungen gehört, zu denen der PERTHES und die anderen aseptischen Knochennekrosen wie KÖHLER I und II zu zählen sind, und daß eine ganz nahe Verwandtschaft zur Osteochondritis dissecans besteht. Die Ätiologie dieser örtlichen Erweichungs- und Abbauprozesse des Knochens ist noch nicht ganz sicher bekannt. Es können endokrine Störungen, Überbeanspruchung, das chronische Trauma verantwortlich gemacht werden. Ob eine blande Embolie einer Knochenendarterie die Ursache sein kann, ist noch nicht geklärt.

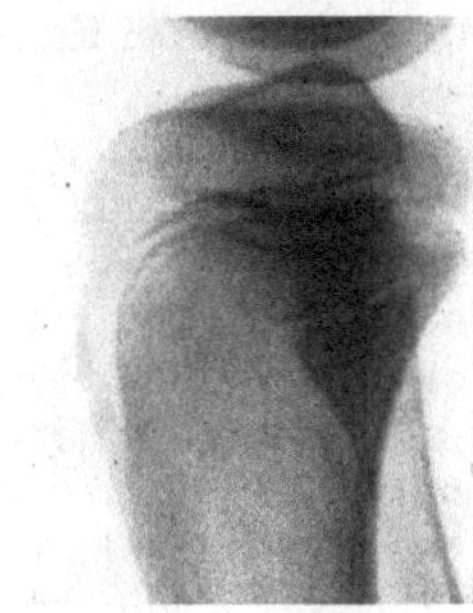
Abb. 45. SCHLATTERsche Krankheit

Das Leiden heilt auch ohne Behandlung in ein bis zwei Jahren aus. Um die Beschwerden einzudämmen, wird man eine gewisse Schonung des Knies und Vermeiden von Überanstrengung verordnen. Sind die Schmerzen heftiger, so legt man einen Druckschutzverband mit einem die Tuberositas tibiae umgebenden und schützenden Filzring nach HOHMANN an oder macht einen Verband zur Ausschaltung des Quadricepszuges auf die Kniescheibe nach PITZEN, indem man die Patella mit einem Zügel herabzieht und die Enden der Zügel in eine Gipshülse um das Knie eingipst. Operatives Vorgehen beschleunigt die Heilung. Es kann nach WILLICH bestehen in Ausräumung eines knochenkernartigen Gebildes, wohl der Knochennekrose, samt der Mulde, in der sich dieses befindet, oder nach SCHANZ in Verwundung der Epiphysenlinie der Tuberositas tibiae durch mehrere sich kreuzende Meißelschläge oder einfacher in einer BECKschen Bohrung; anschließend ist eine Ruhigstellung im Gips für einige Wochen und längere Schonung des Beines erforderlich.

g) Habituelle Kniescheibenverrenkung

Die gewohnheitsmäßige Verrenkung der Kniescheibe nach außen ist gewöhnlich die Folge einer traumatischen Luxation, seltener entwickelt sie sich allmählich ohne ein erhebliches Trauma. Entsteht sie nach einer traumatischen Luxation, so gehören in der Folge immer wieder erst größere, dann kleinere Traumen dazu, die Verrenkung herbeizuführen. Die Einrenkung, die anfangs in Narkose vom Arzt ausgeführt werden muß, geht bei häufigeren Verrenkungen dann so leicht, daß sie der Patient ohne ärztliche Hilfe mit der Hand oder mit einer besonderen Kniebeweguug, meist einer maximalen Streckung, zustande bringen kann. Ebenso kann der Kranke bei der allmählich ohne Trauma entstandenen habituellen Luxation die Kniescheibe allein wieder einrenken.

Die Verrenkung findet fast immer nach außen statt, sehr selten gibt es auch habituelle Kniescheibenverrenkungen nach medial. Bei der habituellen Luxation nach lateral besteht häufig ein X-Bein, das die Verrenkung begünstigt. Bei der Verrenkung kann sich die Patella gleichzeitig bis zu 180 Grad verdrehen, so daß ihre Gelenkfläche nach vorn sieht. Im Anschluß an die Einrenkung entsteht oft ein Gelenkerguß.

Die Patienten sind zunächst auffällig wenig belästigt durch ihr Leiden. Mit der

Zeit machen sich allerdings bei den immer häufiger auftretenden Luxationen zunehmende Beschwerden und eine Unsicherheit im Kniegelenk bei der Belastung geltend. Besteht die habituelle Luxation sehr lange, so entwickelt sich eine schmerzhafte Arthrosis deformans des Kniegelenks durch die abnormen Abschliffe der Knorpelfläche.

Eine eigentliche Ursache für das Auftreten einer habituellen Patellarluxation ist meistens nicht zu erkennen. In manchen Fällen ist die Ursache aber bekannt: Ein Genu valgum, evtl. entstanden durch ein Trauma, z. B. durch eine Tibiakopffraktur oder durch einen medialen Bänderriß, Abflachung des lateralen Condylus femoris, Lähmungen der Oberschenkelstreckmuskulatur.

Zur *Prophylaxe der habituellen Luxation der Kniescheibe* ist es wichtig, das Kniegelenk nach der ersten Verrenkung und Einrenkung lange genug, wenigstens 5 bis 6 Wochen lang, in einer Gipshülse ruhig zu stellen, damit dem gezerrten und überdehnten Kapsel-Band-Apparat Gelegenheit zur Heilung und Schrumpfung gegeben wird.

Die *Behandlung* der habituellen Patellarluxation soll nicht nur in regelmäßiger Wiedereinrenkung der verrenkten Kniescheibe bestehen, sondern soll möglichst die *Ursache* der gewohnheitsmäßigen Verrenkung, wenn sie bekannt ist, *beseitigen*, z. B. durch suprakondyläre Osteotomie des Femur bei Genu valgum oder durch Hebung des lateralen Condylus femoris durch Einschlagen eines Knochenkeils. Ist eine Ursache nicht zu finden, so muß auch baldmöglichst eine Behandlung stattfinden, damit sich nicht erst als Folge der allzu häufigen Verrenkungen eine Arthrosis deformans ausbilden kann. Eine Bandage genügt oft nicht und wird als lästig empfunden. Gleichzeitig mit ihrer Verordnung muß eine Übungs- und Massagebehandlung zur Kräftigung der Oberschenkelmuskulatur durchgeführt werden. In den meisten Fällen wird nur durch eine *Operation* Heilung zu erzielen sein. Hier kommt man fast immer mit einer *plastischen Weichteiloperation* aus. Einfache Raffung der medialen Kapsel genügt nicht. Entweder wendet man die schöne Methode von ALI KROGIUS an, indem man einen oben und unten gestielten, aus Vastus medialis und medialem Bandapparat gebildeten Brückenlappen auf die laterale Seite der Patella verlagert und dort auf die längsgeschlitzte laterale Kapsel aufsteppt und den medialen Kapselanteil rafft; oder man macht eine Gracilis-Plastik, d. h., man verpflanzt den M. gracilis auf die Kniescheibe, so daß diese durch aktiven Muskelzug nach medial gezogen und gehalten wird. SCHANZ steppt auch den Sartorius an den medialen Rand der Patella. Schließlich kann man auch eins der KLAPPschen Verfahren anwenden, das mit einem Sehnenstreifen der Fascia lata, entweder quer über die Patella oder im Bogen um diese herumgelegt, die Kniescheibe fixiert. Beim Versagen der Weichteiloperation oder in besonders schweren Fällen ist man gezwungen, eine *Knochenoperation* auszuführen, und zwar entweder eine Abmeißelung und Verlagerung der Tuberositas tibiae mit dem Lig. patellae medialwärts nach DENCKS, wie sie besonders von SCHANZ unter gleichzeitiger blutiger Mobilisierung des Streckapparates ausgeführt und vorgeschlagen wurde, oder eine Hebung des lateralen Condylus femoris.

h) Schlottergelenk des Knies

Das Schlotter- oder Wackelknie kann verschiedene Ursachen haben. Am häufigsten entsteht es *nach einer Kniegelenksdistorsion mit innerem*, seltener mit *äußerem Seitenbandschaden* oder mit *Kreuzbandschaden*.

Immer wieder wird behauptet, daß ein Schlotterknie durch Überdehnung der Bänder infolge zu langer und zu starker Extension am Unterschenkel sich entwickeln könne. Bei der heutigen Technik unserer Extensionsverbände kann das wohl kaum vorkommen. Ich habe es jedenfalls noch nicht erlebt. Ein zu lange Zeit bestehender größerer Kniegelenkserguß, vor allem ein großer Hämarthros nach Kontusion oder Distorsion kann wohl eine gewisse Dehnung und Schlaffheit der Kapsel zurücklassen, führt aber nie zu einer Überdehnung der straffen Seitenbänder mit Wackelknie.

Dagegen machen *Kniegelenksfrakturen*, d. h. Tibiakopf- und Femurkondylenbrüche, nicht selten gleichzeitig einen Bänderschaden. Bei sachgemäßer Behandlung dieser Frakturen, d. h. möglichst exakter Reposition mit Kompression unter Anwendung der BÖHLERschen Schraubenzwinge, dann folgender leichter Extension am Unterschenkel, frühzeitigen aktiven Bewegungsübungen bei liegender Extension und Tragen eines durch Tubersitz entlastenden und im Kniegelenk beweglichen Schienenhülsenapparates für wenigstens ein Jahr kommt es im allgemeinen aber nicht zur Ausbildung eines Schlotterknies, sondern die Bänderansätze kommen an ihre normale Stelle, und Bänderzerrungen bzw. -risse heilen mit Festigkeit aus. Außer ungenügend reponierten Kniegelenksfrakturen können noch andere Veränderungen am Knochen zum Schlotterknie führen, z. B. eine schwere *tabische Arthropathie* oder ein *Defektschußbruch des Kniegelenks.*

Die durch ein Wackelknie hervorgerufenen *Beschwerden* bestehen in Schwäche im Bein sowie Unsicherheit und Haltlosigkeit im Kniegelenk beim Gang, vor allem beim Bergab- und Treppabsteigen.

Die *Prophylaxe des Schlotterknies* besteht in genügend langer Fixation der mit Bänderriß einhergehenden Distorsion. Voraussetzung dafür ist, daß man den Bänderriß sofort nach der Verletzung feststellt. Bei innerem Seitenbandriß findet man einen starken Druckschmerz am inneren Gelenkspalt, welcher etwas geschwollen erscheint, wenn nicht ein allgemeiner Gelenkerguß diese Schwellung überlagert. Abnorme schmerzhafte Wackelbewegung in Streckstellung sichert die Diagnose. Bei dem selteneren lateralen Bänderriß sind die Erscheinungen genau so am äußeren Gelenkspalt. Der sehr seltene Kreuzbandriß – meistens ist das vordere Kreuzband betroffen und die Eminentia intercondyloidea der Tibia mit ausgerissen, was man u. U. im Röntgenbild erkennen kann – zeigt bei starkem Kniegelenkserguß das sog. Schubladenphänomen, d. h., die Kniegelenkflächen lassen sich bei rechtwinkliger Beugung von vorn nach hinten gegeneinander verschieben. Die Bänderrisse heilen so gut wie immer ohne Hinterlassung eines Wackelknies aus, wenn das Kniegelenk in einer von der Leiste bis zu den Zehengrundgelenken reichenden, evtl. über einem Zinkleimverband angelegten Gipshülse genügend lange ruhiggestellt wird, und zwar bei Seitenbandrissen für 4–6, bei Kreuzbandrissen für 6–8 Wochen.

In der *Behandlung des Schlotterknies* kann man, wenn der Bänderriß noch nicht allzulange zurückliegt und eine Fixation nicht durchgeführt war, einen *Versuch mit längerer Ruhigstellung* durch Gipshülse oder durch einen Schienenspangenapparat wie beim frischen Bänderschaden machen. Oft wird man damit noch Erfolg haben und Festigkeit der Bänder erzielen. Man kann dabei versuchen, die Bänderfestigkeit durch Injektion von narbenbildenden Mitteln wie Eigenblut, Clauden oder Pepsin-Pregl-Lösung zu begünstigen.

War trotz ausreichend langer Fixation nach Bänderriß ein Schlotterknie entstanden oder blieb es trotz späterer langer Ruhigstellung im Gips oder Schellenapparat bzw. Hülsenapparat bestehen, dann muß man eine *plastische Operation mit Ersatz der Bänder* durch Seidenzügel, Sehne oder Faszie ausführen. Beim veralteten und schlechtgeheilten Schienbeinkopfbruch mit Wackelknie durch das relativ zu lange Seitenband kann man die Varus- oder Valgusstellung und die Lockerung dadurch beseitigen, daß man den tiefer getretenen Condylus durch einen *implantierten Knochenkeil* hebt.

Kann eine Operation aus irgendeinem Grunde nicht durchgeführt werden oder führt sie nicht zu dem gewünschten Erfolg, dann bleibt nur übrig, für dauernd einen *Schienenhülsen- oder Schienenspangen- bzw. Schellenapparat* tragen zu lassen. Dieser Apparat reicht von der Leiste bis zum Fuß (mit Fußgelenk) und soll im Kniegelenk durch ein Scharnier beweglich sein. Beim Schlotterknie mit Schubladenphänomen durch alten Kreuzbandschaden wird man einen gut anmodellierten Schienenhülsenapparat brauchen, beim Wackelknie durch alten Seitenbandriß mit einem Schienenspangenapparat auskommen. Das Schlotterknie mit schwersten Veränderungen am Knochen, vor allem das Defektschlottergelenk nach Schußbruch verlangt eine Gelenkversteifung durch *Arthrodese.* Auch bei der schweren tabischen Arthropathie kann man das Knie operativ durch Arthrodese versteifen. Man muß nur nach der Operation wesentlich länger ruhigstellen.

i) Corpus liberum im Kniegelenk

Der freie Gelenkkörper des Kniegelenks, auch *Gelenkmaus* genannt, löst bei gewissen Bewegungen einen plötzlichen Schmerz, oft verbunden mit Gelenksperre, aus und führt zu rezidivierendem Reizerguß.

Bei der Untersuchung findet man eine Gelenkschwellung, oft einen Erguß oder Reibegeräusche bei Bewegungen. Manchmal kann man den freien Körper tasten. Im Röntgenbild stellt er sich dar. Da die Vorgeschichte oft im Stich läßt bzw. ein Unfall fast immer angeschuldigt wird, gibt uns die Röntgenaufnahme meist gleichzeitig Aufschluß über die Art des freien Körpers bzw. seine Ursache und Entstehung.

Ursachen der Gelenkmausbildung sind:

1. Knochenabsprengungen durch Trauma.
2. Osteochondritis dissecans.
3. Gelenkchondromatose.
4 Arthrosis deformans.
5. Fremdkörper.

1. Gelenkmausbildung nach Knochenabsprengung durch Trauma

Meist werden kleine Knorpelknochenstückchen von den Kondylen abgesprengt. Diese Knochenstückchen zeigen appositionelles Wachstum, indem sie sich durch umgebende Knorpelschichten und deren Verkalkung allmählich vergrößern. Ihr Abrißbett ist im Röntgenbild meist nicht mehr zu erkennen. Daher ist eine differentialdiagnostische Abgrenzung zu den ebenfalls traumatisch entstandenen, aus losgelösten und verknöcherten Gelenkzotten bestehenden freien Körpern oft nicht möglich.

2. Gelenkmausbildung bei Osteochondritis dissecans

Die Osteochondritis dissecans rechnen wir heute zum Krankheitsgeschehen der *aseptischen Knochennekrose* wie den Köhler I und II, die Kienböcksche Erkrankung, die Schlattersche und Perthessche Krankheit. Sie hat nichts mit Entzündung zu tun, wie der althergebrachte, von Franz König stammende Name besagt, ist auch nicht die Folge eines Unfalls; ein solcher kann höchstens als verschlimmernd anerkannt werden, indem er vielleicht die Loslösung eines in Demarkation begriffenen Knorpelknochenstückchens begünstigt.

Hinsichtlich der *Ursache* der Erkrankung tappen wir noch ziemlich im dunkeln. Keimfehler sowie embolischer Gefäßverschluß werden vielfach angenommen. Andere glauben an eine gelenkmechanische Ursache, weil am stärksten druck- und bewegungsmechanisch beanspruchte Gelenkpartien, wie am Kniegelenk z. B. der Condylus medialis femoris nahe der Gelenkmitte oder die Rückfläche der Patella, fast regelmäßig betroffen sind.

Andere Bezeichnungen des Leidens wie *subchondrale Fraktur* oder *Osteochondropathie* bzw. *Osteochondrosis dissecans* sagen nichts über die Ätiologie der Erkrankung aus. Sie wollen lediglich dem pathologisch-anatomischen Geschehen irgendwie Ausdruck verleihen. Ein etwa linsen- bis bohnengroßes schalenförmiges Stück Knorpelknochen der Gelenkfläche wird durch eine Nekroselinie im Knochen demarkiert und allmählich zur Abstoßung ins Gelenk gebracht. Das Bett der Gelenkmaus wird mit bindegewebiger Narbe und Knorpel ausgefüllt.

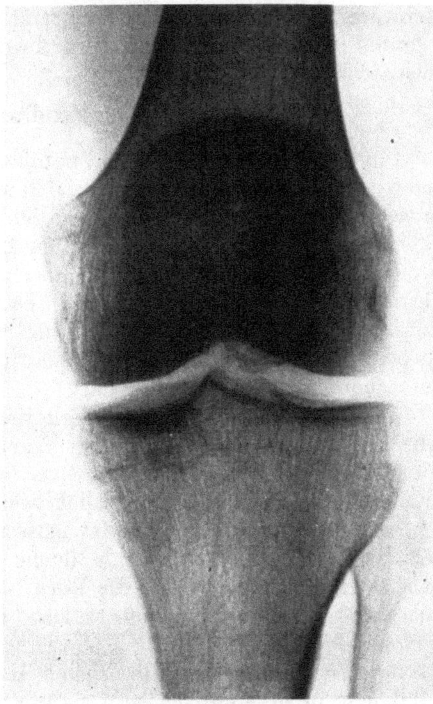

Abb. 46. Osteochondritis dissecans des Kniegelenks. Ein in Demarkation begriffener „freier Körper" nahe der Fossa intercondyloidea neben der Gelenkmitte (nicht an der typischen Stelle, d. h. am Condylus medialis femoris)

Krankheitserscheinungen kann die Osteochondritis dissecans entweder schon vor der Demarkation des Knochenknorpelstückchens durch Schmerzen bei Bewegungen und Reizerguß oder nach der Demarkation als freier Körper durch Einklemmungserscheinungen, Gelenksperre und Reizerguß machen.

Wird die Diagnose auf Grund des Röntgenbildes (Abb. 46) vor der Abstoßung des Knorpelknochenstückes gestellt, so soll man eine Arthrotomie ausführen, das in Demarkation begriffene Knochenstück umschneiden und entfernen und das Nekrosebett glätten. Ist die Demarkation schon erfolgt und eine Gelenkmaus vorhanden, so muß diese entfernt werden. Zur Arthrotomie eignet sich in beiden Fällen am meisten der gute Übersicht über das Gelenk gebende mediale S-Schnitt nach Payr.

Wird die Ostochondritis dissecans nicht operiert, so droht die sekundäre Ausbildung einer Arthrosis deformans. Es soll aber auch vorkommen, daß ein freier Gelenkkörper resorbiert wird oder anheilt.

3. Gelenkchondromatose

Diese betrifft nicht selten das Kniegelenk und tritt unter der Erscheinung *multipler freier Gelenkkörper* auf. Sie ist eine Erkrankung für sich, deren Ursache unbekannt ist. Die Diagnose kann nur durch das Röntgenbild gestellt werden.

4. Gelenkmausbildung bei Arthrosis deformans

Bei ihr können Randwulstbildungen, Randzacken oder sklerosierte Gelenkzotten abreißen und zu freien Körpern werden. Das Röntgenbild zusammen mit dem klinischen Befund unter Berücksichtigung des Alters und der Vorgeschichte läßt die richtige Diagnose stellen.

5. Fremdkörper als „Gelenkmaus"

Hauptsächlich Granatsplitter oder Geschoßprojektile können sich als „freie Körper" im Kniegelenk befinden und die entsprechenden Erscheinungen machen. Sie überziehen sich dabei manchmal mit einer Art Bindegewebskapsel, wie sie das auch bei Lage in einem anderen Gewebe tun, und entbehren dadurch der rauhen und gezackten Oberfläche, wie wir sie sonst beim Granatsplitter haben.

Die Therapie der freien Gelenkkörper besteht in *Entfernung durch Arthrotomie*, und zwar beim Kniegelenk vom medialen PAYRschen S-Schnitt aus. Die Entfernung soll möglichst bald nach Stellung der Diagnose vorgenommen werden, um die Entwicklung einer Arthrosis deformans zu verhüten. Eine Ausnahme bilden die durch schwere Arthrosis deformans entstandenen Gelenkmäuse; diese sollen nicht entfernt werden, weil die Grundkrankheit durch eine Arthrotomie erheblich verschlechtert werden kann.

k) Hoffasche Krankheit

An der Hinterfläche des Lig. patellae befindet sich die sog. Plica adiposa, die mehr oder weniger stark entwickelt sein kann. Diese Fettmasse ist als Puffer und Füllsel zwischen Lig. patellae und Gelenkfläche aufzufassen und kann mit zottenartigen Fettgebilden weit ins Gelenklumen hineinreichen. Bei Gelenkentzündungen oder durch ein Trauma kann es zur Anschwellung dieser Fettmassen und zu typischen Einklemmungserscheinungen der Fettzotten kommen, die sich bei erneuter Entzündung oder beim erneuten Trauma wiederholen können und eine chronische Vergrößerung und entzündliche Wucherung der Plica adiposa bis zu Hühnereigröße verursachen.

Zunächst kommt es zu wiederholten *Einklemmungsbeschwerden*. Allmählich wird die Einklemmung chronisch, das Knie kann nicht mehr vollkommen gestreckt werden. Es treten starke *Schmerzen beim Streckversuch* auf. Gehen ist nur bei gebeugtem Knie möglich und außerordentlich beschwerlich und schmerzhaft.

Bei der *Untersuchung* findet man zu beiden Seiten des Lig. patellae eine prallelastische, nicht fluktuierende flache Vorwölbung, die sehr druckempfindlich ist. Drückt man innen, so wird die Vorwölbung außen stärker und umgekehrt. Das Knie wird in entlastender Beugestellung gehalten. Passive Streckversuche sind sehr schmerzhaft.

Die *Behandlung* der HOFFAschen Krankheit wird fast immer *operativ* sein müssen und besteht in *Exstirpation der chronisch entzündeten und verdickten Plica adiposa*. In beginnenden und leichten Fällen kann ein Versuch mit konservativer Behandlung gemacht werden, bestehend in Wärmeanwendung, Kurzwellenbestrahlung, Massage der Oberschenkelmuskulatur u. dgl.

l) Meniscusläsion

Die Meniscusverletzung ist eine sehr häufige Kniebinnenverletzung. Da sie oft nicht gleich diagnostiziert wird oder trotz frühgestellter Diagnose bei konservativer Behandlung nicht ausheilt und chronische Beschwerden sowie Einklemmungserscheinungen macht, kommt sie nicht selten zum Orthopäden.

Der *Entstehungsmechanismus* ist immer derselbe und typisch: Eine plötzliche ruckartige Außenrotation des im Kniegelenk ein wenig gebeugten Unterschenkels führt die Läsion herbei. Dabei gibt es zwei Möglichkeiten: Entweder steht der Körper fest und die Außenrotation des Unterschenkels wird durch Anstoßen an einen Gegenstand hervorgerufen. Diese Entstehungsart finden wir oft beim Fußballspieler, der mit der Innenseite des Fußes den Ball anstoßen will und dabei an ein Hindernis kommt. Die andere Entstehungart ist typisch für den Skiläufer. Bei ihr ist der Unterschenkel fixiert, und der übrige Körper macht eine plötzliche Drehbewegung nach der dem fixierten Fuß entgegengesetzten Seite. Beim Skilaufen kommt es zu diesem Verletzungsmechanismus beim Sturz, wenn der Fuß in der Bindung festgehalten wird. Genau so ist es übrigens, wenn eine Dame mit ihrem Absatz in der Straßenbahnschiene hängenbleibt und nach der dem fixierten Fuß entgegengesetzten Seite fällt oder zu fallen droht.

Pathologisch-anatomisch sehen wir die verschiedensten Befunde bei der Meniscusläsion, die wesentlich häufiger den inneren als den äußeren Meniscus betrifft. Der Meniscus kann an seiner vorderen oder hinteren Ansatzstelle abgerissen sein, im Gelenk flottieren und wie ein Corpus liberum wirken. Oder er löst sich von seinem medialen Kapselansatz und durchzieht wie die Sehne über dem Bogen frei das Gelenk. Er kann schließlich längs oder quer einreißen. Der Längsriß ist entweder so, daß ein freier Zipfel im Gelenk flottiert oder daß es sich nur um eine Längsfissur ohne Ausriß handelt, wobei also das abgerissene Stück vorn und hinten noch fest ist. Es verschiebt sich gegen die Gelenkmitte und klemmt sich in der Fossa intercondyloidea ein (sog. Henkelkorbform).

Es gibt auch *Degenerationserscheinungen des Meniscus*, welche makroskopisch ähnliche Befunde zeigen, wie wir sie nach Traumen sehen und welche wohl auch durch ein geringfügiges Trauma ausgelöst sind. Histologisch unterscheiden sie sich evtl. dadurch, daß nur degenerative Veränderungen und keine Zeichen einer frischen Verletzung, z. B. Hämosiderinablagerungen, zu sehen sind. Die Meniscusdegeneration, auch *Meniscopathie* genannt, wird begünstigt durch häufige Fehlbelastung, z. B. durch angestrengtes Arbeiten im Hocken bei Melkern und Bergleuten; bei letzteren ist sie besonders häufig beobachtet und beschrieben worden.

Die *Beschwerden* bestehen in einer gewissen Unsicherheit beim Gehen und der Angst vor plötzlicher Einklemmung mit heftigem Schmerz. Das Knie ist dann in leichter Beugestellung federnd fixiert. Die Einklemmung kann durch bestimmte Bewegungen, z. B. Schütteln des Beines bei hängendem Unterschenkel, oder durch Druck gelöst werden. Die Patienten haben darin oft eine erstaunliche Übung und wissen genau, durch welche Manipulation sie sich helfen können.

Der bei der Untersuchung zu erhebende *Befund* ist nach der frischen Verletzung insofern verschieden von dem bei der chronisch-rezidivierenden Einklemmung des älter verletzten Meniscus, als wir nach der frischen Meniscusläsion öfter einen Kniegelenkserguß, ein Hämarthros, finden. Sehr oft fehlt der Erguß aber sogar hier. Bei der älteren Meniscusverletzung, auch bei späteren Einklemmungen fehlt der Erguß so gut wie immer! Besondere Zeichen, die zusammengenommen und unter Berücksichtigung des typischen Unfallmechanismus mit fast 100%iger Sicherheit auf einen Meniscusschaden schließen lassen, sind: *Fehlender Erguß*, *Streckhemmung*. *Umschriebener Druckschmerz vorn am inneren Gelenkspalt*. Verstärkung dieses Schmerzes, wenn man den im Kniegelenk gebeugten Unterschenkel nach außen dreht oder ihn bei Streckstellung im Sinne der Adduktion, also im *O*-Sinne bewegt, d. h. wenn der verletzte Meniscus unter Druck gesetzt wird. Bei Verletzung des lateralen Meniscus sind die Erscheinungen im umgekehrten Sinne in gleicher Weise vorhanden, also Druckschmerz vorn am äußeren Gelenkspalt, dort auch Schmerz bei Innenrotation des gebeugten und bei Abduktion des gestreckten Unterschenkels. Bei längerem Bestehen des Leidens kommt es zu einer Atrophie der Oberschenkel- und Wadenmuskulatur infolge Schmerzschonung.

Das Röntgenbild kann zur Diagnostik nicht verwertet werden. Es läßt uns nur bei

Einklemmungen ein Corpus liberum ausschließen und mehr an Meniscusläsion denken. Man hat versucht, durch Luft- oder Kontrastfüllung des Kniegelenks die Diagnose des Meniscusrisses zu erhärten. Die Deutung der Bilder ist aber sehr unsicher und kann zu Fehlschlüssen führen. Wir sind ganz von dieser Untersuchungsmethode abgekommen.

Die *Therapie* der frischen Meniscusläsion kann konservativ sein. Wir werden versuchen, den abgerissenen und luxierten Meniscus zu reponieren (Innen- und Außenrotation des Unterschenkels bei hängendem gebeugtem Bein, Druck auf den Gelenkspalt) und unter in Streckstellung angelegter Gipshülle zur Anheilung zu bringen. Läßt sich die Sperre bei der frischen Verletzung nicht lösen oder handelt es sich um eine ältere Läsion, so kommt nur die *Operation* in Frage. Über die Art des Vorgehens gehen die Meinungen insofern auseinander, als manche Operateure bei bestimmten Formen der Meniscusverletzung nur einen Teil des Meniscus wegschneiden und den Rest glätten – vor allem Böhler tritt hierfür ein –, während andere prinzipiell den ganzen verletzten Meniscus an seinen Kapselansatzstellen abtrennen und entfernen. Das erstere ist das häufiger und auch von uns meist geübte Verfahren.

Die Ergebnisse der Meniscusexstirpation sind bei jüngeren Leuten, etwa bis zum 40. Lebensjahr, immer gut. Wir erreichen Beschwerdefreiheit und tadellose Funktion. Bei älteren Menschen, insbesondere, wenn eine Meniscopathie, also eine Meniscusdegeneration vorliegt, sind die Erfolge nicht so sicher, weil es sich um ein empfindlicheres und sowieso zu degenerativen und deformierenden Erkrankungen mehr neigendes Gelenk handelt.

m) Hydrops des Kniegelenks

Der Hydrops des Kniegelenks ist ein seröser Erguß im Gelenk, der die verschiedensten *Ursachen* haben kann und uns oft große diagnostische Schwierigkeiten macht. Insbesondere muß man differentialdiagnostisch an folgende Ursachen und Formen des Kniegelenkergusses denken:

1. Tuberkulose: Beim Fungus außer kleinem Erguß schwammig-weiche Kapselschwellung!
2. Lues: Gonitis luetica meist doppelseitig!
3. Gonorrhoe: Monarthritis gonorrhoica enorm schmerzhaft; mehr entzündliche Kapselschwellung als Erguß.
4. Rheuma: Arthritis rheumatica oder Teil einer Polyarthritis rheumatica. Fahnden nach einem Focus (Tonsillitis, Zahnwurzelgranulome, Nasennebenhöhlenentzündung)!
5. Arthrosis deformans: Vorgeschichte, Befund und Röntgenaufnahme!
6. Corpus liberum: Vorgeschichte (Einklemmungen), Röntgenbild.
7. Schlotterknie nach Kreuz- oder Seitenbandverletzungen oder nach Kniegelenksfrakturen, bei tabischer Arthropathie.
8. Meniscusläsion: Meist kein Erguß; evtl. nur geringer Reizerguß bei Einklemmungserscheinungen.
9. Genu varum und Genu valgum: Fehlbelastung der Kondylen macht Reizerguß.

Wenn wir die bekannten und feststellbaren Möglichkeiten als Ursache des Ergusses ausgeschlossen haben, so bleibt eine gewisse Zahl von meist rezidivierenden Ergüssen übrig, für die wir keine Ursache und Erklärung finden können. Wir müssen uns damit begnügen, eine chronische unspezifische Synovitis für sie verantwortlich zu machen; diese ist ursächlich allerdings in vielen Fällen auf eine Kniegelenkskontusion oder -distorsion mit Hämarthros zurückzuführen. Es handelt sich um eine *trauma-*

tische Entzündung, wobei der Bluterguß im Gelenk eine *chronische Synovitis* mit entzündlichem Reizerguß zur Folge hat.

Der *Befund beim Hydrops genu* springt meist in die Augen: Schwellung und Auftreibung des Gelenks, besonders des oberen Recessus, Konturen verstrichen. Bei Betastung Unterscheidung von Kapselschwellung und freiem Erguß mit Tanzen bzw. Balottieren der Patella; geringe Kapselschwellung fast regelmäßig mit chronischem Erguß kombiniert. Bei starken und oft rezidivierten Ergüssen schlaffes Knie und Atrophie der Oberschenkel- und Wadenmuskulatur (vgl. Abb. 111).

Die *Therapie* des ursächlich geklärten Kniegelenksergusses richtet sich nach dem Grundleiden und seiner Ursache. Sie wird zum Teil in den entsprechenden besonderen Kapiteln besprochen.

Die *Behandlung* des serösen chronischen und rezidivierenden Ergusses gestaltet sich oft recht langwierig und schwierig; sie muß solange nach bestimmten Grundsätzen durchgeführt werden, bis eine Dauerheilung eingetreten ist oder bis wir eine Ursache des Leidens gefunden haben, die uns evtl. besondere therapeutische Möglichkeiten in die Hand gibt. *Ruhigstellung des Kniegelenks* auf Schiene oder mit Gipsschiene ist das Wichtigste. Unterstützend wirkt *Kompression* mit elastischer Binde oder *Schwammkompression* (angefeuchtete Schwämme vorn und an beiden Seiften des Kniegelenks mit einer Binde über an einem hinten angelegten Kniebrett fest anwickeln). Bildet sich der Erguß bei diesen Maßnahmen nicht innerhalb einiger Tage zurück oder handelt es sich von vornherein um einen ausgesprochen großen Gelenkerguß mit etwa 40–50 ccm und mehr, dann ist *Kniepunktion*, zugleich als diagnostische Punktion, mit anschließender Schienenlagerung und Kompression erforderlich. Das Punktat wird mikroskopisch und bakteriologisch-kulturell untersucht und zum Tierversuch verwendet. Nach der Punktion erfolgt wieder Ruhigstellung und Kompression. Die Kniepunktion soll beim rezidivierenden Erguß nicht zu häufig wiederholt werden. Um die Rezidivierung des Hydrops zu verhüten, achte man streng darauf, daß das ruhiggestellte Gelenk *nicht zu plötzlich zum normalen Gebrauch freigegeben* wird: Zuerst vorsichtige Bewegungsübungen ohne Belastung, dann allmählich sich steigernde Bewegungen und Belastung; nach Absetzen der Ruhigstellung sofort unterstützende *Massage der Ober- und Unterschenkelmuskulatur* sowie *Widerstandsübungen des Quadriceps.*

Kommt es nach allen diesen Maßnahmen nicht zum endgültigen Verschwinden des Ergusses, so muß eine *absolute Ruhigstellung des Kniegelenks in einem dünngepolsterten, ganz hohen zirkulären Oberschenkelgips* oder gar *im Beckengips* für 4 bis 6 Wochen mit anschließender allmählicher Freigabe, Massage usw. versucht werden. Führt auch diese Behandlung nicht zum Ziel und bildet sich wieder ein Erguß, so ist eine *Arthrotomie* auszuführen. Diese dient der Entnahme eines Kapselstückchens *zur histologischen Untersuchung* und gleichzeitig der Anlegung eines *Kapselfensters*, welches die Resorption des Ergusses durch das umgebende Gewebe erleichtern soll.

n) Varicen, Ulcus cruris

Der im Volksmund „Beinleiden“ genannte varicöse Symptomenkomplex mit Krampfadern und Ulcus cruris varicosum beschäftigt viele ärztliche Fachrichtungen. Der Orthopäde hat aber besonders viel mit diesem Leiden zu tun; denn Varicen und Ulcus verursachen eine dauernde Leistungsstörung des Bewegungsapparates. Außerdem sehen wir so sehr häufig die *Kombination Fußsenkung–Varicen*, und ich habe oben schon bei den statischen Insuffizienzen des Fußes auf den *Circulus vitiosus* hingewiesen, der in der Richtung Fußsenkung – Zirkulationsstörung –

Varicen – Verschlechterung der Durchblutung der Fußmuskeln – Schwächung der Fußmuskeln – Fußsenkung besteht. Zur Besserung des einen Leidens muß das andere unbedingt mitbehandelt und sein schädlicher Einfluß ausgeschaltet werden.

Unter *Varicen* verstehen wir eine mehr oder weniger starke Erweiterung und Schlängelung der Venen des Ober- und Unterschenkels, hauptsächlich im Verlauf der V. saphena magna und parva, oft auch am Fußrücken und um die Knöchel herum. Bei längerem Bestehen kommt es zu Schwellungszuständen des Fußes und Unterschenkels mit eindrückbarem Ödem. Die Entwicklung tiefer, also unter der Haut nicht sicht- oder tastbarer Varicen kann man oft nur schließen aus diesen Ödemen des Unterschenkels und Fußes sowie aus Hautschädigungen.

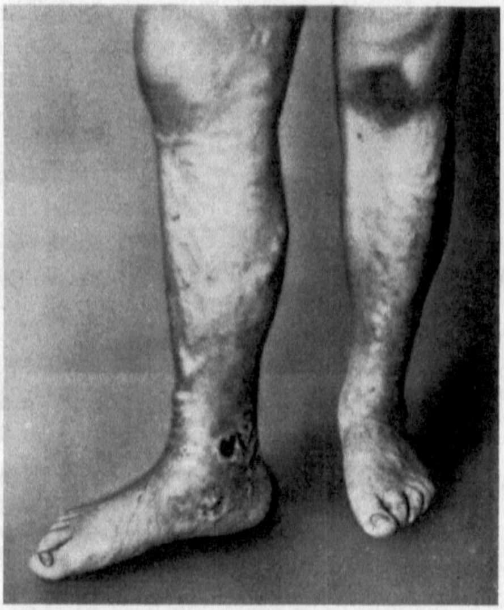

Abb. 47. Ausgedehnte Varicen an beiden Beinen. An der Innenseite des rechten Unterschenkels und Fußes ein größeres und ein kleineres Ulcus cruris mit starkem nässendem Ekzem der Umgebung

Differentialdiagnostisch muß man an venöse *kavernöse Hämangiome,* also echte tumorartige Vergrößerung und Erweiterung sowie Vermehrung von Venen denken, die überall, hauptsächlich an der Wade, an den Fußsohlen und am Fußrücken auftreten können und durch Operation entfernt oder verkleinert werden können.

Die bei Varicen hinzukommende *Schädigung der Haut* hat mehrere Ursachen: Einmal ist es die erhebliche Druckspannung bei sehr stark ausgebildeten Varicen, die zu Blutaustritten in die Haut führt; weiter macht der Rückstrom des Blutes von oben, d. h. die Störung des Blutumlaufes, einen Sauerstoffmangel und einen erhöhten Kohlensäuregehalt des Blutes, wodurch eine schwere Ernährungsstörung der Haut und des Unterhautzellgewebes hervorgerufen wird. Die Haut ist dann oft atrophisch und papierdünn, bräunlich bis dunkelbraun pigmentiert und ekzematös. Zum Schluß resultiert, oft ausgelöst durch kleinste Verletzungen, Reibung, Druck oder Kratzeffekte bei dem starken Juckreiz, die *Geschwürsbildung* am Unterschenkel, meist um die Knöchel herum oder an der Innenseite des Unterschenkels. Die Geschwüre werden allmählich größer, bis zu Handtellergröße, und können schließlich zirkulär den Unterschenkel umgreifen. Die Neigung dieser Geschwüre zur Spontanheilung ist gleich Null (Abb. 47).

Der eben erwähnte *Rückstrom des Blutes* mit Sauerstoffverarmung und Kohlensäureüberladung wird ermöglicht durch die Tatsache, daß durch die Erweiterung der Venen die nach oben konkaven Venenklappen nicht mehr schließen. Durch diese *Insuffizienz der Klappen* staut sich das Blut rückwärts, und die ganze Schwere der Blutsäule lastet mit hydrostatischem Druck auf den peripheren Gefäßabschnitten und Geweben. Diese Blutstauung ruft eine noch stärkere Erweiterung der peripheren Gefäßabschnitte hervor und vermehrt die Druckwirkung auf das umgebende Gewebe und die Haut.

Den Rückstrom des Blutes kann man sich durch die *beiden von* TRENDELENBURG *und von* PERTHES *angegebenen Versuche* vor Augen führen:

Beim Trendelenburg*schen Versuch* hebt man das Bein beim liegenden Kranken über die Horizontale hoch und läßt die Varizen auslaufen. Beim Husten und Pressen füllen sich die Venen wieder von oben. Komprimiert man bei leergelaufenen Varicen die Saphena dicht unterhalb der Leiste und läßt den Patienten aufstehen, dann bleiben die Venen zunächst leer. Bei Fortnahme der Kompression füllen sie sich rasch von oben her.

Beim Perthes*schen Versuch* läßt man den Kranken bei oben komprimierter Saphena umhergehen. Dabei werden die gefüllten Varicen allmählich durch das Muskelspiel leergepumpt. Sie bleiben leer, da der Zustrom von oben ausbleibt.

Sehr häufig stellt sich eine *Thrombose* der Varicen ein. Sie kann mehr oder weniger große Bezirke, oft die ganze Varice befallen. Umschriebene Verkalkung eines Thrombus nennen wir *Venenstein* = *Phlebolith.* Losreißung eines Thrombus proximalwärts, also eine *Embolie ist außerordentlich selten.* Das ist verständlich und erklärlich durch die zentrifugale Richtung des Blutstroms in den Varicen, der eine Verschleppung in zentripetaler Richtung nicht zuläßt. Embolien aus thrombosierten Varicen werden nur bei horizontaler Körperlage oder bei interkurrenten Krankheiten beobachtet.

Nicht selten entzündet sich eine Vene bzw. Varize oder eine thrombosierte Vene oder Varize. Wir sprechen dann von *Phlebitis* oder *Thrombophlebitis.* Die Vene bzw. Krampfader ist dann meist verdickt, als harter Strang fühlbar und äußerst druckschmerzhaft; ihre Umgebung, oft auch das ganze Bein, ist häufig entzündlich infiltriert und ödematös geschwollen.

Es kann vorkommen, daß eine *Krampfader* platzt und stark nach außen *blutet;* das geschieht meist an Stellen, wo die Haut über einem Varixknoten stark druckgeschädigt und atrophisch ist, aber auch an anderen Krampfaderstellen. Die Krampfaderblutung kommt immer sofort zum Stehen, wenn man das Bein hochlagert und einen leicht komprimierenden Verband anlegt. Umstechung oder Unterbindung der blutenden Varice ist unnötig, macht womöglich erhebliche Haut- und Unterhautzellgewebsschädigung und begünstigt dadurch die Entwicklung eines Ulcus cruris.

Die *Ursache der Krampfaderbildung* ist hauptsächlich in einer *angeborenen Bindegewebsschwäche* zu sehen. Diese führt zu einer mangelnden Widerstandsfähigkeit der Venenwand, welche dem Seitendruck des Blutes nachgibt. Das oft zu beobachtende familiär gehäufte Auftreten von Varizen ist wohl so zu erklären, daß die Bindegewebsschwäche, also die Disposition und Ursache der Krampfaderbildung, vererbt wird. Bei angeborener und konstitutioneller Bindegewebsschwäche sehen wir dann öfters gleichzeitig statische Fußinsuffizienz, Hernien, Varicocelen und Hämorrhoiden.

Wir kennen außerdem eine Reihe von *Momenten,* welche die *Entwicklung von Krampfadern stark begünstigen.* Da ist in erster Linie wieder die *Fußsenkung* in ihrem Wechselspiel mit der Ausbildung von Varizen zu nennen (vgl. oben); Hohmann schreibt der *Ausschaltung der aktiven Muskeltätigkeit beim Gehen mit schwer deformierten kontrakten Plattfüßen* eine wichtige ursächliche Rolle für die Entstehung von Varizen zu. Auch *schlechtgeheilte Ober- und Unterschenkelfrakturen* sowie das *X-Bein* verursachen eine Schädigung der Muskeltätigkeit, Störungen der Zirkulation und damit eine Begünstigung der Varizenbildung. Ferner können *Stauungen in den unteren Gliedmaßen,* z. B. hervorgerufen durch den schwangeren Uterus, durch Beckentumoren, durch abnorm vieles Stehen, durch zirkuläre Strumpfbänder, der Entwicklung von Krampfadern Vorschub leisten.

Wenn man die genannten, die Bildung von Varicen begünstigenden Momente kennt und berücksichtigt, so kann man im allgemeinen auch eine *Prophylaxe der Krampfaderbildung* anstreben, indem man diese schädigenden Momente ausschaltet.

Man wird z. B. zirkuläre Strumpfbänder und allzulanges Stehen verbieten, wird ausgleichende gymnastische Übungen verordnen – besonders beliebt und angeblich sehr wirksam ist „das Radfahren" in Rückenlage mit senkrecht erhobenen Beinen –, wird Atemübungen, Schwimmen und Radfahren lassen; auch Wechselbäder sind ausgezeichnet. Während der Schwangerschaft kann man die Beine mit elastischer Binde wickeln oder Gummistrümpfe tragen lassen. Man muß ferner eine Fußsenkung mit gymnastischen Fußübungen, mit Wechselfußbädern und evtl. mit Einlagen behandeln sowie insbesondere dem kontrakten Plattfuß seine Aufmerksamkeit mit den in dem entsprechendem Kapitel angeführten Behandlungsmethoden schenken; wie müssen schlechtgeheilte Ober- und Unterschenkelfrakturen sowie das X-Bein einer Korrekturbehandlung unterwerfen.

Die Besserung der Durchblutung und Beseitigung der venösen Stauung ist das Ziel der *Krampfaderbehandlung*, die sehr vielgestaltig sein kann. Zunächst sind alle für die Prophylaxe besprochenen Maßnahmen anzuwenden. Im Vordergrund steht die Gymnastik der Beine mit aktiven Widerstandsübungen. Dadurch wird der Rücktransport des Blutes am besten gefördert. Um die Stauung zu beseitigen, wendet man *elastische Kompressionsverbande* an. Hier konkurrieren *Wickelung mit elastischer Binde*, *Gummistrumpf* und *Zinkleimverband* sowie *Verbände mit Elastoplast-, Lomaplast- oder Klebrobinden* miteinander. In leichteren Fällen kommt man mit dem Wickeln mit elastischer Binde aus. Der Gummistrumpf hat den Nachteil, daß er anfangs zu stark abschnürt und nach kurzer Zeit zu weit wird. Er wird gelegentlich wegen „Blutandrang zum Herzen" schlecht vertragen. Bei gleichzeitig vorhandenen Ödemen, bei floridem oder abgeheiltem Ulcus cruris leistet der Zinkleimverband sehr Gutes. Alle Kompressionsverbände, insbesondere aber der Zinkleimverband sollen erst dann angelegt werden, wenn das Bein vollkommen abgeschwollen ist. Das Wickeln mit der mittelkräftig angezogenen elastischen Binde, in Ermangelung dieser evtl. mit einer Trikotschlauchbinde, wird von den Zehengrundgelenken bis unterhalb vom Knie täglich vor dem Aufstehen ausgeführt und evtl. 2–3mal täglich wiederholt.

Die Anwendung der *schiefen Ebene während der Nacht* beeinflußt Schwellung und Ödem sehr gut. Das Fußende des Bettes oder der Matratze wird um 15 cm höher gestellt. Keilkissen unter Füßen und Unterschenkeln genügt nicht, da der Patient im Schlaf durch Anziehen der Beine der Hochlagerung unwillkürlich ausweicht.

Vor der Anlegung eines Zinkleimverbandes muß das Ödem des Beines vollkommen abgeklungen sein. Das erreicht man am besten dadurch, daß man bei strenger Bettruhe das Bein einige Tage lang auf eine BRAUNsche Schiene lagert. Ist die Schwellung nicht so erheblich, so genügt die Hochlagerung des Beines für kürzere Zeit, evtl. nur für $^1/_2$–1 Stunde.

Der von UNNA angegebene **Zinkleimverband** hat bei der Behandlung der Varicen, der Thrombophlebitis, des Ulcus cruris und chronischer Stauungszustände des Fußes und Unterschenkels eine so große Bedeutung, daß seine **Technik** genau beschrieben werden soll, so wie sie sich uns vielfach bewährt hat. Ob man den Verband beim liegenden Kranken am erhobenen Bein oder beim erhöht sitzenden Patienten, der den Vorfuß auf das Knie des tiefer sitzenden Arztes aufstützt, anlegen soll, ist wohl Geschmackssache. Wir legen ihn im Liegen an in der Besorgnis, daß die durch vorherige Hochlagerung erzielte Abschwellung des Beines während der Anlegung des Verbandes erhalten bleibt. Später wird die Abschwellung teils durch die Kompression des Verbandes, teils durch das aktive Muskelspiel beim Gehen aufrechterhalten und sogar so ausgesprochen, daß der Zinkleimverband zu weit wird.

Der Zinkleimverband muß von den Zehengrundgelenken bis dicht unterhalb vom

Knie reichen und die Ferse mit einbeziehen. Der zu verwendende Zinkleim wird nach folgendem Rezept hergestellt:

Zinc. oxydat.		
Gelatin. alb.	$\overline{aa}$	90,0
Glycerin		150,0
Aqu. dest.	ad	600,0

Der Leim wird vor dem Gebrauch im Wasserbad erhitzt und mit einem Malerpinsel auf Fuß und Unterschenkel aufgetragen. Dann folgen abwechselnd Touren mit einer 8–10 cm breiten Mullbinde und erneutes Aufstreichen von Zinkleim, bis der Verband aus 4–6 Lagen Mull mit Zinkleim besteht. Es ist darauf zu achten, daß die Mullbinden überall faltenlos anliegen. Umschlagtouren werden nicht ausgeführt, sondern die Binde wird beim Wickeln öfters von einem Helfer abgeschnitten. Besonders zur Bedeckung der Ferse müssen kurze Mullbindenstücke verwendet werden, die steigbügelartig die Ferse umfassen. Die Sohle kann evtl. durch 2–3 Extra-Bindenlagen verstärkt werden. Der Verband wird mit dem Aufpinseln von Zinkleim beendet; um ihn zu fixieren und zu glätten, beträufelt man ihn mit 10%iger Formalinlösung, die in einer untergehaltenen Schale aufgefangen wird, oder man überwickelt ihn noch mit einer Papierbinde, um ein Ankleben am Strumpf zu verhüten.

Man kann an Stelle des Aufpinselns von Zinkleim mit Verwendung von Mullbindentouren auch fertige, mit Zinkleim getränkte *Varicosan-* oder *Varix-Binden* benutzen. Mit ihnen erzielt man m. E. aber nicht einen so gutsitzenden und gleichmäßig komprimierenden Zinkleimverband wie mit dem aufgepinselten Leim.

Der Patient soll dann im Zinkleimverband gehen, ja, er soll sogar recht viel laufen, damit das Muskelspiel den Blutrückfluß begünstigt. Der Verband kann bis zu seiner Erneuerung 4–6 Wochen oder noch länger liegenbleiben. Schnürt er am oberen Rande ein, so schneidet man ihn 2–3 cm weit senkrecht ein und wickelt evtl. eine elastische Binde über. Der Verband wird über einem größeren Ulcus cruris ausgeschnitten, insbesondere dann, wenn dieses Ulcus noch stärker absondert. Bei kleineren Ulcera kann er geschlossen bleiben. Das Ulcus und seine Umgebung werden mit Lassarscher Zinkpaste bedeckt. Ein Nachteil des Zinkleimverbandes ist, daß das Baden mit ihm nicht möglich ist, da er im Wasser aufweicht. Nach endgültigem Fortlassen des Verbandes muß das Bein noch längere Zeit regelmäßig mit einer elastischen Binde gewickelt werden.

Kompressionsverbände mit Elastoplast-, Lomaplast- oder Klebrobinden reichen an die Wirksamkeit des Zinkleimverbandes nicht heran. Sie nehmen etwa eine Mittelstellung zwischen diesem und Wickelung mit elastischer Binde ein und sind gebräuchlich als *Stützverbände* nach leichteren Kontusionen oder Distorsionen der Mittelfuß- und Fußwurzelgelenke sowie des oberen Sprunggelenks, beim muskulärkontrakten oder beim Rekonvaleszenten-Plattfuß u. dgl.

Als unterstützende Behandlung der Varicen empfiehlt Storck als „eine der kleinen Maßnahmen mit großer Wirkung" die *Erhöhung des Absatzes*. Die dadurch herbeigeführte Spitzfußstellung soll die Spannung in der Wadenmuskulatur verringern und fördernd auf den venösen Rückfluß wirken. Dabei erreicht man die Beseitigung der Blutstauung, welche die Ursache krampfartiger Beschwerden ist.

Von Linser wurde die *Verödung der Varicen* in die Therapie eingeführt. Man injiziert in die leere Krampfader ein Mittel, welches die Venenwand schädigt und zum Verkleben bringt. Anfangs verwendete man Sublimat, später 20%ige Kochsalzlösung (Varicophtin) oder 60–66²/₃%ige Traubenzuckerlösungen (Varicocalorose). Heute ist das gebräuchlichste Mittel das *Varicocid*, 5- oder 10%ig, bestehend aus den Natriumsalzen von Fettsäuren des Lebertrans. Es hat den großen Vorteil, daß es bei paravenöser Injektion, die auch beim Geübtesten einmal vorkommen kann, keine Haut- oder Unterhautzellgewebsnekrosen macht wie die früher angewandten Mittel.

Bei richtiger Technik sollen Thromben sich eigentlich gar nicht bilden; denn man soll ja in die leere Krampfader injizieren. Man geht am besten so vor, daß man am stehenden Patienten mit der Kanüle die prallgefüllte Varice punktiert, dann den Patienten sich hinlegen läßt und das Bein hochhebt, die Vene distal von der Punktionsstelle mit einem Gummischlauch komprimiert, nach proximal ausstreicht, 10 bis 15 cm weiter oben einen zweiten komprimierenden Schlauch anlegt und schließlich in die so leergemachte und leergehaltene Vene 3–5 ccm des verödenden Mittels einspritzt. Man legt sofort bei zunächst liegenden Schläuchen einen Kompressionsverband, am besten mit einer elastischen Binde an, wobei man auf die gespritzte Partie ein flaches Watte- oder Zellstoffpolster gewissermaßen als Druckpelotte auflegt. Mit dem Kompressionsverband, der 3–5 Tage liegenbleibt, läßt man sofort herumgehen.

Hohmann hat darauf hingewiesen, wie wichtig es ist, daß man auch *nach erfolgreicher Verödung* eine die übrigen Veränderungen berücksichtigende *Nachbehandlung* durchführt. Dazu gehören Kompressionsverbände, aktive Muskelgymnastik mit Widerstandsübungen sowie Vermeidung von zirkulationsschädigenden Momenten, Behandlung der Fußsenkung usw.

Wie gesagt, bilden sich bei richtiger Technik keine Thromben. Deshalb kann eigentlich eine Embolie nicht eintreten. Selbst wenn sich einmal eine Thrombose entwickelt, so ist die Emboliegefahr aus den früher dargelegten Gründen (zentrifugaler Blutstrom in den Varizen!) gleich Null. Ab und zu kommt es zu einer mehr oder weniger heftigen entzündlichen Reaktion, also zu einer Phlebitis oder auch Thrombophlebitis; dann muß man das Bein einige Tage hochlagern und feuchte Umschläge machen lassen, bis die Entzündung abgeklungen ist.

Bei größeren varicösen Bezirken oder großen Krampfadernkonvoluten muß man öfters, bis zu 6–8mal oder mehr, im Abstand von 4–5 Tagen injizieren. Man kann mit den Einspritzungen entweder distal beginnen und allmählich proximalwärts weitergehen, oder man setzt nach Linser bei der Saphena magna zuerst durch Injektion unter dem Knie eine Schranke für die rückläufige Blutbewegung. Ob man Varicen des Oberschenkels überhaupt durch Injektion veröden soll, darüber gehen die Meinungen auseinander. Wenn man es tut, so soll man nur kleine Mengen injizieren. Ich selbst habe am Oberschenkel niemals verödet, sondern immer die operative Entfernung und Unterbindung der V. saphena magna ausgeführt.

Der besondere *Zweck der Verödungsbehandlung* der Varicen ist, durch Ausschaltung der oberflächlichen erweiterten Venen das Blut in das Abflußgebiet der tiefen Venen zu zwingen und allmählich von der Kompressionsbehandlung loszukommen. Eine ganz besondere Bedeutung kommt der Verödung der dicht über einem Ulcus cruris befindlichen Varizen zu. Man schaltet dabei den auf dem Ulcus lastenden Druck der varicösen Blutsäule aus und schafft damit die wichtigste Voraussetzung für die Möglichkeit der Ausheilung des Ulcus.

Eine absolute Gegenindikation gegen die Injektionsbehandlung ist eine voraufgegangene Thrombophlebitis; hier ist die Bereitschaft zur Entzündung so groß, daß man die Verödung nicht wagen kann.

Die *Operation der Varicen* verfolgt denselben Zweck wie die Verödung und hat etwa dieselbe Indikation. Insbesondere ist die Operation angezeigt bei Varicen des Oberschenkels, bei übermäßig stark erweiterten klappeninsuffizienten Venen und bei so großer Ausdehnung von Varicenkonvoluten, daß die Verödung zu langwierig und umständlich ist. Auch Einstellung und Wunsch des Patienten können bis zu einem gewissen Grade unsere Anzeigestellung zur Verödung oder Operation beeinflussen. Für die operative Behnadlung der Krampfadern sind eine ganze Reihe von Verfahren angegeben worden, die ich nicht vollständig aufzählen will. Im wesentlichen ist das Ziel der Operation die Entfernung der größten Varicenstämme und größeren Varicenkonvolute. Man braucht aber nicht unbedingt alle Varicenverzweigungen zu exstirpieren, sondern kann an einzelnen Stellen nur subkutan unterbinden oder auch perkutane Umstechungen ausführen, um eine Thrombosierung der dazwischen gelegenen Partien zu erzielen. Diese *perkutanen Umstechungen* wurden 1877 von SCHEDE als Methode bekanntgegeben und über einer Watterolle ausgeführt, dann 1916 von KOCHER erneut propagiert und von ihm durch Zusammenschnürung der Vene auf der Haut ohne Unterlage durchgeführt. Um von 2 kleinen Schnitten aus einen großen Teil des Hauptstammes des V. saphena magna nach deren hoher Unterbindung zu entfernen, bedient man sich mit Vorteil der BABCOCK*schen Sonde*, mit der man die auf einem Knopf aufgebundene Varice von ihren Seitenverästelungen ab- und auf eine größere Strecke herausreißen kann.

Fast regelmäßig führen wir außerdem die TRENDELENBURG*sche Operation* aus, d. i. die *Unterbindung der V. saphena magna* hoch oben am Oberschenkel nahe ihrer Einmündung in die V. femoralis. Bei Oberschenkelvaricen mit positivem TRENDELENBURGschen Phänomen muß sie unbedingt gemacht werden, um den auf der Saphena lastenden hydrostatischen Druck aufzuheben. Aber auch in allen anderen operativ zu behandelnden Fällen, besonders bei Oberschenkelvaricen, wird sie zweckmäßig mit durchgeführt.

Erwähnt sei noch, daß manche Operateure *Operation und Verödungsbehandlung kombinieren*, indem sie z. B. die V. saphena magna unterbinden und in den peripheren Teil der Vene ein Verödungsmittel injizieren oder an anderen Stellen ebenfalls unterbinden und außerdem einspritzen.

Rezidive sehen wir sowohl nach der Verödungsbehandlung als auch nach der Operation der Varizen. Dabei handelt es sich teils um Ausbildung neuer Krampfadern, teils um Rekanalisition der thrombosierten.

Ein besonderes Wort noch zur Behandlung der Thrombophlebitis und des Ulcus cruris.

Die *Thrombophlebitis* im akuten Stadium bedarf für 8—14 Tage der Bettruhe mit Hochlagerung des Beines und feuchten Umschlägen. Gleichzeitig kann man eine Blutegelbehandlung durchführen. Dann läßt man mit einem Kompressionsverband, am besten einem Zinkleimverband, aufstehen. Manche legen bei leichteren Fällen sofort einen Zinkleimverband an. Jedenfalls ist die früher in etwas übertriebener Weise an den Tag gelegte Angst vor einer Embolie bei Thrombose und Thrombophlebitis, z. B. auch bei postoperativer Thrombose, nicht berechtigt. Wir lassen jetzt die Thrombosen höchstens 8—10 Tage liegen und dann schon mit Kompressionsverband aufstehen. Die Behandlung der chronischen und chronisch-rezidivierenden Thrombophlebitis besteht ebenfalls in erster Linie in der Anlegung komprimierender Verbände und deckt sich im übrigen mit den Maßnahmen, die wir bei Varicen verordnen, abgesehen von Verödung und Operation, die beide kontraindiziert sind.

Die *Therapie des Ulcus cruris varicosum* ist oft eine wahre Crux medici. Bei absoluter Bettruhe mit Hochlagerung des Beines auf BRAUNscher Schiene und feuchten Verbänden kann ich in mehr oder weniger langer Zeit so gut wie jedes Ulcus cruris zur Heilung bringen. Der Nachteil dieser Behandlung ist die sich dabei einstellende schwere Muskelatrophie, die für die Durchblutung ungünstig ist. Deshalb versuchen wir, das Ulcus ohne Bettruhe zur Heilung zu bringen. Das gelingt in vielen Fällen durch regelmäßig alle 4–6 Wochen angelegte *Zinkleimverbände*, die über dem Ulcus ausgeschnitten werden. Für die Behandlung des Ulcus selbst eignet sich sehr die LASSARsche Zinkpaste (Pasta Zinci salicylati, 2% Salicylsäure enthaltend). Eine große Zahl anderer Medikamente ist noch angewendet worden, so z. B. die Naftalan-Salbe, das Jodoform, Ichthargan, M.P.-Puder, Pinseln mit 5–10%iger Pyoktanin-Lösung. Das Ekzem der Umgebung des Ulcus reagiert meist sehr gut auf Tumenol-Zinkpaste. Ist das Ekzem nässend, so helfen oft bei Hochlagerung des Beines die für das Ulcus angewandten feuchten Verbände mit Kochsalzlösung, Rivanollösung oder Borwasser gleichzeitig gut. In vielen Fällen wird man die ambulante Behandlung mit Zinkleimverbänden erst dann durchführen können, wenn man zur Reinigung und Verkleinerung des Ulcus zunächst wenigstens für kürzere Zeit Bettruhe, Hochlagerung und feuchte Verbände angewandt hat.

Immer ist daran zu denken, daß man nach Reinigung und Verkleinerung, ja selbst nach frisch eingetretener Überhäutung des Geschwürs, *die für das Ulcus ursächlich verantwortlich zu machenden Varizen verödet oder operiert.* Ganz besonders die direkt über dem Ulcus gelegenen Krampfadern müssen durch Verödung oder Operation ausgeschaltet werden, um den das Ulcus unterhaltenden hydrostatischen Druck auf das Gewebe aufzuheben.

Einige *unterstützende operative Möglichkeiten* seien noch genannt: Die *Circumcision* des Ulcus wirkt oft recht günstig. Man kann auch Heilungsfortschritte erzielen, wenn man *schlechte Granulationen abkratzt.* Bei sehr großen gesäuberten Geschwüren kommt eine *Hauttransplantation* nach THIERSCH oder RÉVERDIN in Frage.

Ist durch ein jauchendes Geschwür eine Allgemeininfektion, eine schwere Kachexie oder eine Amyloidose hervorgerufen oder hat sich der Verdacht einer karzinomatösen Entartung durch Probeexzision bestätigt, so muß man die *Amputation*, und zwar meist am Oberschenkel, ausführen.

III. Orthopädische Hüftgelenkserkrankungen

a) Sog. angeborene Hüftgelenksverrenkung

Die Hüftgelenksverrenkung bei der Luxatio coxae congenita ist nicht das Primäre des Leidens, sondern sie hat für ihre Entwicklung *zur Vorraussetzung eine Verbildung des Hüftgelenks mit flacher Pfanne und Dyplasie des Oberschenkelkopfes.* Wir bringen diese Tatsache dadurch zum Ausdruck, daß wir mit LORENZ von der „sog. angeborenen Hüftgelenksverrenkung" sprechen; denn angeboren ist nur die Dysplasie des Hüftgelenks und die flache Pfanne.

Pathologisch-anatomisch finden wir folgende Veränderung: *Die ganze Beckenhälfte* der „luxierten" Seite ist *nicht voll entwickelt.* Die drei das Hüftgelenk bildenden Knochen, das Sitz-, Scham- und Darmbein, bleiben in der Entwicklung zurück und sind hypoplastisch. Die Synchondrosis ischiopubica, die sog. Y-Fuge, d. i. die Stelle, an der die knorpeligen Wachstumszonen der drei die Hüftgelenkspfanne bildenden Knochen zusammenstoßen, klafft bei einseitiger Erkrankung auf der betreffenden Seite stärker und bleibt auch bei doppelseitiger Erkrankung länger offen als gewöhnlich.

Die *Pfanne ist flacher*, es fehlt gewissermaßen das Pfannendach bzw. es steht steil. Die Pfannenebene ist nicht nach vorn und unten gerichtet, sondern steht ebenfalls steil in der Sagittalebene. Die Pfanne ist mehr oval und nach hinten oben ausgezogen. Der normalerweise der Y-Fuge gegenüberstehende Kopf übt einen Wachstums- und

Bildungsreiz auf die Hüftgelenkspfanne, insbesondere auf das Pfannendach aus. Fehlt dieser Reiz für längere Zeit oder für dauernd, d. h., wird die sog. angeborene Hüftgelenksverrenkung nicht eingerenkt und steht der Kopf nicht der Y-Fuge gegenüber, so atrophiert die Pfanne mehr und mehr, sie wird schließlich ganz flach, und der Limbus cartilagineus schlägt sich ein, so daß eine Pfanne kaum noch zu erkennen ist. Man nimmt auch an, daß der Druck des subluxierten Kopfes gegen das flache Dach der Pfanne deren Entwicklung und Wachstum hemmt und deshalb ein gutes Pfannendach sich nur ausbildet bei Aufhören dieses Druckes, d. h. nach idealer Einrenkung des Kopfes. Bei der veralteten Luxation kann sich durch den Druck des luxierten Kopfes eine *Delle im Darmbein* an der Stelle einer *Nearthrose* ausbilden. Von der alten flachen Pfanne zieht dann, den Weg des immer mehr luxierten Kopfes aufzeigend, eine sog. *Gleitfurche* zu dieser Delle im Darmbein, d. h. zur Nearthrose hin.

Der *Kopfkern ist kleiner* und bleibt in der Entwicklung zurück. Er ist bei Röntgenaufnahmen auf der kranken Seite anfangs überhaupt nicht, später immer kleiner als auf der gesunden Seite dargestellt (Abb. 48) und holt seine Größenentwicklung erst nach erfolgter Einrenkung allmählich nach. Im Präluxationsstadium, also im ersten Lebensjahr, solange eine Belastung noch nicht stattgefunden hat, steht der Kopfkern mit dem Schenkelhals etwas zu weit seitlich und auch schon etwas zu hoch, jedenfalls nicht in Höhe und gegenüber der Y-Fuge der Gelenkpfanne. Bleibt die Luxation bestehen oder hat die Einrenkung nicht den gewünschten und meist zu beobachtenden günstigen Einfluß auf die Entwicklung des Kopfkerns und die anatomische Beschaffenheit des Kopfes, so sehen wir schwere *Deformierungen des Kopfes* wie klumpige Form, Abflachung, zackige oder pilzförmige Gestalt; z. T. sind dies Veränderungen, die in das Krankheitsbild des Perthes gehören bzw. zu diesem überleiten. Auf die Beziehungen zwischen sog. angeborener Hüftgelenksverrenkung und Perthes komme ich später noch zu sprechen.

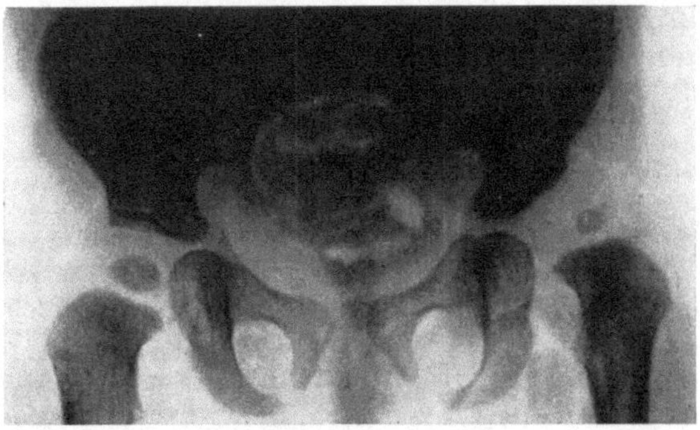

Abb. 48. Röntgenaufnahme des Beckens von 1jährigem Kind mit sog. angeborener Hüftgelenksverrenkung links. Kopfkern links kleiner, höher und seitlicher stehend als rechts. Steiles Pfannendach = flache Pfanne links. Praluxationsstadium oder Subluxation

Nicht nur der Oberschenkelkopf, sondern das ganze proximale Ende des Femur, insbesondere der Schenkelhals, zeigen Abweichungen von der Norm. Der *Schenkelhals* ist anfangs meist *verkürzt* und verdickt, vor allem aber *antevertiert* bzw. *antetorquiert,* d. h., er ist nach vorn geneigt. Häufig ist sein Winkel im *Varus-Sinne* verändert (vgl. Abb. 55), oft finden wir aber auch eine *Coxa valga* (vgl. Abb. 54). Neben Veränderungen des Schenkelhalses kann auch der ganze Femur kürzer und dünner sein.

Die Anteversion bzw. Antetorsion des Schenkelhalses, aufzufassen als Entwicklungsstörung, schafft neben der Kleinheit des Kopfes und der Flachheit der Pfanne eine wichtige anatomische Voraussetzung für die Ausbildung der Luxation sowie für die ab und zu vorkommende Reluxation des Kopfes nach der Einrenkung.

Während anfangs, d. h. im fetalen Leben und im ersten Lebensjahr, also bevor eine Belastung stattfindet, der Oberschenkelkopf nur etwas weit seitlich abseits und ein wenig höher steht, aber noch Kontakt mit der Pfanne hat, tritt er allmählich mit dem Beginn des Laufens immer höher nach hinten und oben auf die Darmbeinschaufel, ja bis an den oberen Darmbeinkamm heran. Im Gegensatz zur traumatischen Luxation, wo der Kopf durch ein Loch in der Kapsel die Gelenkpfanne verläßt, *bleibt der Kopf bei der sog. angeborenen Hüftgelenksverrenkung innerhalb der Kapsel*, welche sich bei zunehmender Luxation zu einem *Kapselschlauch* ausdehnt. Die Kapsel bedeckt dann den Kopf als sog. *Kopfhaube* und die Pfanne wie eine Tasche, als sog. *Pfannentasche*. Dazwischen liegt ein schmaler, eingeschnürter Teil des Kapselschlauches, der sog. *Isthmus*. Die Einschnürung rührt vom Ileopsoas her, der an dieser Stelle drückt und ein ziemliches Repositionshindernis darstellen kann.

Das *Lig. teres* ist bei voll ausgebildeter, also veralteter Luxation, sehr lang ausgezogen oder zerrissen, wenn es nicht zugrunde gegangen ist. Manchmal verstärkt es sich auch und wird dann gewissermaßen zu einem Tragband.

Die *Hüftmuskulatur* wird durch die Verlagerung des Kopfes und den Hochstand des Trochanter in ihrer Lage und Funktion entsprechend beeinflußt. Sie verläuft mehr quer als schräg, sie ist relativ zu lang und dadurch insuffizient geworden. Ausdruck dieser Tatsache ist das später zu besprechende TRENDELENBURG*sche Phänomen*.

Die Entwicklung einer *Arthrosis deformans* bei ungenügend bzw. zu spät eingerenkten oder bei unbehandelten Fällen von sog. angeborener Hüftgelenksverrenkung ist m. E. nicht so häufig, wie immer behauptet wird. Ich glaube, daß die Deformierungen von Kopf und Pfanne beim ungenügend oder zu spät eingerenkten Gelenk, ja manchmal auch beim regulär eingerenkten, nicht Folge abnormer Belastung und Statik sind, sondern Ausdruck einer Entwicklungsstörung. Letzten Endes ist ja die sog. angeborene Hüftgelenksverrenkung als eine Hemmungsmißbildung der Hüfte und des Beckens aufzufassen. In einem Teil der Fälle, hauptsächlich natürlich bei den frühzeitig und gut reponierten, holt der Körper die Entwicklungshemmung nach, und es resultiert eine einigermaßen normale anatomische Beschaffenheit des Hüftgelenks. In anderen Fällen wird die Hemmungsmißbildung aber nicht nachgeholt und ausgeglichen. Es kommt dann zu Perthes-ähnlichen Deformierungen der Pfanne und des Kopfes, einem Krankheitsgeschehen, welches zu den juvenilen osteomalacischen Erkrankungen zu rechnen sein dürfte (Abb. 53). Die Entwicklung einer echten Arthrosis deformans sieht man auch bei unbehandelten veralteten Luxationen recht selten. Da die flache Pfanne leer ist, kann eine Arthrosis deformans sich höchstens an der Stelle entwickeln, wo der Kopf mit der Beckenschaufel eine Nearthrose gebildet hat. Das ist aber gar nicht so häufig der Fall; meistens stemmt sich der luxierte Kopf an die Weichteile des Gesäßes und über der Beckenschaufel an, ohne mit dem Knochen Kontakt zu bekommen.

Die sog. angeborene Hüftgelenksverrenkung ist ein ziemlich häufiges Leiden, jedenfalls häufiger als manche andere angeborene Mißbildung. Man rechnet ungefähr zwei Fälle auf tausend Geburten. In manchen Gegenden ist die sog. angeborene Hüftgelenksverrenkung häufiger beobachtet worden, so z. B. in Sachsen, in Böhmen, in der Oberpfalz und in Oberhessen. In Sachsen z. B. ist die Häufigkeit mit 6% angegeben worden. Man hat dann von *Luxationsnestern* gesprochen, welche als die Folge einer gewissen Inzucht, d. h. des Ineinanderheiratens derselben Familien über viele Generationen, anzusehen sind. Auf die Rolle der Vererbung komme ich später zu sprechen.

Bei Mädchen kommt die sog. angeborene Hüftgelenksverrenkung 6mal so oft vor wie bei Jungen. Das Leiden ist einseitig etwa doppelt so häufig wie doppelseitig.

Hinsichtlich der Ätiologie der sog. angeborenen Hüftgelenksverrenkung ist man heute mehr und mehr *von der Annahme einer exogenen Ursache zugunsten der endogenen abgekommen.* Handelt es sich doch um eine Dysplasie fast der ganzen Beckenhälfte, insbesondere der Pfanne und des Kopfes, bei der man sich eine mechanische Ursache nicht vorstellen kann. Wohl könnte man annehmen, daß Fruchtwassermangel, Amnionstränge, Uterustumoren, eine Zwillingsschwangerschaft oder eine Steißlage eine Subluxationsstellung des Kopfes und ein Schlottergelenk auszulösen vermögen. Denn um ein solches Schlottergelenk handelt es sich allenfalls bei wirklich angeborenen Fällen von Hüftgelenksverrenkung. Auch die Tatsache, daß gleichzeitig ein angeborener Klumpfuß oder andere Mißbildungen vorhanden sein können, spricht m. E. nicht unbedingt für eine exogene Ursache des Leidens. Denn gerade der Klumpfuß und andere Mißbildungen sind doch weit häufiger auch endogen, d. h. anlage- bzw. erbanlagemäßig bedingt, und das Zusammentreffen mehrerer solcher Mißbildungen macht doch das Vorliegen einer ursächlichen Anlage wahrscheinlicher. Interessant sind allerdings in diesem Zusammenhang die Untersuchungen und Feststellungen von STORCK, daß *Fälle von sog. angeborener Hüftgelenksverrenkung in vermehrtem Maße in Steißlagen geboren werden,* so daß man da tatsächlich an ein äußeres ursächliches Moment denken müßte. Nun ist aber andererseits bekannt, daß die Steißlage als solche auch gehäuft in manchen Familien, also irgendwie endogen und anlagebedingt vorkommt, so daß also auch bei Fällen von sog. angeborener Hüftgelenksverrenkung, die in Steißlage geboren sind, selbst bei Annahme einer exogenen Einwirkung der Steißlage, eine endogene ursächliche Komponente eine Rolle spielt.

Wir wissen heute, daß eine *Vererbung der sog. angeborenen Hüftgelenksverrenkung in etwa 20% der Fälle festzustellen* ist, d. h. in diesem Prozentsatz ist der Nachweis einer familiären Erblichkeit zu erbringen. Wir müssen aber annehmen, daß auch ein großer Teil der einzeln, d. h. ohne Auftreten des Leidens in der Familie, beobachteten Fälle auf erblicher Grundlage beruht. Dies müssen wir aus Beobachtungen und Untersuchungsergebnissen von FABER schließen. Dieser wies durch röntgenologische Reihenuntersuchungen nach, daß in einem großen Teil der Familien von Einzelfällen von sog. angeborener Hüftgelenksverrenkung zwar keine Luxation, aber eine flache Pfanne festzustellen war. Wir finden also das klinisch latente Vorhandensein der sog. angeborenen Hüftgelenksverrenkung erbbedingt bei einer größeren Zahl von Einzelfällen dieses Leidens. FABER stellte bei seinen Untersuchungen fest, daß die flache Pfanne 3–4mal häufiger vorkommt als die voll ausgeprägte Hüftgelenksluxation.

Ob das überwiegende Auftreten der sog. angeborenen Hüftgelenksluxation bei Mädchen (Verhältnis Mädchen : Jungen = 6 : 1!) irgend etwas mit der Vererbung zu tun hat, ist noch umstritten. Manche, z. B. MAU u. a., nehmen an, daß die anatomische Verschiedenheit des fetalen und kindlichen Beckens beim männlichen und weiblichen Geschlecht von Einfluß auf die Entwicklung des Leidens ist. Beim Mädchen sollen die Darmbeinschaufeln steiler aufgerichtet sein, so daß bei entsprechender erblich bedingter Anlage leichter eine sog. angeborene Hüftgelenksverrenkung entstehen kann. Wesentlich eingeschränkt wird die Wahrscheinlichkeit dieser Annahme durch die von FABER festgestellte Tatsache, daß das Verhältnis der Häufigkeit des Leidens bei Mädchen und Jungen unter Berücksichtigung der klinisch latenten und nur röntgenologisch erfaßbaren flachen Pfanne sich von 6 : 1 auf 1,4 : 1 verschiebt. Unter Einbeziehung des ebenfalls erbmäßig bedingten Vorstadiums können wir also von einem so wesentlichen Überwiegen der sog. angeborenen Hüftgelenksverrenkung beim weiblichen Geschlecht nicht mehr sprechen. SCHANZ erscheint es zweifelhaft, ob man aus dem Unterschied des männlichen und weiblichen Beckens die größere Häufigkeit der Luxation bei Mädchen ableiten kann. Der Unterschied zwischen der Beckenform des weiblichen und männlichen Fetus sei für diese Annahme doch zu gering.

Wenn man alle Momente, Beobachtungen und Untersuchungsergebnisse zusammenfassend betrachtet, dann muß man jedenfalls zu dem Schluß kommen, daß *die sog. angeborene Hüftgelenksverrenkung nur endogene, meistens erbbedingte Ursachen haben kann.* Im einzelnen sei auf folgende Punkte nochmals kurz hingewiesen:

1. Nachgewiesenes gehäuftes familiäres Vorkommen bzw. Erblichkeit in 20% der Fälle.
2. Noch wesentlich häufigeres familiäres Vorkommen der röntgenologisch nachgewiesenen flachen Pfanne als Vorstadium der sog. angeborenen Hüftgelenksverrenkung bei Einzelfällen dieses Leidens.
3. Beobachtung von sog. Luxationsnestern, d. h. von gehäuftem Auftreten der sog. angeborenen Hüftgelenksluxation in einzelnen Landstrichen, offenbar begünstigt durch Ineinanderheiraten der Familien und durch Inzucht.
4. Das eigentliche Wesen der sog. angeborenen Hüftgelenksverrenkung, d. h. die Dysplasie des Hüftgelenkes mit flacher, ovaler Pfanne, mit breiterem Klaffen der Y-Fuge, mit Unterentwicklung des Kopfes bedeutet ein Stehenbleiben auf einer früheren fetalen Entwicklungsstufe und kann nicht exogen, sondern nur endogen – anlagemäßig bedingt sein.

Die Diagnose der sog. angeborenen Hüftgelenksverrenkung *muß so früh wie möglich gestellt werden*, möglichst schon im ersten Lebensjahr, d. h. im Präluxationsstadium, bevor das Kind zum Laufen kommt. Ganz besonders wird man danach fahnden, wenn eine erbliche Belastung bekannt ist, ferner auch, wenn raumbeengende Prozesse im Uterus vorlagen, bei Steißlagen oder wenn andere Mißbildungen vorhanden sind, vor allem Klumpfüße, die nicht selten vergesellschaftet mit der sog. angeborenen Hüftgelenksverrenkung vorkommen. Aufmerksamen Eltern fällt bei einer einseitigen Erkrankung auf, daß das Kind *das Bein der kranken Seite etwas schont* und nicht so ausgiebig bewegt wie das Bein der gesunden Seite. Evtl. wird auch ein *Unterschied in der Hautfaltenbildung am Oberschenkel und Gesäß* beobachtet. Wir sind bei der Frühdiagnose der sog. angeborenen Hüftgelenksverrenkung weitgehendst von dem Blick und der Achtsamkeit der Eltern abhängig. Wenn nun schon ein Säugling unter dem Verdacht auf das Vorliegen einer Hüfterkrankung und insbesondere einer sog. angeborenen Hüftgelenksverrenkung zum Arzt gebracht wird, so muß man von diesem verlangen, daß er die Symptome dieser Erkrankung und alle Mittel zur einwandfreien Diagnosestellung genau kennt, letztere anwendet oder das Kind zu einem Facharzt weiter überweist. Denn je früher die Diagnose gestellt wird, desto einfacher und sicherer im Erfolg ist die Therapie.

Im Säuglingsalter, d. h. im Stadium der Präluxation, weisen *folgende Symptome auf eine einseitige sog. angeborene Hüftgelenksverrenkung* hin: Außer einer evtl. zu beobachtenden *Bewegungsarmut des Beines* der kranken Seite stellen wir eine leicht *verstärkte Außenrotation* fest. Einen *Unterschied in der Hautfaltenbildung* sieht man in Rückenlage an der Innenseite der Oberschenkel und bei Bauchlage am Oberschenkel und Gesäß. Die Falten stehen auf der kranken Seite etwas höher, die Gesäßfalte verläuft schräger. *Die Trochantergegend springt etwas vor.* Bei Betrachtung der in Rückenlage im Hüft- und Kniegelenk rechtwinklig gebeugten Beine kann man ein geringgradiges Tieferstehen des Knies der kranken Seite als Ausdruck einer minimalen *Verkürzung* beobachten. In hochgradigeren und fortgeschrittenen Fällen ist das betroffene *Bein kürzer und dünner.* Alle diese Symptome lassen uns bei der Doppelseitigkeit des Leidens im Stich; allenfalls fällt auf, daß beide Beinchen vermehrt außenrotiert und abduziert sind. Zur sicheren Stellung der Diagnose wie auch zur Erhärtung der Diagnose bei einseitiger Erkrankung ist eine *Röntgenaufnahme des Beckens unerläßlich.* Diese kann im Alter von 4–6 Monaten schon einen eindeutigen

Befund zeigen und sollte nie versäumt werden. Das Röntgenbild läßt bei Einseitigkeit folgendes erkennen (Abb. 48): Der Kopfkern fehlt auf der kranken Seite oder ist kleiner und steht höher als auf der gesunden Seite; fehlt der Kopfkern, so liegen der Trochanter und der Schenkelhals höher als auf der anderen Seite und weiter seitlich ab von der Pfanne. Das Pfannendach verläuft deutlich schräger und steiler als Ausdruck der „flachen Pfanne“ bzw. es kann von einem Pfannendach überhaupt nicht die Rede sein. Bei Doppelseitigkeit sind die Veränderungen im Röntgenbild auf beiden Seiten wie für den einseitigen Fall geschildert (Abb. 50). Die Beurteilung kann etwas schwieriger sein, weil der Vergleich zur gesunden Seite nicht möglich ist. Bei ausgeprägtem Krankheitsbild ist die Diagnose aber leicht zu stellen. Das Ganze entspricht dem Stadium der Präluxation oder einer Subluxation. Beginnt das Kind zu belasten, so entwickelt sich bald die echte Luxation.

Leider wird die Diagnose in den meisten Fällen erst gestellt, wenn das Kind ins Laufalter kommt. Den Eltern fällt dann auf, daß das Kind *verspätet laufen lernt* und *schneller ermüdet, bei einseitiger Erkrankung hinkt, bei doppelseitiger watschelt.* Manchmal klagen die Kinder auch über *Schmerzen in der Hüfte.*

Die Symptome des Leidens sind dann unverkennbar und lassen uns durch genaue *Betrachtung*, *Betastung*, *Messung*, *Prüfung der Beweglichkeit* und *des sog.* TRENDELENBURG*schen Phänomens* und zur Bestätigung durch die *Röntgenaufnahme* leicht die richtige Diagnose stellen:

Bei der Betrachtung kann man das oben bei der Frühdiagnose erwähnte *Höherstehen der Oberschenkelhautfalten* in Rückenlage und der Gesäßfalte in Bauchlage, ferner eine *Verkürzung und Haltung des Beines in Außenrotation* sowie eine *Muskelatrophie* leicht erkennen. Die *Trochantergegend springt deutlich vor und liegt höher* als auf der gesunden Seite.

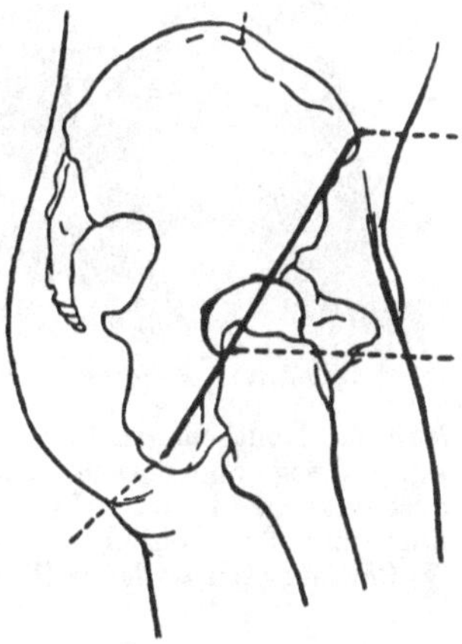

Abb. 49. ROSER-NELATONsche Linie (aus CORNING, topographische Anatomie)

Den Trochanterhochstand kann man auch ohne Vergleich mit der gesunden Seite, also besonders bei Doppelseitigkeit, dadurch deutlich machen, daß man sich mit dem Bandmaß oder einer Schnur die ROSER-NELATON*sche Linie*, d. i. die Verbindungslinie zwischen Tuber ossis ischii und Spina iliaca anterior superior (Abb. 49), markiert und findet, daß der Trochanter major nicht wie normalerweise in der Höhe dieser Linie, sondern darüber liegt und getastet werden kann. Bei der Betastung trifft man außerdem die Feststellung, daß der *Oberschenkelkopf nicht in der Pfanne* sich befindet, die *Pfanne also leer* ist. Den Kopf tastet man weiter lateral von der A. femoralis. Er läßt sich bei ausgesprochenen Luxationen in der Senkrechten, also über dem seitlichen und oberen Rand der Pfanne, an der Beckenschaufel entlang verschieben. Die Franzosen nennen das *Glissement.*

Die durch die ausgeprägte einseitige Luxation bedingte *funktionelle Beinverkürzung*, evtl. gleichzeitig eine geringgradige reelle Beinverkürzung infolge Zurückbleibens des Femurknochens im Wachstum, kann man auch durch *Messung* mit dem Bandmaß feststellen, ebenso eine Umfangsdifferenz durch *Muskelatrophie am Oberschenkel und an der Wade.*

Die Prüfung der Beweglichkeit des Hüftgelenkes ergibt eine *Einschränkung der Abduktion*, wobei sich die Sehnen der verkürzten Adduktoren stark abzeichnen und eine Delle ober- und unterhalb von diesen zu sehen ist. Flexion und Rotation sind nicht eingeschränkt.

Ganz offensichtlich, und vom Laien oft schon richtig als „Hüftlahmheit" erkannt, ist die *Gangstörung*. Beim Auftreten mit der luxierten Seite sinkt der Rumpf etwas herunter und nieder nach der kranken Seite. Dadurch kommt es zum *Hinken bei einseitiger Luxation* und zum typischen *Entenwatschelgang bei Doppelseitigkeit*. Beim Stehen prüfen wir das sog. TRENDELENBURG*sche Phänomen*, welches auf der kranken Seite positiv ist. Wir prüfen es so, daß wir im Stand einen Fuß nach vorn setzen oder etwas anheben lassen. Bei normalem Kraftschluß des Hüftgelenks wird dabei das Becken auf der Seite des angehobenen Beines waagerecht bleiben oder etwas höher treten. Beim Stand auf einem Bein mit luxierter Hüfte sinkt dagegen das Becken auf der anderen Seite ab, auf der das Bein angehoben wurde. Der Rumpf muß das Absinken des Beckens mit einer Seitenbewegung nach der luxierten Seite zu ausgleichen. Das positive TRENDELENBURGsche Phänomen ist ein Ausdruck dafür, daß die Hüftmuskulatur, insbesondere der M. glutaeus medius und minimus, nicht in der Lage ist, die gegenüberliegende Beckenhälfte anzuheben. Der TRENDELENBURG ist daher nicht nur bei der sog. angeborenen Hüftgelenksverrenkung positiv, sondern noch bei einer Reihe anderer Hüfterkrankungen, bei denen der Kraftschluß der Gesäß- und Hüftmuskulatur geschädigt ist, so bei der Coxa vara, bei verkürztem bzw. zusammengesintertem Schenkelhals, z. B. nach Coxitis oder Osteomyelitis mit Pfannenwanderung, oder bei Schenkelhalspseudarthrose, ferner bei Lähmung der Gesäßmuskulatur nach Poliomyelitis.

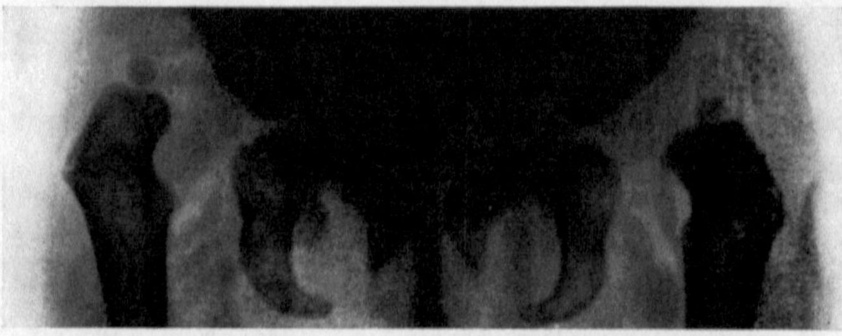

Abb. 50. Röntgenaufnahme von $1^1/_2$jährigem Mädchen mit doppelseitiger sog. angeborener Hüftgelenksverrenkung. Kopfkern bds. ausgesprochen klein, steht mit Schenkelhals und Trochanter oberhalb und weit seitlich ab von der Pfanne und Y-Fuge. Steiles Pfannendach = flache Pfanne bds. (Seitenverkehrtes Photo!)

Die Diagnose der doppelseitigen sog. angeborenen Hüftgelenksverrenkung ist im Anfang etwas schwieriger, weil die Vergleichsmöglichkeit mit der gesunden Seite fehlt. Je länger die Luxation besteht und je stärker sie geworden ist, desto charakteristischer sind die Symptome und desto leichter läßt sie sich diagnostizieren. Der *watschelnde Gang* mit dem *auf beiden Seiten positiven* TRENDELENBURG*schen Phanomen* ist zusammen mit der *Abduktionsbeschränkung*, dem *Fehlen des Kopfes in der Pfanne* bei Betastung, dem *Trochanterhochstand* (oberhalb der ROSER-NÉLATONschen Linie) so verdächtig. daß die Diagnose fast sicher erscheint und nur noch durch das *Röntgenbild* erhärtet werden muß.

Die so wichtige *Frühdiagnose* kann mit Sicherheit nur durch die Röntgenaufnahme gestellt werden. Deshalb möchte ich nochmals die anatomischen Einzelheiten, die uns das Röntgenbild bei der doppelseitigen sog. angeborenen Hüftgelenksverrenkung, insbesondere im Stadium der Präluxation zeigt, kurz besprechen (vgl. Abb. 50). Der Kopfkern kann über den 6. Lebensmonat hinaus fehlen oder ist deutlich kleiner als normal. Er bzw. bei seinem Fehlen das obere Ende des Schenkelhalses stehen etwas seitab und oberhalb der Y-Fuge. Der obere Teil der Pfanne, d. h. der oberhalb der Y-Fuge liegende Teil, der das sog. Pfannendach bilden sollte, geht in seinem Verlauf fast ohne Absatz in die schräge Linie der Beckenschaufel über und bildet überhaupt kein Pfannendach. Bei dem Fall von Abb. 50 kann man das auf der linken Seite besonders gut erkennen. Sollten in den ersten Lebensmonaten oder im ersten Lebensjahr, d. h. vor dem Laufalter, wirklich einmal Zweifel entstehen, ob ein Präluxationsstadium einer sog. angeborenen Hüftgelenksverrenkung vorliegt, dann sollte man auf alle Fälle so handeln, als ob eine Präluxation tatsächlich vorhanden wäre. Man wird in einem solchen Fall bei der unblutigen „Einrenkung", d. h. bei der Gegenüberstellung des Kopfes gegen die Y-Fuge, in der später zu besprechenden sog. LORENZ-I-Stellung, eine gewisse abnorme Beweglichkeit und Kapselschlaffheit im Sinne eines Schlottergelenkes feststellen. Diese Feststellung bestärkt uns in der Annahme einer Anlage zur sog. angeborenen Hüftgelenksverrenkung.

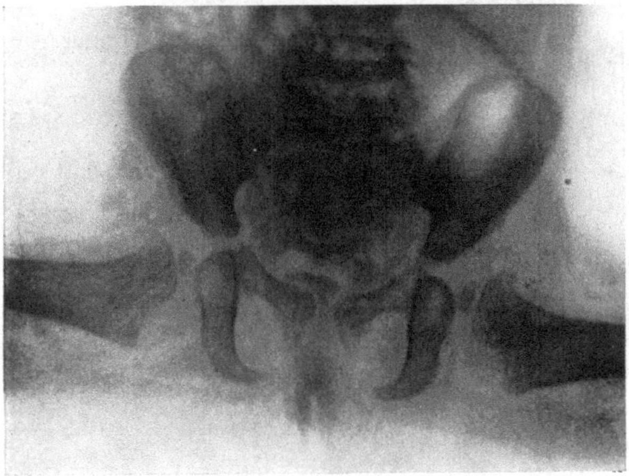

Abb. 51. Röntgenkontrolle von Abb. 50 nach unblutiger Einrenkung vor der Gipsanlegung

Zu den besprochenen Symptomen kommt bei der Doppelseitigkeit im vorgeschrittenen Luxationsstadium noch eine *Drehung des Beckens nach vorn* um seine quere Achse, d. h. ein *Kippen und Neigen des Beckens* mit kompensatorischer *Lordose der Lendenwirbelsàule* und leicht beugendem *Einknicken in den Kniegelenken*

Besteht die einseitige Luxation länger, dann kommt es infolge der Beinverkürzung zu einem kompensatorischen *Spitzfuß* und einer *statischen Skoliose* der Lendenwirbelsäule mit der Konvexität nach der erkrankten Seite.

Unbehandelte alte Falle von sog. angeborenen Hüftgelenksverrenkung zeigen in ihrer Entwicklung *zwei Möglichkeiten*: Entweder handelt es sich nur um eine *Subluxation*, bei welcher der

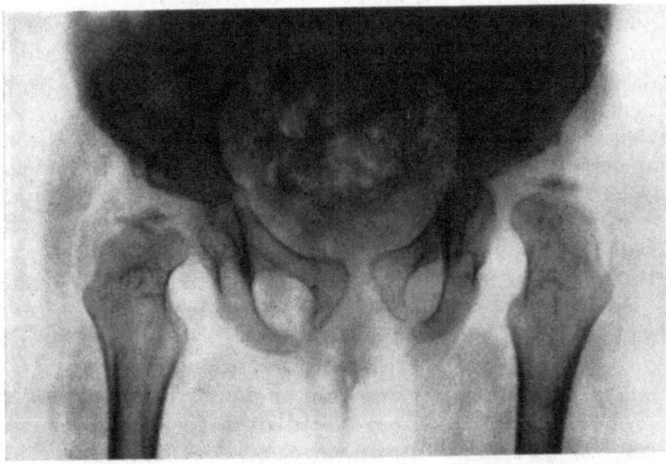

Abb. 52. Derselbe Fall wie Abb. 50 u. 51 nach fast 3 Jahren. Oberschenkelkopf bds. nicht voll ausgebildet und deformiert. Auch Pfanne nicht gut konturiert. Maßige Entwicklung des Pfannendaches. Umbau im Sinne des Perthes

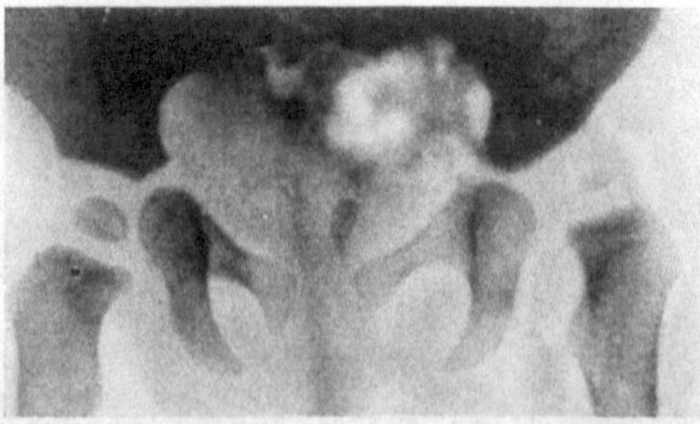

Abb. 53a. Sog. angeborene Hüftgelenksluxation links bei einem $1^1/_2$jährigen Mädchen

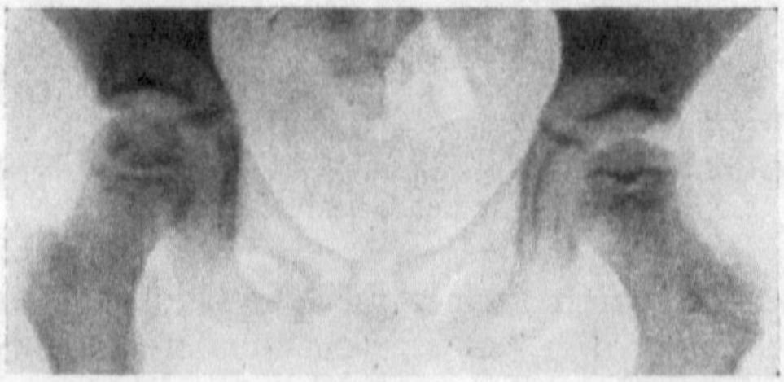

Abb. 53b. Röntgenaufnahme desselben Kindes mit 5 Jahren nach unblutiger Einrenkung und Behandlung. Gute Pfannendach- und Kopfbildung

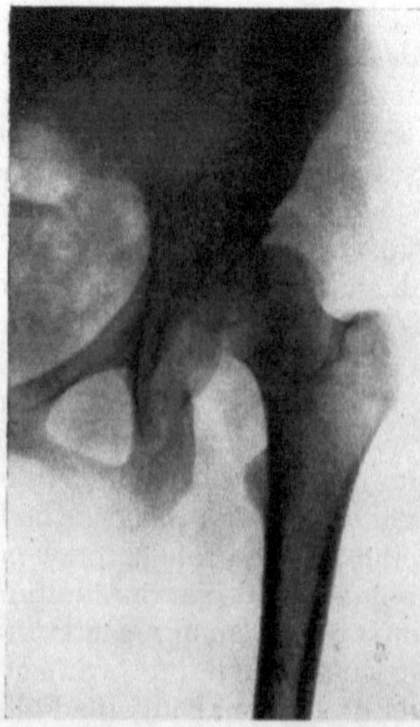

Abb. 54. Röntgenaufnahme von 16jährigem Mädchen mit sog. angeborener Hüftgelenksverrenkung. Subluxationsstellung, d. h., der Kopf stemmt sich gegen den oberen seitlichen Rand der Pfanne an. Dort Randzackenbildung als Ausdruck einer beginnenden Arthrosis deformans. Schenkelhals in leichter Coxa-valga-Stellung

Kopf sich an den oberen und äußeren Pfannenrand, zu mindesten mit einem Teil seiner Circumferenz anstützt (Abb. 54). Diese Formen verschlimmern sich oft in der Pubertät, führen allmählich zu einer immer schwerer werdenden *Arthrosis deformans* und können den Ausgangspunkt eines Malum coxae senile darstellen. Eine weitere Verschlechterung des Leidens finden wir dann häufig in mittleren Lebensjahren, bei der Frau besonders in der Menopause, oder im Senium. Oder der *Kopf tritt* bei vollständiger Luxation allmählich *immer höher hinter die Beckenschaufel.* Er stemmt sich hier gegen die Weichteile an oder bildet mit der seitlichen Beckenwand eine *Nearthrose,* in deren Bereich sich ebenfalls eine Arthrosis deformans entwickeln kann (Abb. 55).

Die Differentialdiagnose der sog. angeborenen Hüftgelenksverrenkung ist unter Zuhilfenahme der Röntgenaufnahme immer leicht, d. h., es lassen sich mit dem Röntgenbild andere Leiden, die ähnliche klinische Erscheinungen, vor allem ein positives TRENDELENBURGsches Phänomen machen, sicher ausschließen. Hier ist zu denken an eine Luxation durch entzündliche Prozesse, z. B. an die *Coxitis tuberculosa* oder *Schenkelhals- bzw. Oberschenkelkopf-Osteomyelitis mit Pfannenwanderung,* an *Lähmungen der Hüftmuskulatur* und an die *Coxa vara congenita oder rachitica.*

Für eine erfolgreiche Behandlung der sog. angeborenen Hüftgelenksverrenkung ist es, wie schon gesagt, von entscheidender Bedeutung, daß sie recht früh, jedenfalls in den ersten zwei Lebensjahren durchgeführt wird. Wohl ist die unblutige Einrenkung noch bis zum sechsten oder gar achten Lebensjahr möglich. Die Erfolge in anatomischer und funktioneller Hinsicht werden aber mit jedem Lebensjahr schlechter.

Unter dem Eindruck der schlechten, mit Kontrakturen und Versteifung einhergehenden funktionellen Resultate bei der früher ausgeführten blutigen Reposition hat uns der Vater der deutschen Orthopädie, ADOLF LORENZ, die *unblutige Einrenkung mit anschließender Retention im Gipsverband* gezeigt und gelehrt. Wenngleich auch die Aufstellung des Behandlungsplanes sowie die Durchführung der Behandlung Sache eines orthopädischen Facharztes sein muß, so ist die Kenntnis dieser Dinge für den angehenden und praktischen Arzt von großer Wichtigkeit; denn der Arzt in der Allgemeinpraxis muß nicht nur bei der Stellung der Frühdiagnose, und zwar dort oft entscheidend, mitwirken, er muß auch häufig während der Gipsperioden, d. h. zwischen den Gipswechseln außerhalb der Klinik, die Behandlung übernehmen und die Nachbehandlung mit überwachen. Ich muß aus diesen Gründen ziemlich ausführlich auf die Richtlinien und Möglichkeiten der Behandlung eingehen.

Wird die sog. angeborene Hüftgelenksverrenkung schon *im ersten Lebensjahr*, also im Stadium der Präluxation diagnostiziert, dann kommen wir mit einer *Lagerung in Abspreizstellung* aus. Diese Lagerung kann erfolgen entweder mit Hilfe einer Gipsschale oder auf der von HILGENREINER angegebenen Spreizschiene oder womöglich nur durch Festbinden der Beinchen an den Stäben des Gitterbettes in maximal abduzierter Stellung. Dabei wird der in seiner Entwicklung gehemmte Oberschenkelkopf der Y-Fuge gegenübergestellt. Er kann keinen, allerdings vor der Belastung im Säuglingsalter sicherlich nur eine geringe Rolle spielenden Druck auf den vorderen und oberen Pfannenrand ausüben. In dieser Stellung haben Kopf und Pfannendach Gelegenheit, die versäumte Entwicklung nachzuholen und sich voll auszubilden. Sie tun dies auch im allgemeinen, so daß mit Beginn des Laufalters die Präluxation behoben ist und normale Verhältnisse vorliegen. Stellen wir im Säuglingsalter durch den klinischen Befund mit deutlichem Aus- und Einrenken des Hüftgelenkes und auf Grund des Röntgenbildes schon eine ausgeprägtere Luxation fest, dann muß allerdings nach Reposition eine längere Retention im Gipsverband nach LORENZ unbedingt stattfinden.

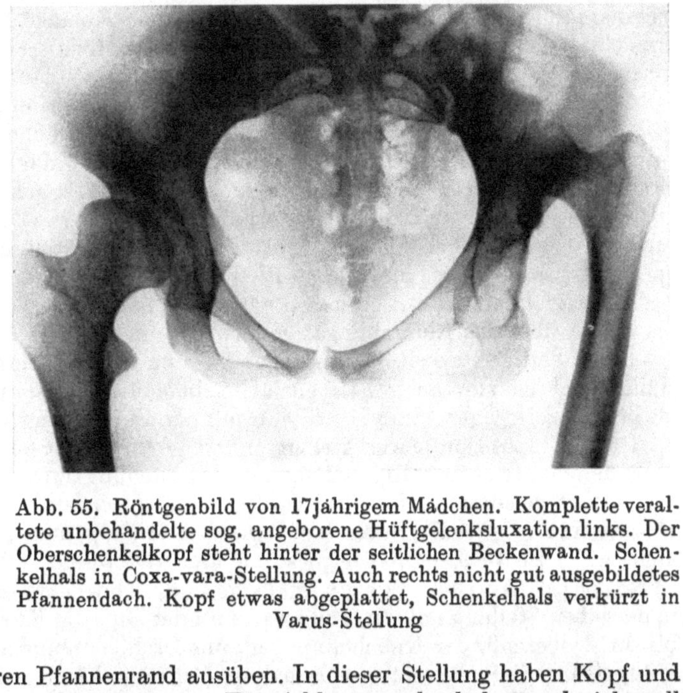

Abb. 55. Röntgenbild von 17jährigem Mädchen. Komplette veraltete unbehandelte sog. angeborene Hüftgelenksluxation links. Der Oberschenkelkopf steht hinter der seitlichen Beckenwand. Schenkelhals in Coxa-vara-Stellung. Auch rechts nicht gut ausgebildetes Pfannendach. Kopf etwas abgeplattet, Schenkelhals verkürzt in Varus-Stellung

Die *unblutige Einrenkung* nach LORENZ führen wir in Narkose so schonend wie möglich aus, damit eine Schädigung des Kopfes oder der oberen Femurepiphyse vermieden wird. Sie läßt sich bis zum zweiten Lebensjahr meist spielend leicht bewerkstelligen, und zwar kommt man dabei im allgemeinen mit der sog. *Einrenkung aus freier Hand* aus. Vor der eigentlichen Einrenkung kann man einige passive Bewegungen des Hüftgelenkes ausführen, welche die geschrumpften Adduktoren und die vordere Kapsel nachgiebiger machen. Diese Bewegungen bestehen in Extension und Abduktion des Oberschenkels bei rechtwinkelig gebeugtem Hüftgelenk. HOFFA nannte sie „Pumpenschwengelmanöver". Die *Einrenkung über den hinteren Pfannenrand* geschieht durch folgende Handgriffe: Während ein Assistent das Becken fixiert, wird zunächst eine Extension am rechtwinkelig gebeugten Oberschenkel senkrecht zur Längsachse des Körpers ausgeführt. Es folgt dann maximale Abduktion bei gleichzeitigem Druck der als Hypomochlion wirkenden Faust von hinten gegen den Trochanter major. Dabei springt der Kopf über den hinteren Pfannenrand in das Gelenk ein. Gelingt die Einrenkung aus freier Hand nicht, so führen wir die *Einrenkung auf dem Keil über den hinteren Pfannenrand aus.* Sie wird im Prinzip genau so ausgeführt wie die Einrenkung aus freier Hand, nur daß statt der Faust ein Holzkeil als Hypomochlion über dem Trochanter dient und dadurch eine stärkere Hebelwirkung ausgeübt werden kann. Die zum Überspringen des Kopfes über den hinteren Pfannenrand in maximaler Abduktion wirksame Hebelkraft muß dabei immerhin vorsichtig und im Sinne des sog. modellierenden Redressements ausgeübt werden, auch soll ein ausgiebiges Pumpenschwengelmanöver nach HOFFA vorausgegangen sein.

Gelingt die Einrenkung über den hinteren Pfannenrand nicht, so kann man sie *über den unteren Pfannenrand* versuchen. Man muß dabei den Oberschenkel nicht nur bis 90 Grad, sondern *maximal* beugen, sein distales Ende nach außen und durch Schub in der Längsachse des Femur nach abwärts drängen. Der Oberschenkelkopf tritt dadurch tiefer und kommt unterhalb des Pfannenrandes zu liegen. Führt man nun den Oberschenkel über eine mittlere Abduktionsstellung in die Streckung, so springt der Kopf über den unteren Pfannenrand in die Pfanne ein.

Nach erfolgter Reposition lassen wir eine *Röntgenkontrolle* vornehmen, damit wir Gewißheit über das Einrenkungsergebnis bekommen (Abb. 51).

Die unblutige Reposition kann noch bis zum vierten oder sechsten, ja in seltenen Fällen noch bis zum achten Lebensjahr gelingen, bei einseitigen Fällen noch später als bei doppelseitigen. Eine Extension soll der Einrenkung vorausgehen.

Ist die Reposition bewerkstelligt und zeigt die Röntgenkontrolle eine gute Stellung, dann ist es notwendig, daß die erreichte Stellung durch einen *zirkulären Beckengipsverband* gehalten wird. Dieser wird *in der rechtwinkeligen Beuge- und Abduktionsstellung des Hüftgelenkes*, in der sog. LORENZ-I-*Stellung*, auch *Frosch-Stellung* genannt, angelegt. Den Beckengips in dieser ersten Retentionsstellung nennen wir auch „Froschgips" (Abb. 56). Wir gipsen die gesunde Hüfte bzw. das gesunde Bein immer in derselben Stellung mit ein, und zwar muß der Gips die Kniegelenke überragen und bis dicht oberhalb der Knöchel reichen, um Drehbewegungen des Oberschenkels im Hüftgelenk mit Sicherheit auszuschalten. Mir ist bekannt, daß andere den Gipsverband nicht in dieser Art ausführen und anerkennen. Sie lassen ihn auf der gesunden Seite nur bis oberhalb vom Kniegelenk reichen oder fixieren die gesunde Seite nicht in der Froschstellung. HILGENREINER lehnt den zirkulären Gips ganz ab und wendet nur seine Schienenbehandlung an. Wir halten am Beckengips in Froschstellung für beide Beine fest, weil sie uns am sichersten erscheint. Die gesunde Seite fixieren wir mit in LORENZ-I-Stellung in dem Gedanken, daß die Anlage zur sog. angeborenen Hüftgelenksverrenkung auf dieser Seite sicher häufig gleichzeitig vorhanden ist, ohne daß wir einen krankhaften Befund nachweisen können. Wir beugen also vor und zwingen dem Körper, d. h. dem Hüftgelenk, auch auf der gesunden Seite einen zum Normalen gerichteten formativen Reiz auf wie auf der kranken Seite.

Im fertigen Gipsverband führen wir im allgemeinen sicherheitshalber eine *zweite Röntgenkontrolle* aus, um festzustellen, ob das gute Einrenkungsresultat geblieben ist.

Der Beckengips muß dann weit genug ausgeschnitten werden, damit er beim Unterschieben des Steckbeckens nicht mit Urin und Stuhlgang beschmutzt wird. Die Kinder bleiben noch einige Tage in der Klinik, bis sie sich an den Gips gewöhnt haben, und können dann zu Hause von den Eltern gepflegt werden. Wir wechseln den Gipsverband etwa nach einem Vierteljahr und legen, nachdem eine Röntgenkontrolle ohne Gips unter Beibehaltung der Froschstellung angefertigt wurde, einen zweiten Gipsverband wieder in LORENZ-I-Stellung an. Beim zweiten Gipswechsel, d. h. ein halbes Jahr nach der Einrenkung, bei dem wiederum wie bei jedem Wechsel des Gipses eine Röntgenkontrolle durchgeführt wird, gehen wir in die sog. LORENZ-II-*Stellung* über (Abb. 57). Dabei wird die Beugung und Abduktion um etwa $^1/_3$ gemindert, sonst der Gips in derselben Weise angelegt wie beim LORENZ I. Diese LORENZ-II-Stellung bleibt ein weiteres viertel bis halbes Jahr im Gips erhalten, je nachdem, ob die Röntgenaufnahme ein Aufholen der gehemmten Entwicklung, d. h.

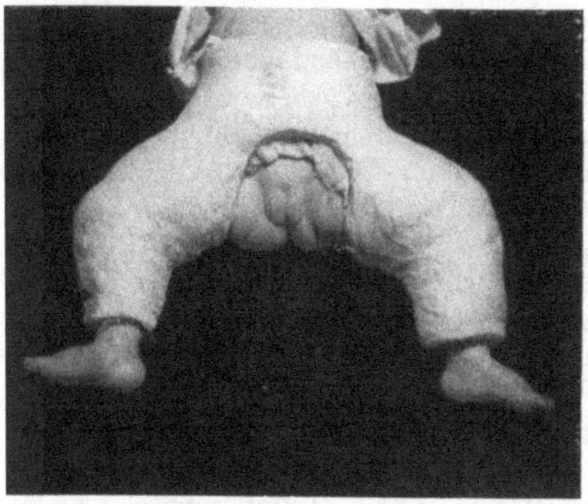

Abb. 56. Beckengips in sog. LORENZ-I-Stellung bei eingerenkter sog. angeborener Hüftgelenksverrenkung (= „Froschgips")

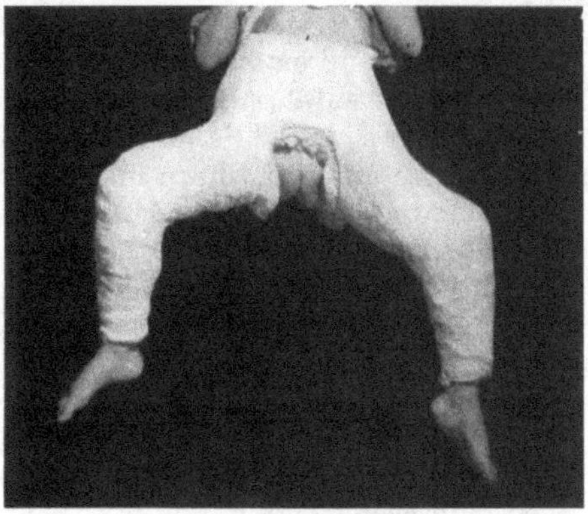

Abb. 57. Beckengips in LORENZ-II-Stellung

eine anatomische Aufhebung der Dysplasie von Kopf und Pfanne, zeigt. Es gibt Orthopäden, die einmal früher, evtl. schon beim ersten Gipswechsel nach einem Vierteljahr, zur LORENZ-II-Stellung übergehen und die zum zweiten nach wenigen Monaten schon von der Gips- zur Apparatebehandlung übergehen.

Bei der Nachbehandlung nach der unblutigen Einrenkung ist für eine *gewisse Schonung des Gelenkes* sowie für *Kraftigung der Muskulatur durch aktive Übungen und Massage* Sorge zu tragen. Die Bewegungen und Übungen müssen *anfangs* so durchgeführt werden, daß eine *Belastung des Hüftgelenks trotz ausgiebiger Bewegungen vermieden* wird. Das geschieht am besten durch Benutzung des von F. SCHEDE angegebenen *Laufrades*. Das ist ein Dreirad ohne Tretvorrichtung. Durch den Sattel werden die Hüftgelenke in leichte Abduktionsstellung gezwungen. Der Sattel muß so hoch sein, daß die Kinder zum Fortbewegen sich mit den Fußspitzen am Boden abstoßen können. Bei diesen Abstoßbewegungen der Beine werden die Hüftgelenke ausgiebig bewegt, ohne daß ein Anstemmen des Kopfes gegen die Pfanne, also eine Belastung der Hüftgelenke stattfindet. Sind diese Laufradübungen einige Monate lang durchgeführt worden, dann beginnen wir mit vorsichtigen Belastungsversuchen, wobei immer auf Schonung zu achten ist. Klagt das Kind über Ermüdungserscheinungen, so soll man es keineswegs zu weiterer Belastung zwingen. Massagen unterstützen unsere Maßnahmen und helfen mit am Ausgleich der Muskelatrophie.

Die *Heilungsaussichten und Erfolge der unblutigen Einrenkung* sind natürlich desto bessere, je früher die Behandlung einsetzt. Innerhalb der ersten zwei Lebensjahre sind die Resultate am besten. In den meisten Fällen sehen wir dann eine anatomische und funktionelle Ausheilung, d. h. Kopf und Pfanne nehmen unter dem formativen Reiz der entlastenden Repositionsstellung normale Größe und Formen an, und die Funktion des Gelenks zeigt keinerlei Einschränkung. Ein kleinerer Prozentsatz ergibt wohl ein einwandfreies oder befriedigendes funktionelles Ergebnis, aber keine gute anatomische Heilung. Um einen solchen Fall handelt es sich bei den Abb. 50—52: Ein Mädchen mit doppelseitiger, sog. angeborener Hüftgelenksverrenkung, kommt mit eineinhalb Jahren in unsere Behandlung. Nach der unblutigen Einrenkung und Retention im Beckengips, und zwar 2mal ein Vierteljahr in LORENZ-I-Stellung und weitere vier Monate in LORENZ-II-Stellung, erfolgte keine anatomische Heilung. Der Oberschenkelkopf bleibt klein und deformiert, auch die Pfanne zeigt unregelmäßige Konturierung und eine ungenügende Entwicklung des Pfannendaches. Dabei ist das funktionelle Resultat sehr gut. Das Mädchen konnte bei der letzten Kontrolle (Abb. 53) mit $4^1/_2$ Jahren, d. h. 3 Jahre nach der Einrenkung, tadellos gehen und stundenlange Spaziergänge mit den Eltern machen, ohne zu ermüden. Das TRENDELENBURGsche Phänomen war beiderseits negativ. Immerhin ist in diesem kindlichen Alter das letzte Wort über das endgültige funktionelle Ergebnis noch nicht gesprochen. Denn bei dem ungünstigen anatomischen Heilungsresultat ist zu befürchten, und es ist ja häufig so, daß die Funktion im späteren Lebensalter, besonders zur Zeit der Pubertät, sich mehr und mehr verschlechtert. Das ist die Folge des sich entwickelnden Perthes, dessen Beginn auch in unserem Falle auf den beiden letzten Röntgenaufnahmen schon angedeutet ist. Es handelt sich dann meist um einen Kopf- und Pfannen-Perthes. Der Perthes entwickelt sich also einmal aus der unbehandelten, sog. angeborenen Hüftgelenksverrenkung bzw. bei flacher Pfanne ohne Luxation, und zum anderen in einem gewissen Teil der Fälle von sog. angeborener Hüftgelenksverrenkung nach und trotz unblutiger Reposition und entsprechender Retention.

Ein gewisser Teil der unblutig eingerenkten und lege artis im Gips retinierten Fälle von sog. angeborener Hüftgelenksverrenkung ergibt nun ein schlechtes Heilungsresultat in anatomischer und funktioneller Hinsicht. Entweder entwickeln sich Deformierungen des Kopfes und der Pfanne, die zum typischen Perthes oder einer Arthrosis deformans führen, oder es kommt zur Subluxation bzw. Reluxation, evtl. kombiniert mit deformierenden Prozessen im Sinne des Perthes oder der Arthrosis deformans. Diese schlechten anatomischen und funktionellen Heilungsergebnisse sind naturgemäß viel häufiger, wenn die unblutige Einrenkung erst im 3. bis 6. Lebensjahr oder noch später erfolgte. Man kann in solchen Fällen ebenso wie bei unbehandelten Subluxationsfällen oder nach nicht gelungener unblutiger Einrenkung noch einen Versuch mit der Behandlung durch die von LORENZ angegebene Inversion machen. Durch die Inversionsmethode wird die *hintere Luxation* auf unblutigem Wege *in eine vordere seitliche Luxation verwandelt.* Der Oberschenkelkopf stemmt sich dabei vorn am Becken unterhalb der Spina iliaca anterior superior an. Dadurch kommt die quere Drehachse des Beckens wieder nach vorn, und die lästige Lendenlordose wird behoben. ELLE hat über gute Ergebnisse mit dieser etwas in Vergessenheit geratenen Methode berichtet. Ihr Nachteil ist eine langwierige Behandlungsdauer bis zu drei Jahren, die aber durch geringere Beschwerden und bessere Belastungsfähigkeit im Erwachsenenalter weit ausgeglichen wird.

Jenseits des repositionsfähigen Alters, also bei älteren Kindern und Jugendlichen, oder bei Sub- und Reluxationen, bei denen die Inversionsmethode versagt hat oder nicht in Frage kommt, kann man eine Pfannendachplastik ausführen, um dem Kopf Halt und Widerlager zu geben und ein Fortschreiten der Luxation zu verhindern. Bei dieser Plastik bevorzugen wir die Methode von SPITZY mit freier Transplantation eines Schienenbeinspanes. Die Plastik ist nur sinnvoll und erfolgversprechend, wenn der Kopf nicht zu hoch steht, also bei Subluxationen oder beginnenden bzw. drohenden Reluxationen. Eine andere Plastik ist die nach LANCE-SCHEDE, bei welcher ein neues Pfannendach durch Heruntermeißeln des alten flachen Daches und Einpflanzen eines dreieckigen Knochenkeiles in den entstandenen Defekt gebildet wird.

Von der blutigen Reposition, die in der Vor-LORENZschen Ära an der Tagesordnung war, sind wir heute ganz abgekommen. Sie wurde mit einer besonderen Technik von DEUTSCHLÄNDER empfohlen. Ihre Ergebnisse sind aber nicht gut, und der Eingriff ist recht groß. Er wird deshalb heute wohl kaum noch von einem Orthopäden ausgeführt.

Andererseits ist man in der letzten Zeit dazu übergegangen, die zur Subluxation und Arthrosis deformans führende und eine Steilstellung vortäuschende Antetorsion des Schenkelhalses durch eine Drehosteotomie zu korrigieren und damit den Kopf gut in die Pfanne einzustellen. Wir machen diese Drehosteotomie entweder schon zwischen den ersten Fixationsperioden nach der unblutigen Einrenkung und dann meist durch supracondyläre Osteoklasie oder Osteotomie oder als subtrochantere Osteotomie nach Abschluß der unblutigen Behandlung im 3.–5. Lebensjahr oder schließlich bei älteren Kindern bis zum beginnenden Erwachsenenalter bei Subluxationen, solange sich eine deformierende Arthrosis noch nicht eingestellt hat. Bei älteren Subluxationen, die schon zur Arthrose geführt haben und heftige Beschwerden verursachen, bleibt uns entweder eine intertrochantere Abstützungsosteotomie oder eine Muldenarthroplastik mit der Vitallium- bzw. 4VA Stahl-Kappe (näheres hierüber im Kapitel über die Arthrosis deformans coxae) übrig.

Was sollen wir nun mit *ausgesprochen veralteten Luxationen* tun? Ein großer Teil kann bei *intensiver konservativer Behandlung* so gut wie beschwerdefrei sein. Durch *Massage* und *aktive Übungen* ist es möglich, die pelvitrochantere Beckenmuskulatur so zu kräftigen, daß ein recht günstiger Kraftschluß des Gelenkes und damit ein Verdecken des TRENDELENBURGschen Phänomens zustande kommt. Unterstützend wirkt evtl. ein breiter *Hüftgürtel.* (Bandage nach HOHMANN, Luxationsgurt nach HESSING o. ä.)

Wenn trotz der konservativen Therapie im fortgeschrittenen Alter Beschwerden auftreten oder zunehmen, dann haben wir in der Operation, und zwar in der subtrochanteren Osteotomie, noch ein Mittel, die Schmerzen weitgehendst zu beseitigen und bessere statische Verhältnisse zu schaffen. Als Methoden konkurrieren hier die von HOFFA angegebene und von SCHANZ warm befürwortete *tiefe subtrochantere Osteotomie* mit nach außen offenem Winkel des Femur und die LORENZ*sche Gabelung oder Bifurkation.*

In ihrer Wirkungsweise sind sich beide Operationsmethoden fast gleich. Sie bewirken eine Abstützung des Oberschenkels am Becken, ein Tiefertreten bzw. eine Abhebelung des Trochanter major mit dem Schenkelhals und -kopf von der Beckenschaufel, wodurch das TRENDELENBURGsche Phänomen meist negativ wird und das Hinken aufhört. Bei der *tiefen subtrochanteren Osteotomie* (Abb. 58) ist es wichtig, den Winkel des Femur genau zu berechnen, damit die durch ihn erreichte funktionelle Beinverlängerung nicht zu stark wird. SCHANZ wendet zur Erhaltung der günstigen

Winkelstellung Nägel oder Bohrschrauben an, die er ober- und unterhalb der Osteotomiestelle in den Knochen eintreibt und in entsprechender Winkelstellung mit eingipst. Eine festere Abstützung des distalen Oberschenkelfragmentes in der Gegend der alten Hüftgelenkspfanne ist wohl bei der LORENZ*schen Gabelung* möglich (Abb. 59 und 60). LORENZ hat diese geniale Operationsmethode im Jahre 1924 als Siebzig-

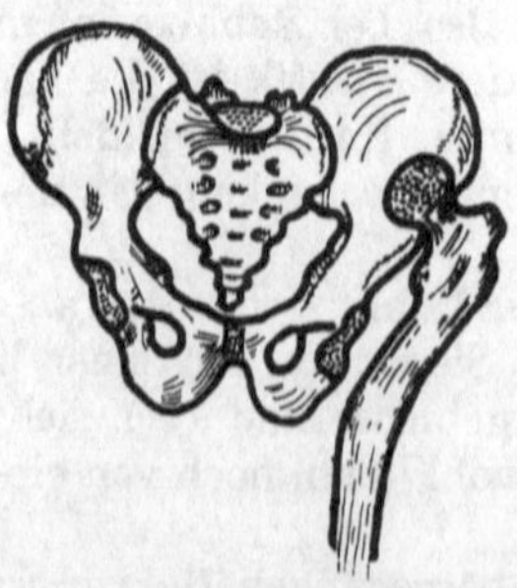

Abb. 58. Schematische Zeichnung der tiefen subtrochanteren Osteotomie bei veralteter, sog. angeborener Hüftgelenksverrenkung

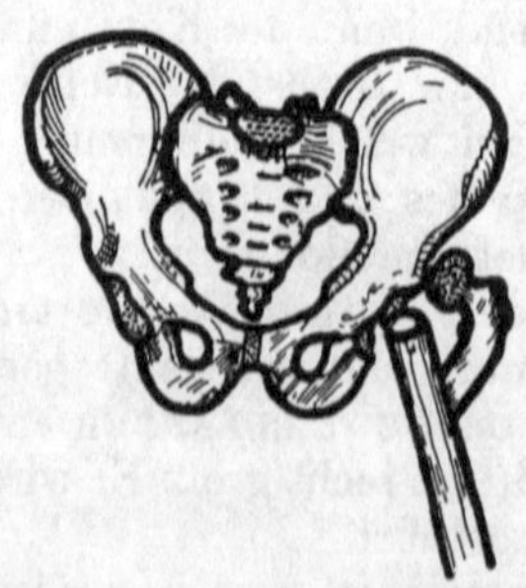

Abb. 59. Schematische Zeichnung der LORENZschen Gabelung oder Bifurkation bei veralteter Hüftgelenksluxation

jähriger auf dem Orthopäden-Kongreß in Graz bekanntgegeben und als sein letztes Geschenk an die Orthopädie bezeichnet. Bei dieser Methode wird in noch stärkerem Maße der Oberschenkelkopf von der Beckenschaufel bzw. von der neugebohrten „Pfanne“ am Becken abgehebelt, wodurch Schmerzen durch das Anstemmen des Kopfes an den Weichteilen des Gesäßes sowie Reibungsschmerzen an der Nearthrose aufhören. Die Abhebelung des Trochanter, des Schenkelhalses und -kopfes kommt dadurch zustande, daß der in Abduktionsstellung in die alte Pfanne eingestellte distale Femurteil bei Belastung adduziert wird und bei dieser Bewegung den auf ihm reitenden und knöchern mit ihm verbundenen proximalen Teil des Femur mitnimmt und nach lateral und distal herüber- und herabzieht. Gelegentlich kommt es bei der tiefen subtrochanteren Osteotomie und bei der LORENZschen Gabelung zu einer Beugeversteifung der Hüfte, die das Sitzen etwas erschwert. Diese Versteifung wird aber vom Patienten gern hingenommen, wenn er dafür seine übrigen starken Beschwerden los geworden ist. Jedenfalls handelt es sich bei beiden Eingriffen um segensreiche Operationsmethoden, welche auch bei doppelseitigen veralteten Fällen gute Erleichterung bringen können. Eine besondere Anzeigestellung für die subtrochantere Osteotomie geben die älteren Subluxationen ab, bei denen nur ein Teil des meist stark deformierten Kopfes sich am oberen lateralen Pfannenteil abstützt.

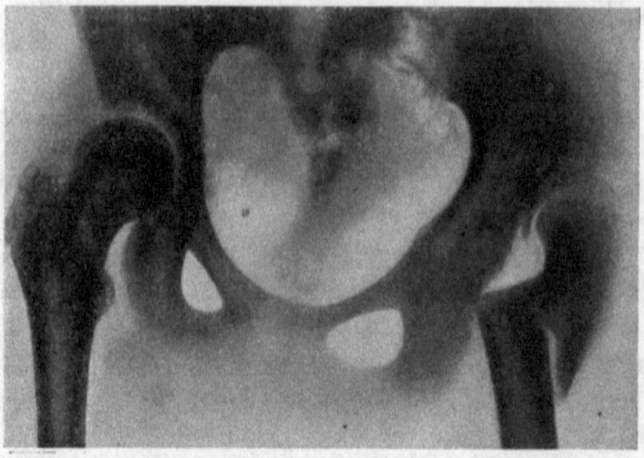

Abb. 60. Veraltete Hüftgelenksluxation, behandelt mit LORENZscher Gabelung. Die kurze Gabelzinke gegen den Pfannengrund gerichtet. Die lange Zinke = oberes Femurende reitet auf der ersten (aus SCHANZ)

b) Malum coxae juvenile = Osteochondritis deformans coxae juvenilis (Perthes)

Die im Jahre 1911 von PERTHES, etwa gleichzeitig von WALDENSTRÖM sowie von CALVÉ in Frankreich und LEGG in Amerika beschriebene Osteochondritis deformans coxae juvenilis ist wohl die bekannteste und vielleicht auch *häufigste aseptische Knochennekrose*. Wie ich bereits bei der SCHLATTERschen Krankheit (S. 53) ausführte, kennen wir die Ätiologie dieser örtlichen Erweichungs- und Abbauprozesse des Knochens noch nicht sicher. Die Tatsache, daß diese der Osteochondritis dissecans in Manchem ähnlichen Epiphyseonekrosen ausschließlich im Kindes- und Adoleszentenalter auftreten, läßt daran denken, daß neben endokrinen Störungen, Überbeanspruchung oder chronischem Trauma auch ähnliche Erweichungsprozesse eine Rolle spielen, wie wir sie durch die Spätrachitis an anderen Stellen des Stützapparates, insbesondere an den Füßen (Adoleszentensenkfuß) und an der Wirbelsäule (Skoliose, Kyphose) sehen.

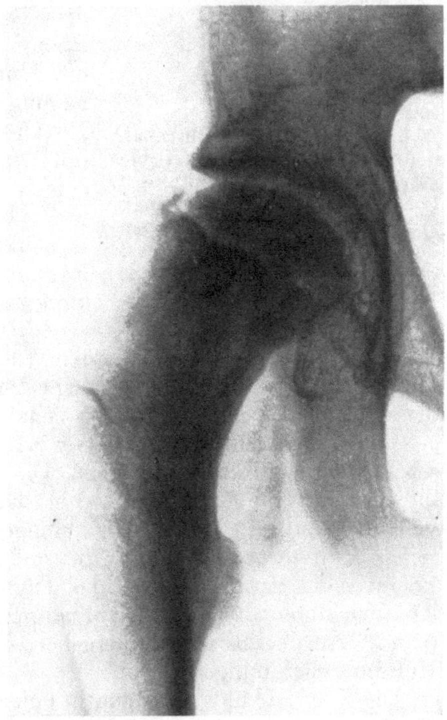

Abb. 61. PERTHESsche Erkrankung. Wolkige Aufhellung und Zerkluftung der epiphysaren Kopfkappe. Gelenkspalt und Pfanne normal

Die Erkrankung tritt am häufigsten zwischen dem 6. bis 12. Lebensjahr auf. Die *Beschwerden* bestehen im Beginn in ziehenden Schmerzen in der befallenen Hüfte und im Knie bei leichtem Hinken. Bei längerer Belastung vermehren sich die Beschwerden, insbesondere das Hinken, außerdem ist eine leichtere Ermüdbarkeit festzustellen. Bei der klinischen Untersuchung finden wir eine ausgesprochene *Einschrankung der Abduktion bei normaler Flexion und Rotation*. Fortgeschrittene Fälle zeigen außerdem eine geringgradige Verkürzung des Beines, eine Behinderung der Rotation und ein mehr oder weniger stark positives TRENDELENBURGsches Phänomen. Hinzu kommt eine Atrophie der Oberschenkelmuskulatur. Bei unbehandelten Fällen mit völliger Abplattung des Kopfes kommt es im Endzustand zu weiterer Verkürzung und schwerer Adduktionskontraktur der Hüfte.

Die *Röntgenaufnahme* zeigt bei zunächst normalem Gelenkspalt eine Verdichtung, später eine wolkige Aufhellung mit Zerklüftung und Zerfall des epiphysären Kopfkerns in mehrere Teile (Abb. 61). Die Kopfkappe verbreitert sich allmählich mehr und mehr und überragt den ebenfalls verbreiterten und plumpen, dadurch scheinbar in Varusstellung befindlichen Schenkelhals pilzförmig. Die stark abgeplattete Kopfform hat WALDENSTRÖM veranlaßt, in solchen Fällen von einer *Coxa plana* zu sprechen. Bei rechtzeitiger und zweckmäßiger Behandlung kann sich aber in einem allerdings nicht sehr großen Prozentsatz der Fälle der Kopfkern recht gut restituieren und abgesehen von einer gewissen Unregelmäßigkeit der Oberfläche wieder

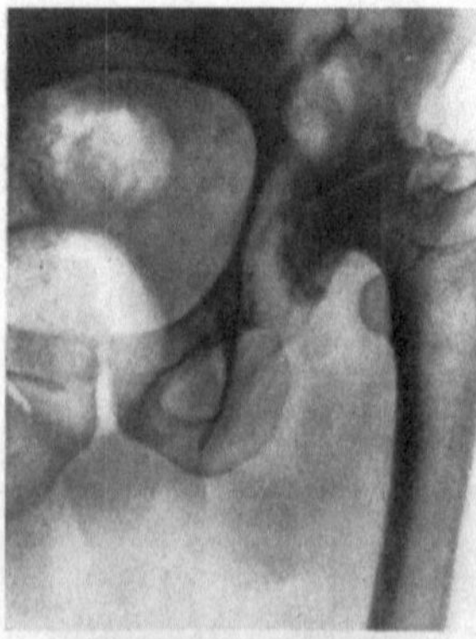

Abb. 62. Veralteter, unbehandelter Perthes. Rest des Kopfes stark deformiert und verbreitert. Schenkelhals verkürzt. Gelenkspalt verschmälert, Pfanne ebenfalls unregelmäßig konturiert. Sekundäre Arthrosis deformans. Adduktionsstellung der Hüfte!

normale Höhe und Form annehmen. Bei unbehandelten fortgeschrittenen Fällen bleibt neben der erheblichen Kopfdeformierung und der Verschmälerung des Gelenkspalts eine Beteiligung der Pfanne nicht aus. Auch sie zeigt dann unregelmäßige Strukturen und Verdichtungen als Ausdruck einer nun entstandenen Arthrosis deformans, die sich in den veralteten und unbehandelten Fällen immer einstellt (Abb. 62). Von einem Pfannen-Perthes nach GAUGELE sollte man in solchen Fällen aber nicht sprechen, sondern diese Bezeichnung dem echten primären Perthes der Pfanne vorbehalten. Die Veränderungen der Pfanne mit Unregelmäßigkeit der Konturen, wolkiger Aufhellung und Zerklüftung, also den echten Pfannen-Perthes, sehen wir entweder allein oder gleichzeitig mit dem Kopf-Perthes. Nicht selten kommt auch eine Kombination mit der Hüftgelenksluxation vor, wie überhaupt als Ausdruck einer allgemeinen Dysplasie des Hüftgelenks nahe Beziehungen des Perthes zur sog. angeborenen Hüftgelenksverrenkung zu bestehen scheinen (Abb. 63).

Differentialdiagnostisch muß vor allem eine *Coxitis tuberculosa* ausgeschlossen werden. Im Beginn der Erkrankung ist das manchmal schwierig, und man hat früher, ehe PERTHES das Malum coxae juvenile beschrieb, dieses für eine spezifische Coxitis gehalten. Als wichtigstes Unterscheidungsmerkmal gegenüber der Tuberkulose haben wir die freie Flexion und Rotation bei eingeschränkter Abduktion anzusehen. Die Coxitis macht eine Bewegungseinschränkung in jeder Richtung. Weiter spricht der gutartige und kaum mit Destruktion bzw. völliger Zerstörung des Gelenks einhergehende Verlauf für Perthes. Die *sog. angeborene Hüftgelenksverrenkung*, die mit dem fortgeschrittenen Perthes neben der Behinderung der Abduktion das TRENDELENBURGsche Phänomen gemeinsam hat, läßt sich durch die Röntgenaufnahme leicht ausschließen, ebenso andere mit positivem Trendelenburg einhergehende Hüfterkrankungen, wie z. B. die Coxa vara, Hüftmuskellähmungen u. dgl.

Die *Therapie* hat vor allem in einer *Entlastung des Hüftgelenks* zu bestehen. Im Beginn der Erkrankung wird man nach kurzer *Extensionsbehandlung* in mittlerer Abduktion zunächst einen *Beckengips* mit Einschluß des Fußes in derselben Stellung für 2–3 Monate tragen lassen und anschließend einen das Hüftgelenk *entlastenden Schienenhülsenapparat* verordnen, welcher Beugung und Streckung durch ein Scharnier zuläßt. Diese Entlastungsbehandlung muß in der Regel 1–2 Jahre dauern. Erst nach dieser Zeit kann man mit einer Ausheilung des Leidens rechnen. In einem kleinen Teil der Fälle tritt eine gute Restitution des Kopfes ein, in der Mehrzahl bleibt eine mehr oder weniger starke Kopfdeformierung zurück. Allerdings erreicht man bei den früh behandelten Fällen so gut wie immer eine aus-

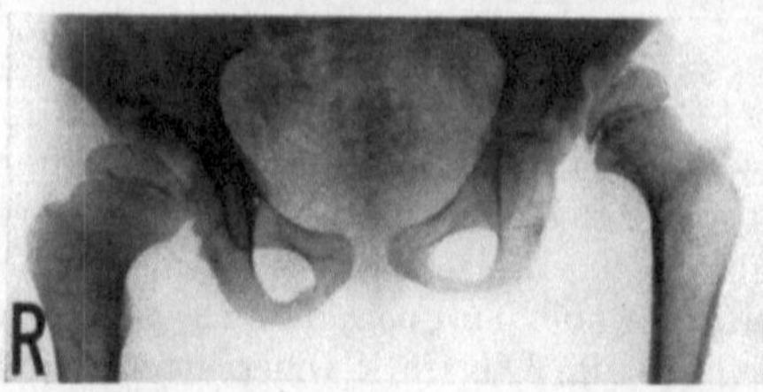

Abb. 63. Doppelseitiger primarer „Pfannen-Perthes“, links mit Subluxation des Hüftgelenks. Die Pfanne ist bds. flach, unregelmaßig gestaltet und stark zerklüftet

reichende Funktion des Hüftgelenks mit freier Abduktion und beschwerdefreie Belastungsfähigkeit. Während der Behandlung mit einem entlastenden Apparat müssen zur Kräftigung der Muskulatur regelmäßige Massagen sowie aktive Bewegungsübungen im Liegen (insbesondere Abduktion!) ausgeführt werden.

Bei fortgeschrittenen und veralteten Fällen muß zunächst die vorhandene Abduktionskontraktur des Hüftgelenks durch Redression, evtl. unter Zuhilfenahme einer subkutanen Tenotomie der Adduktoren, beseitigt werden. Eine Gips- oder Extensionsbehandlung ist anzuschließen. Später muß dann auch ein entlastender Schienenhülsenapparat verordnet werden, der bei schwerer Deformierung des Kopfes und der Pfanne und starken Beschwerden womöglich für dauernd getragen werden muß. Im übrigen ist die bei veralteten und unbehandelten Fällen immer bestehende Arthrosis deformans als solche entsprechend zu behandeln (vgl. VIII, d2: Arthrosis deformans des Hüftgelenks).

Die Überführung des Gelenkes in mittlere Abduktion ist bei Früh- und Spätfällen deshalb außerordentlich wichtig, weil dadurch ein widerstandsfähigerer Teil der Kopfepiphyse bzw. des Kopfes belastet wird. SCHANZ führt deshalb bei veralteten und nicht mehr zu redressierenden Fällen eine *subtrochantere Osteotomie* wie bei der Coxa vara aus.

Sonst ist eine *operative Behandlung* der PERTHESschen Erkrankung kaum angezeigt und wenig aussichtsreich. Bei frischen Fällen hat man versucht, durch *BECKsche Bohrungen* im Schenkelhals mit oder ohne Einpflanzung von Knochenstückchen in die Bohrkanäle die Regeneration der Kopfkalotte zu verbessern. Bei veralteten Fällen mit schwerer Arthrosis deformans ist die *Resektion des Hüftgelenks* bzw. die *Arthrodese* evtl. durch Einschlagen eines Schenkelhalsnagels bis ins Becken in Erwägung zu ziehen, wie wir sie auch bei sehr schmerzhaften Fällen von Arthrosis deformans anderer Genese ausführen können.

c) Coxa vara

Unter Coxa vara verstehen wir eine *Verkleinerung des Schenkelhals-Diaphysenwinkels im Sinne der Varität.* Dieser Winkel, der normalerweise etwa 128 Grad beträgt, kann in hochgradigen Fällen bis zum spitzen Winkel um 60 Grad verkleinert sein (Abb. 64). Der Hauptsitz der Verbiegung, welche die Winkelverkleinerung hervorruft, kann im Schaft, in der Trochantergegend, im Schenkelhals, in der Epiphysenlinie oder im Kopf selbst sein. Die *beiden klinischen Hauptsymptome* der Coxa vara sind die *Behinderung der Abduktion des Beines in der Hüfte* und das *positive TRENDELENBURGsche Phänomen*, beides Symptome, die auch bei sog. angeborenen Hüftgelenksverrenkungen vorhanden sind und deshalb ohne Röntgenbild leicht zur Verwechselung mit diesem Krankheitsbild Veranlassung geben können.

Die *Einteilung der Coxa vara* nehmen wir am besten *nach ihrer Ursache* vor und unterscheiden die *angeborene Coxa vara*, die *Coxa vara rachitica*, die durch Kopfepiphysenlösung entstandene *Coxa vara adolescentium*, die *Coxa vara durch knochenzerstörende Prozesse* (Osteomalazie, Perthes, Entzündungen) oder *durch Trauma*.

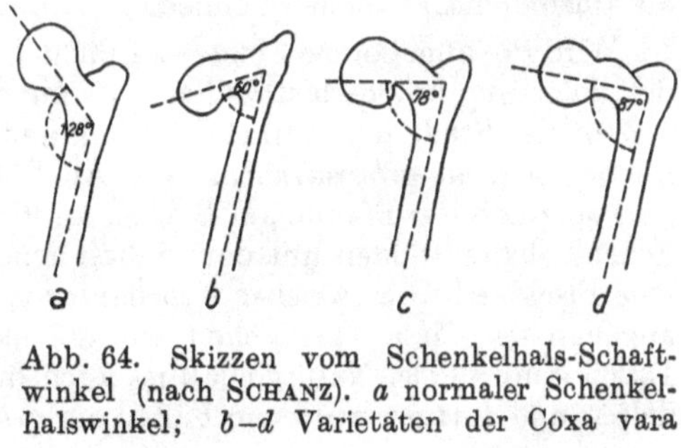

Abb. 64. Skizzen vom Schenkelhals-Schaftwinkel (nach SCHANZ). *a* normaler Schenkelhalswinkel; *b–d* Varietäten der Coxa vara

1. Angeborene Coxa vara

Sie kommt, ebenso wie die sog. angeborene Hüftverrenkung, familiär, aber wesentlich seltener als diese vor und ist durch Fehler der Keimanlage bedingt. Sie kann ein- oder doppelseitig sein. Sie wird im allgemeinen im Beginn des Laufalters entdeckt und macht dann ziemlich die gleichen Erscheinungen wie die sog. angeborene Hüftgelenksverrenkung, nämlich einen *zunachst leicht hinkenden*, später einen ausgesprochen *watschelnden Gang mit* TRENDELENBURG*schem Phänomen*, bei dem die Hüfte infolge der relativen Insuffizienz der Glutäen bei Belastung der kranken Seite nach dieser zu absinkt. Der *Trochanter steht höher* und nach hinten heraus, das Bein ist verkürzt, in fortgeschrittenen Fällen atrophisch und außenrotiert. *Abduktion und Innenrotation sind eingeschrankt.* Im Gegensatz zur sog. angeborenen Hüftgelenksverrenkung ist der Oberschenkelkopf unterhalb vom Leistenband in der Pfanne zu tasten. Die Sicherung der Diagnose ist nur durch das *Röntgenbild* möglich. Dieses gibt uns gleichzeitig über die pathologisch-anatomischen Verhältnisse am Schenkelhals Aufschluß, wie sie regelmäßig bei der angeborenen Coxa vara zu beobachten sind (Abb. 64 a und 65 rechts). Wir sehen nämlich eine senkrecht durch den in mittlerer Varusstellung (Schenkelhals - Diaphysenwinkel etwa = 90 Grad) stehenden Schenkelhals verlaufende Aufhellung, d. h. eine mehr oder weniger breite Zone, in der Kalk- und Knochenbildung gestört ist. Ob es sich dabei nach HOFFA um eine angeborene Schenkelhalsfraktur bzw. -pseudarthrose oder nach FRISCH um eine accessorische Epiphysenlinie handelt, ist nicht geklärt. Wahrscheinlich handelt es sich doch um Ossifikationsstörungen durch einen osteomalazischen oder osteochondritischen Prozeß ähnlich wie beim Perthes, wie es HILGENREINER annimmt. Manche bestreiten übrigens, daß diese Form der Coxa vara, die ja meist erst im Beginn des Laufalters festgestellt wird, wirklich angeboren ist, und nennen sie *Coxa vara infantum* und sprechen nur dann von angeborener Coxa vara, wenn gleich nach der Geburt eine erhebliche Verkürzung des Oberschenkels und ausgesprochene Defektbildung des Schenkelhalses beobachtet wird oder wenn gleichzeitig andere angeborene Mißbildungen vorhanden sind. Ich glaube, daß wir bei der alten Einteilung bleiben und die mit der beschriebenen senkrechten Aufhellungszone im Schenkelhals einhergehenden Fälle von Coxa vara als angeboren bezeichnen können.

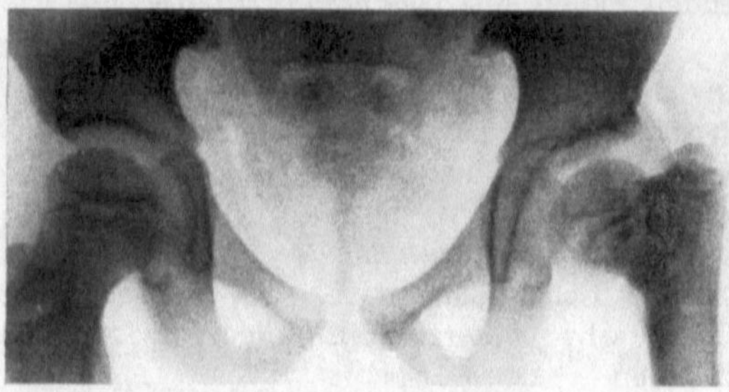

Abb. 64a. Angeborene Coxa vara links

Wird die angeborene Coxa vara nicht frühzeitig behandelt, so entwickelt sich bei der Belastung infolge fast völliger Lösung des medialen vom lateralen Schenkelhalsteil an der Stelle der Aufhellungszone und infolge Heraufrutschens des Trochanter major ein recht grotesker Zustand (Abb. 66 rechts): Der Trochanter major stemmt sich oberhalb der Pfanne am Becken an (Coxa vara luxans). Der Kopf und Rest des Schenkelhalses bilden mit dem Schaft einen spitzen Winkel, oder es besteht sogar eine Pseudarthrose zwischen Trochanter und Schenkelhals. Bei solchen Stadien der angeborenen Coxa vara sehen wir die stärkste Verkleinerung des Schenkelhals-Diaphysenwinkels. Naturgemäß ist auch die Funktionsstörung bei diesen unbehandelten und fortgeschrittenen Fällen am größten. Das Hinken ist erheblich, und die

Beweglichkeit des Gelenkes in den obengenannten Richtungen ist sehr stark eingeschränkt.

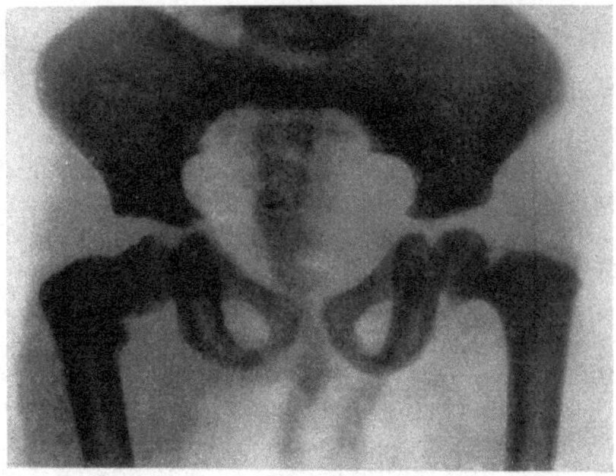

Abb. 65. Angeborene Coxa vara rechts und Coxa vara rachitica links bei einem 3jahrigen Patienten (aus Schanz)

Die *Behandlung* der angeborenen Coxa vara kann *in Frühstadien*, d. h., wenn die Erkrankung im ersten Laufalter entdeckt wird, noch eine *konservative* sein. Am besten geeignet ist eine *Extensionsbehandlung* bei einer Abduktion von 45 Grad und leichter Innenrotation. In etwas weiter fortgeschrittenen Fällen wird man dieser Behandlung ein *Redressement in Narkose*, evtl. unter gleichzeitiger subkutaner Tenotomie der Adduktoren vorausschicken. Die Extensionsbehandlung muß viele Monate lang durchgeführt werden; sie kann auch durch einen *Beckengips* in korrigierter Stellung ersetzt oder abgelöst werden. Bei der Nachbehandlung verordnet man für wenigstens 1 Jahr einen *entlastenden Schienenhülsenapparat* sowie aktive und passive Übungen, insbesondere Abspreizübungen für das Hüftgelenk und Massagen zur Kräftigung der Muskulatur.

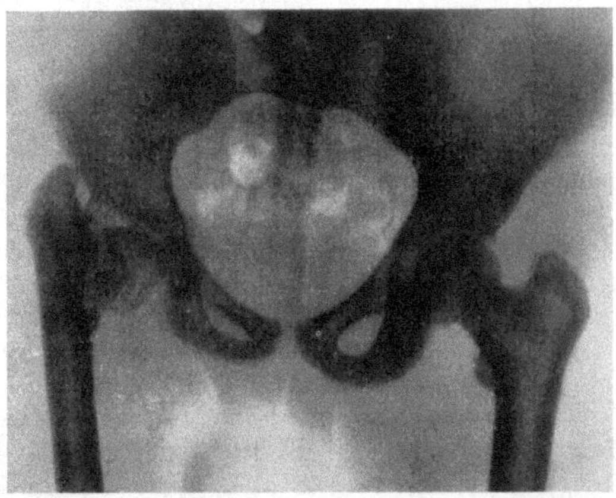

Abb. 66. Röntgenaufnahme desselben Patienten wie in Abb. 65 im 18. Lebensjahr. Die rechtsseitige angeborene Coxa vara ist in typischer Weise zur Coxa vara luxans geworden (spitzer Schenkelhals-Diaphysenwinkel). Die linksseitige Coxa vara rachitica hat sich von selbst korrigiert (aus Schanz)

In Spatstadien, insbesondere im Endzustand, kommt *nur eine operative Behandlung*, und zwar nach Tenotomie der Adduktoren die *hohe subtrochantere Osteotomie* mit Umlagerung der Fragmente, am besten bogenförmig nach Brackett-Albee, in Frage. Dabei wird das distale Fragment nach außen abgebogen und ein stumpfer Schenkelhals-Diaphysenwinkel hergestellt (Abb. 67). Schanz propagierte entweder eine lineare hohe subtrochantere Osteotomie, die mit eingegipsten Bohrschrauben in der korrigierenden Stellung gehalten wird, oder bei Coxa vara luxans die tiefe subtrochantere Osteotomie wie bei der veralteten sog. angeborenen Hüftgelenksverrenkung (vgl. Abb. 58), allerdings nach Exstirpation des Oberschenkelkopfes. Mit der subtrochanteren Osteotomie lassen sich sehr gute funktionelle Erfolge erzielen.

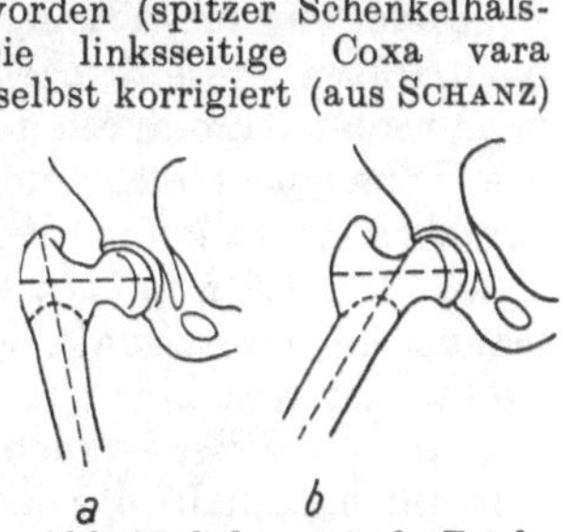

Abb. 67. Schematische Zeichnung der hohen subtrochanteren Osteotomie (n. Brakkett-Albee) bei Coxa vara

2. Coxa vara rachitica

Diese kommt meist als Teilerscheinung einer Rachitis *neben anderen rachitischen Knochenverbiegungen*, und zwar oft doppelseitig vor. Der Schenkelhals-Diaphysenwinkel ist im allgemeinen nicht so stark verkleinert wie bei der angeborenen Coxa vara, außerdem fehlt die für diese charakteristische Aufhellungszone des Schenkelhalses im Röntgenbild. Die Verbiegung des Schenkelhals-Schaftwinkels liegt mehr im Bereich des Trochanters oder sogar im oberen Schaftteil des Oberschenkels im Sinne des O-Beines. Die Beschwerden und klinischen Symptome sind die gleichen wie bei der angeborenen Coxa vara. Auch hier schützt bei der Ähnlichkeit der Symptome die Röntgenaufnahme vor der Verwechselung mit der sog. angeborenen Hüftgelenksverrenkung, welche differentialdiagnostisch immer in Erwägung zu ziehen ist. Die Coxa vara rachitica hat eine *sehr große Neigung, sich von allein zu korrigieren* bzw. bei entsprechender konservativer und allgemeiner Behandlung sich auszugleichen (Abb. 65 und 66 links). Man kommt daher bei ihr *therapeutisch* mit *antirachitischer Behandlung*, bei florider Rachitis mit zusätzlicher Verordnung von *Bettruhe* aus. In seltenen Fällen muß man zur Extension greifen, noch seltener operativ korrigieren.

3. Coxa vara adolescentium (statica) = Epiphyseolysis capitis femoris

Das früher so benannte Krankheitsbild der Coxa vara adolescentium ist eigentlich primär keine Coxa vara, sondern eine meist durch Störungen der Hypophysen- oder Keimdrüsenfunktion verursachte Schädigung der Femurkopfepiphysenlinie, welche aufgelockert ist und ein Abrutschen der Kopfkalotte, meist nach unten hinten, seltener nach außen hinten, zuläßt. Wir nennen das Krankheitsbild deshalb Epiphyseolysis capitis femoris. Der Schenkelhals steht oft sogar zum Schaft eher in Valgusstellung in einem Winkel bis 140 Grad; erst später entwickelt sich das Bild der Coxa vara bei unbehandelten Fällen bzw. in Fällen, bei denen die Reposition des abgerutschten Kopfes nicht mehr möglich war.

Die Krankheit tritt im allgemeinen *während der Pubertätsjahre in Erscheinung* und betrifft meist Jugendliche mit *Dystrophia adiposogenitalis* oder mit *eunuchoidalem Hochwuchs*, also mit einer Dysfunktion der Keimdrüsen oder der Hypophyse. Das Leiden kommt gelegentlich auch doppelseitig vor. Im Anschluß an ein *geringfügiges Trauma*, welches aber nicht ursächlich für das Leiden verantwortlich zu machen, sondern höchstens im Sinne der Verschlimmerung zu bewerten, manchmal sogar die Folge einer beim Gehen plötzlich eintretenden Lösung des Kopfes in der Epiphysenlinie sein kann, klagen die Jugendlichen über *Schmerzen in der Hüfte*, im Knie oder im ganzen Bein, über schnelle Ermüdbarkeit beim Gehen und Stehen sowie über *Hinken*. Diese Erscheinungen, die sich auch ohne Trauma langsam einstellen können, werden dann durch das kleine Trauma oft so verschlimmert, daß eine Belastung des Beines nicht mehr möglich ist. *Das Trauma wird in der Anamnese häufig auch ganz vermißt.* Es kommt dann zu einem *allmählichen Abrutschen der in der Epiphysenlinie gelockerten Kopfkalotte nach hinten unten*; dabei tritt der Schenkelhals nach vorn heraus (Außenrotation!), der Schenkelhals-Diaphysenwinkel verkleinert sich, und der Trochanter tritt höher (Coxa vara). Diese Erscheinungen stellen sich bei stärkerer Belastung und Beanspruchung des Beines infolge der Auflockerung der Epiphyse ein. Wir sehen deshalb das langsame Abrutschen der Kopfkalotte häufig bei Jugendlichen, die im Beginn ihrer beruflichen Ausbildung besonders viel stehen, gehen oder sonst schwer arbeiten müssen, z. B. in der Landwirtschaft.

Bei der klinischen Untersuchung finden wir zuerst eine *Behinderung der Innen-*

rotation und der Abduktion, später eine *Atrophie der Beinmuskulatur* sowie ein schwach oder stärker positives TRENDELENBURG*sches Phänomen*.

Um die Behandlungserfolge und Heilungsaussichten zu verbessern, ist es dringend wünschenswert, daß wir die *Diagnose so früh wie möglich* stellen, möglichst dann, wenn die Epiphysenlösung noch nicht zu einem völligen Abrutschen der Kopfkalotte geführt hat. Wenn wir die klinischen Frühzeichen, d. h. bei leichtem Hinken die Behinderung der Innenrotation und der Abduktion beachten und ein *Röntgenbild* anfertigen, ist eine *Frühdiagnose* möglich. Dabei ist es wichtig, daß man, wie am besten bei allen Hüftgelenkserkrankungen, besonders wenn man sie im Beginn erkennen will, eine *Röntgenaufnahme des ganzen Beckens, also beider Hüftgelenke* von vorn nach hinten macht. Außerdem muß jedes Hüftgelenk für sich seitlich in der LAUENSTEIN*schen Projektion* geröntgt werden. Man kann dann schon frühzeitig einen Unterschied in der Breite und Begrenzung der Epiphysenlinie feststellen. Diese ist auf der kranken Seite verbreitert und aufgelockert. Die Kopfkalotte erscheint in der a. p.-Aufnahme allenfalls etwas verschmälert, nur in der LAUENSTEINschen Projektion ist in Frühstadien ihr beginnendes Abrutschen nach hinten unten erkennbar.

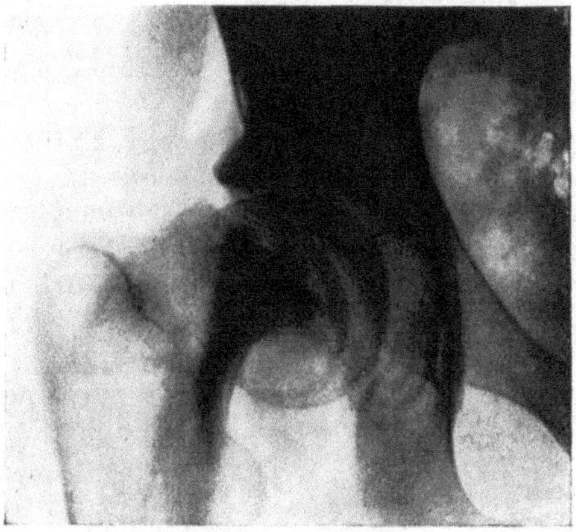

Abb. 68. Epiphyseolysis capitis femoris bei einem 14jährigen Mädchen. Kopfkalotte nach hinten unten abgerutscht. Epiphysenlinie aufgelockert und verbreitert

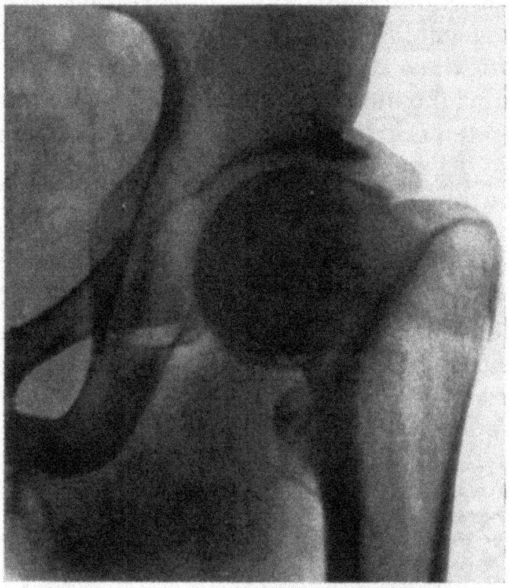

Abb. 69. Coxa vara adolescentium oder statica bei demselben Mädchen wie in Abb. 68 auf der anderen Seite. Endzustand nach unbehandelter Kopfepiphysenlösung. Kopf deformiert, Schenkelhals gedrungen und plump. Schenkelhals-Schaftwinkel verkleinert (= Varusstellung)

Ist der Kopf erst völlig abgerutscht und haben die klinischen Zeichen zugenommen, dann sehen wir im Röntgenbild schon auf der a.p.-Aufnahme das *klassische Bild der Epiphysenlösung des Kopfes* (Abb. 68). Die Kopfkalotte ist also vollkommen nach hinten unten abgerutscht und steht nur noch zu einem Teil dem Schenkelhals gegenüber. Die Epiphysenlinie ist aufgelockert und verbreitert.

Die *unbehandelte Epiphysenlösung* führt zum Bild der *Coxa vara adolescentium bzw. statica* mit Kontraktur der Hüfte in Adduktions- und Außenrotationsstellung, oft auch mit Beugekontraktur. Bei ihr ist, wie die Röntgenaufnahme (Abb. 69) zeigt, die vor langer Zeit abgerutschte Kopfkalotte wieder fest mit dem Schenkelhals verbunden, sie ist aber deformiert, abgeplattet und überragt den Schenkelhals am unteren Rande zungenförmig. Der Schenkelhals befindet sich in Varusstellung zum Schaft, meist etwa mit ihm einen rechten Winkel bildend. Der Hüftgelenksspalt ist verschmälert; die Hüftgelenkspfanne ist unregelmäßig gestaltet. Pfanne und Kopf zeigen Veränderungen im Sinne einer Arthrosisdeform ans.

Die *Behandlung* ist einzuteilen in eine *solche bei ausgesprochenen Frühfallen* (Kopf noch nicht abgerutscht, Epiphysenlinie aufgelockert und verbreitert), *bei abgerutschter Kopfkalotte* und *bei voll ausgebildeter Coxa vara statica.*

In Frühfällen muß das erkrankte *Hüftgelenk entlastet* werden, am besten durch Bettruhe mit leichter *Extension*; man kann auch zunächst einen WHITMANN-*Gips* in Abduktion und Innenrotation für 1–2 Monate anlegen und die Extensionsbehandlung anschließen. Dazu kommt eine *roborierende Allgemeinbehandlung* mit Lebertran und Freiluftsonnenkur, außerdem *Massagebehandlung*. Nach einigen Monaten wird ein *entlastender Apparat* verordnet, der wenigstens 1 Jahr getragen wird. Dabei ist regelmäßige Röntgenkontrolle beider Hüftgelenke erforderlich, einmal, um die Entwicklung des Leidens auf der erkrankten Seite zu verfolgen, und zweitens, um eine hinzukommende Erkrankung der anderen Seite rechtzeitig zu bemerken; denn nicht selten erkranken beide Seiten nacheinander (vgl. Abb. 68 und 69!). Die Prognose der so behandelten Frühfälle ist sehr günstig. Es wird im allgemeinen eine voll funktionstüchtige Hüfte erzielt (Abb. 69a).

Ist die Kopfkalotte abgerutscht, so ist die unblutige *Reposition in Narkose*, ähnlich wie bei der Schenkelhalsfraktur, zu versuchen: Übertriebene Innenrotation und Abduktion bei leichter Flexion. In dieser Stellung wird eine *Röntgenkontrolle* ausgeführt und ein *Beckengips nach* WITHMANN angelegt. In diesem Gipsverband muß das gesunde Bein bis zum Knie mit einbezogen werden (Abb. 70). Der Gips bleibt 10 bis 12 Wochen liegen; anschließend wird für ein Jahr oder länger ein *entlastender Apparat*

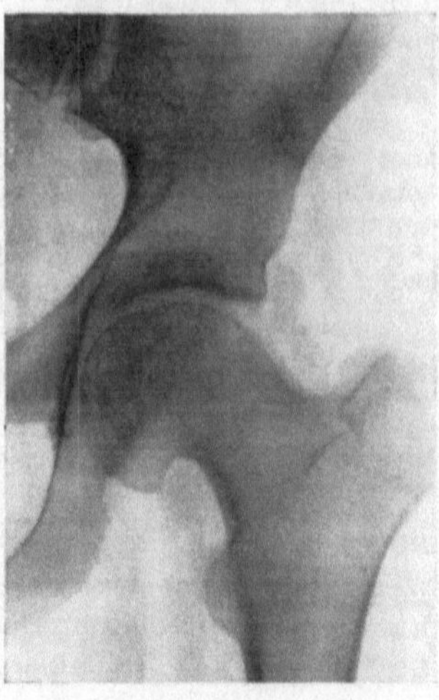

Abb. 69a. Rechtzeitig behandelte Kopfepiphysenlösung bei einem 15jährigen Mädchen. Keine Coxa vara!

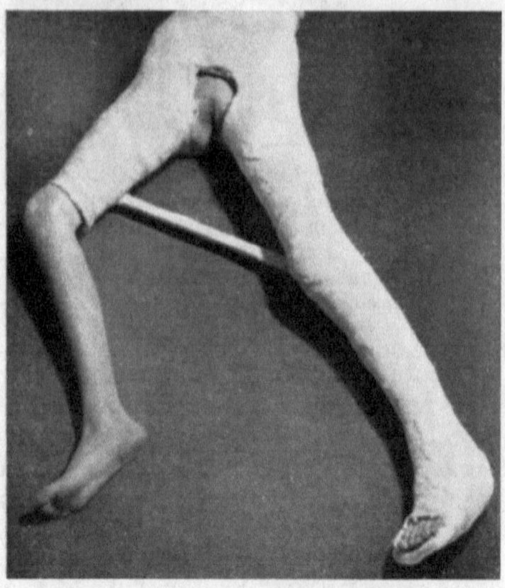

Abb. 70. Beckengips nach WITHMANN bei reponierter Epiphyseolysis capitis femoris. Abduktions- und Innenrotationsstellung. Einbeziehung des gesunden Beines bis zum Knie in den Gipsverband

getragen. Bis der Apparat nach dem Gipsmodell angefertigt ist, kann man einen Hüftgehgips anlegen. Die Notwendigkeit der *Nachbehandlung* mit aktiven und passiven Bewegungsübungen der Hüfte und Massagen brauchte ich eigentlich nicht besonders zu erwähnen. Gelingt die Reposition, d. h. stellt sich der abgerutschte Kopf anatomisch genau auf den Schenkelhals, so ist die Prognose hinsichtlich der Funktion sehr gut. Gelingt sie nicht völlig, so erzielt man durch die absolute Fixierung von Kopf und Schenkelhals im Gips doch einen gewissen Stillstand des Leidens, eine knöcherne Vereinigung und eine leidliche Funktion; jedenfalls wird das Endresultat besser sein als bei unbehandelten Fällen, die zur Coxa vara und schwerer Arthrosis deformans führen.

In veralteten Fallen mit voll ausgebildeter Coxa vara kommt nur die oben (S. 87) bei der angeborenen Coxa vara beschriebene *hohe subtrochantere Osteotomie* in Frage, entweder linear nach SCHANZ oder bogenförmig nach BRACKETT-ALBEE. Sie beseitigt die Adduktion und Außenrotation und schafft durch Vergrößerung des Schenkelhals-Diaphysenwinkels bessere statische Verhältnisse.

4. Coxa vara verschiedener Ursache

Zahlenmäßig und auch in ihrer Bedeutung steht die Coxa vara anderer Ursache hinter den eben besprochenen Formen weit zurück. In jedem Lebensalter kann eine Coxa vara *durch osteomalazische Prozesse* im Bereich des Schenkelhalses entstehen. Auch die *Perthessche Erkrankung*, d. i. die aseptische Knochennekrose oder Epiphyseonekrose im Bereich des Hüftgelenks, führt in ihrem unbehandelten Endzustand nicht selten zu einer Coxa vara.

Ferner können *Entzündungen* jeglicher Art im Bereich des Hüftgelenks durch Zerstörung und Deformierung des Schenkelhalses eine Coxa vara hervorrufen. Hierbei

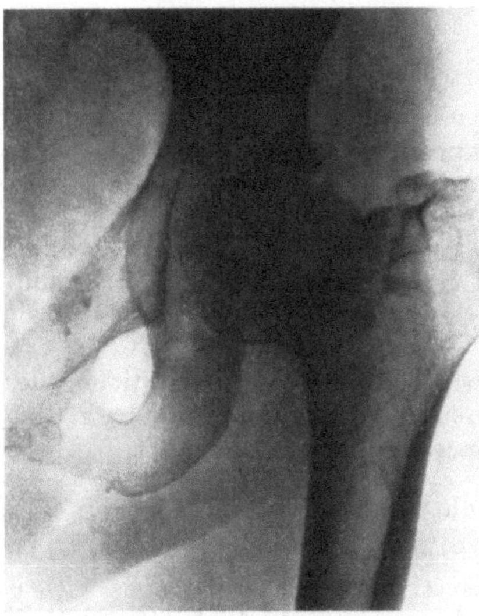

Abb. 71.
Traumatische Coxa vara nach Schenkelhalsbruch

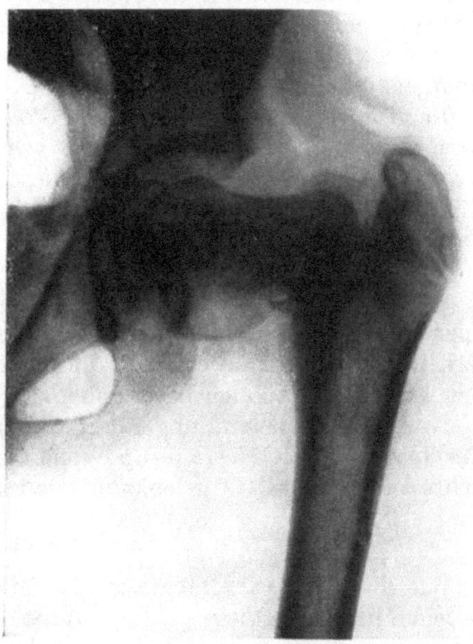

Abb. 72. 5 Wochen alte, unbehandelte, in Varusstellung fest verheilte intertrochantere Fraktur bei einem 12jahrigen Madchen = Coxa vara traumatica

kann es sich um eine allerdings seltene unspezifische Osteomyelitis des Schenkelhalses oder um spezifische Knochenentzündungen, also meist um die Coxitis tuberculosa, handeln.

Im übrigen spielt bei anderen Ursachen der Coxa vara das *Trauma* die Hauptrolle. Am häufigsten sehen wir eine traumatische Coxa vara *nach einer Schenkelhalsfraktur*. Entweder ist bei einer fest eingekeilten Fraktur der untere Teil der Fragmente mehr ineinander gestaucht als der obere, oder die Fraktur heilt mit entsprechender Dislokation, d. h. in Varusstellung aus. Diesen Folgezustand sehen wir mitunter bei der häufigeren, mehr oder weniger eingekeilten Adduktionsfraktur des Schenkelhalses im Varussinne (Abb. 71) oder bei einer inter- bzw. pertrochanteren Fraktur (Abb. 72). Es kann auch einmal eine zunächst scheinbar knöchern konsolidierte oder durch Nagelung gehaltene Schenkelhalsfraktur allmählich in ungünstige Varusstellung des Schenkelhalses übergehen.

Macht die Coxa vara der genannten Ursache erhebliche Beschwerden und eine starke Behinderung der statischen Verhältnisse, dann kann die *Therapie* nur eine *operative* sein und in einer *hohen subtrochanteren Osteotomie* bestehen, wie bei der angeborenen und aus der Epiphyseolysis capitis femoris hervorgegangenen Adoleszenten-Coxa-vara.

d) Coxa valga

Sie ist das Gegenstück zur Coxa vara. Der Schenkelhalsschaftwinkel ist vergrößert, der Schenkelhals steht also steil. Die Coxa valga kommt wesentlich seltener vor als die Coxa vara. Ist im Röntgenbild der Oberschenkel nicht gut einwärts rotiert, so kann leicht eine Steilstellung des Schenkelhalses, also eine Coxa valga, vorgetäuscht werden. Die *Beschwerden* bzw. *Symptome der Coxa valga* sind *leichte Ermüdbarkeit und Hinken*. Die Beine sind mehr *außenrotiert*; Innenrotation und Beugung sind oft behindert. Der Trochanter steht tiefer als normal und weiter hinten. Die Coxa valga kann auch ohne jegliche Beschwerden bestehen und nur zufällig auf der Röntgenaufnahme entdeckt werden.

Es gibt verschiedene Arten der Coxa valga, einzuteilen am besten wieder nach ihrer Ursache: Die *angeborene Coya valga*, die *Coxa valga rachitica*, die *Coxa valga luxans* und die *Coxa valga mit verschiedener Ursache* wie Lähmungen, Störungen des Muskelgleichgewichts, Trauma, Wachstumsstörungen.

1. Angeborene Coxa valga

Sie kommt familiär gehäuft und doppelseitig vor. Sie wird meist durch Zufall bei einer Röntgenaufnahme entdeckt, die bei Hüftbeschwerden mit abnormer Ermüdbarkeit und Hinken im ersten Laufalter angefertigt wird. Die Symptome sind so wie oben bei der Coxa valga beschrieben.

Soweit eine Behandlung überhaupt erforderlich ist, soll sie in Kräftigung der Muskulatur durch Massage und Übungen bestehen. An der Deformität wird sich nichts ändern; die Hüftgelenksfunktion ist nicht wesentlich eingeschränkt.

2. Coxa valga rachitica

Wie die Coxa vara rachitica als Teil- oder Begleiterscheinung des rachitischen O-Beines beobachtet wird, so kommt die rachitische Coxa valga im allgemeinen gleichzeitig mit dem rachitischen X-Bein vor. Die Behandlung ist in erster Linie antirachitisch (Vigantol, Lebertran, Höhensonne) und muß außerdem zur Kräftigung der Muskulatur durch Übungen und Massage beitragen. Ebenso wie die rachitische Coxa vara gleicht sich die Coxa valga rachitica gut aus und hinterläßt keine Funktionsstörungen.

3. Coxa valga luxans

Bei der Subluxation der Hüfte im Rahmen der sog. angeborenen Hüftgelenksverrenkung beobachten wir eine Steilstellung des Schenkelhalses und eine Vergrößerung des Schenkelhals-Schaftwinkels. Der Oberschenkelkopf steht dann am oberen Rande der alten bzw. in einer neuen Pfanne und ist oft etwas verschieblich. Wir sprechen deshalb in solchen Fällen von Coxa valga luxans (Abb. 73 und vgl. Abb. 54). Die Steilstellung des Schenkelhalses gleicht dabei gewissermaßen die durch die Subluxation mit Heraufrutschen des Kopfes entstandene Verkürzung des Beines aus. Die Folge der Coxa valga luxans ist meist eine schwere Arthrosis deformans.

Ist die neue Subluxationspfanne einigermaßen ausgebildet, dann erreicht man mit intensiver Massage- und Übungsbehandlung völlige Beschwerdefreiheit. Ist der Kopf aber stärker verschieblich, dann muß man genau so wie bei der veralteten Sub- oder Reluxation des Hüftgelenks nach Versagen der Inversionsmethode die Pfannendachplastik ausführen (vgl. S. 67).

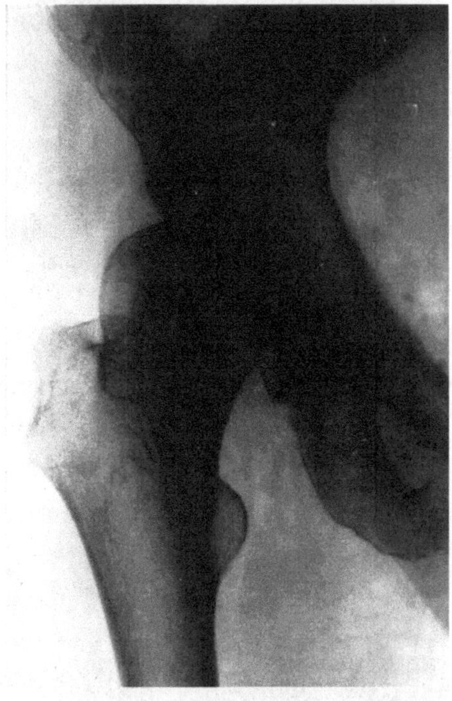

Abb. 73. Coxa valga luxans (Schenkelhals-Schaftwinkel erheblich vergrößert. Oberschenkelkopf subluxiert)

4. Coxa valga verschiedener Ursache

In erster Linie ist hier die *Coxa valga durch Lähmungen der Hüftmuskulatur* zu nennen, und zwar kann es zur Coxa valga entweder bei schlaffen Lähmungen infolge Wegfalls des Muskelzuges, z. B. nach Poliomyelitis, oder durch Oberschenkelamputation im Wachstumsalter kommen. Wir sprechen dann von *Entlastungs-Coxa-valga.*

Oder es überwiegen bei spastischen Lähmungen, z. B. beim Little oder bei Hemiplegie, die Adduktoren und rufen durch den Adduktorenspasmus eine Steilstellung des Schenkelhalses, also eine Coxa valga hervor. Es kann dabei sogar eine Subluxation oder Luxation des Hüftgelenkes eintreten.

Auch andere Störungen des Muskelgleichgewichts, die mit einer Lähmung und Schwächung der kleinen Glutäen einhergehen, wie z. B. bei Poliomyelitis oder Dystrophia musculorum progressiva, können eine Coxa valga zur Folge haben. Bei der progressiven Muskeldystrophie ist das durch die Coxa valga bedingte watschelnde Hinken sogar oft ein Frühsymptom dieser Erkrankung.

Endlich kann auch ein *Trauma* einmal eine Coxa valga verursachen, und zwar in den allerdings seltenen Fällen, wo eine Schenkelhalsfraktur sich mehr am oberen als am unteren Bruchrande ineinander staucht und in dieser Stellung verheilend eine *traumatische Coxa valga* hervorruft (Abduktionsfraktur des Schenkelhalses, vgl. Abb. 77).

Eine ganz seltene Ursache der Coxa valga zeigt uns die Abb. 74. In diesem Fall hat eine Ostitis fibrosa polycystica durch Wachstumsstörungen zur Entwicklung einer doppelseitigen hochgradigen Coxa valga geführt.

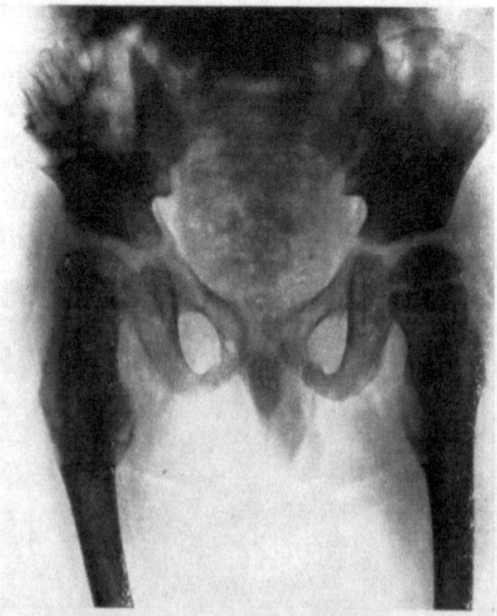

Abb. 74. Hochgradige Coxa valga bds. nach Wachstumsstörungen infolge Ostitis fibrosa polycystica. Hier Ostitis-fibrosa-Herde in der Trochantergegend beider Oberschenkel sowie in beiden Beckenhälften auf dem Röntgenbild des 5jährigen Jungen erkennbar

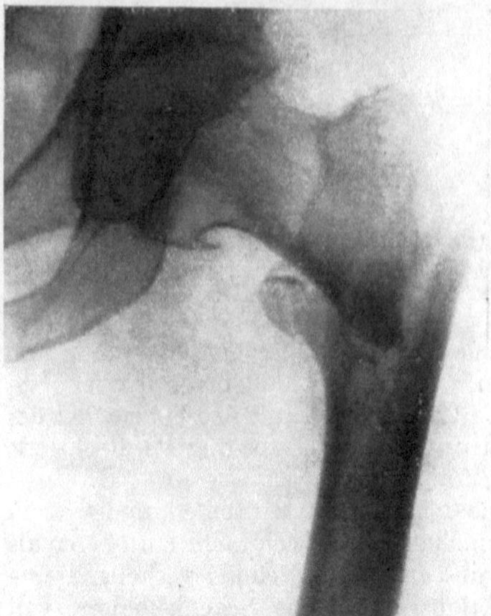

Abb. 75. Pertrochantere Fraktur mit typischer Dislokation der Fragmente (Adduktion und Außenrotation)

Bei der durch Lähmung oder Störung des Muskelgleichgewichts verursachten Coxa valga ist *lediglich die Behandlung des Grundleidens* erforderlich, d. h. Pflege der Muskulatur, Massage und Elektrisieren oder die Adduktoren-Tenotomie bei der Littleschen Erkrankung. Ebenso ist eine Behandlung der traumatischen Coxa valga meist unnötig.

e) Schenkelhalsbruch und Schenkelhalspseudarthrose

Die Behandlung der frischen Schenkelhalsbrüche ist zwar eigentlich nicht die Aufgabe des Orthopäden. Weil aber nicht nur die veralteten, eingekeilten oder unbehandelten bzw. in ungünstiger Stellung oder mit Pseudarthrose verheilten Schenkelhalsfrakturen, sondern gelegentlich auch die frischen Brüche in orthopädische Behandlung kommen, sollen ihre Arten und ihre Behandlung kurz Erwähnung finden.

Der Schenkelhalsbruch ist der typische Oberschenkelbruch des höheren Alters, der durch die senile Osteoporose des spongiosareichen Schenkelhalses begünstigt ist. Er kommt gelegentlich auch in jüngeren Jahren vor (vgl. Abb. 72). Außer den durch unfallmäßige Gewalteinwirkung entstandenen Frakturen kommen am Schenkelhals nicht selten pathologische Brüche durch osteoklastische maligne Tumoren oder Metastasen maligner Tumoren und schleichende Frakturen, d. h. Ermüdungsbrüche bei Looserschen Umbauzonen, vor. Auf die letzteren wird in einem späteren Kapitel eingegangen werden.

Zunächst müssen wir von den Schenkelhalsbrüchen die *per- bzw. intertrochanteren extrakapsulären Frakturen* abtrennen (Abb. 75). Diese gehen neben der Verkürzung mit einer Adduktion und außerordentlich starken Außenrotation einher. Sie sind wie gewöhnliche Oberschenkelfrakturen mit Reposition und Streckverband in Innenrotations- und Abduktionsstellung zu behandeln und haben hinsichtlich knöcherner Heilung eine sehr gute Prognose. Sie werden bei einer Fixationsbehandlung von etwa

3 Monaten in jedem Alter knöchern fest. Eine Nagelung dieser Brüche ist unnötig.

Die *intrakapsulären Schenkelhalsfrakturen* werden vielfach noch in mediale und laterale Brüche unterteilt, je nachdem, ob die Fraktur mehr medial, d. h. subkapital oder mehr lateral, d. h. dicht neben dem Trochanter sich befindet. Ihre knöcherne Heilung hat man früher gar nicht für möglich gehalten, und man hat diese Frakturen deshalb gar keiner besonderen Behandlung oder Röntgenuntersuchung unterzogen. Wesentlicher als die Unterteilung in mediale und laterale Schenkelhalsbrüche erscheint mir die Notwendigkeit, daß wir zwischen dem *häufigeren, im Varussinne dis-*

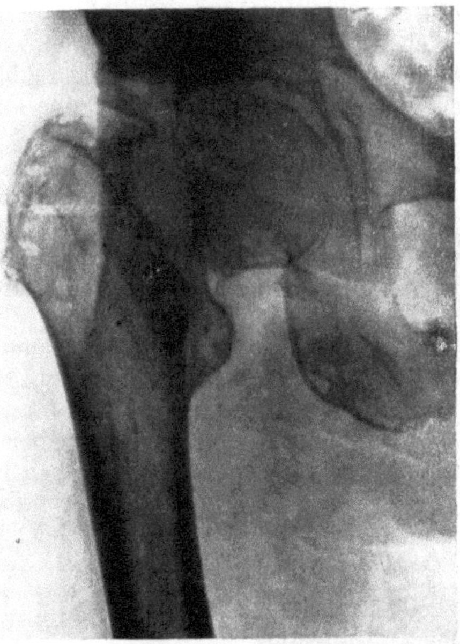

Abb. 76. Typische Adduktionsfraktur des Schenkelhalses mit Varusstellung, Verkürzung und Außenrotation, letztere erkennbar im Röntgenbild an der vermehrten Darstellung des Trochanter minor

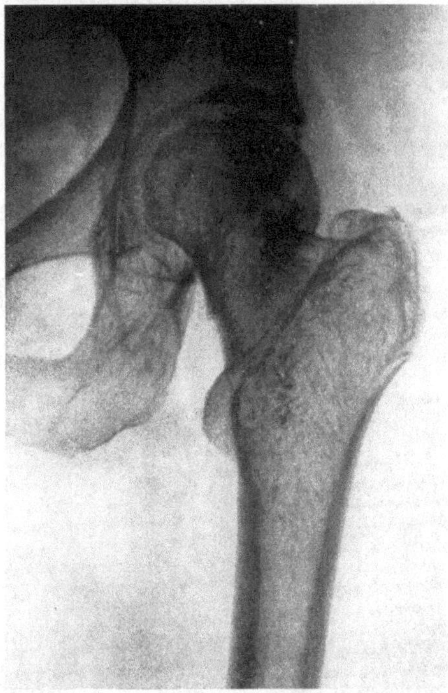

Abb. 77. Typische Abduktionsfraktur des Schenkelhalses mit Coxa-valga-Stellung. Keine Außenrotation. Die festverkeilte Fraktur wurde bei Lagerung zwischen Sandsacken knöchern fest

lozierten Adduktionsbruch, der meist gar nicht oder nur wenig eingekeilt ist (Abb. 76), und dem *selteneren Abduktionsbruch im Valgussinne*, der meist fest eingekeilt ist (Abb. 77), zu unterscheiden haben. Diese Unterscheidung ist wegen der verschiedenartigen Behandlung dieser beiden Bruchformen und wegen ihrer grundverschiedenen Aussicht auf knöcherne Heilung sehr wichtig.

In ihren klinischen Symptomen unterscheiden sich der Adduktions- und der Abduktionsbruch erheblich voneinander. Verkürzung und Außenrotation fehlen bei der eingekeilten Abduktionsfraktur, welche häufig noch eine Belastung und aktive Beweglichkeit zuläßt, bis sich die Einkeilung womöglich löst. Die fest eingekeilten Frakturen werden leider oft nur für Hüftprellungen gehalten und entsprechend be-

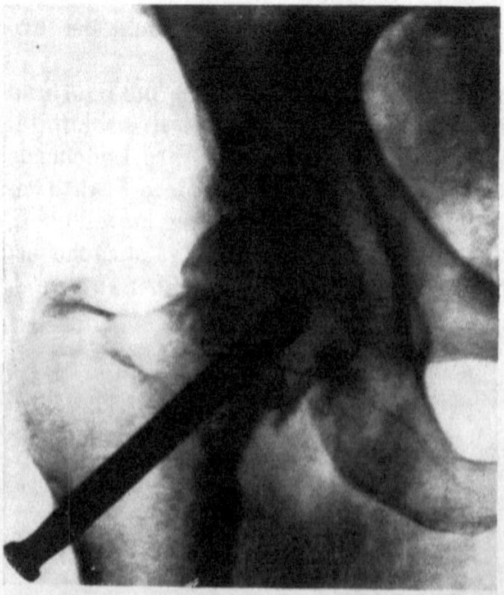

handelt. Man sollte daher bei „Hüftprellung" alter Leute die Röntgenaufnahme zur Stellung der richtigen Diagnose nie unterlassen.

Die souveräne Methode der *Behandlung des medialen und lateralen Adduktionsbruches* ist heute die *Nagelung der Fraktur* mit dem Dreikantnagel nach SMITH-PETERSON nach exakter Reposition. Ebenso wichtig wie eine gute zentrale Lage des Nagels in möglichst ausgiebiger Steilstellung, um den Abscherungskräften entgegenzuwirken, ist die feste Verkeilung der Fragmente nach Einschlagen des Nagels (Abb. 78a u. b). Denn wenn wir überhaupt bei der schlechten Durchblutung des abgebrochenen Kopfes eine knöcherne Heilung vor allem des medialen Bruches erwarten wollen, dann müssen die Fragmente nach der Reposition fest aufeinander gepreßt sein. An Stelle des dreikantigen Nagels sind verschiedene andere Nägel oder autoplastisches Material wie Knochenbolzen u. dgl. angegeben und verwendet worden. Während bisher der Dreikantnagel fast ausschließlich zur Verwendung kommt, dürfte der 1948 (Zbl. f. Chir., H. 11) von KÜNTSCHER angegebene Schenkelhalsnagel in Form eines Oberschenkelmarknagels, d. h. in Form eines an der Spitze etwas abgerundeten V im Querschnitt, die meiste Aussicht haben, den alten SMITH-PETERSON-Nagel zu verdrängen. Der KÜNTSCHER-Nagel hat den großen Vorteil, daß die nach distal gerichtete abgerundete Spitze des V nicht so leicht den porösen Knochen durchschneidet wie die Kante eines Dreilammennagels. Wichtig ist es, daß man die genagelten Patienten nicht zu früh belasten läßt, weil die Gefahr des sekundären Abrutschens oder Durchschneidens des Nagels durch den Knochen und der Nekrose des Kopfes dann sehr groß ist. Wir beginnen 14 Tage nach der Operation mit aktiven Übungen im Bett und frühestens nach 4 Wochen mit teilweiser Belastung

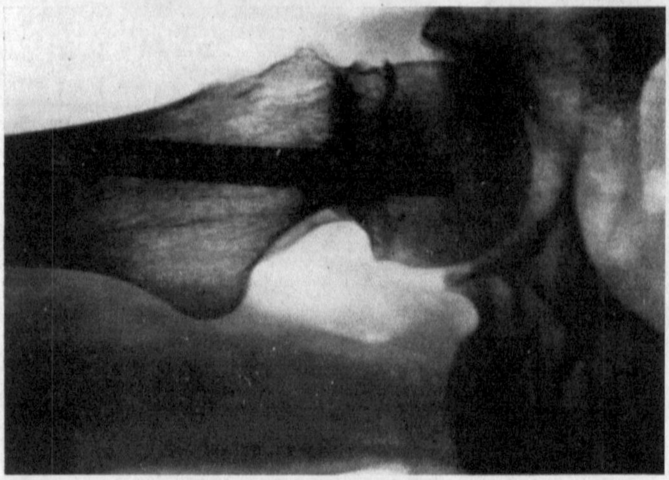

Abb. 78a und b. Rontgenaufnahmen einer genagelten Schenkelhalsfraktur in 2 Ebenen. a) Aufnahme von vorn nach hinten, b) seitliche Aufnahme in Lauensteinscher Projektion. Der Nagel liegt in mittlerer Steilstellung und in beiden Ebenen in der Mitte der Schenkelhalsachse. Der Nagel wurde nach dieser Zwischenaufnahme noch 1,5 cm tiefer eingeschlagen

im Gehstuhl, nach 6–8 Wochen mit voller Belastung unter Zuhilfenahme zunächst zweier Stöcke, dann eines Stockes. Eine Gegenindikation gegen die Schenkelhalsnagelung ist nicht so sehr ein allzu hohes Alter des Patienten, sondern eher ein ausgesprochen seniler Zustand, evtl. mit seniler Demenz, Herz- und Kreislaufschwäche u. dgl.

Kommt die Nagelung aus irgendeinem Grunde nicht in Frage oder wird sie vom Kranken abgelehnt, dann treten bei der Adduktionsfraktur zwei Verfahren in Wettstreit: Die *Behandlung im großen* WHITMANN-*Beckengips* und die *Extensionsbehandlung*. Wohl gibt die Behandlung im WHITMANN-Gips für 4–6 Monate nach entsprechender Reposition und Stellung in Abduktion und Innenrotation die besseren Resultate hinsichtlich der knöchernen Heilung, weil die Fragmente in dieser Stellung bei exakter Fixierung ziemlich fest aufeinander gepreßt werden; leider können wir aber den Patienten, bei denen die Nagelung kontraindiziert ist, auch die lange Liegezeit im großen Beckengips nicht zumuten, so daß wir den WHITMANN-Gips eigentlich nur in den Fällen anwenden können, in denen bei rüstigem Allgemeinzustand die Nagelung abgelehnt wird. Das ist sehr selten. Wir müssen also in den meisten Fällen von nicht zu nagelnder Adduktionsfraktur einen Streckverband in reponierter Stellung (Innenrotation und Abduktion) für 3–6 Monate anlegen, wenn wir nicht wegen des allzu dekrepiden Zustandes auch hierauf verzichten und das Bein nur zwischen Sandsäcken lagern müssen. Eine knöcherne Heilung der nicht eingekeilten Adduktionsfraktur tritt bei der Extensionsbehandlung sowieso in den seltensten Fällen ein. Immerhin ist es nicht so ganz gleichgültig, ob die Pseudarthrose mit oder ohne erhebliche Dislokation eintritt; denn die Belastungsfähigkeit wird bei einer bindegewebig-straffen Pseudarthrose in günstiger Stellung etwas besser sein, als wenn gleichzeitig noch eine Verkürzung, Coxa-vara-Stellung und Außenrotation des Beines in der Hüfte besteht. Heilt der Kopf nicht knöchern mit dem Schenkelhals zusammen, so kommt es bei der entstandenen Pseudarthrose außerdem nicht selten zu einer teilweisen oder völligen Nekrose des Kopfes. Ob eine Pseudarthrose eintritt, hängt bis zu einem gewissen Grade auch vom Verlauf der Frakturlinie ab. Ein mehr senkrecht gestellter Bruchspalt läßt eine stärkere Abscherwirkung der Fragmente durch den Muskelzug und bei Belastung zu, während die mehr schräg verlaufende Frakturlinie die Bruchenden einer für die knöcherne Heilung günstigen Druckwirkung aussetzt. PAUWELS, der uns dieses durch seine Untersuchungen anschaulich gemacht hat, befürwortet deshalb zur „Umlagerung" der Frakturlinie die subtrochantere Osteotomie mit Abduktionsstellung des peripheren Fragments und gleichzeitiger Innenrotation.

Die *fest eingekeilten intrakapsulären Abduktionsbrüche des Schenkelhalses* mit Coxa valga und leichter Innenrotation lagert man am besten nur zwischen Sandsäcken oder legt für drei Monate eine kurze Gipshose nach BÖHLER in Abduktionsstellung an, ängstlich bemüht, die Einkeilung keinesfalls sich lösen zu lassen. Bleibt die Einkeilung erhalten, was durch Röntgenkontrollen in regelmäßigen Abständen festzustellen ist, dann werden diese Frakturen eigentlich immer knöchern fest. Eine Korrektur der Coxa valga ist kaum notwendig. Sollte die endgültige Coxa-valga-Stellung einmal zu stark sein, dann könnte sie durch eine subtrochantere Osteotomie korrigiert werden.

Was sollen wir nun mit den veralteten oder mit Pseudarthrose geheilten Schenkelhalsbrüchen tun? Bei zunächst unerkannten Brüchen kann man bis zu einer Zeit von 3–4 Wochen nach dem Unfall noch die Nagelung ausführen und wird dabei annähernd so gute Ergebnisse haben wie bei den frischgenagelten Frakturen. Dagegen sind wir ganz davon abgekommen, noch ältere Brüche oder gar Pseudarthrosen zu nageln, weil die Ergebnisse dabei schlecht sind. Würde man eine Pseudarthrose überhaupt nageln, so müßte man die Bruchenden anfrischen. Ausgesprochene Pseudarthrosen werden wohl heute von niemandem mehr nur genagelt.

Die Pseudarthrosen bei alten dekrepiden Leuten, denen weder eine Nagelung noch ein WHITMANN-Gips zugemutet werden konnte, müssen wir sich selbst überlassen und können höchstens einen Hüftstützapparat, d. h. einen entlastenden Schienenhülsenapparat mit Tubersitz und Beckenkorb oder wenigstens eine Hüftbandage nach HOHMANN verordnen. Meistens gehen solche Patienten aber, wenn sie überhaupt aus dem Bett zu bringen sind, mit einem oder zwei Stöcken ganz leidlich, natürlich oft mit erheblichen Beschwerden.

Kann man Kranken mit einer Schenkelhalspseudarthrose einen operativen Eingriff zutrauen, sei es, daß sie sich nach anfänglicher Hinfälligkeit im Laufe der Extensionsbehandlung bzw. der Lagerung zwischen Sandsäcken erholt haben, sei es, daß unter der Behandlung im WHITMANN-Beckengips sich doch eine Pseudarthrose ausbildete, *so kommen im wesentlichen 3 Möglichkeiten in Betracht:*

1. Die *hohe subtrochantere oder pertrochantere Osteotomie* zwecks „Umlagerung" der Fragmente nach PAUWELS.
2. Die *Exstirpation des Kopfes und tiefe subtrochantere Osteotomie* nach SCHANZ, im Prinzip die gleiche Operation wie bei hochgradiger angeborener Coxa vara.
3. Die *Hüftgelenksresektion mit Exstirpation des Kopfes und Einstellen des abgerundeten Trochantermassivs in die angefrischte Pfanne*, evtl. mit Verlagerung des Trochanter major und seinen Muskelansätzen nach unten auf den Schaft (nach WHITMANN, ALBEE und ANSCHÜTZ).

Zu 1: Bei der PAUWELSschen Umlagerung wird von vielen Seiten über günstige Resultate, d. h. über knöcherne Heilung der Pseudarthrose berichtet. Für diese Methode eignen sich aber nur Fälle mit mehr oder weniger senkrecht verlaufendem Pseudarthrosenspalt und nicht solche mit breitklaffendem Frakturspalt, die keinen Schenkelhals mehr haben oder stark verschoben sind. Mir selbst fehlen eigene Erfahrungen mit dieser Operationsmethode.

Zu 2: Die SCHANZsche tiefe subtrochantere Osteotomie nach Kopfexstirpation wird m.W. kaum noch ausgeführt.

Zu 3: Wir selbst haben sehr gute Ergebnisse und ausgezeichnete Belastungsfähigkeit bei der Hüftgelenksresektion mit Exstirpation des Kopfes und Einstellen des Trochanters in die Pfanne erzielt. Wir verzichten dabei auf die Verlagerung des Trochanters mit seinen Muskelansätzen, weil sie uns bei der beabsichtigten und fast regelmäßig erzielten knöchernen Versteifung des Hüftgelenkes überflüssig erscheint. Um diese Versteifung des Gelenkes zu erreichen, ist die gründliche Anfrischung der Pfanne, d. h. die Entfernung des Knorpels mit Meißel oder scharfem Löffel, sehr wichtig. Außerdem achten wir sehr darauf, daß das Bein in einer Abduktionsstellung von etwa 30 Grad in der Hüfte eingestellt und in dieser Stellung für 3 Monate im Beckengips fixiert wird. Die Geh- und Belastungsfähigkeit bei versteiftem Hüftgelenk ist in dieser Abduktionsstellung wesentlich besser als in einer mehr adduzierten Stellung, in welcher bei jedem Schritt das Nachziehen des Beines ein ausgleichendes Anheben der Beckenhälfte erforderlich machen würde. So führt das Bein bei Versteifung in der günstigen Abduktionsstellung mit jedem Schritt eine Circumduktion aus, die anfangs noch etwas unbequem ist und ungeschickt erscheint, die aber bald vom Patienten nicht mehr empfunden und vom Beobachter nicht mehr konstatiert wird (Abb. 79 u. 80). Ich möchte hier einen prägnanten Satz von STORCK anführen: „*Jede Adduktionsstellung bei Versteifung des Hüftgelenks bedeutet für den Patienten eine Verkürzung, Abduktionsstellung entsprechend eine Verlängerung des Beines.*" So ist es also bei der Hüftgelenksresektion mit Exstirpation des Kopfes und Einstellen des Trochanters in die Pfanne, wodurch eine geringe Verkürzung des Beines unvermeidlich ist, außerordentlich wichtig, das versteifende Hüftgelenk nicht in „verkürzender" Adduktionsstellung, sondern in „verlängernder" Abduktionsstellung zu fixieren und steif werden lassen.

Wir haben übrigens nach dieser Methode nicht nur die Schenkelhalspseudarthrosen operiert, sondern auch frische mediale Schenkelhalsbrüche, bei denen aus zweierlei Gründen die Nagelung nicht ausgeführt werden konnte: Entweder war das Kopffragment so flach und klein, daß eigentlich schon bei Betrachtung des Röntgenbildes die Unmöglichkeit einer erfolgreichen Nagelung klar war, oder bei der mit Gelenkeröffnung durchgeführten beabsichtigten Nagelung stellte sich heraus, daß das Kopffragment so morsch und splitternd war, daß der Nagel nicht hielt.

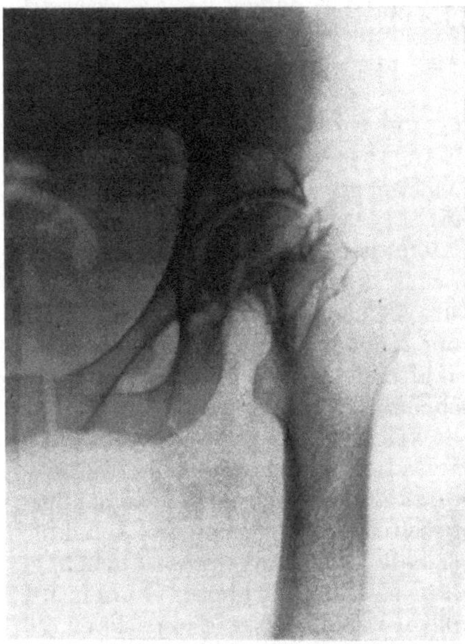

Abb. 79.
Schenkelhalspseudarthrose
(Behandlung mit Hüftgelenksresektion)

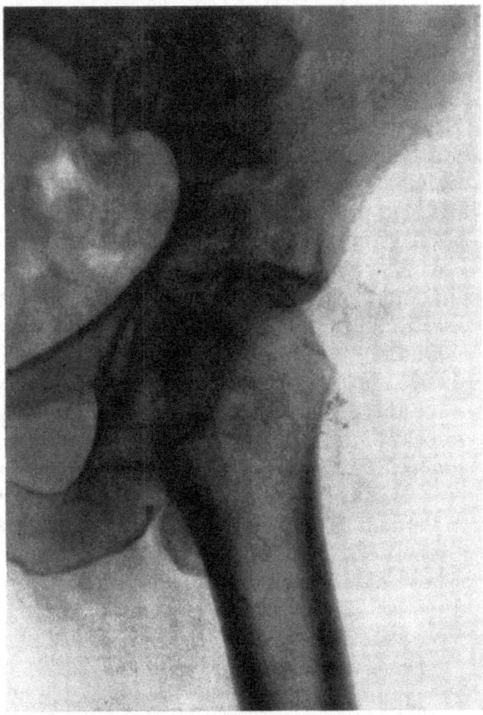

Abb. 80. Zustand nach Hüftgelenksresektion mit Resektion des Kopfes und Einstellen des Trochanter major in die Pfanne mit einem Abduktionswinkel von 30° wegen Schenkelhalspseudarthrose

Ich möchte aber nicht versäumen, noch zwei Operationsverfahren bei der Schenkelhalspseudarthrose zu erwähnen, welche in den letzten Jahren erst angegeben bzw. wieder neu empfohlen worden sind. So hat K. H. Bauer auf der Orthopädentagung 1947 in Heidelberg über seine *Doppelbolzung* des Schenkelhalses mit zwei Nägeln mit teilweise über fünfjähriger Nachbeobachtung und knöcherner Ausheilung in einem hohen Prozentsatz berichtet. Auch Geissendörfer hat das Bauersche Verfahren sehr gerühmt und dabei empfohlen, daß der eine Nagel bis ins Becken eingeschlagen werden sollte. Das andere Verfahren ist die *intertrochantere Osteotomie*. Sie wurde schon 1870 von Mayer-Würzburg eingeführt und ähnelt der 1916 durch v. Bayer und 1924 durch LORENZ bei veralteter irreponibler Hüftgelenksluxation angegebenen Bifurkation. Jetzt wurde die intertrochantere Osteotomie wieder von FELIX und STEINGRÄBER (Zbl. f. Chir. 1949, H. 2, S. 145 u. 159) mit der Technik von PUTTI in einer Reihe von Fällen ausgeführt und warm empfohlen. Sie führt ebenso wie die von uns geübte Methode zu einer weitgehenden Versteifung des Hüftgelenkes, ist allerdings technisch einfacher und nicht so eingreifend. Es handelt sich um eine quere Osteotomie zwischen Trochanter major und minor, bei der das distale Fragment in einem Winkel von 30 Grad abduziert eingestellt und so weit nach medial verschoben wird, daß es zur Hälfte unter dem trochanteren Fragment, zur anderen Hälfte unter dem Oberschenkelkopf zu liegen kommt.

f) Hüftlähmungen

Diese treten *seltener isoliert*, vielmehr *meist in Kombination mit Lähmungen der Beinmuskulatur* auf, und zwar am *häufigsten bei der spinalen Kinderlähmung* oder als spastische Parese beim Little oder bei spastischer Hemiplegie. Durch das wechselnde Befallensein einzelner Muskelgruppen kommen mannigfaltige Lähmungsbilder sowohl an der Hüfte als auch am Bein vor.

Am häufigsten ist bei der schlaffen Lähmung die *Glutäalmuskulatur* betroffen. Der *M. glutaeus maximus* kann für sich gelähmt sein. Dieser Muskel macht bekanntlich eine Streckung des Oberschenkels gegen das Becken und eine Außenrotation. Ist die Lähmung nur einseitig und ist vor allem nicht gleichzeitig der Quadriceps gelähmt, so ist der Funktionsausfall unbedeutend, denn die Streckung geschieht auch durch den M. biceps und semimembranosus. Während beim Ausfall des Glutaeus maximus sehr häufig eine Beugekontraktur besteht, welche die Streckung und Überstreckung des Beines verhindert, finden wir bei der *Lähmung des M. glutaeus medius und minimus* oft eine Adduktionskontraktur der Hüfte, denn diese Muskeln bewirken eine Abduktion und Außenrotation des Oberschenkels. Bei ihrer Lähmung sinkt außerdem das Becken leicht herab, die Patienten zeigen einen watschelnden Gang wie bei der sog. angeborenen Hüftgelenksverrenkung und ein positives TRENDELENBURGsches Phänomen. Schließlich kann die *Hüftbeugemuskulatur für sich gelähmt* sein, allerdings ist eine vollständige Lähmung dieser Muskeln selten. Ist nur eine Seite gelähmt, dann kann der Patient durch Vorschleudern dieser Seite noch einigermaßen gehen.

Die *Behandlung der Hüftmuskellähmungen* kann sich bei leichteren Graden auf Pflege und Kräftigung der gesamten Hüftmuskulatur mit Massage, Elektrisieren sowie aktiven und passiven Übungen beschränken. Durch passive Übungen ist vor allem der Entwicklung einer *Kontraktur des Hüftgelenkes vorzubeugen.* Ist schon eine Kontraktur vorhanden, so gilt es als Voraussetzung einer aussichtsreichen Behandlung der Lähmungen, daß diese *Kontraktur zunächst beseitigt* wird. Handelt es sich nur um einen geringen Grad von Versteifung, so wird man sie allein mit passiven Übungen beeinflussen können, und zwar bei der Beugekontraktur infolge Lähmung des Glutaeus maximus durch passive Überstreckung des Beines in Bauchlage, bei der Adduktionskontraktur infolge Lähmung des Glutaeus medius und minimus durch passive Abduktion in Seitenlage. Sind die Kontrakturen infolge der Verkürzung der Antagonisten so stark, daß wir sie mit konservativer Behandlung nicht beseitigen können, dann müssen wir eine subkutane Tenotomie der entsprechenden Muskelgruppe ausführen und nach Redression des Gelenkes dieses für einige Wochen in redressierter Stellung im Gips ruhigstellen. Bei der Beugekontraktur ist die Tenotomie der subspinalen Muskeln, insbesondere des M. tensor fasciae latae, bei der Adduktionskontraktur die Tenotomie der Adduktoren auszuführen.

Bei erheblicherem Ausfall der Glutäalmuskulatur gibt es 2 Möglichkeiten der Behandlung: 1. Plastischer Ersatz der Muskulatur und *2. Apparatbehandlung*. Zum plastischen Ersatz der Glutäen sind eine ganze Reihe von Vorschlägen gemacht worden. So ist ein Ersatz aus der Bauch- oder Rückenmuskulatur versucht worden. LANGE hat z. B. einen Ersatz des Glutaeus maximus oder des Glutaeus medius und minimus durch den M. sacrospinalis bzw. durch den M. latissimus dorsi, SPITZY den des Glutaeus maximus durch den M. tensor fasciae latae ausgeführt. Bei den schweren Fällen von kombinierter Lähmung der Glutäalmuskeln oder bei gleichzeitiger Lähmung der Beinmuskulatur kommen wir um die Verordnung eines Stützapparates, d. h. eines Hessing-Apparates mit Beckenkorb, nicht herum. In besonders gelagerten Fällen kann man versuchen, durch Arthrodese des Hüftgelenkes, am besten mit gleichzeitiger knöcherner Verriegelung, vom Hüftapparat loszukommen.

Noch ein ganz kurzes Wort zu den *spastischen Lähmungen der Hüfte*, deren verursachende Erkrankungen eigentlich in einem besonderen Abschnitt im ganzen abgehandelt werden. In leichten Fällen von spastischer Adduktions- und Beugekontraktur, beim Little oder bei der spastischen Halbseitenlähmung – um diese beiden Grundkrankheiten handelt es sich regelmäßig – kommen wir mit der *Extensionsbehandlung*, mit *Spreizschienen*, mit *Gipsverbänden nach Redression*, mit *Nachtschienen*, *Massage* und *Übungsbehandlung* aus. In schwereren Fällen müssen wir die *subkutane Tenotomie* der Adduktoren oder subspinalen Beugemuskeln oder gar die STOFFELsche *Resektion des N. obturatorius*, entweder nach LORENZ von einem Schnitt dicht unterhalb des Leistenbandes oder nach SELIG von einem extraperitonealen Pararektalschnitt aus, hinzufügen. Bei stark fortgeschrittenem Leiden, welches durch die genannten Behandlungsarten nicht beeinflußt werden konnte, ist an die Ausführung der FOERSTER*schen Operation*, d. h. die Durchtrennung der hinteren sensiblen Wurzeln, zu denken. Durch diese Resektion der sensiblen Rückenmarkswurzeln wird eine Ausschaltung der peripheren sensiblen Reize, welche die Steigerung der Muskelerregbarkeit veranlassen, herbeigeführt und die Reflexbahn unterbrochen. Wir haben diese segensreiche Operation in verzweifelten Fällen des öfteren mit Erfolg angewandt.

g) Schnellende Hüfte

Die schnellende oder schnappende Hüfte ist ein Erkrankungsbild, welches durch das *ruckartige Herübergleiten des Traktus iliotibialis über den Trochanter major* bei Beugung und Streckung des Beines in der Hüfte gekennzeichnet ist. Dieses Schnappen kann von manchen Menschen auch im Stehen durch Senkung der anderen Beckenhälfte willkürlich hervorgerufen werden. Es hat dann keine besondere Bedeutung und braucht nicht behandelt zu werden. Tritt das Schnellen aber unwillkürlich auf, so bedarf es der Behandlung.

Die *Ursache* des schnappenden Traktus iliotibialis ist oft eine sehnenartige schwielige Verdickung des proximalen Anteils des Tractus iliotibialis. Ferner kommt ursächlich ein abnormes Vorspringen des Trochanter major durch die Coxa vara, durch Tumoren, durch Kallus u. dgl. in Frage, oder eine entzündliche Vergrößerung der Bursa trochanterica, evtl. durch Unfall entstanden.

Die *Diagnose* des oft sehr schmerzhaften und die Gehfähigkeit erheblich behindernden Leidens ist leicht zu stellen. Man fühlt und hört das Schnappen über dem Trochanter beim gewöhnlichen Gang, bei Beugung und Streckung des Beines in der Hüfte ganz leicht, man fühlt manchmal auch eine strangartige Verdickung des Tractus iliotibialis über dem Trochanter.

Differentialdiagnostisch darf das Leiden nicht verwechselt werden mit ruckartigen schnappenden Geräuschen, welche bei Bewegungen des Hüftgelenkes durch Veränderungen im Gelenk selbst entstehen, z. B. nach Frakturen im Bereich des Gelenks, bei Subluxation oder Luxation oder bei Arthrosis deformans (von Mau als „gnurpsende" Hüfte bezeichnet).

Die Behandlung mit konservativen Mitteln ist aussichtslos. Bestehen erhebliche Beschwerden, dann *muß operiert werden.* Wir werden dabei in erster Linie die evtl. erkennbare Ursache beseitigen, also einen abnorm vorspringenden Trochanter major bzw. Kallus abmeißeln, wir werden einen chronisch-entzündlich verdickten Schleimbeutel oder einen Tumor entfernen. Wir müssen aber auch an den Tractus iliotibialis über dem Trochanter herangehen, sei es, daß er schwielig verdickt ist oder nicht. Entweder reseziert man einen etwa 15 × 3 cm großen Streifen aus dem Tractus iliotibialis über dem Trochanter, besonders bei dessen schwieliger Verdickung, oder man macht eine Querinzision der Faszie über dem großen Rollhügel bzw. eine Längsinzision mit Vernähung der Ränder vorn und hinten am Trochanter oder endlich nach Payr zunächst eine Längsinzision und distal vom Trochanter zusätzlich eine quere Einkerbung der Faszie und vernäht die umgeschlagenen Faszienzipfel vorn und hinten am Periost des Trochanter. Einen Funktionsausfall brauchen wir bei all diesen Operationsmethoden nicht zu befürchten.

IV. Orthopädische Erkrankungen der oberen Gliedmaßen

a) Schlüsselbein

Das Schlüsselbein stellt den vorderen Anteil der Verbindung des Schultergelenks mit dem Brustkorb dar und spannt gewissermaßen vorn das Schultergelenk gegen den Brustkorb aus. Es ist lateral mit dem Acromion durch ein straffes Gelenk, die Articulatio acromio-clavicularis, und medial durch ein ebensolches, die Articulatio sterno-clavicularis, mit dem Sternum verbunden. Ist die Kontinuität des Schlüsselbeines irgendwie geschädigt oder tritt eine Lockerung der Gelenkverbindungen ein, so können gewisse Störungen in der Schulter- oder Schlüsselbeinbeweglichkeit auftreten, eine wesentliche Beeinträchtigung der Funktion des Schultergelenkes oder des Armes resultiert daraus aber meistens nicht. Immerhin ist die Kenntnis der am Schlüsselbein vorkommenden Deformitäten und Restzustände nach Unfällen auch für den praktischen Arzt von einer gewissen Bedeutung, damit er diese hinsichtlich der Therapie oder einer fraglichen Funktionsstörung beurteilen kann.

1. Angeborener Defekt des Schlüsselbeines

Dieser kommt ziemlich selten vor und ist dann meist kombiniert mit einem angeborenen Defekt des Oberarmes. Er hat dann keine wesentliche Bedeutung. Ist er isoliert vorhanden, dann besteht eine abnorm große Verschieblichkeit der Schulter gegen den Brustkorb. Schanz beschrieb einen Fall, bei dem das acromiale Ende der Clavicula fehlte und die herunterhängende Schulter Schmerzen durch Druck auf den Plexus brachialis verursachte. An einen Ersatz der Clavicula durch einen Knochenspan kann man in solchen Fällen denken.

2. Veraltete Luxation im Sternoclavicular- und Acromioclaviculargelenk

Die Verrenkung des Schlüsselbeines in seinen Gelenkverbindungen kommt beim Sturz auf den Arm oder die Schulter gelegentlich vor, häufiger ist wohl die Luxation im Acromioclaviculargelenk als im Sternoclaviculargelenk. Man sollte genau genommen nicht von Luxation, sondern von Subluxation sprechen. Das acromiale bzw. sternale Ende des Schlüsselbeines steht dann deutlich über dem üblichen Niveau der Gelenkverbindung heraus, ein Zustand, der am Acromioclaviculargelenk wegen der kräftigeren Weichteilbedeckung mit Sicherheit oft erst durch die Röntgenaufnahme diagnostiziert wird.

Die *Behandlung* der frischen Verletzung besteht lediglich in Ruhigstellung der Schulter durch eine Mitella oder ein Tragetuch für wenige Tage, höchstens für 8 bis 10 Tage. Es sind allerdings immer wieder Versuche unternommen worden, die Subluxation durch einen operativen Eingriff (Verdrahtung, Verschraubung u. dgl.) zu beseitigen. Selbst wenn nach einem solchen Eingriff die Verrenkung zunächst behoben ist, so kommt es regelmäßig zu einem Rezidiv. Die Behandlung sowohl der frischen Verrenkung nach Abnahme des fixierenden Verbandes als auch der oft zum Orthopäden kommenden veralteten Subluxation hat lediglich in einer *Massage- und Übungsbehandlung des Schultergelenkes* mit aktiven und vorsichtigen passiven Bewegungsübungen unter Zuhilfenahme des Rollenzuges zu bestehen. Es gelingt eigentlich immer, eine schmerzfreie und unbehinderte Funktion der Schulter zu erzielen; es ist Aufgabe des Arztes, den Kranken von der Möglichkeit und Aussicht zu überzeugen, daß der kleine, „Schönheitsfehler" keine Bewegungs- und Funktionsstörung hinterlassen wird. Eine Abmeißelung des vorstehenden Knochenteiles der Clavicula aus kosmetischen Gründen kommt wohl nicht in Frage.

3. Schlechtgeheilter Schlüsselbeinbruch

Alte, knöchern fest verheilte Frakturen können entweder durch überschüssige Kallusbildung oder durch Herausstehen eines Fragmentes nach hinten bei Heilung in ungünstiger Stellung einen Druck auf den Plexus brachialis mit neuralgischen Schmerzen im Arm hervorrufen. Solche Ereignisse kommen allerdings trotz gelegentlicher Heilung der Clavicularfraktur in schlechter Stellung bzw. mit überschüssiger Kallusbildung recht selten vor; sie müssen durch Osteotomie mit Verbesserung der Stellung bzw. Abmeißelung des überschüssigen Kallus behoben werden.

Öfters erleben wir es, daß ein spitzes Schlüsselbeinfragment vorn dicht unter der Haut liegt, diese zu durchspießen droht und dadurch Schmerzen verursacht. Wir entfernen dann von einem kleinen Hautschnitt aus die Spitze des Fragments mit der LUERschen Knochenzange und glätten den Knochen.

Im übrigen ist ein in anormaler Stellung und mit überschüssiger Kallusbildung verheilter Schlüsselbeinbruch lediglich ein Schönheitsfehler und macht keinerlei Funktionsstörung.

4. Pseudarthrose des Schlüsselbeines

Die Funktionsstörung bei Pseudarthrose der Clavicula, welche ziemlich selten beobachtet wird, ist gering. Immerhin streben wir danach, die dem Kranken doch lästige abnorme Beweglichkeit des Schlüsselbeines zu beseitigen. Dies gelingt bei den gewöhnlichen, infolge starker Dislokation der Fragmente nicht knöchern verheilten Brüchen leicht durch stufenförmiges Anfrischen und Verdrahten der Frakturenden nach SCHMIEDEN oder durch Verdrahtung der angefrischten Bruchenden über einem aus der Clavicula selbst entnommenen, verschobenen und den Bruchspalt überbrückenden Span. Defektpseudarthrosen, welche nach Kriegsschußverletzungen ab und zu vorkommen, werden mit freier Knochenspantransplantation aus der Tibia behandelt.

b) Schulter

1. Schulterbeweglichkeit

Die Bewegungen des Oberarmes in der Schulter werden nicht allein im Schultergelenk, sondern gleichzeitig durch die bewegliche Gelenkverbindung des Schultergürtels, d. h. der Scapula und der Clavicula, mit dem Rumpf ermöglicht und ausgeführt. Allerdings ist das Schultergelenk das beweglichste Kugelgelenk des menschlichen Körpers; das ist erklärlich, wenn man bedenkt, daß die Größe der Gelenkflächen, d. h. Oberarmkopf und Schulterpfanne, sich wie 4 : 1 verhalten. Das Kugelgelenk der Schulter allein erlaubt schon eine beträchtliche Beweglichkeit des Oberarmes nach allen Richtungen, vor allem eine Dreh- oder Kreiselbewegung mit einer Innen- und Außenrotationsfähigkeit von je etwa 90 Grad, d. h. eine Gesamtrotation von 180 Grad.

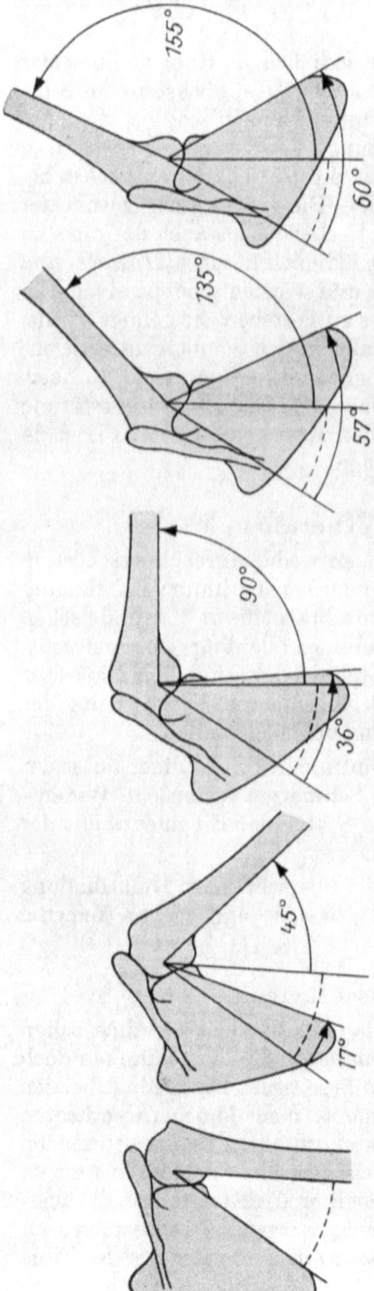

Abb. 81. Mitbewegen des Schulterblattes beim Armheben im natürlichen Zusammenspiel mit dem Schultergelenk. Schematische Umrißzeichnung nach Röntgenaufnahmen (nach von Lanz-Wachsmuth). Der in Ruhehaltung vom Achselrand des Schulterblattes und dem Oberarmschaft eingeschlossene Winkel ist in allen Stufen gestrichelt angegeben

Die *Prüfung der passiven Drehbewegungen des Armes im Schultergelenk* nehmen wir so vor, daß wir den Unterarm im Ellenbogengelenk rechtwinkelig beugen und diesen als Hebel bei waagerecht abduziertem Oberarm aus der nach vorn gerichteten Mittelstellung nach oben und unten schwenken. Der Unterarm kann dabei normalerweise eine Schwenkung von je 90 Grad nach oben und unten ausführen. Immer ist der Vergleich mit der Beweglichkeit der gesunden Seite anzustellen! Die *aktive Rotation* des Oberarmes im Schultergelenk kann auf die gleiche Weise geprüft werden, oder man fordert zur Prüfung der Außenrotation den Patienten auf, mit der Hand an den Hinterkopf zu fassen (wichtige Bewegung für die Frau zum Kämmen der Haare!) oder zur Prüfung der Innenrotation die Hand auf den Rücken zu legen (wichtige Bewegung zum Zubinden der Schürze für die Frau oder zum Befestigen des Hosenträgers beim Mann!)

Bei der Erhebung des Armes in der Frontalebene, d. h. bei der Abduktion, ist der Bewegungsablauf so, daß die Bewegung schon sehr bald das nächste Glied, d. i. die Scapula, in der Bewegungskette erfaßt. So haben von Lanz und Wachsmuth in ihrer ausgezeichneten „Praktischen Anatomie“ (Verlag J. Springer, 1935) durch Röntgenuntersuchungen am Lebenden gezeigt. daß bei einer Abduktion des Armes von 45 Grad das Schulterblatt bereits um 17 Grad gefolgt ist, so daß dabei das Schultergelenk allein nur eine Abduktion von 28 Grad ausgeführt hat. Bei einer Abduktion von 90 Grad ist das Schulterblatt um 36 Grad mitgegangen; dieses Mitgehen der Scapula erschöpft sich erst bei der höchsten Erhebung des Armes (Abb. 81). Eine Elevation des Armes ist unter Ausnutzung der Beweglichkeit von Schultergelenk und Schultergürtel aber nur bis 155 Grad möglich; eine Erhebung darüber hinaus gelingt nur durch gleichzeitige Verbiegung des Brustkorbes und der Wirbelsäule, und zwar nach seitlich bei der Elevation eines Armes, sagittal bei der Elevation beider Arme.

Will man die reine passive Beweglichkeit des Armes im Schultergelenk prüfen, so muß man das Schulterblatt mit der einen Hand fixieren. Das geschieht durch Druck der Hand von oben auf den Schultergürtel. Wir müssen aber immer daran denken, daß die passive und erst recht die aktive Erhebung des Armes über die Horizontale ohne ein Mitgehen des Schulterblattes nicht möglich ist. Bei der Prüfung der aktiven Schulterbeweglichkeit legt man am besten eine Hand auf die Scapula, um ein abnorm frühzeitiges Mitgehen des Schulterblattes bei der Abduktion festzustellen. Außerdem ist hier ebenso wie bei der Prüfung der Rotation der Vergleich mit der gesunden Seite nicht zu vergessen.

2. Schulterkontraktur und -ankylose

Ohne dem vorgreifen zu wollen, was in einem besonderen Kapitel über „Kontrakturen und Ankylosen“ ausgeführt werden soll, möchte ich doch hier kurz auf Besonderheiten der Schulterversteifung eingehen, weil diese den Orthopäden so außerordentlich häufig beschäftigt.

Die Tatsache, daß die Schulterbeweglichkeit nicht nur durch das eigentliche Schultergelenk, sondern zugleich durch die Bewegungsfähigkeit des Schultergürtels, also durch eine Beweglichkeit der Scapula gegen den Thorax, gewährleistet ist, läßt bei Versteifung des Schultergelenks einen Bewegungsersatz der Schulter in ziemlich weitgehendem Maße zu. Ist das Schultergelenk in dem günstigen Abduktionswinkel von 40–60 Grad versteift, so ist mit der Scapula noch eine ganz leidliche Bewegungsfähigkeit der Schulter vorhanden. Der Arm kann durch Schwenken des unteren Schulterblattwinkels nach vorn noch über die Horizontale abduziert und durch Schwenken des unteren Schulterblattwinkels nach hinten noch fast an den Rumpf angelegt werden.

Die *Ursachen* von Kontrakturen und Ankylosen des Schultergelenks sind sehr mannigfaltig. Entweder sind es Kontusionen und Distorsionen, welche im Anfang oft nicht als solche erkannt oder nicht ordnungsgemäß behandelt werden. Oder es sind reponierte Schulterluxationen und Frakturen im Bereich oder in der Nähe des Schultergelenks. Schließlich kann jede Verletzung oder Erkrankung der Schulter und des Armes, welche zu längerer Ruhigstellung des Schultergelenks mit oder ohne irgendeinen Verband zwingt, eine Schulterversteifung verursachen.

Für die Aussichten der Wiederherstellung und der Therapie ist es wichtig, festzustellen, ob es sich bei der Schulterversteifung um eine *Kontraktur*, d. h. um eine Kapsel- und Weichteilschrumpfung bzw. Muskelkontraktur, oder um eine durch fibröse Verklebung bzw. knöcherne Vereinigung der Gelenkenden bedingte *Ankylose* handelt. Wir können diese Unterscheidung durch die klinische Untersuchung und das Röntgenbild treffen. *Bei der Kontraktur* ist eine, wenn auch oft *minimale Beweglichkeit im Sinne der Abduktion* und meist eine *stärkere Beweglichkeit im Sinne der Rota-*

tion und Kreiselung noch möglich, während *bei der fibrösen und ossalen Ankylose* auch *die geringste Bewegungsfähigkeit im Gelenk aufgehoben* ist. Das *Röntgenbild* zeigt bei der fibrösen Ankylose eine erhebliche Verschmälerung des Gelenkspaltes sowie meist auch eine gewisse Atrophie der knöchernen Gelenkanteile, bei der ossalen Ankylose eine knöcherne Überbrückung des Gelenkspaltes, und zwar zuerst und am meisten in seinem medialen Anteil. Eine knöcherne Ankylose des Schultergelenks sehen wir eigentlich nur nach ausgedehnten Verletzungen der knöchernen Gelenkanteile, insbesondere nach Schußverletzungen, oder nach sehr langwierigen entzündlichen Schultergelenkserkrankungen, z. B. bei chronischer Arthritis oder bei schwerster Arthrosis deformans sowie nach der Tuberkulose des Schultergelenks.

Wir müssen *2 Formen der Schultergelenkskontraktur bzw. -ankylose* unterscheiden: 1. die sehr häufige *Adduktionskontraktur* und 2. die recht seltene *Abduktionskontraktur*.

Die *Adduktionskontraktur* tritt, besonders bei älteren Leuten, nach auch nur kürzerer Ruhigstellung oder Lagerung des Armes in Adduktionsstellung ein, z. B. beim Tragen einer Mitella („Leichentuch des Schultergelenks" nach PAYR) oder einer Armschlinge. Sie ist bedingt durch eine Verklebung der nach der Achselhöhle zu gelegenen unteren und medialen Gelenkkapsel, welche an sich sehr weit und schlaff ist, um eine ausgiebige Gelenkbeweglichkeit im Sinne der Abduktion zu gestatten. Die Verklebung dieses in Adduktionsstellung gefalteten Kapselanteiles geht bei älteren Menschen auch bei sonst gesundem Gelenk ziemlich schnell vonstatten, ebenso tritt sie rasch ein bei entzündlichen oder traumatischen Reizungen der Kapsel. Zu der Kapselverklebung gesellt sich bei längerer Ruhigstellung dann noch eine Schrumpfung der die Kapsel verstärkenden Bänder und Weichteile sowie eine Kontraktur der das Gelenk umgebenden Muskeln.

Die *Abduktionskontraktur* ist ein ausgesprochen seltenes Krankheitsbild, auf welches in den letzten Jahren K. H. BAUER und CELLARIUS aufmerksam gemacht haben (Der Chirurg, 1948, Heft 5). Es entsteht eigentlich nur, wenn ein versteifendes Schultergelenk auf einer Abduktionsschiene oder in einem Abduktionsgips in einem Winkel von 90 Grad lange fixiert wird und wenn es dann zu einer ossalen Ankylose, womöglich noch mit einer Beeinträchtigung der Verschieblichkeit der Scapula kommt. Eine Unverschieblichkeit der Scapula gegen den Thorax kann beobachtet werden nach Brustwand-Schulterblatt-Schüssen durch brückenkallusähnliche Knochenspangen zwischen Rippen und Scapula oder nach Abszessen und Phlegmonen durch feste Narben zwischen Thorax und Schulterblatt. Handelt es sich wirklich nur um eine Abduktionskontraktur, so wird diese wohl nach Wegnahme des zu stark abduzierenden Verbandes immer bis zu einem gewissen Grade besserungsfähig oder wenigstens so weit reversibel sein, daß der Arm in den günstigeren Versteifungswinkel von 40–60 Grad gebracht und dem Thorax fast ganz angelegt werden kann. Vielleicht wäre es daher besser, wenn man bei der Abduktionsversteifung der Schulter nur von „Abduktionsankylose" sprechen würde; denn lediglich diese ist eine bleibende Deformität, die nur durch einen operativen Eingriff gebessert werden kann.

Wenn wir bei allen Verletzungen und Erkrankungen des Schultergelenks die *große Gefahr der Adduktionskontraktur* dieses Gelenkes kennen und immer vor Augen haben, so werden wir es als eine selbstverständliche ärztliche Pflicht ansehen, alles zur Prophylaxe der Kontraktur zu tun. Verhüten ist besser als heilen! Und gerade bei der Verhütung von Kontrakturen ist die Mithilfe der Ärzte in der Praxis und in allen Fachrichtungen und Kliniken dringend notwendig.

Bei der Verhütung der Schulterkontraktur sind 3 Grundsätze zu beachten:

1. Bei allen Verletzungen oder Erkrankungen der Schulterumgebung oder des Armes möglichst sofort oder *so bald wie irgend möglich aktive und passive Bewegungen*

des Schultergelenkes in allen Richtungen ausführen lassen. Dasselbe gilt für ganz leichte Traumen des Schultergelenks selbst, die keiner Schienung oder absoluten Ruhigstellung bedürfen, sowie für leichte Entzündungen des Gelenkes, für die Arthrosis deformans und besonders auch für die Monarthritis gonorrhoica, auch wenn bei diesen Leiden eine schonende Ruhighaltung aus Schmerzgründen oder eine Ruhiglagerung, beides natürlich in abduzierter Stellung, eingehalten werden muß. Ausgenommen hiervon ist die Schultergelenkstuberkulose, die absoluter Ruhigstellung in günstigem Winkel bis zur meist eintretenden völligen Ankylosierung bedarf. Es darf nicht vorkommen, daß Schweißdrüsenabzesse, eine im Gipsverband fixierte Unterarmfraktur, eine mit fixierendem Verband versehene Ellenbogengelenkserkrankung oder gar eine Hand- oder Fingererkrankung, womöglich ein Panaritium, zu einer Kontraktur des Schultergelenkes führen! In der chirurgischen Klinik ist mit Argusaugen darauf zu achten, daß nach Operationen am Brustkorb, z. B. nach Mamma-Amputationen, nach Rippenresektionen, nach Thorakoplastiken, nach Anlegen einer Bülau-Drainage wegen Pleuraempyem, der Arm der kranken Seite rechtwinkelig abduziert auf Sandsäcken und Kissen gelagert und schon in den ersten Tagen mit aktiven Schultergelenksbewegungen begonnen wird.

2. Bei allen Verletzungen oder Erkrankungen des Schultergelenkes oder seiner Umgebung, die überhaupt einer völligen *Ruhigstellung* bedürfen, muß diese *in rechtwinkeliger Abduktion* entweder auf einer Abduktionsschiene oder in einem Abduktionsgips *bei mittlerer Vorhaltestellung des Oberarmes* und rechtwinkeliger Stellung des Ellenbogengelenkes durchgeführt werden. Dieser Grundsatz sollte auch bei einfachen Schulterprellungen gelten, weil auch diese, sei es ohne Verband, sei es in der Mitella, zu rascher Entwicklung einer Adduktionskontraktur neigen. Die Mitella ist möglichst zu vermeiden. Es gibt aber einige Ausnahmen, wo wir sie oder besser den Desaultschen Verband, der den Arm fest am Brustkorb entlastend fixiert, zur Ruhigstellung doch anwenden müssen. Ich nenne hier nur den Schlüsselbeinbruch, die eingekeilte subkapitale Humerusfraktur und das nach traumatischer Luxation eingerenkte Schultergelenk. Eine Stellung des Oberarmes in Abduktion würde den Schlüsselbeinbruch in ungünstige Stellung bringen, würde die Verkeilung einer eingekeilten Oberarmfraktur womöglich lösen und würde eine Reluxation nach eingerenkter Schulterluxation begünstigen. Beim eingerenkten Schultergelenk, ganz besonders bei habitueller Luxation, wünschen wir außerdem eine gewisse Verklebung und Schrumpfung der Kapsel, damit nicht so leicht wieder eine Luxation eintreten kann. Mußten wir eine Ruhigstellung der Schulter in Adduktionsstellung, also in der Mitella oder im Desault, für mehr oder weniger lange Zeit — allerhöchstens für 3 Wochen! — durchführen, dann müssen wir durch intensive Nachbehandlung mit aktiven und passiven Bewegungsübungen und Massage dafür sorgen, daß eine Adduktionskontraktur verhütet oder, falls diese sich schon in gewissem Maße ausgebildet haben sollte, beseitigt und eine normale Beweglichkeit des Schultergelenkes erzielt wird.

3. Das Schultergelenk soll auch *auf der Abduktionsschiene oder im Abduktionsgips nur so lange ruhiggestellt* werden, *wie es zur Heilung* des traumatisch bedingten oder krankhaften Prozesses *unbedingt notwendig ist.* Man soll *so früh wie möglich mit aktiven Bewegungsübungen beginnen,* und zwar *so lange auf der Abduktionsschiene* bzw. auf dem schalenförmig über Schulter und Oberarm aufgeschnittenen Abduktionsgips, *bis der Arm aktiv ohne Schwierigkeit über die Horizontale* bis zu einem Winkel von etwa 140 Grad *erhoben werden kann.* Nach Abnahme der Abduktionsschiene kommt der Arm, durch seine Schwere herabsinkend, recht leicht an den Thorax heran, so daß selbst bei Ruhigstellung über mehrere, ja sogar über 5–6 Wochen, z. B. wegen Oberarmschaftbruch, die Gefahr der Abduktionskontraktur nicht besteht. Natürlich muß

das Gelenk auch nach Abnahme des Abduktionsverbandes fleißig geübt und der Arm immer noch häufig abduziert auf Kissen oder Sandsäcken gelagert werden, sonst kann es immer noch zur Adduktionskontraktur kommen.

Müssen wir bei Verletzungen oder Erkrankungen des Schultergelenkes mit einer völligen Versteifung, d. h. mit einer fibrösen oder ossalen Ankylose rechnen, z. B. nach Schußfrakturen der Schulter, beim Schultergelenksempyem oder bei der Tuberkulose des Schultergelenkes, dann dürfen wir zur Ruhigstellung in Abduktion nicht einen Winkel von 90 Grad, sondern nur einen solchen von 40–60 Grad wählen und müssen weiter darauf achten, daß der Arm gleichzeitig 30–40 Grad vor der Frontalebene, also in mittlerer Vorhaltestellung, sowie in Mittelstellung zwischen Außen- und Innenrotation auf der Schiene oder im Gips ruhiggestellt ist. Tritt in dieser Stellung eine Ankylose ein, dann hat der Arm mit Hilfe der Verschieblichkeit des Schulterblattes gegen den Brustkorb noch eine leidliche Bewegungsfähigkeit; er kann bis zur Horizontalen erhoben und fast ganz an den Körper angelegt werden. Ist infolge Verwachsung oder Bildung von Knochenspangen die Scapula nicht mehr gegen den Thorax beweglich, dann stellt die Ankylose in der geforderten Winkelstellung das Gelenk wenigstens in eine günstige mittlere Gebrauchsstellung.

Ein kurzer Hinweis noch *zur Behandlung auf der Abduktionsschiene* bzw. im Abduktionsgips *zwecks Vermeidung von Kontrakturen* anderer *Gelenke*, welche wir leider in vermeidbarer Form gelegentlich immer wieder zu sehen bekommen. Hand- und Fingergelenke müssen von Anfang an frei gelassen und regelmäßig aktiv geübt werden, vor allem Dorsalflexion der Hand und Faustschluß. Um die Mitfixierung des Ellenbogengelenkes kommen wir in vielen Fällen nicht herum; ist sie aber nicht notwendig, so wird auch dieses Gelenk von Anfang an auf der Schiene regelmäßig aktiv geübt. Mußte es mit ruhiggestellt werden, z. B. bei Oberarmfrakturen oder Frakturen im Bereich des Schultergelenkes, dann muß es so bald wie möglich freigegeben, d. h. wenigstens tagsüber abgewickelt und aktiven Übungen unterzogen werden. Der Abduktionsgips müßte dann bis zur Mitte des Oberarmes als Schale aufgeschnitten werden. Es darf nicht vorkommen und ist durch die beschriebenen Maßnahmen unbedingt zu vermeiden, daß wir bei der Ruhigstellung, Kontrakturentwicklung oder Ankylosierung der Schulter womöglich zusätzlich noch Kontrakturen des Ellenbogen- und Handgelenkes oder gar der Fingergelenke erleben und wieder in Ordnung bringen müssen!

Die *Behandlung der Schulterkontraktur* ist immer eine langwierige Angelegenheit, die meistens fachärztlich-orthopädischer Überwachung bedarf oder sogar klinisch-stationär durchgeführt werden muß. In leichteren Fällen kommen wir mit *aktiven und vorsichtigen passiven Übungen* (durch den Masseur oder die Krankengymnastin sowie am Rollenzug) aus. Unterstützt werden die Übungen durch *Heißluft*, *Kurzwellendiathermie*, *Massagen* und *Elektrisieren*. In mittelschweren Fällen oder, wenn sich auch die anscheinend leichteren Fälle als hartnäckig erweisen, legen wir eine *Abduktionsschiene* mit steigendem Abduktionswinkel bis zu 90 Grad an und lassen auf der Schiene üben. Passive Übungen können dabei vom Patienten sehr gut auch so ausgeführt werden, daß ein mit der anderen Hand geführter Stab, von der krankseitigen Hand erfaßt, den Arm über die Horizontale erhebt. Ist eine mittlere Ausgangsstellung des Armes in etwa 90 Grad Abduktion ohne weiteres nicht zu erreichen, dann gibt es 2 Möglichkeiten, den Arm in diese Stellung zu zwingen, und zwar 1. den *Quengelverband* und 2. das schonende, in Lokalanästhesie oder in Narkose vorsichtig ausgeführte *Redressement*. Im Anschluß an diese Manipulationen wird ebenfalls eine Abduktionsschiene angelegt und auf ihr weiterbehandelt wie sonst. Nach dem Redressement muß man mit der Weiterbehandlung allerdings wenigstens einige Tage warten, bis Reizerscheinungen und evtl. Ergußbildung im Gelenk sich zurückgebildet haben. Dem Redressement läßt man zweckmäßigerweise eine Extensionsbehandlung vorausgehen.

Eine in ungünstiger Winkelstellung vorhandene fibröse oder ossale *Ankylose* des Schultergelenkes, und zwar sowohl eine Adduktions- als auch eine Abduktionsankylose, wird durch eine *subcapitale lineare Osteotomie des Humerus* gebessert. Der Oberarm wird dabei in die günstigste Gebrauchswinkelstellung zum Thorax gebracht (40–60 Grad Abduktion, 30 Grad Vorhaltestellung). Dabei ist bei freier Gleitbeweglichkeit der Scapula über dem Thorax eine ganz leidliche Bewegungsfähigkeit des Schultergürtels gewährleistet oder bei Fixierung der Scapula am Thorax noch die beste Gebrauchsfähigkeit des Armes und der Hand möglich. Die Erfolge einer blutigen Mobilisierung des ankylotischen Schultergelenkes, sei es durch einfache Arthrolyse bei der straffen fibrösen Ankylose, sei es durch eine Arthroplastik mit Fettinterposition bei der ossalen Ankylose, sind nicht günstige. Man ist deshalb von ihrer Ausführung gänzlich abgekommen.

3. Schulterblatthochstand

Der Schulterblatthochstand, auch SPRENGELsche Deformität genannt, ist eine angeborene Mißbildung und kommt ein- oder doppelseitig vor. Häufig ist er kombiniert mit Fehlbildungen an der Wirbelsäule (Spina bifida), an den Rippen (Rippendefekte oder -synostosen) und an den Muskeln (Muskeldefekte). Auch Knochenspangenbildung zwischen oberer innerer Schulterblattspitze und Wirbelsäule kommen oft gleichzeitig vor.

Die *Diagnose* ist durch den klinischen Befund leicht zu stellen: Das Schulterblatt steht höher. Sein oberer Teil ist nach vorn und unten abgebogen. Die Beweglichkeit des Armes, besonders die Elevation nach vorn und seitlich, ist eingeschränkt, evtl. nur bis zur Horizontalen möglich.

Differentialdiagnostisch ist an einen Schulterblatthochstand zu denken, der durch eine erhebliche *Skoliose der oberen Brustwirbelsäule* bedingt ist. Der Rippenbuckel schiebt dann das betreffende Schulterblatt nach oben vor sich her. Durch Besserung der Skoliose kann dann auch der Schulterblatthochstand beeinflußt werden.

Therapeutisch ist ein konservatives Vorgehen beim angeborenen Schulterblatthochstand erfolglos. Leichte Fälle bedürfen überhaupt keiner Behandlung. Schwere Fälle müssen operiert werden. Man kommt dabei nicht mit Durchschneidung der Muskulatur oder Durchtrennung von Knochenspangen aus, sondern muß nach KOENIG *operativ* vorgehen: Längsdurchtrennung des ganzen Schulterblattes nahe der medialen Kante, Herunterziehen des gesamten lateralen Schulterblattanteiles und Wiedervereinigung in dieser Stellung mit dem medialen schmalen Anteil.

4. Veraltete Schulterluxation

Diese wird zwar nicht sehr häufig beobachtet; aber hin und wieder wird die frische traumatische Luxation vom Arzt doch übersehen und von manchem indolenten Kranken nicht zum Anlaß genommen, den Arzt aufzusuchen. Wir finden dann einige Wochen oder gar Monate nach der Verletzung alle klinischen Zeichen der frischen Luxation mit erheblicher Bewegungseinschränkung des Armes in der Schulter und starken Schmerzen bei Bewegungen, dazu oft noch neuralgiforme Schmerzen im Arm durch Druck des Oberarmkopfes auf den Plexus brachialis.

Therapeutisch wird man zunächst eine *unblutige Einrenkung versuchen*, und zwar wird man bei Versagen der einfachen Einrenkungsmethoden mit Zug und Druck, evtl. mit Hebelwirkung nach COOPER, eine der Rotationsmethoden, am besten wohl die nach KOCHER anwenden (1. Andrücken des im Ellenbogen gebeugten Armes an den Leib, 2. Auswärtsdrehung des Armes, bis ein Widerstand sich geltend macht, 3. Erhebung des auswärts rotierten Oberarmes in der Sagittalebene, soweit es geht, nach vorn. 4. Langsame Einwärtsdrehung). Rohe Gewalt darf man dabei, wie überhaupt bei der Anwendung der KOCHERschen Methode auch bei frischen Verrenkungen, nicht walten lassen; denn sonst setzen wir zuviel frische Verletzungen und erleben als Folge dieser forcierten Einrenkung eine erhebliche Schulterkontraktur. Die unblutige Einrenkung ist jedoch in den meisten Fällen unmöglich, so daß wir gezwungen sind, die *blutige Einrenkung* auszuführen. Für ihre Technik sind verschiedene Methoden angegeben worden. Meistens handelt es sich ja um vordere Luxationen (L. subcoracoidea oder axillaris), bei denen ein vorderer Schrägschnitt angelegt werden muß. DOLLINGER hat 1911 an der großen Zahl von 39 veralteten Schulterluxationen gezeigt, daß in den meisten Fällen (in 33 von 39) der retrahierte M. subscapularis das größte Repositionshindernis darstellt, und hat dieses Hindernis durch die offene Durchschneidung der Subscapularissehne beseitigt. Er warnt mit Recht vor der Freipräparierung des Kopfes zur Einleitung der Operation, was die Orientierung über die Hindernisse nur erschwere. Sehr selten handelt es sich um eine veraltete hintere Luxation, bei der ein hinterer Schnitt über dem Gelenk angelegt werden muß. Die funktionellen Resultate der blutigen Einrenkung, vor allem bei sehr lange zurückliegenden Luxationen, lassen vielfach sehr zu wünschen übrig. SCHANZ hat deshalb vorgeschlagen, die blutige Einrenkung als eine operative Neubildung des Gelenkes auszuführen, bei welcher der freigelegte Oberarmkopf durch Abtragung einer Schale verkleinert wird, so daß er ohne Schwierigkeit in die Gelenkpfanne reponiert werden kann. Vor der endgültigen Reposition wird der verkleinerte Kopf mit einer Lage freitransplantierten subkutanen Fettgewebes überzogen. Zur Nachbehandlung läßt man lediglich frühzeitig aktive Übungen ausführen. SCHANZ hat mit dieser Methode sehr gute Erfolge gesehen.

5. Habituelle Schulterluxation

Unter habitueller Schulterluxation (= gewohnheitsmäßige Schulterverrenkung) verstehen wir die mehr oder weniger häufige Wiederholung der Schulterverrenkung bei meist unerheblicher direkter oder indirekter Gewalteinwirkung, wobei eine erstmalige typische traumatische Luxation gewöhnlich vorhergegangen ist, mehr oder weniger luxationsfreie Intervalle bestehen und Veränderungen des Gelenkes durch allgemeine Grundkrankheiten, welche die Luxation bedingen können, fehlen.

Die traumatische Verrenkung des Schultergelenkes steht nach ihrer Häufigkeit mit etwa 50% an erster Stelle unter den Verrenkungen der Gelenke. Sie wird begünstigt durch die anatomische Beschaffenheit des Schultergelenkes mit ihrem Mißverhältnis von Kopf zu Pfanne (Größenverhältnis = 4 : 1!), wobei es bei entsprechender Gewalteinwirkung trotz der Verstärkungseinrichtungen des Gelenkes, wie Muskeln und Bänder, relativ leicht zu einer Trennung der Gelenkflächen, d. h. zu einer Verrenkung kommt.

Entsprechend der Häufigkeit der traumatischen Schulterluxation ist auch die gewohnheitsmäßige Verrenkung der Schulter nicht so sehr selten. Bei ihr überwiegt genau so wie bei der einmaligen traumatischen Luxation die Verrenkung nach vorn gegenüber der nach unten und hinten. Zunächst sind zum Eintritt der wiederholten Luxation gewisse Traumen nötig. Je öfter aber die Verrenkung eintritt, desto geringere Traumen vermögen sie auszulösen. Schließlich springt bei ganz bestimmten Bewegungen schon der Kopf aus der Pfanne, und die Patienten vermeiden diese Bewegung ängstlich. Jedenfalls sind solche Kranke in ihrer Bewegungs- und körperlichen Arbeitsfähigkeit erheblich behindert. Während bei den ersten Verrenkungen ärztliche Hilfe für die Einrenkung in Anspruch genommen werden muß, können sich die Patienten allmählich den Arm selbst wieder einrenken, oder sie können sogar auch die Luxation willkürlich erzeugen und wieder einrenken. Unter den Patienten mit habitueller Schulterluxation sind häufig Epileptiker.

Der *klinische Befund bei eingetretener Luxation* ist genau derselbe wie bei der erstmaligen Schulterverrenkung: Fehlen des Kopfes unter dem Acromion, dadurch Eindellung außen; der Arm wird in schmerzhaft-federnder leichter Abduktion gehalten; der Kopf kann evtl. an anderer für die Art der Verrenkung typischer Stelle getastet werden. Das klinische Bild ist so typisch, daß auf eine Röntgenaufnahme verzichtet werden kann (diese sollte allerdings nach einer ersten traumatischen Luxation, zumindesten nach der Einrenkung, ausgeführt werden, um Nebenverletzungen am Knochen, den so häufigen Abriß des Tuberculum majus, zu erkennen oder auszuschließen. Ebenso soll eine Röntgenaufnahme bei habitueller Luxation gemacht werden, ehe man einen operativen Eingriff vornimmt). *Im verrenkungsfreien Intervall* ist entweder gar nichts festzustellen, oder es ist infolge sehr starker Schonung der Schulter und des Armes aus Angst vor erneuten Luxationen zu einer deutlichen Muskelatrophie, besonders des Deltoideus, gekommen. Im Röntgenbild können allmählich arthropathische Veränderungen festzustellen sein.

Pathologisch-anatomisch findet man bei der habituellen Luxation regelmäßig eine starke Gelenk- und Kapselerweiterung. JÖSSEL fand das Fassungsvermögen des Gelenkes um das Dreifache vermehrt (Gelenkraum von 28 ccm auf 90 ccm erhöht). Es wurden auch Teildehnungen der Kapselwandung beobachtet. Diese können im Bereich des ersten verheilten Kapselrisses liegen. SCHANZ behauptet, der Kapselriß würde nicht vernarben, sondern den Kopf bei erneuten Luxationen immer wieder an der alten Stelle hindurchschlüpfen lassen. JÖSSEL fand aber bei seinen Untersuchungen habitueller Luxationen, daß der Kapselriß immer mit einer strichförmigen Narbe verheilt war und niemals eine Kapsellücke bestand. Der Kopf bleibt demnach bei der habituellen Luxation innerhalb der Kapsel!

Die *Ursache* der habituellen Luxation, die in Ausnahmefällen vielleicht einmal in einer angeborenen Unterentwicklung des Schultergelenks, insbesondere der Pfanne, zu suchen ist, ist aber nicht nur die Kapselerweiterung. Diese ist wohl in fast allen Fällen sekundär vorhanden. Es sind häufig noch andere, durch frühere Luxationen hervorgerufene Gelenkschädigungen und -veränderungen als Grund für die Ausbildung einer habituellen Luxation zu suchen und zu finden, so z. B. Dehnungen und Zerreißungen der Gelenkbänder, Abrisse von Muskeln, Sehnen und ihren Ansätzen oder von Knochenteilen, vor allem des Tuberculum majus, so insbesondere Abriß und Verlagerung des Pfannenrandes oder des Limbus cartilagineus, was zu einer Flachheit und Verkleinerung der Pfanne führen kann.

Eine *Prophylaxe* des Leidens ist möglich, wenn man *in der Behandlung und Nachbehandlung der primären traumatischen Luxation* gewisse Grundsätze walten läßt, wie ich das bei der Kontrolle und Nachuntersuchung unserer Fälle festgestellt habe. Bei der Behandlung ist *schonende Einrenkung* ohne jegliche Gewalt erforderlich, besonders bei den Repositionen mittels Rotation, um Nebenverletzungen zu vermeiden, welche das Habituellwerden der Luxation begünstigen können. In der Nachbehandlung ist auf *genügend lange Fixation der Schulter* im Desault oder in mittlerer Abduktion zu sorgen, und zwar muß die *Zeit der Ruhigstellung* sich *nach der Schwere der Verletzung und dem Alter der Patienten* richten; sie soll bei jüngeren Menschen 10–20, bei älteren 3–10 Tage betragen. Eine fehlende oder zu kurze Fixation des Schultergelenkes, wie sie früher und auch heute noch von manchen Seiten propagiert und durchgeführt wird, leistet der Entwicklung einer habituellen Luxation Vorschub. Auf die der Ruhigstellung folgende intensive Massage- und Übungsbehandlung des Gelenkes zwecks Vermeidung einer Kontraktur ist besonders zu achten. Man sieht dann selbst bei längerer Ruhigstellung bis zu drei Wochen keine endgültige Versteifung.

Die *Behandlung* der mit sehr häufigen Verrenkungen einhergehenden habituellen Schulterluxation kann *konservativ oder operativ* sein.

Eine *konservative Therapie* führt so gut wie niemals zu einem Erfolg, d. h. zur Verhütung neuer Luxationen auf die Dauer, und soll nur bei sehr selten einsetzenden Verrenkungen, oder wenn eine Gegenindikation gegen die Operation besteht, versucht werden. In manchen Fällen erreicht man schon eine Besserung, wenn man das Schultergelenk im Anschluß an eine Luxation für längere Zeit, evtl. bis zu 6 Wochen, im Desault fixiert. Durch Clauden- oder Eigenblutinjektionen in und um die Kapsel kann man versuchen, die durch die lange Ruhigstellung begünstigte Kapselschrumpfung noch weiter zu fördern. Man hat auch versucht, durch Bandagen weitere Luxationen zu verhindern, z. B. durch eine Schulterkappe aus gewalktem Leder oder durch die Bandage nach BAUMBACH, welche durch ein System von Pelotten um das Schultergelenk herum dem Kopf einen erhöhten Widerstand gegen das Ausweichen entgegensetzen soll. Die Bandagen sind aber im Erfolg nicht sicher, sind zudem sehr unbequem und lassen auch keine vollkommen freie Schulterbeweglichkeit zu.

Das bessere und sicherere Behandlungsverfahren bei häufigen Luxationen ist die *Operation*. Ohne vollständig sein zu wollen, will ich die bekannten und wichtigsten Operationsmethoden erwähnen:

1. Die *Kapselraffung* ist allein ungenügend.
2. *Muskelplastiken* mit Verpflanzung eines Deltoideuslappens sind von CLAIRMONT-EHRLICH, mit kurzem Bicepskopf und Coracobrachealis von FINSTERER angegeben.
3. *Faszientransplantationen* durch Aufsteppen eines Faszienlappens vorn auf das Gelenk nach PAYR oder die gebräuchlichere Methode nach KIRSCHNER mit Fesselung des Humeruskopfes durch einen extraartikulär um Humerus- und Acromion gelegten Faszienstreifen oder nach LÖFFLER mit Aufhängen des Humeruskopfes mit einem durch Bohrkanäle des Tuberculum majus und Acromion gezogenen Faszienstreifen.
4. *Operationen an der Pfanne:* Freie Knochentransplantation am vorderen Pfannenrand intraartikulär nach EDEN (1917), dasselbe extraartikulär nach STEINMANN.

Nach Muskel- und Faszienplastiken werden recht häufig Rezidive beobachtet, so daß in letzter Zeit immer mehr die zwar technisch etwas schwierigere, aber im Erfolg sehr sichere Spanplastik nach EDEN ausgeführt wird. Der transplantierte Tibiaspan, mit dem einen Ende in eine Periosttasche am vorderen unteren Pfannenrand verpflanzt, setzt dem Kopf einen sehr guten Halt entgegen.

6. Schulterlähmung

Diese kann *angeboren* bzw. *durch Geburtstrauma erworben* oder *im späteren Leben erworben* sein, dann meistens durch Kinderlähmung oder durch traumatische Schädigung des N. axillaris.

Die *Geburtslähmung der Schulter* geht in späteren Jahren einher mit einer erheblichen Dystrophie des ganzen Armes, der innen rotiert und im Vorderarm proniert steht und häufig auch eine Fallhand als Ausdruck einer Radialisschädigung zeigt. Die Ansichten über die Ursache dieser Lähmung gehen auseinander. Im allgemeinen wird ja eine Plexuslähmung am sog. ERBschen Punkt angenommen (ERBsche Lähmung).

Aber auch eine Epiphysenlösung am Oberarmkopf und eine Distorsion bzw Luxation sind ursächlich angenommen worden.

Therapeutisch können wir bei frischen Fällen noch einiges bessern oder sogar Heilung erzielen, und zwar durch Lagerung des Armes auf einer *Abduktionsschiene* oder besser in einem *Gipsbett mit Extension des Armes* nach außen und vorn über einem an diesem angebrachten Drahtbügel (nach SCHANZ). Hat einige Jahre nach der Geburt das Leiden erst zu den entsprechenden Fehlstellungen und Kontrakturen, insbesondere zur Kontraktur des Schultergelenkes in Adduktion und Innenrotation geführt, dann kann in früheren Stadien durch das Redressement in Narkose mit anschließender Gipsbehandlung oder später durch eine *Drehosteotomie* in der Mitte des Oberarmschaftes Besserung erzielt werden; evtl. kommt noch eine plastische Operation an der Hand wie bei der irreparablen Radialislähmung (Plastik nach PERTHES, vgl. späteres Kapitel!) in Frage.

Die meist durch Kinderlähmung *erworbene Lähmung der Schultermuskulatur* betrifft hauptsächlich den M. deltoideus sowie die Mm. supra- und infraspinatus und teres minor, also die Außenrotatoren. Die Folge der Lähmung ist dann ein mehr oder weniger hochgradiges Schlottergelenk mit starker Beeinträchtigung der Schultergelenksfunktion. Der Arm hängt schlaff herab. Muskulatur und Funktion des übrigen Armes können intakt sein.

Bei der *Behandlung* wird man zunächst bestrebt sein, die gelähmte und atrophische Muskulatur durch Massage, Übungen und Elektrisieren zu kräftigen und womöglich bei frischen Lähmungen ihre weitgehende Erholung und Funktion dadurch wiederherzustellen, falls noch eine Restitution möglich ist. Lagerung auf der Abduktionsschiene ist dabei zweckmäßig. Tritt eine Wiederherstellung der Muskelfunktion nicht ein, dann können wir, da Muskeltransplantationen an der Schulter wohl vielfach versucht, aber wenig erfolgversprechend sind, also nicht in Frage kommen, durch Ausführung einer *Arthrodese des Schultergelenkes* noch eine leidliche Gebrauchsfähigkeit der Schulter erzielen. Dabei werden die Bewegungen des Armes nur durch Bewegungen des Schultergürtels, also der Scapula und der Clavicula, ausgeführt. Die Arthrodese ist erst angezeigt, wenn alle Bemühungen um eine Wiederherstellung der Muskelfunktion endgültig erfolglos waren und das 10.–12. Lebensjahr erreicht ist. Bei der Technik der Arthrodese richtet man sich am besten nach der von VULPIUS angegebenen: Vorderer großer Schrägschnitt über dem Schultergelenk. Nach Beiseiteziehen der langen Bicepssehne Eröffnung des Gelenkes, Entknorpelung und Anfrischung aller Gelenkflächen und Befestigung des Oberarmkopfes in mittlerer Abduktion (40–60 Grad) und in Vorhaltestellung (etwa 30 Grad) des Armes mit zwei Drahtnähten am Acromion und Proc. coracoideus. Ohne die Drahtung kommt es meist nicht zu der erstrebten knöchernen Ankylose des Gelenkes, sondern höchstens zu einer straffen fibrösen Ankylose oder gar wieder zur Loswackelung und Beweglichkeit des Gelenkes. Nach der Operation genügend lange Fixierung des Armes im Schulterabduktionsgips für wenigstens drei Monate.

7. Schlottergelenk der Schulter

Dieses kann, wie im vorigen Kapitel erwähnt, die Folge einer Lähmung der Schultermuskulatur sein, oder es entsteht, wenn Defekte am Oberarmkopf vorhanden sind, z. B. durch Zerstörung desselben bei Kriegsverletzungen und wenn dadurch trotz intakter Muskulatur der Kraftschluß im Gelenk fehlt, und somit der Arm nur sehr wenig abduziert werden kann, sondern beim Versuch der Abduktion nach der Achsel zu abknickt.

Zur Beseitigung des Lähmungs-Schlottergelenkes kommt, wie eben ausgeführt, eine *Arthrodese* nach VULPIUS in Frage. Diese kann auch bei der anderen Art von Schlottergelenk ausgeführt werden, wenn nämlich der Defekt des proximalen Humerusendes nicht zu groß ist. *Bei größerem Defekt* dagegen kann man nur einen *Schienenhülsenapparat* für den Oberarm tragen lassen, der auf der Höhe der Schulter durch ein Kugelgelenk mit einem Schulterkummet verbunden ist. Bei der Abduktion stützt sich dann der in der Schienenhülse fixierte Oberarm durch das Kummet auf die Schulter.

8. Periarthritis humeroscapularis

Mit der Bezeichnung dieses Krankheitsbildes wurden ursprünglich von DUPLAY im Jahre 1872 traumatisch bedingte chronisch-entzündliche Veränderungen der Umgebung des Schultergelenkes bezeichnet; am häufigsten waren damit Entzündungen der Bursa subdeltoidea oder subacromialis gemeint, die oft auf dem Röntgenbild sichtbare Kalkeinlagerungen (Bursitis calcarea) zeigen. Heute sprechen wir wohl auch noch von Periarthritis humeroscapularis, verstehen darunter aber die verschiedenartigsten entzündlichen oder degenerativen Erkrankungen der Umgebung des Schultergelenkes, welche entweder nach einem einmaligen bzw. chronischen Trauma oder spontan ohne ein solches auftreten, oft mit schmerzhaften Intervallen verlaufen und zu einer während der Schmerzperioden vorhandenen und wieder vorübergehenden, häufig aber auch zu einer dauernden schmerzhaften Bewegungseinschränkung des Schultergelenkes führen. KROH (Zbl. Chir. 1941, H. 18, und 1947, H. 12), der sich insbesondere auf die Erkenntnisse von PAYR, SCHAER und WREDE beruft, spricht vom „umschriebenen extraskapulären, nicht traumatischen Schulterschmerz". Er hat pathologisch-anatomische Befunde bei nicht weniger als 93 operierten Fällen erheben können und dadurch unsere Kenntnisse über dieses Leiden wesentlich erweitert.

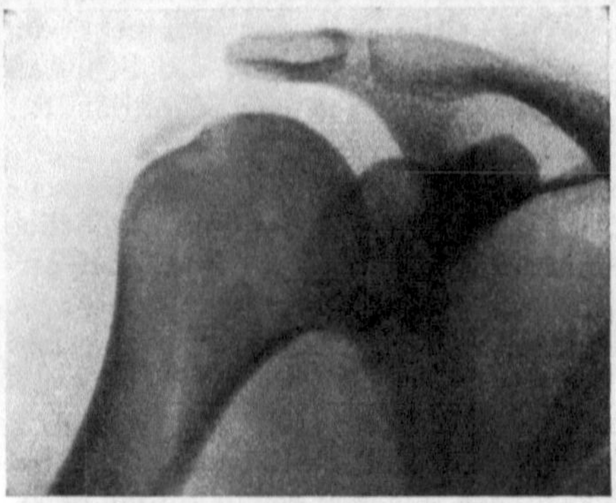

Abb. 82. Positives Röntgenbild bei Periarthritis humeroscapularis. Verschattung zwischen Tuberculum majus und Acromion, einer Verkalkung der Supraspinatussehne entsprechend

Pathologisch-anatomisch umfaßt das Krankheitsbild schwielige bzw. degenerative Veränderungen der Sehnenplatten der Mm. supra- oder infraspinatus oder subscapularis mit gelegentlichen Kalkeinlagerungen in deren Sehnen (Abb. 82), ferner ähnliche Veränderungen an der langen Bicepssehne und am Lig. intertuberculare, d. h. an dem das Tub. majus und minus überbrückenden Band, akute und chronische Entzündungen der Schleimbeutel, evtl. mit sekundärer Verkalkung, und des Gleitapparates, evtl. mit sekundärer Verklebung, sowie arthropathische Veränderungen des Sulcus bicipitalis bzw. intertubercularis. Gelegentlich werden auch arthrotische Veränderungen des Acromioclaviculargelenkes oder periostitische Reizungen an der Spitze des Proc. coracoideus für dieses Krankheitsbild verantwortlich gemacht.

Die *Beschwerden* und *klinischen Symptome* sind folgendermaßen: Meist plötzlich und periodisch auftretende *heftige Schmerzen im Schultergelenk mit Bewegungseinschränkung*. Der Arm hängt dann „wie gelähmt" herunter, Bewegungen sind außerordentlich schmerzhaft oder überhaupt nicht möglich. Schmerzhafte Adduktionshaltung! Oft wird ein kleiner Unfall für die Entstehung des Leidens verantwortlich gemacht. Es ist aber zu bedenken, daß in Wirklichkeit nur in ganz seltenen Fällen ein Trauma die Ursache ist, sondern daß dieses meist nur auslösend oder verschlimmernd wirkt, indem z. B. degenerativ veränderte Sehnen beim geringsten Trauma natürlich leichter einreißen. Bei der klinischen Untersuchung finden wir eine ausgesprochene *Druckschmerzhaftigkeit* über der Gegend des Tub. majus, besonders bei Erkrankungen der Supraspinatussehne, die am häufigsten vorkommt, dabei heftige Schmerzen bei, wenn überhaupt möglich, aktiver und passiver Abduktion des Armes; diese kann meist höchstens bis zur Horizontalen ausgeführt werden. Der Druckschmerz lokalisiert sich bei Beteiligung des M. subscapularis auf das Tub. minus, bei der des Biceps oder des Sulcus intertubercularis auf die Gegend zwischen dem Tub. majus und minus. Die schmerzhafte Bewegungseinschränkung bezieht sich dann mehr auf die Innenrotation (Legen der Hand bei rechtwinkelig gebeugtem Unterarm auf den Rücken), auch die forcierte Supination des Unterarmes ist schmerzhaft. Bei aktiven Bewegungen kann man oft *Reiben* am vorderen Gelenkabschnitt fühlen und hören. Dieses ist hervorgerufen entweder durch chronische Schleimbeutelentzündung oder durch die Verschwielung der Supraspinatus- oder Subscapularissehnen, ähnlich zu erklären wie die Reibegeräusche bei der später zu besprechenden Tendovaginitis crepitans des Unterarmes, auch „Paratenonitis crepitans" genannt, bei welcher KROH bei der Operation Schwielen in den Verstärkungsbändern der Sehnenscheide der Mm. abd. poll. long., ext. poll. brevis und longus fand. Bei den Reizerscheinungen am Proc. coracoideus finden wir einen umschriebenen Druckschmerz über dem Processus sowie Schmerzen bei Anspannung der hier ansetzenden Mm. biceps (caput brevis), coracobrachialis und pectoralis minor, d. h. bei Beugung des Unterarmes, Heben nach rückwärts und Außenrotation des Oberarmes.

Die für die verschiedenen Formen der Periarthritis humeroscapularis beschriebenen klinischen Zeichen und Beschwerden kommen natürlich nicht immer so streng isoliert vor, sondern gehen oft ineinander über.

Das *Röntgenbild* kann ganz ohne krankhaften Befund sein. In einem Drittel der Fälle (nach SCHAER) zeigt es unregelmäßige Verschattungen in der Gegend des Tub. majus unterhalb vom Acromion, welche Verkalkungen entweder der chronisch-entzündeten Bursa subdeltoidea bzw. subacromialis oder der Supraspinatus-Sehnenplatte entspricht (vgl. Abb. 82). Oder wir stellen auf der Röntgenaufnahme arthrotische Veränderungen, Randzackenbildungen, Unregelmäßigkeiten u. dgl. am Sulcus intertubercularis oder am Proc. coracoideus oder am Acromioclaviculargelenk fest. Zeichen von Arthrosis deformans des Schultergelenkes selbst sind sehr selten und gehören nicht zum Krankheitsbild der Periarthritis humeroscapularis.

Als *Ursache* aller dieser unter dem Sammelnamen der Periarthritis humeroscapularis zusammengefaßten Erscheinungen ist, wie bereits gesagt, *in den seltensten Fällen ein Trauma* anzuschuldigen; ein solches wirkt u. U. nur schmerzauslösend oder verschlimmernd. Wir müssen uns eingestehen, daß wir sehr häufig eine Ursache nicht feststellen können. Von mancher Seite werden rheumatische oder toxische Komponenten ursächlich angenommen; ob mit Recht oder nicht, ist schwer zu entscheiden. Bei einer ganzen Reihe von Fällen können wir aber annehmen und feststellen, daß eine *Überbeanspruchung* des Armes, insbesondere bei Menschen, denen körperliche Arbeit ungewohnt ist, zu einer abnormen Abnutzung und den entsprechenden Reizerscheinungen mit Schwielenbildungen und degenerativen Veränderungen des Sehnen- und Gleitapparates führt und damit als Ursache des Leidens anzusehen ist. Diese Feststellung konnten wir besonders in den letzten Kriegs- und ersten Nachkriegsjahren treffen, als mancher gezwungen war, irgendwelche körperlichen Arbeiten zu verrichten, die er sonst nicht auszuführen gewohnt war. Dieser Umstand veranlaßte KROH, sogar von einem epidemischen Auftreten des umschriebenen extraskapulären Schulterschmerzes und von „Materialermüdung“ bei Überlastungsschaden zu sprechen. Man könnte manche Form dieses Krankheitsbildes demnach auch zu den vor allem an anderen Stellen des Armes lokalisierten „*Überanstrengungsperiostosen*“ zählen, zu welchen man heute u. a. die Epicondylitis humeri und andere ähnliche Krankheitsbilder rechnet. Auch die obenerwähnte, in ihrem pathologisch-anatomischen Substrat ähnliche Tendovaginitis crepitans des Unterarmes stellt sich ja fast ausnahmslos nach Überanstrengung oder ungewohnter Handarbeit ein. Auch die von SCHAER, GLATTHAAR u. a. als „*Tendinosen*“ bezeichneten degenerativen Veränderungen bis zur Verkalkung infolge Abnutzung in verschiedenen Sehnen bzw. Sehnenansätzen (Supraspinatus, am Trochanter major) gehören in dieses Krankheitsbild.

Differentialdiagnostisch abzugrenzen und auszuschließen sind alle im Schultergelenk selbst lokalisierten Erkrankungen, vor allem die echte *Arthritis*, sei sie als rheumatische, toxische oder gar eitrig-metastatische oder als Monarthritis gonorrhoica, sei sie als Teil einer Polyarthritis vorhanden, die sehr seltene *Arthrosis deformans*, die sich an der Schulter eigentlich nur nach Verletzungen einstellt, die eine ins Gelenk gehende Fraktur zur Folge hatten, ferner schmerzhafte Erkrankungen der Muskulatur und der Nerven in der Umgebung des Schultergelenkes, z. B. eine *rheumatische Myositis* (= Muskelrheuma) oder eine *Plexusneuritis*. PITZEN schlug als gutes Unterscheidungsmittel die Anaesthesie der Prädilektionsstellen der Periarthritis humeroscapularis vor, wonach das Gelenk sofort frei beweglich und schmerzfrei wird.

In der *Therapie* wird man immer zunächst versuchen, mit *konservativen* Mitteln Schmerzfreiheit und damit freie Beweglichkeit zu erzielen. Hierzu dient eine *hyperämisierende Behandlung* durch Anwendung von Wärme in jeder Form, Kurzwellendiathermiebestrahlungen, Röntgenbestrahlungen, deren frappante Erfolge in letzter Zeit, besonders hinsichtlich der Resorption von Kalkablagerungen, sehr gerühmt werden, ferner *Massage*, *Novocaininfiltration* des paraartikulären Gewebes, *Plexusanaesthesie* oder *Injektion ins Ganglion stellatum* mit Novocain ohne Adrenalinzusatz. Auch parenterale Reizkörpertherapie ist zu versuchen. Ist bei älteren Fällen eine Adduktionskontraktur der Schulter oder die Gefahr der Entstehung einer solchen vorhanden, so müssen wir den Arm nach Anaesthesierung oder gar in Narkose bis zur endgültigen Schmerzfreiheit auf einer *Abduktionsschiene* lagern. Erst bei Schmerzfreiheit beginnen wir mit aktiven und vorsichtigen passiven Bewegungsübungen am Rollenzug.

Können wir mit der konservativen Therapie innerhalb von 4–6 Monaten eine Schmerzfreiheit nicht erzielen, dann kommt nur die *Operation* in Frage. Bei dieser muß nach ausgiebiger Durchtrennung des M. deltoideus in seiner Faserrichtung die Bursa subdeltoidea und evtl. auch subacromialis freigelegt werden, ferner die Sehnenplatte der Mm. supra- und infraspinatus und subscapularis, das Lig. intertuberculare und die Sehne des langen Bicepskopfes; diese kann ebenso wie die Supraspinatussehne infolge abnormer Ermüdung und Degeneration einreißen. Dabei ist der funktionelle Ausfall infolge Übernahme der Funktion durch die kurze Bicepssehne so unbedeutend, daß man wegen des Einrißes dieser Sehne allein nicht zu operieren braucht. Die Sehnenschwielen finden sich immer in den kapselfernen Sehnenfasern. Wird ein Ermüdungsriß der Supraspinatus- oder Bicepssehne festgestellt, so muß die Sehne angefrischt und genäht werden. *Das erkrankte Gewebe* – sei es, daß es sich um Schwielen in den Sehnen bzw. im Lig. intertuberculare oder um entzündete Schleimbeutel handelt – *muß gründlich ausgeschnitten werden*. Sofort im Anschluß an die Operation wird eine Mobilisierung des evtl. kontrakten Gelenkes durchgeführt. Der Arm wird dann auf eine Abduktionsschiene gelagert. Schon nach wenigen Tagen kann man mit vorsichtigen aktiven und passiven Bewegungsübungen auf der Schiene beginnen. Nach 4–5 Wochen ist die Schulter im allgemeinen schmerzfrei. Ist dann eine aktive Erhebung des Armes über die Horizontale möglich, so kann die Abduktionsschiene abgenommen und weiter mit Übungen, Massage und Kurzwellendiathermie bis zu vollkommen freier Beweglichkeit nachbehandelt werden. Die Heilungsergebnisse nach der Operation sind gute. Bei nur konservativer Behandlung ist, auch bei zunächst günstigem Ergebnis, das Rezidiv sehr häufig.

c) Ellenbogengelenk

1. Schlottergelenk des Ellenbogens

Dieses kommt eigentlich nur *nach schweren Zertrümmerungen des Ellenbogengelenkes* durch Schußverletzungen oder *nach ausgiebiger Gelenkresektion* wegen Tuberkulose vor. Der Unterarm hängt dann schlaff am Oberarm, ohne irgendwie bewegt werden zu können. Um die kraftlosen Hand- und Fingerbewegungen zu bessern, muß man Ober- und Unterarm in einen Schienenhülsenapparat stecken, der entweder das Ellenbogengelenk in etwa rechtwinkeliger Stellung fixiert oder so gearbeitet ist, daß in einem Scharniergelenk eine Beugung ausgeführt werden kann. Dabei darf die völlige Streckung aber nicht möglich sein, denn aus dieser kann die Beugung nicht durchgeführt werden.

2. Epicondylitis humeri

Eine ausgesprochene Kriegs- und Nachkriegserscheinung ist dieses z. T. epidemieartig in Lagern auftretende Krankheitsbild. Wir rechnen es, wie oben bei der Periarthritis humeroscapularis erwähnt, zu den im Jahre 1939 von WOLLENBERG mit dem Sammelnamen „*Überanstrengungsperiostosen*“ bezeichneten schmerzhaften Reizzuständen an Ursprungs- und Ansatzstellen von Muskeln und Sehnen, die durch ungewohnte Beanspruchung oder übermäßige Anstrengung bei gleichartigen Bewegungen, z. B. bei handwerklichen, hauswirtschaftlichen oder sportlichen (Tennisellenbogen!) Betätigungen entstehen. Solche *Periostosen* sind *vor allem am Arm bekannt*, und zwar kennen wir die *Epicondylitis humeri lateralis und medialis*, die *Styloiditis radii und ulnae*, die *Periostosen am Tuberculum majus und minus humeri* sowie *an der Tuberositas radii und ulnae*. Am häufigsten und bekanntesten ist die Epicondylitis humeri lateralis, also an der Stelle, wo die Unterarmstreckmuskeln entspringen. Dieses Krankheitsbild möchte ich deshalb hier näher beschreiben. Das hierüber Gesagte gilt aber analog genau so für alle anderen Lokalisationen bei Überanstrengungsperiostosen, nur daß diese eben an einer anderen Stelle des Armes die entsprechenden Erscheinungen machen.

Die *Symptome* sind Schmerzen und Kraftlosigkeit beim Gebrauch der Hand sowie Druckschmerz, beides streng lokalisiert am Epicondylus humeri lateralis. Der THOMSENsche Handgriff ist meist positiv: Druck- und Zerrungsschmerz, ausgelöst durch Dehnung des M. extensor digitorum communis, verstärken sich bei passiver Beugung der zur Faust geschlossenen Hand, während der Schmerz bei Beugung der Hand mit gestreckten Fingern geringer ist. Die Schmerzen strahlen mitunter auch in die Streckmuskulatur unterhalb des Epicondylus aus und sind beim Faustschluß besonders stark („Händedruckangst“); sie bestehen oft seit langer Zeit und sind manchmal ausgelöst durch ein gewisses Trauma, meist aber ohne dieses bei entsprechender Überanstrengung der Streckmuskeln entstanden. Der objektive Befund ist im allgemeinen negativ, von umschriebenem Druckschmerz abgesehen. Manchmal kann man eine Verdickung und Rauhigkeit über dem Epicondylus tasten; in solchen Fällen wird man auch gelegentlich im schräg-seitlichen Röntgenbild periostale Verdickung und Unregelmäßigkeiten am Knochen sehen. Bei dem so klassischen Krankheitsbild ist aber die Anfertigung von Röntgenaufnahmen eigentlich nicht notwendig.

Pathologisch-anatomisch handelt es sich um einen entzündlichen Reizzustand des Periosts über dem Epicondylus und der Muskulatur im Ansatzgebiet des M. extensor digitorum communis. Histologische Untersuchungen von THOMSEN und HOHMANN haben dies bestätigt. HOHMANN fand z. B. im Muskelansatz zahlreiche Rundzelleninfiltrate in der Umgebung von Kapillaren.

Was die *Ätiologie* der Epicondylitis anbelangt, so herrscht wohl heute allgemein die Meinung vor, daß es sich um die *Folge vermehrter Beanspruchung* der Muskelansatzstellen bei übermäßiger oder ungewohnter Betätigung handelt. Wenn man will, kann man diese Überbeanspruchung auch als *chronisches Trauma* bezeichnen. Ein einmaliges Trauma, d. h. eine plötzliche Zerrung durch Überanstrengung, kommt ganz selten ursächlich in Frage. In letzter Zeit ist auch angenommen worden, daß *Ernährungsmängel*, insbesondere Mineralstoffwechselstörungen und *Vitaminmangel* (ERB und BAUMBUSCH), als weiterer Faktor für die Häufigkeit des Leidens und in vielen Fällen allein ursächlich verantwortlich zu machen sind. Außerdem erklärt man sich den örtlichen Krankheitsprozeß als *Folge einer lokalen Durchblutungsstörung* (ETTORE). Es sind deshalb u.a. auch Behandlungsvorschläge gemacht worden, welche gerade diese beiden letzten ursächlichen Momente berücksichtigen und gleich bei der Therapie besprochen werden.

Differentialdiagnostisch gesehen ist das Leiden mit seinen Symptomen eigentlich so charakteristisch, daß eine Verwechslung kaum in Frage kommen kann. Da es keine Bewegungseinschränkung oder Schmerzhaftigkeit der Bewegungen im Ellenbogengelenk macht, ist es gegen eine unspezifische oder rheumatische oder spezifische (gonorrhoische oder tuberkulöse) *Arthritis* sehr leicht abzugrenzen. Etwas schwieriger ist es manchmal, eine *Neuritis* auszuschließen, insbesondere da diese ab und zu gleichzeitig mit der Epicondylitis vorkommt.

Die *Behandlung* muß die Ursachen berücksichtigen. Nur mit Wärme, Kurzwellendiathermie, leichter Massage kommen wir in den seltensten Fällen zum Ziel. Diese Maßnahmen können ebenso wie Infiltrationen mit Novocain ohne Suprarenin in der Umgebung des Epicondylus allenfalls unterstützend wirken bei der *unbedingt notwendigen absoluten Ruhigstellung des Armes* auf einer vom Oberarm bis zu den Fingerspitzen reichenden, Ellenbogengelenk in rechtwinkeliger Stellung, Handgelenk in leichter Überstreckung und sämtliche Fingergelenke fixierenden Gipsschiene, die 2–3 Wochen lang liegenbleiben muß. Diese Fixationsbehandlung würde der von den meisten angenommenen und sicher auch meist vorhandenen Genese durch Überanstrengung Rechnung tragen. Daneben sind mit angeblich guten Erfolgen angewandt worden: Röntgentiefenbestrahlungen, Infiltrationen mit Impletol, Novocain-Clauden nach WOLLENBERG oder mit Novocain-Acetylcholin (0,1) bzw. Novocain-Priscol (0,01) nach ERB-BAUMBUSCH. Solche Behandlungen richten sich gegen die ursächlich angeschuldigte lokale Durchblutungsstörung. Behebung des Vitamin-B_1-Mangels, die von ERB-BAUMBUSCH angeschuldigte Ursache der Durchblutungsstörung, d. h. Zufuhr von Betaxin, Betabion oder Benerva brachte keinen Erfolg. Gelegentlich sind wir bei jeder konservativen Therapie trotzenden Fällen gezwungen, *operativ* vorzugehen, und zwar entweder nach FRANKE, der den Epicondylus mit den Muskelansätzen flach abmeißelt, oder wohl besser nach HOHMANN durch Einkerben der Sehnenplatte des M. ext. digit. comm. dicht am Epicondylus lateralis mit anschließender Ruhigstellung auf Gipsschiene für 10–12 Tage und Nachbehandlung mit Wärme, Massage und Bewegungsübungen. Wir haben in letzter Zeit diese Operation öfters ausführen müssen. Sie führt immer zum Erfolg, weil sie eine Entspannung und Lockerung der Muskelansätze bewirkt.

Ein analoges therapeutisches Vorgehen wie die Epicondylitis humeri lateralis, sowohl hinsichtlich der konservativen als auch der operativen Maßnahmen, erfordern alle anderen Überanstrengungsperiostosen des Armes an den entsprechenden Stellen.

3. Corpus liberum im Ellenbogengelenk

Bei der Besprechung der *Gelenkmausbildung* im Ellenbogengelenk kann ich mich kurz fassen, weil ihre Symptome, ihre Ursache und Entstehung sowie die therapeutischen Maßnahmen die gleichen sind wie die oben beim freien Körper des Kniegelenkes ausführlich beschriebenen (vgl. S. 56–58). Am Ellenbogengelenk ruft die Gelenkmausbildung Schmerzen und Bewegungseinschränkung, vor allem eine Streckbehinderung sowie Einklemmungserscheinungen, Gelenkschwellung usw. hervor. Ursachen können sein:

1. Knochenabsprengungen durch Trauma,
2. Osteochondritis dissecans (aseptische Knochennekrose),
3. Chondromatose des Gelenkes (Abb. 83),
4. Arthrosis deformans,
5. Fremdkörper.

Beim Ellenbogengelenk überwiegen die Ursachen 1.–3. bei weitem. Abb. 83 zeigt eine Gelenkchondromatose, die wie eine geschwulstartige Bildung auftritt und deren Ursache wir nicht kennen.

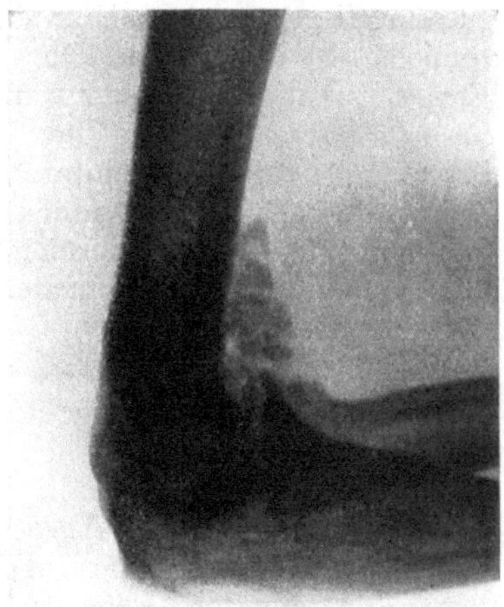

Abb. 83.
Chondromatose des Ellenbogengelenks (Multiple corpora libera)

Ebenso wie beim Kniegelenk sollen *freie Gelenkkörper operativ* durch Arthrotomie *entfernt* werden, sobald sie diagnostiziert sind, weil bei längerem Vorhandensein die sekundäre Arthrosis deformans schnell fortschreitet. Ausnahmen bilden im allgemeinen auch beim Ellenbogengelenk Corpora libera, die durch Arthrosis deformans entstanden sind, weil das Grundleiden durch einen operativen Eingriff verschlimmert werden kann.

Die *Arthrosis deformans des Ellenbogengelenkes* ist ein ziemlich seltenes Leiden, jedenfalls ein viel selteneres als die des Knie- und Hüftgelenkes, wo statische Einflüsse von Bedeutung sind. Sie entsteht meist als Folge eines einmaligen akuten oder eines chronischen Traumas. Als akutes Trauma ist eine ins Gelenk reichende Fraktur der das Gelenk bildenden Knochen oder ein im Röntgenbild zunächst nicht erkennbarer Periostausriß im Gelenkbereich anzusehen. Als chronisches Trauma ist der Preßluftschaden wohl die bekannteste Ursache der traumatischen Arthrosis deformans.

Bei der *Osteochondritis dissecans des Ellenbogengelenkes* kann zweckmäßigerweise auch schon vor Demarkation und Lösung des Knorpelknochenstückchens operiert und nach Umschneidung und Entfernung des in Demarkation begriffenen Knochenstückchens das Nekrosebett geglättet werden.

d) Unterarm

1. Angeborene Deformitäten und Defekte

Hier sind vor allem zu nennen die angeborene Ankylose des Ellenbogengelenkes, die radio-ulnare Synostose sowie die angeborene Radiusköpfchenluxation. Bei der radio-ulnaren Synostose kann der Versuch der operativen Trennung der Knochen mit Interposition eines Fett- oder Faszienlappens gemacht werden. Macht die Radiusköpfchenluxation Funktionsstörungen, so kann das Radiusköpfchen entfernt werden.

Angeborene Defekte des Radius oder der Ulna sind nicht so übermäßig selten. *Häufiger ist der Radiusdefekt.* Er führt zur radialen Abbiegung = *Manus radioflexa* und zur *Klumphandstellung*. Der *Ulnadefekt* ruft eine ulnare Abknickung der Hand, die *Manus ulnaflexa*, hervor. Die Behandlung dieser Zustände richtet sich gegen die Fehlstellung der Hand, welche auch in ihrer Beweglichkeit eingeschränkt zu sein pflegt, und besteht in einem Redressement in Narkose oder in einer Osteotomie des Radius bzw. der Ulna oberhalb vom Handgelenk oder schließlich in einem Ersatz, z. B. des Radius oder wenigstens seines distalen Anteils, entweder durch gabelförmige Abspaltung der Ulna (nach Albee) oder durch einen Tibia-Knochenspan (nach Bardenheuer) oder durch beides als völligen Ersatz des Radius (nach Müller).

Mit Radius- und Ulnadefekt sind oft Mißbildungen der Hand und der Finger kombiniert, mit dem Radiusdefekt ein Fehlen der radialen Handwurzelknochen und des Daumens, mit dem Ulnadefekt ein Fehlen des 4. und 5. Fingers, evtl. auch des Mittelfingers.

2. Madelungsche Deformität

Sie ist dem angeborenen Radiusdefekt nahe verwandt und bedingt durch eine Wachstumsstörung des distalen Radiusanteils, wobei die Gelenkfläche nach volar- und ulnarwärts schräg abfällt, so daß die Achse der gerade ausgestreckten *Hand bajonettförmig* volarwärts abgeknickt ist, ein Bild, das durch das starke dorsale Vorspringen des Ulnaköpfchens noch vermehrt wird. *Therapeutisch* erreichen wir eine Beseitigung der Schmerzen im Handgelenk oft durch Verordnung einer Hülse für Unterarm und Hand, welche die Hand in mittlerer Dorsalflexion fixiert. Nach Abschluß des Knochenwachstums können wir die Deformität auch durch eine schräge oder bogenförmige *Osteotomie* des Radius oberhalb vom Handgelenk beseitigen.

3. Rachitische Verbiegungen

Sie spielen deshalb keine wesentliche Rolle, weil sie sich beim Erwachsenen immer von selbst ausgeglichen und korrigiert haben. Ist die dorsale Aufbiegung der Unterarmknochen mit der Konkavität nach der Beugeseite bei florider Rachitis im Kindesalter sehr erheblich, so korrigieren wir sie durch eine Osteoklasie oder später durch eine Osteotomie. Zusätzlich wird eine intensive antirachitische Behandlung mit Lebertran, Vigantolstößen, Höhensonne u. dgl. durchgeführt.

4. Ischämische Muskelkontraktur

Die ischämische Muskelkontraktur nimmt unter den Kontrakturen des Handgelenkes und der Finger eine Sonderstellung ein, ist allerdings bei der modernen Frakturbehandlung glücklicherweise zu einer Seltenheit geworden. Sie ist *bedingt durch eine ungenügende arterielle Blutversorgung der Unterarmmuskulatur*, insbesondere der Beuger; diese führt zu einer *Schädigung der kontraktilen Substanz* und teilweiser Nekrose und Schrumpfung der Muskelfasern. Daneben kommt es zu einer *Ernährungs-*

störung und Schädigung des N. medianus und ulnaris, wodurch wiederum schwere trophische Störungen, vor allem auch an den kleinen Handmuskeln, hervorgerufen werden.

Die *Ursache* der ungenügenden Blutversorgung, also der Ischämie, kann eine sehr verschiedene sein. In den allermeisten Fällen handelt es sich um supracondyläre Extensionsfrakturen des Humerus, wobei eine Kompression der A. cubitalis entweder durch das distale Fragment direkt bzw. durch Einklemmung zwischen diesem und dem Unterarm oder nach Anlegung eines zirkulären Gipsverbandes durch das Hämatom stattfindet. Kälte wirkt dabei begünstigend.

Um die ischämische Kontraktur an Unterarm und Hand zu *verhüten*, sind *bei Ober- und Unterarmfrakturen*, insbesondere aber bei den supracondylären Oberarmfrakturen, *folgende Punkte zu beachten:*

1. *Niemals Anlegung eines zirkulären Gipsverbandes* bei frischen Knochenbrüchen des Armes! Immer nur dorsale Gipsschiene, die mit Stärke- oder feuchten Mullbinden angewickelt wird.
2. Vermeidung von starkem Druck des Verbandes in der Ellenbeuge, dort genügende Polsterung.
3. Vermeidung der Stellung des Unterarmes in Supination, sondern Entspannung der Pronatoren durch *Pronationsstellung.*
4. *Stationäre Überwachung der supracondylären Humerusfrakturen* nach Reposition und Anlegung des Verbandes für mindestens 4–6 Tage und dabei regelmäßige Beobachtung der Durchblutung, Motilität und Sensibilität der Finger. Bei den geringsten Zirkulationsstörungen, erkennbar an bläulicher Verfärbung und Kälte der Finger, sowie bei Bewegungsstörungen der Finger sofort Abnahme des Verbandes und Lagerung auf Cramerschiene mit lockerster Anwickelung.

Wird die Zirkulationsstörung und Muskelschädigung durch Ischämie frühzeitig bemerkt, so lassen sich Kontrakturen durch entsprechende Lagerung und Übungsbehandlung noch vermeiden.

Bei der ausgedehnten ischämischen Muskelkontraktur klagen die Patienten anfangs über starke Schmerzen, später mehr über Kältegefühl, Gefühlsstörungen und fast völlige Gebrauchsunfähigkeit der Hand. Wir finden neben *Kühle und Blaurot-Verfärbung des Unterarmes, der Hand und der Finger* eine erhebliche *Atrophie der Muskulatur. Hand und Finger stehen in Beugekontraktur und Krallenstellung* (*Klauenhände*). Die Finger sind aktiv kaum beweglich. Außer dieser Lähmung, die von einer elektrischen Unerregbarkeit begleitet ist, finden sich auch *Sensibilitatsstörungen* an Hand und Fingern.

Die *Behandlung* erfordert immer eine außerordentlich große Geduld des Arztes und des Kranken! Zunächst werden wir *versuchen, mit konservativen Maßnahmen zum Ziel zu kommen:* Passive Dehnungen, verbunden mit Heißluft und Massage, sowie Lagerung auf einer volaren Schiene bzw. Gipsschiene unter Dorsalflexion der Hand und der Finger soweit wie möglich oder Quengelung. Führt dies nicht zum Ziel oder bei sehr schweren Fällen von vorn herein, *operatives Vorgehen* durch:

1. Z-förmige Verlängerung aller Beugesehnen des Unterarmes, evtl. zusätzliche Abtrennung der Beugemuskeln von ihrem Ursprungsort am Epicondylus medialis humeri.
2. Verkürzung der Unterarmknochen durch Schrägosteotomie oder Kontinuitätsresektion, am besten stufenförmig mit Verdrahtung der Enden.
3. In sehr schweren Fällen Keilexzision mit dorsal gelegener Basis des Keiles aus den Handwurzelknochen bzw. Fortnahme einer oder beider Metacarpalreihen zur Verkürzung des Handskeletts.

Beim Versagen der oft sehr langwierigen, aber meist doch zu guten Erfolgen führenden Quengelbehandlung erzielen wir durch die Operation noch überraschend gute Ergebnisse.

5. Myositis ossificans circumscripta

Dieses Leiden ist fast ausschließlich *traumatisch bedingt* und kommt *meist im M. brachialis internus* nach der Ellenbogenluxation nach hinten vor. Es handelt sich um eine Verknöcherung des Muskels nahe seiner Ansatzstelle; man tastet den knochenharten Muskel und sieht im Röntgenbild die entsprechende Knochenbildung. Das Krankheitsbild löst Schmerzen und Bewegungseinschränkungen aus. Ursächlich muß man außer einer gewissen Disposition sicher die Art der Behandlung nach dem Trauma verantwortlich machen. Ungenügend lange Ruhigstellung nach Einrenkung, zu frühe und zu intensive Massage und passive schmerzhafte Bewegungsübungen begünstigen den Eintritt des Leidens mit Sicherheit. BÖHLERS Verdienst ist es, mit Nachdruck auf die Schädigung der Muskulatur und der Gelenke (Rigidität der Muskulatur und Gelenkkontrakturen) hingewiesen zu haben, die durch frühzeitig angewandte Massage und passive Bewegungsübungen infolge mechanischer Schädigung der verletzten Gewebe entstehen, und vor solchen Behandlungsmaßnahmen zu warnen. Wir nehmen an, daß entweder ein Hämatom in der Muskulatur, welche dazu in der Nähe ihres Ansatzes am Periost osteoblastische Zellelemente enthält, oder Abrisse und Versprengung von Periost beim Unfall zusammen mit den posttraumatischen Irritationen des Gewebes (Massage, passive Bewegungsübungen) zur Entwicklung einer Myositis ossificans führen. Neben der häufigsten Lokalisation am Ellenbogen nach Luxation kommt dieses Leiden noch an den Adduktoren bei Reitern (Reitknochen) und im Deltoideus bei Infanteristen (Exerzierknochen) vor. Andererseits wird es auch bei Rückenmarksleiden (Querschnittsläsion, Tabes, Syringomyelie) öfters beobachtet.

Eine gewisse *Prophylaxe* ist dadurch möglich, daß man Luxationen möglichst schonend einrichtet und nach genügend langer Ruhigstellung (2—3 Wochen) mit Massagen und passiven Bewegungsübungen zurückhaltend ist, vor allem nach Verrenkungen des Ellenbogengelenkes, und sich lieber auf aktive Übungsnachbehandlung beschränkt.

Die *Behandlung* kann durch operative Entfernung der verknöcherten Muskelpartien Heilung bringen; allerdings muß der verknöchernde Umbauprozeß erst vollständig abgeschlossen sein und darf nicht durch einen zu frühzeitigen Eingriff gestört und dadurch womöglich vermehrt werden. Es werden auch Röntgenbestrahlungen sowie von PITZEN Ansäuern des Gewebes durch Diät und Medikamente empfohlen. Die Prognose ist bei traumatisch bedingter zirkumskripter Myositis ossificans gut, nicht bei der durch Rückenmarkleiden bedingten.

Ich möchte hier gleich erwähnen, daß wir noch eine Systemerkrankung der Muskulatur, die allgemeine sog. *Myositis ossificans progressiva*, kennen, ein in der Kindheit beginnendes Leiden. Offenbar durch fehlerhafte Keimanlage und falsche Differenzierung des Muskelgewebes kommt es dabei zur fortschreitenden Verknöcherung sämtlicher Skelettmuskeln, beginnend meist in der Schulter- und Nackenmuskulatur. Allmählich werden alle Muskeln befallen, und der Mensch verknöchert vollkommen. Die erkrankten Muskeln sind anfangs geschwollen und fühlen sich später knochenhart an. Jeder Behandlungsversuch ist bisher ohne Erfolg gewesen, die Prognose ist sehr schlecht.

6. Tendovaginitis crepitans

Ein nicht seltenes und unter Kriegs- und Nachkriegsverhältnissen, ähnlich wie die Überanstrengungsperiostosen (Epicondylitis humeri usw.), besonders gehäuftes Krankheitsgeschehen ist das auch Paratenonitis crepitans genannte Leiden. Nach ungewohnter oder übermäßiger Handarbeit (z. B. beim Umgraben des Gartens, beim Holzhacken, bei Feldarbeiten usw.) kommt es zu starken Schmerzen an der Streckseite des Unterarmes bei Bewegungen der Hand und der Finger, besonders beim festen Zufassen und beim Faustschluß. Bei Nichtbeachtung und ohne Behandlung tritt eine so starke Verschlimmerung ein, daß die Hand überhaupt nicht mehr gebrauchsfähig ist. *Objektiv* ist eine *deutliche Schwellung der Unterarmmuskulatur*, besonders des Daumens dicht oberhalb vom Handgelenk, und als klassisches Zeichen ein fühlbares *Reiben* bzw. *Schneeballknirschen* an dieser Stelle festzustellen. Man kann auch hin und wieder das typische Reiben an den Beugesehnen des Unterarmes beobachten; außerdem kommt es häufig in der Umgebung der Achillessehne oder an den Mm. peronei und tibiales proximal vom oberen Sprunggelenk vor.

Pathologisch-anatomisch handelt es sich um Reiz- und Entzündungserscheinungen mit blutig-serösem Erguß im Gleitgewebe der betroffenen Sehnen, oft mit Fibrineinlagerungen. Die Bezeichnung „Tendovaginitis“ ist deshalb nicht richtig, weil die Sehnenteile außerhalb der Sehnenscheiden (am Unterarm) oder scheidenlose Sehnen (z. B. die Achillessehne) betroffen sind, und sollte daher eigentlich durch „Paratenonitis“ ersetzt werden.

Differentialdiagnostisch ist an der Beugeseite des Unterarmes an die dort häufiger vorkommende *tuberkulöse Sehnenscheidenentzündung* zu denken; diese zeigt durch ihre spezifischen Granulationen oder hygromartige Beschaffenheit eine mehr polsterartige Verdickung und steht unter dem Handgelenksband zwerchsackähnlich mit der gleichen Erkrankung der Hohlhandsehnen in Verbindung. Die Therapie dieser Erkrankung besteht in gründlicher Entfernung der tuberkulösen Granulationen und Exstirpation der Hygrome.

Die einzige radikale und sicher zur Heilung führende *Therapie* der Paratenonitis crepitans ist die *absolute Ruhigstellung* der Unterarmmuskulatur durch Lagerung des Unterarmes und der Hand einschließlich der Finger und des Daumens auf einer Cramer- oder Gipsschiene, und zwar nicht nur für einige Tage, sondern *für wenigstens zwei Wochen*. Als unterstützende Maßnahme, die aber allein so gut wie niemals zum Ziel führt, kann man eine Wärmebehandlung, am besten in Form der Kurzwellendiathermie, durchführen. Rückfälle werden oft beobachtet. Sie treten vor allem dann ein, wenn nicht lange genug ruhiggestellt wurde (nur einige, bis zu 8 Tagen). Sie sind also zu vermeiden durch ausgiebige Fixation für wenigstens 14 Tage, ferner natürlich auch dadurch, daß man die ungewohnte oder überanstrengende Tätigkeit, die zum Ausbruch der Krankheit geführt hat, vermeiden läßt. Bei dem entsprechenden Leiden am Fuß legen wir einen Unterschenkelfußgips, evtl. als Gehgips, für dieselbe Zeit an. Zur Nachbehandlung sind hier evtl. Einlagen zu verordnen.

7. Tendovaginitis stenosans

Sie wurde erstmals von DE QUERVAIN beschrieben. Es handelt sich um eine fibröse Verdickung der Sehnenscheiden bzw. ihrer Verstärkungsbänder des M. abductor pollicis longus und brevis und des Periostes über dem Proc. styloideus radii, also am Anfang der Tabatière. Verdickung, Druck- und Bewegungsschmerz an der genannten Stelle sind die Symptome. Die Ursache ist ebenso wie bei den Überanstrengungsperiostosen und der Paratenonitis crepitans eine Überlastung, welche „Materialermüdung", d. h. eine Gefügezerrüttung in der Zone stärkster Beanspruchung hervorruft (KROH). Besonders häufig beobachten wir das Krankheitsbild bei Hausfrauen und bei diesen wieder besonders nach anstrengender Wäsche. Mit konservativen Behandlungsmaßnahmen, wie Wärmeanwendung und Ruhigstellung, kommen wir bei dieser oft recht hartnäckigen Erkrankung meistens nicht aus, sondern spalten am besten die verdickte Sehnenscheide über dem Proc. styloideus radii in der Längsrichtung bzw. resezieren ein längliches Stückchen von ihr an der Stelle der stärksten Verengerung. Durch diesen kleinen operativen Eingriff ist eigentlich jeder Fall sofort heilbar.

e) Handschlottergelenk

Es kommt recht selten vor, und zwar entweder durch Lähmung, kombiniert mit Lähmungen der ganzen Hand und der Finger, oder durch einen knöchernen Defekt, der traumatisch (Schußverletzungen, aber sehr selten; diese führen eher zu Ankylosen) oder operativ (Handgelenksresektion bei Tbc.) bedingt sein kann. Die erste Form des Schlottergelenkes ist nicht Angriffspunkt irgendeiner Therapie, denn infolge der gleichzeitigen Hand- und Fingerlähmungen ist eine Gebrauchsfähigkeit der Hand in keiner Weise zu erreichen. Bei der zweiten Form, dem Handschlottergelenk durch Defekt der knöchernen Gelenkanteile, besteht die Behandlung entweder in Verordnung eines *Schienenhülsenapparates* für Unterarm und Hand bis zu den Fingergrundgelenken, welcher das Handgelenk in leichter Dorsalflexion fixiert und dadurch eine gute Gebrauchsfähigkeit der Finger ermöglicht, oder in dem Versuch, das Handgelenk evtl. unter Zuhilfenahme eines frei transplantierten Knochenspanes *operativ zu versteifen*.

f) Angeborene Deformitäten der Hand und der Finger

Die angeborene Klumphand hat nichts mit der beim Radiusdefekt entwickelten Klumphand zu tun, sondern ist, wohl als Folge intrauterinen Druckes und kausal genau so zu erklären wie der angeborene Klumpfuß, eine *angeborene Kontrakturstellung der Hand in Palmarflexion und radialer oder ulnarer Abduktion.* Am häufigsten ist die Palmarflexion mit der Abweichung ulnarwärts kombiniert. Die Finger stehen oft in Beugekontraktur, der Daumen in Oppositions- und Adduktionsstellung. Die Klumphand ist in den meisten Fällen mit anderen angeborenen Mißbildungen, vor allem mit dem Klumpfuß kombiniert. Ihre *Behandlung* entspricht auch etwa der des angeborenen Klumpfußes und besteht in sofortiger Redression, Anlegung von korrigierenden Gipsschienen oder anderen Schienenapparaten.

Bei der Spalthand, welche oft zusammen mit dem Spaltfuß vorkommt, fehlt der 2. und 3. oder der 2. bis 4. Finger ganz oder teilweise mit den entsprechenden Mittelhandknochen. Ein sehr erheblicher Funktionsausfall ist dadurch nicht bedingt, weil ganz gute Halt- und Greifmöglichkeit wie bei einer Zange besteht.

Unter den angeborenen Mißbildungen der Finger spielen das Fehlen von Fingern (Ektrodaktylie) sowie die Kurzfingrigkeit (Brachydaktylie) keine Rolle, wenigstens nicht in therapeutischer Hinsicht. Von Bedeutung sind lediglich die Syndaktylie und die Polydaktylie.

Bei der Syndaktylie sind zwei oder mehrere Finger an ihren Seitenflächen ganz oder teilweise miteinander verwachsen. Diese Verwachsung kann sehr fest und straff (fibrös) oder mehr locker als schwimmhautähnliche Hautbrücke, dann meist beschränkt auf die proximalen Gliedteile und die Endglieder freilassend, sein. Diese Art der Syndaktylie bezeichnen wir als *endogene Form;* sie ist häufig mit anderen

Mißbildungen kombiniert (Abb. 84). Bei der *exogenen Form*, die wir durch die Einwirkung von Amnionsträngen erklären und die nicht vererblich ist, sind die Finger oft nur im distalen Abschnitt miteinander verwachsen und zeigen außerdem andere Deformierungen.

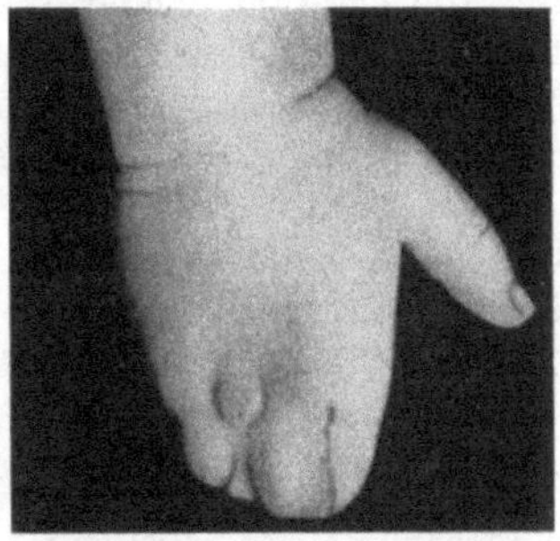

Abb. 84. Syndaktylie bei einem 1jährigen Kinde, welches gleichzeitig eine doppelseitige, sog. angeborene Hüftgelenksverrenkung und angeborene Klumpfüße sowie eine operierte Meningocele bei Spina bifida hat

Die *Therapie der Syndaktylie* kann nur in *operativer Trennung der Finger* bestehen. Bevor man diese jedoch ausführt, muß man unbedingt ein Röntgenbild anfertigen, um sich über die knöcherne Anlage der Finger zu orientieren. Es kommt nämlich vor, daß zwischen zwei syndaktylen Fingern eine polydaktyle knöcherne Anlage sich befindet, die äußerlich nicht zu erkennen ist. Wir sprechen dann von einer *verdeckten syndaktylen Polydaktylie*. Sind die Phalangen weitgehend knöchern miteinander vereinigt, ist die Gebrauchsfähigkeit der Gelenke aufgehoben, oder sind die Sehnen nicht getrennt angelegt, dann ist die Operation nicht angezeigt. Über den *günstigsten Zeitpunkt der Operation* gehen die Meinungen etwas auseinander. Manche Operateure wollen einige Lebensjahre abwarten, weil sich dann die Funktion schon gut eingespielt habe, andere sind für möglichst frühzeitige Operation, auch wenn nach einigen Jahren Korrekturoperationen notwendig werden sollten, weil sie glauben, daß die Funktion nach frühzeitiger Trennung doch eine bessere wird. Das letztere trifft sicherlich dann zu, wenn gleichzeitig Beugekontrakturen oder andere Deformierungen der Finger vorliegen; in solchen Fällen operieren wir sobald wie möglich und legen größten Wert auf die Nachbehandlung zur Beseitigung der Kontrakturen (am besten Extensions- oder Quengelverbände). In leichteren und unkomplizierten Fällen warten wir mit der Operation, bis die Kinder wenigstens einige Jahre alt sind. Die operative Trennung geschieht entweder durch Anwendung einer Klemme, welche die Hautbrücke allmählich durchquetscht, oder besser in scharfer Trennung mit dem Messer unter Bildung eines sog. Zeller*schen Läppchens* (vgl. Abb. 85). Dadurch wird am besten das Rezidiv verhütet, welches sich durch erneute Verwachsung von der Basis der Finger her entwickeln kann. Die seitlichen Fingerwundflächen überläßt man dabei sich selbst, d. h. der Granulation und allmählicher Überhäutung, oder deckt größere Wundflächen durch Thiersch-Läppchen. Man kann auch für die Deckung einer seitlichen Wundfläche einen dorsalen bzw. volaren Lappen benutzen, muß dann aber die gegenüberliegende breitere Wundfläche durch Thierschung oder Lappenplastik decken.

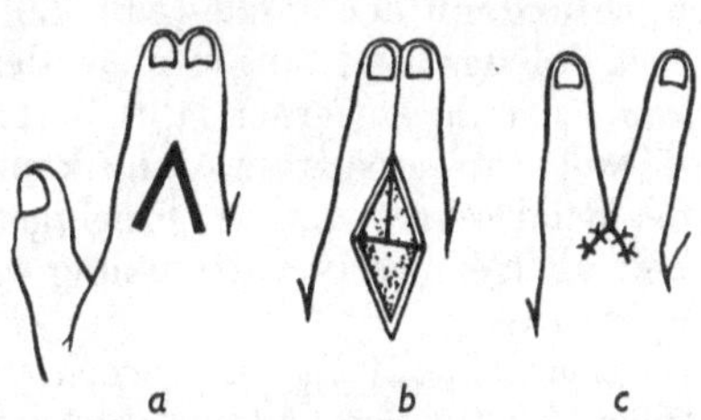

Abb. 85. Syndaktylieoperation mit dem Zellerschen Läppchen. a) Bildung eines dorsalen Hautläppchens; b) Durchtrennung der Verwachsung; c) Befestigung des Hautläppchens an der Vorderseite (nach Hass)

Für Lappenplastiken des Interdigitalraumes sowie der seitlichen Fingerwundflächen sind die verschiedensten Vorschläge gemacht worden, z. B. Lappenbildung aus dem Handrücken, aus der Bauch- oder Brusthaut, durch Muffplastik oder mit dem Rundstiellappen von irgendeiner entfernten Körpergegend.

Auf alle Fälle hüte man sich davor, einen volaren und dorsalen Lappen für je einen Finger aus der Fingerhaut selbst zugleich zu bilden und die Deckung beider Wundflächen damit unter Spannung zu erzwingen. Dabei besteht die drohende Gefahr der Nekrose der Finger! Auch trenne man nicht alle Finger auf einmal, d. h. an einem Finger auf beiden Seiten zugleich, da infolge der für zwei Finger oft gemeinsam vorhandenen Arterie dann auch die Nekrose eines Fingers droht, sondern führe die Trennung in zwei Sitzungen aus. Auf die Wichtigkeit der Nachbehandlung bei gleichzeitig vorhandenen Deformierungen der Finger habe ich oben schon hingewiesen. Aber auch bei den gewöhnlichen Formen der operierten Syndaktylien ist zur Erreichung einer guten Funktion die *Nachbehandlung mit Massage und Übungen*, evtl. auch durch eine *Nachtschiene*, eine wichtige und nicht zu vergessende Maßnahme.

Die Polydaktylie tritt am häufigsten so auf, daß am Daumen oder am 5. Finger ein appendixähnlicher Finger vorhanden ist, welcher entweder ohne Knochen, Muskeln und Sehnen schlaff anhängt oder voll ausgebildet und funktionstüchtig ist. Schon aus kosmetischen Gründen wird man den am wenigsten ausgebildeten und den weniger funktionstüchtigen überzähligen Finger operativ entfernen.

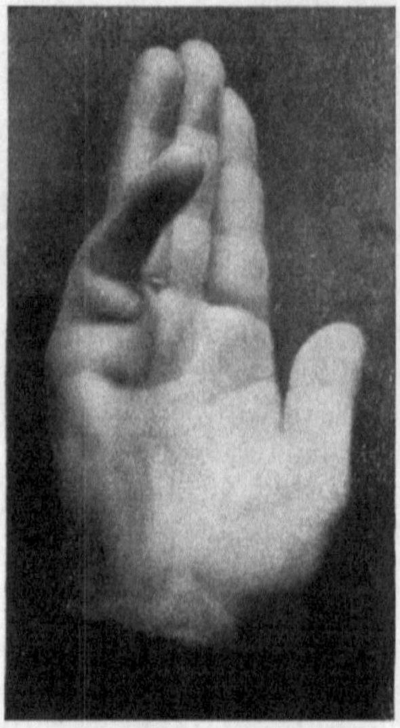

Abb. 86. DUPUYTRENsche Kontraktur

g) Dupuytrensche Kontraktur

Es handelt sich um eine Beugekontraktur der Finger, und zwar vorwiegend des 4. und 5. Fingers im Grund- und Mittelgelenk. Diese Kontraktur ist aber nicht durch eine Verkürzung der Beugesehnen oder durch Veränderungen der Gelenke verursacht, sondern durch eine immer mehr zunehmende *Verdickung und Schrumpfung der Hohlhandfaszie* über den Beugesehnen der betroffenen Finger. Pathologisch-anatomisch finden wir eine chronische unspezifische Entzündung der Palmarfaszie, ferner bindegewebige Vernarbung und Verdickung. Man fühlt die verdickte und geschrumpfte Palmaraponeurose als derben breiten Strang, oft durchsetzt mit harten Knoten; die Haut darüber ist ebenfalls geschrumpft, meist verdickt und mit der Palmaraponeurose innig verwachsen; sie zeigt dabei tiefe quere Rillenbildungen an den queren Handlinien und an den Stellen besonders inniger Schrumpfung und Verwachsung mit der Faszie (Abb. 86). Die Streckbehinderung der Finger kann so stark sein, daß der betr. Finger, meist der 5., mit der Spitze die Hohlhand berührt und sich kaum von ihr entfernen läßt. Besteht die DUPUYTRENsche Kontraktur länger und ist sie weit fortgeschritten, dann kommt es natürlich sekundär auch zur Schrumpfung der Beugesehnen und der Fingergelenkkapseln an der Beugeseite mit der Unmöglichkeit völliger passiver Streckung auch nach Entfernung der geschrumpften Palmaraponeurose.

Das Leiden tritt bei Erwachsenen jeglichen Alters auf, ist aber jenseits der 50er Jahre häufiger und dann stärker entwickelt. Es kann ein- oder doppelseitig vorkommen. Familiäres Auftreten ist öfters beobachtet worden. Es sind fast ausschließlich Männer betroffen. Über die *Ursachen* ist sehr viel geschrieben und diskutiert worden. Während ein einmaliges Trauma ätiologisch ausscheidet, spielt das *chronische Trauma* sicherlich eine gewisse Rolle, wenn auch vielleicht nur im Sinne der Auslösung oder Verschlimmerung des Leidens, für das doch wohl eine *Vererbung* oder wenigstens eine *Disposition* verantwortlich zu machen ist. Unter chronischem Trauma ist eine starke berufliche Beanspruchung der gebeugten Hohlhand und der Finger zu verstehen, z. B. regelmäßiger starker Druck, Reibung oder Stoß von Werkzeugen, von Pickel oder Axt, vom Seil bei Schornsteinfegern. Aber auch bei Geistesarbeitern beobachten wir die DUPUYTRENsche Kontraktur. Hier können also nur Disposition und Vererbung eine Rolle spielen. ALI KROGIUS nimmt eine entwicklungsgeschichtliche Störung an, und zwar soll embryonales mesenchymales Bildungsgewebe, aus welchem sich bei den höheren Säugetieren die Mm. flexores breves manus entwickeln, teilweise in der Palmaraponeurose vorhanden sein und die Grundlage der Knotenbildung und Schrumpfung der Faszie durch tumorartige Wucherung abgeben. Auch nervöstrophische Störungen ohne Vasomotorenbeteiligung sind für die Entstehung der DUPUYTRENschen Kontraktur verantwortlich gemacht worden (REICHEL).

Differentialdiagnostisch ist an die sog. *angeborene Beugekontraktur des 5. Fingers* zu denken. Diese ist immer doppelseitig und nur geringgradig vorhanden. Sie wird als Zeichen einer gewissen allgemeinen Degeneration aufgefaßt. Fingerkontrakturen anderer Genese sind ebenfalls leicht auszuschließen: Nach Lähmungen, bei Polyarthritis, bei ischämischer Muskelkontraktur, nach Sehnenverletzungen.

Therapeutisch kann man ganz im Beginn des Leidens versuchen, mit konservativen Mitteln eine Besserung oder wenigstens einen Stillstand zu erreichen, und zwar ist ein Versuch mit *hohen Vitamin-E-Gaben* zu machen (400–600 mg Vitamin E täglich als *Ephynal-Tabletten* zu 0,01 = 4–6 Tabletten tägl. über mehrere Monate). Die Erfolge sollen bei beginnender Schrumpfung der Hohlhandfaszie gut sein. Eigene Erfahrungen mit dem Mittel fehlen uns. Sonst kommen noch *Radium- oder Röntgenbestrahlungen* in Frage. Massage, Übungen, Quengeln u. dgl. bringen keine Besserung. Die beste und sicherste Behandlung ist die *Operation*. Man sollte sie lieber schon in frühen Stadien ausführen, ehe irreversible Veränderungen an den Gelenkkapseln und Beugesehnen entstanden sind. Die Operation besteht in *sorgfältiger und gründlicher Exstirpation der gesamten verdickten und geschrumpften Palmaraponeurose*, und zwar nicht nur im Bereich der Hohlhand, sondern *auch an der Beugeseite der befallenen Finger*, oft bis über die Phalanx II. Ist nur ein Finger befallen, so genügt ein Längsschnitt, sind zwei oder mehr Finger betroffen, so muß man einen oder zwei bogenförmige Schnitte machen, um Hautnekrosen zu vermeiden. Bleibt ein Hautdefekt übrig, so decken wir ihn mit Thiersch-Läppchen. Die Nachbehandlung besteht nach etwa 14tägiger Schienenlagerung in Heißluft-, Massage- und Bewegungsübungen. Rezidive sind bei radikalem Vorgehen nicht zu befürchten, vor allem nicht, wenn wir die Fingeraponeurose gut mit exstirpieren. Dagegen beobachten wir hin und wieder eine störende Keloidbildung der Narbe. Ist die sekundäre Schrumpfung der Beugesehnen und die Kontraktur der Fingergelenke sehr stark und nicht mehr ausgleichbar, was besonders am 5. Finger nicht so selten der Fall ist, dann müssen wir womöglich den störenden beugekontrakten Finger exartikulieren bzw. besser unter gleichzeitiger Fortnahme des betreffenden Metacarpalköpfchens amputieren.

h) Schnellender Finger

Jeder Finger kann betroffen sein, am häufigsten ist es der 4. Finger und der Daumen, letzterer nicht selten schon bei kleineren Kindern. Bei der Beugung und Streckung muß die Beugesehne schnappend einen Widerstand überwinden; man kann dieses Schnappen oder Schnellen hören und tasten. Es ist dadurch hervorgerufen, daß die Beugesehne an einer umschriebenen Stelle eine fibromartige Verdickung oder eine ganglionartige Degeneration aufweist; diese verdickte Stelle der

Sehne gleitet nun durch eine verengte Stelle der Sehnenscheide nur nach ruckartiger Überwindung dieses Widerstandes hindurch. Meist befindet sich die enge Stelle der Sehnenscheide über dem Grundgelenk, seltener über dem Mittelgelenk des Fingers. Das Leiden löst nur unerhebliche Schmerzen aus, belästigt aber doch stark und führt zu einer ziemlichen Gebrauchsbehinderung der Hand.

Die *Ursache* ist nicht klar. Entzündliche Veränderungen der Sehnenscheide, die zur Verengerung führen, dürften wohl sekundärer Natur und als chronischer Reizzustand durch das dauernde Vorübergleiten der verdickten Beugesehne aufzufassen sein. Andere führen die schwielige Verdickung und Verengung der Sehnenscheide und ihrer Verstärkungsbänder auf Materialermüdung und Degeneration durch Überbeanspruchung, ähnlich wie bei den Überanstrengungsperiostosen und der stenosierenden Tendovaginitis zurück (KROH). Allerdings wird von KROH selbst zugegeben, daß beim schnellenden Finger noch eine andere unbekannte Ursache mitspielen muß, nachdem er selbst das Leiden gerade bei Kleinkindern häufiger beobachtet hat. Daß die fibröse Sehnenverdickung oder ein Ganglion der Sehne durch Überbeanspruchung verursacht sein soll, wie es von manchen angenommen wird, kann ich mir nicht vorstellen, insbesondere auch deshalb nicht, weil diese Ursache bei Kleinkindern ausschalten würde. Die tumorartige Sehnenverdickung ist eben wohl ein Geschehen, dessen Ursache uns genau so unbekannt und verschlossen bleiben wird wie die Entwicklung anderer gutartiger Tumoren (Fibrome, Lipome usw.).

Bei der *Behandlung* des schnellenden Fingers führen konservative Maßnahmen, wie Ruhigstellung, Wärme und Massage, häufig nicht zum Ziel. Schnelle und sichere Heilung läßt sich dagegen durch die *Operation* erreichen: Spaltung der Sehnenscheide an der verengten Stelle und am besten zusätzlich Entfernung des Fibroms bzw. des Ganglions aus der Sehne ohne Verletzung der Kontinuität, um vor einem Rezidiv sicher zu sein. Wir sind gerade in der letzten Zeit bei einigen Kleinkindern so vorgegangen und haben immer vollen Erfolg gehabt.

i) Malazie des Os lunatum (Kienböcksche Erkrankung)

Sie wird zur Gruppe der aseptischen Knochennekrosen gerechnet, entsteht allerdings meist nicht spontan wie diese, sondern im allgemeinen *nach einem einmaligen Trauma.* Sie tritt auch mehr bei Erwachsenen in mittleren Lebensjahren auf, während die aseptischen Knochennekrosen im jugendlichen und Adoleszenten-Alter vorkommen. SCHANZ hat deshalb die Lunatum-Malazie als sehr ähnlich der SUDECKschen Atrophie bezeichnet. Dazu paßt allerdings wieder nicht die Tatsache, daß die zwar traumatisch bedingte Nekrose nur einen Handwurzelknochen befällt, während die SUDECKsche Dystrophie immer einen ganzen Gliedabschnitt, also sämtliche Knochen der Hand oder des Fußes, betrifft.

In der Vorgeschichte ist wohl immer ein *Trauma* vorhanden. Seltener ist auch ein *chronisches Trauma, Überanstrengung* im Beruf u. dgl. als auslösendes Moment oder Ursache anzusehen. Die Kranken klagen über *Schmerzen bei Bewegungen des Handgelenks*; Beugung und Streckung des Handgelenkes sind geringgradig eingeschränkt. Am Handrücken findet sich *über dem Mondbein* oft *eine maßige Schwellung*, die druckempfindlich ist. Die *Röntgenaufnahme* zeigt eine Verschmälerung des Os lunatum sowie Unregelmäßigkeiten seiner Struktur mit Verdichtungen und Aufhellungen.

Die *Behandlung* wird *möglichst konservativ* sein. Mit längerer *Ruhigstellung* im Gips oder in einer Schienenhülse, die Handgelenk und Hand bis zu den Fingergrundgelenken fixiert, mit *Wärmeanwendung* jeglicher Form (Kurzwellendiathermie usw.) kommen wir in den meisten Fällen zum Ziel und erreichen, bei allmählicher Freigabe der Hand zum Gebrauch und unter Vermeidung des evtl. auslösenden chronischen Traumas oder der Überanstrengung, Beschwerdefreiheit. Gelingt das aber bei sehr langer Behandlung nicht, dann ist doch die *Operation* angezeigt. Sie hat zum Ziel, den Knochenanbau im Lunatum anzuregen, und zwar entweder durch BECK*sche Bohrungen* oder durch *Anknabbern der Corticalis.* Es ist vielfach auch die Exstirpation des Os lunatum vorgeschlagen und ausgeführt worden. Diese bringt aber nicht den gewünschten Erfolg, sie begünstigt vielleicht eher noch die Entwicklung einer Arthrosis deformans in den Handwurzelgelenken. Nebenbei sei erwähnt, daß die Exstirpation allerdings angezeigt und nicht zu umgehen ist bei der traumatischen Luxation des Lunatum (nach palmar), einer Unfallfolge, welche oft übersehen wird, weil man nicht an sie denkt oder die Ausführung einer Röntgenaufnahme versäumt.

k) Naviculare-Pseudarthrose

Die übersehene oder mindestens in gleichem Maße *die ungenügend behandelte Fraktur* oder Fissur *des Os naviculare sind die Ursachen der Naviculare-Pseudarthrose.* An eine Naviculare-Fraktur ist immer zu denken, wenn nach einem Unfall der Hand eine umschriebene Schwellung am Handrücken länger als 3–4 Tage bestehen bleibt oder wenn das Os naviculare im Bereich der Tabatière begrenzt druckschmerzhaft ist. Jedenfalls soll man bei jeder „Handgelenksdistorsion“ sowie bei dem geringsten Verdacht auf Naviculare-Fraktur lieber einmal zuviel als zu wenig röntgen und dann bei Betrachtung des Röntgenbildes das Anschauen des Naviculare nicht vergessen! So wird ein Übersehen der Fraktur nicht so leicht vorkommen. Über die zweckmäßigste Behandlung der Naviculare-Fraktur ist viel geschrieben und diskutiert worden. Die allgemein anerkannte und sicher auch richtige Forderung ist heute die, daß wir erstens genügend lange, und zwar in den meisten Fällen 12 Wochen lang, ruhigstellen müssen und daß wir zweitens nur dann eine wirkliche und ausreichende Ruhigstellung der Fraktur erzielen, wenn wir die ungepolsterte dorsale Gipsschiene des Unterarmes und der Hand so verlängern, daß Daumen und Zeigefinger in mittlerer Beugestellung auf alle Fälle mit ruhiggestellt werden, während der Gips an den übrigen Fingern nur bis zu den Grundgelenken zu reichen braucht und die Bewegung und Übung dieser Finger zuläßt. Die Zeit der Ruhigstellung kann in einigen Fällen abgekürzt werden, wenn wir nämlich nach 6–8–10 Wochen Röntgenkontrollen ohne Gips machen und feststellen können, daß eine knöcherne Überbrückung der Frakturlinie schon früher eingetreten ist. Sicherer ist es aber, sich konsequent an eine Fixierung im Gips für die Zeit von 12 Wochen zu halten.

Die Naviculare-Fraktur hat eben offenbar eine ausgesprochen schlechte Neigung zur knöchernen Heilung und neigt zur Ausbildung aseptischer Knochennekrosen in der Umgebung des Frakturspaltes. Schuld daran ist wahrscheinlich die schlechte Durchblutung vor allem des proximalen Fragments, ferner die Tatsache, daß bei der geringsten Bewegung der Hand und der Finger eine gewisse Abscherung des distalen gegen das proximale Fragment stattfindet und die Kallusbildung verhindert.

Ein Teil unserer Kranken mit Naviculare-Pseudarthrose ist ohne jegliche Behandlung gewesen. Ihnen wird der lange zurückliegende „Unfall“ erst durch die Erhebung der Anamnese oder durch Befragen nach Betrachtung der Röntgenaufnahme wieder in Erinnerung kommen.

Die *klinischen Symptome* der Pseudarthrose sind Schmerzhaftigkeit des Handgelenkes bei Bewegungen und auf Druck, Einschränkung der Bewegungsfähigkeit und Kraftlosigkeit der Hand. Diese Symptome, zusammen mit einem länger zurückliegenden Unfall bzw. einer nur kurze Zeit ruhiggestellten „Handgelenkverstauchung“, lassen uns an eine Naviculare-Pseudarthrose denken und müssen uns veranlassen, eine Röntgenaufnahme anzufertigen, denn nur mit Hilfe einer solchen kann die Diagnose gestellt werden.

Das *Röntgenbild* zeigt einen verbreiterten Bruchspalt, der oft unregelmäßig begrenzt ist, evtl. außerdem eine „traumatische Höhlenbildung" (BÖHLER), d. h. eine Rarefizierung des Knochens in der Umgebung des Pseudarthrosenspaltes.

Bei längerem Bestehen einer Naviculare-Pseudarthrose tritt eine Arthrosis deformans des Handgelenkes hinzu und verschlechtert die Aussichten auf Heilung mit guter Funktion (Abb. 87).

Zur *Behandlung* der Pseudarthrose genügt eine noch so lange Ruhigstellung nicht mehr, der Pseudarthrosespalt wird dabei nicht knöchern überbrückt. Lediglich bei der traumatischen Höhlenbildung soll nach BÖHLER noch eine Heilung durch langdauernde Fixation über 4–8 Monate möglich sein. Wir halten diese Möglichkeit jedoch für zu unsicher und behandeln die Knochennekrosen ebenso wie die reinen Pseudarthrosen in der Weise, daß wir entweder eine BECK*sche Bohrung* (6 Bohrlöcher durch den Pseudarthrosenspalt in Lokalanästhesie) ausführen oder einen *Nagel bzw. dicken Draht durch den Pseudarthrosenspalt schlagen* und nach der einen wie der anderen Maßnahme *für wenigstens 3–5 Monate eine dorsale Gipsschiene unter Einbeziehung des Daumens und Zeigefingers* in der oben bei der Behandlung der frischen Fraktur beschriebenen Weise anlegen. Unter regelmäßiger Ausführung von Röntgenkontrollen (aber nicht vor Ablauf von 3 Monaten!) beobachten wir bei diesem Vorgehen in einem großen Teil der Fälle knöcherne Heilung und erzielen gute Funktion und volle Kraft der Hand. Eine Exstirpation des distalen Fragments oder des ganzen Naviculare ist ein verstümmelnder Eingriff, welcher zur radialen Adduktionsstellung der Hand führt und die Funktion und Kraft eher verschlechtert als verbessert.

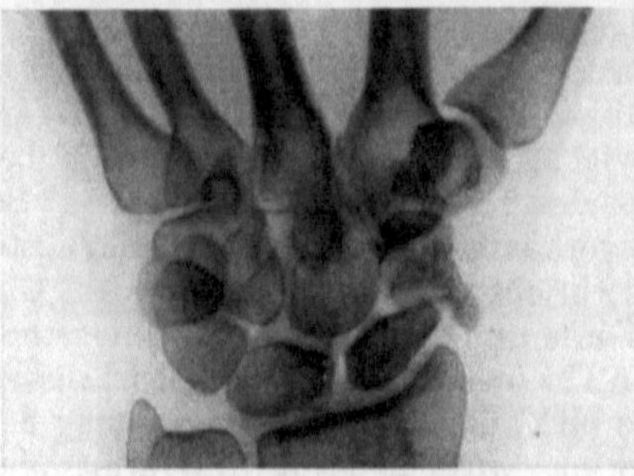

Abb. 87. Röntgenaufnahme einer Naviculare-Pseudarthrose der Hand

1. Ganglion des Handrückens

Ganglien sind mit gallertartigem, eingedickter Gelenkschmiere ähnlichem Inhalt prall gefüllte, ein- oder mehrkammerige *zystische Tumoren*, welche entweder durch einen Stiel mit einem Gelenk in Verbindung stehen oder an Sehnenscheiden entwickelt sind. Hinsichtlich ihrer *Ursache* besteht noch keine völlige Klarheit. Sie werden von mancher Seite als gutartige Neubildungen aufgefaßt, die sich aus versprengten Keimen arthrogenen Gewebes bilden (= *Arthrome*); andere glauben, daß es sich um *traumatische Zysten* handelt, hervorgerufen durch degenerative Gelenkkapsel- oder Sehnenscheidenveränderungen infolge von Überbeanspruchung, also infolge eines chronischen Traumas. Die letztere Annahme scheint mir mehr für sich zu haben als die erste, zumal damit auch die Ganglien der Sehnenscheiden zu erklären sind.

Ganglien treten meist zwischen dem 20. und 40. Lebensjahr auf und lokalisieren sich am häufigsten an der Streckseite des Handgelenkes bzw. des Handrückens; sie werden deshalb auch hier besprochen. Entweder sind es Gelenk-Ganglien, die mit dem Handgelenk oder irgendeinem Handwurzelgelenk kommunizieren, oder es sind

Sehnenscheiden-Ganglien. Sie kommen aber auch an der Beugeseite der Fingergelenke, am Fußrücken und in der Kniekehle als Gelenk-Ganglien vor. Am Handrücken sind sie bohnen- bis walnußgroß, an den Fingergelenken meist nur erbsengroß, am Fußrücken so groß wie am Handrücken, und in der Kniekehle können sie so groß wie ein Hühnerei oder noch größer werden. Ihre Konsistenz ist prall-elastisch bis fluktuierend, oft aber auch sehr derb und hart, daher auch die vulgäre Bezeichnung „*Überbein*". Die Haut darüber ist gut verschieblich.

Differentialdiagnostisch kommen gutartige Tumoren wie Fibrome, Lipome oder Retentionszysten (Atherome), vor allem aber auch die Sehnenscheidenentzündung, u. U. tuberkulöser Natur, in Frage.

Das Ganglion des Handrückens bewirkt, besonders wenn es noch kleiner und in der Entwicklung begriffen ist, Schmerzen bei Bewegungen des Handgelenkes und eine geringe Herabsetzung der groben Kraft; es kann aber auch ohne Beschwerden vorhanden, also lediglich ein „Schönheitsfehler" sein.

Zur *Behandlung* ist Punktion und Absaugen des Inhalts mit anschließender Injektion eines verödenden Mittels (abs. Alkohol, konzentr. Kochsalzlösung, Clauden) vorgeschlagen worden, evtl. soll man vorher noch die Innenwand des Ganglion mit der Nadelspitze wund kratzen (Pitzen). Ich kann mich mit all diesen etwas unsicheren Maßnahmen nicht befreunden und bin der Ansicht, daß, wenn überhaupt eine Therapie vorhandener Beschwerden oder bei erheblicher Größe aus kosmetischen Gründen notwendig erscheint, am besten die *Operation mit sorgfältiger Freilegung und totaler Exstirpation* über dem unterbundenen oder umstochenen Stiel zum Gelenk in Lokalanästhesie auszuführen ist. Dieser Eingriff ist wegen der Gelenkeröffnung allerdings hochaseptisch und darf nicht in der üblichen Sprechstunde, sondern nur mit allen Kautelen der Asepsis im Operationssaal, evtl. allerdings ambulant, vorgenommen werden. Anschließend ist für 10–12 Tage Schienenlagerung notwendig. Dann Nachbehandlung mit Bewegungsübungen und vorsichtiger Massage. Es ist ratsam, die exstirpierte Zystenwand histologisch untersuchen zu lassen, besonders, wenn bei Sehnenscheiden-Ganglien differentialdiagnostisch auch nur der geringste Verdacht auf tuberkulöse Sehnenscheidenentzündung besteht.

V. Orthopädische Erkrankungen der Wirbelsäule

a) Normale Funktion und Form der Wirbelsäule

Wenn wir von der Funktion der Wirbelsäule sprechen, so dürfen wir nicht nur an die Wirbelkörper denken, welche durch die in ihrer Mitte den elastischen Nucleus pulposus enthaltenden Zwischenwirbelscheiben und Wirbelgelenke miteinander gelenkig verbunden sind, sondern müssen die gesamte statische und funktionelle Einheit der Wirbelsäule mit den sie aufrecht haltenden und bewegenden Muskeln berücksichtigen. Diese Muskeln sind nicht nur die der Wirbelsäule mehr oder weniger eng anliegenden Beuger und Strecker, wobei die weiter abliegenden Beuger entsprechend ihren Ansatzpunkten leicht überwiegen, sondern auch die übrigen Rumpf- und Bauchmuskeln, teilweise sogar die Extremitätenmuskeln.

Die Einschränkung der Beweglichkeit der Wirbelsäule tritt bei Erkrankungen in ihrer Bedeutung gegenüber Störungen der Tragfähigkeit und vor allem der Haltung zurück.

Als *Tragorgan* hat die Wirbelsäule die Aufgabe, den Kopf und die Last des aufgerichteten Körpers zu tragen und zu stützen und zusätzlich oft noch bei der Arbeit Lasten zu tragen. Soweit es sich um das Tragen und Stützen der eigenen Körperlast beim phylogenetisch erworbenen, dem Menschen eigenen aufrechten Gang handelt, geht die Funktion der Tragfähigkeit fließend in die der Haltung über.

Die *normale Form und Haltung der Wirbelsäule* geht über die totale Kyphose des Fetus im Uterus, über eine annähernd gerade Streckung beim Neugeborenen und Säugling zur Ausbildung der anteroposterioren Krümmungen beim sitzenden und stehenden Kind, d. h. zur Kyphose der Brust- und Lordose der Hals- und Lendenwirbelsäule. Das endgültige Bild der Wirbelsäulenform ist *die individuelle Haltung des Rückens*, in der sich die geistig-seelische und allgemeine körperliche Haltung und Leistungsfähigkeit jedes einzelnen Menschen in erheblichem Maße widerspiegelt. Die Haltung kann entsprechend der körperlichen und seelischen Verfassung bei jedem Menschen wechseln, andererseits kann ihr Grundtypus Ausdruck des Charakters („aufrechter Mensch!") oder eine Eigentümlichkeit einer Familie oder einer Rasse sein. Schließlich nimmt bei zunehmendem Alter die übliche Kyphose der Brustwirbelsäule immer mehr zu, es kommt zu dem bekannten Bild der *„senilen Kyphose"*, einer durchaus normalen Alterserscheinung.

Von der normalen, uns „gut" erscheinenden straffen Haltung gibt es, vor allem beim Kind, fließende Übergänge zu noch in den Bereich des Normalen gehörenden besonderen Rückenformen, welche aber, besonders in ihren ausgeprägteren Formen und Graden, doch als pathologisch anzusehen sind, bedingt durch Hemmung der normalen Entwicklung oder durch Insuffizienz der Rückenmuskulatur; im letzten Falle sind sie als ausgesprochene *Haltungsfehler* (von PITZEN als *„schlechte Haltung"* bezeichnet) zu werten. Bei der Beurteilung und Therapie wird man vorsichtigerweise im allgemeinen besser tun, diese Rückenformen als Ausdruck einer *Haltungsschwäche* anzusehen und dementsprechend zu behandeln.

Als besondere Rückenformen gelten folgende:

1. Der flache Rücken: Die normalen Krümmungen des Rückens, d. h. die leicht dorsal-konvexe Krümmung = Kyphose der Brustwirbelsäule und die dorsal-konkave Krümmung = Lordose der Lendenwirbelsäule sind nahezu ganz aufgehoben, und die Wirbelsäule gleicht einem geraden Stab.

2. Der runde Rücken: Die Wirbelsäule ist im ganzen stark dorsal-konvex gekrümmt, d. h., die Brustwirbelsäule ist stärker kyphotisch, und die Lendenwirbelsäule zeigt ebenfalls eine mehr oder weniger starke Verbiegung nach hinten, eine Kyphose, oder wenigstens eine Aufhebung der normalen Lordose.

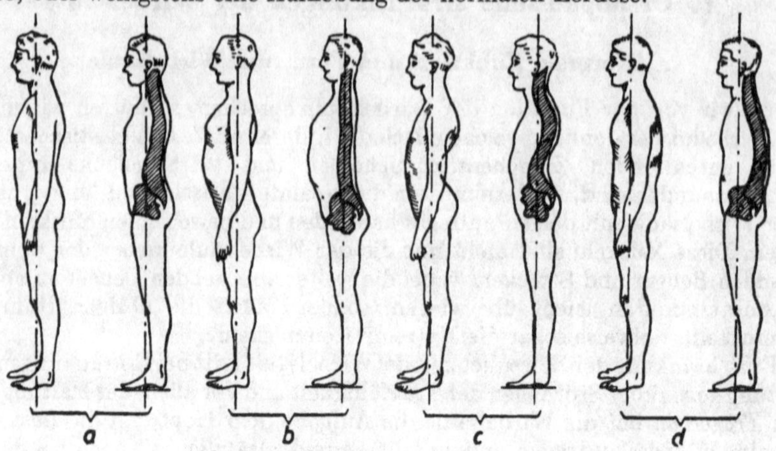

Abb. 88. Haltungstypen nach STAFFEL:
a) Normalform des Rückens; b) flacher Rücken; c) hohlrunder Rücken; d) Rundrücken

3. Der hohlrunde Rücken: Die physiologischen Krümmungen der Wirbelsäule, also die Kyphose der Brustwirbelsäule und die Lordose der Lendenwirbelsäule, sind vermehrt.

Abb. 88 zeigt die Rückenformen nach STAFFEL, denen der bei STAFFEL fehlende Rundrücken hinzugefügt ist.

b) Haltungsfehler der Wirbelsäule

Zu diesen zählen die eben genannten *drei besonderen Rückenformen*, wenn sie durch Haltungsschwäche oder andere Ursachen bedingt sind, sowie die *unsichere Haltung* und der sog. *Haltungsverfall*. Während die ersten drei Formen lediglich eine anteroposteriore Verbiegung der Wirbelsäule darstellen, gehen die beiden letzten Formen mit einer seitlichen Verbiegung bzw. Fehlhaltung der Wirbelsäule einher und sind differentialdiagnostisch deshalb besonders sorgfältig von der Skoliose, d. h. der krankhaften Haltung bzw. deformierenden Verkrümmung der Wirbelsäule nach der Seite, abzugrenzen. Natürlich können sich aus den 5 Formen der Haltungsfehler bzw. nach ihnen Skoliosen entwickeln. Hierfür sind besonders der rachitische Rundrücken und der flache Rücken prädisponiert. Alle Arten der Haltungsfehler der Wirbelsäule beschäftigen uns in der täglichen orthopädischen Sprechstunde und in den Krüppelberatungsstunden für Kleinkinder, Schulkinder und Jugendliche in den Jahren nach dem Kriege in erhöhtem Maße. Die Ursache hierfür ist in der mangelnden Ernährung der Kriegs- und Nachkriegsjahre, in Vitaminmangel und Mangel an körperlicher Ertüchtigung der Schuljugend durch Turnen und Sport zu suchen.

1. Der flache Rücken

Das Fehlen der physiologischen Krümmungen des Rückens beobachten wir am häufigsten beim Kleinkind im Beginn des Sitzens und Laufens, und zwar dann als *Folge einer Rachitis*, die bekanntlich nicht nur eine abnorme Weichheit der Knochen, sondern auch eine Schädigung des straffen Bandapparates hervorrufen kann. Der Sitzbuckel der Kleinkinder ist oft der Keim der Skoliose! Deshalb erfordert der flache Rücken, aus dem sich oft die Sitz-Kyphose der Klein- und Schulkinder entwickelt, unsere erhöhte Aufmerksamkeit! Der flache Rücken ist *seltener angeboren* oder die *Folge von Lähmungen* (Poliomyelitis, Dystrophia musculorum progressiva).

Eine *Prophylaxe* ist nur möglich, wenn es sich um einen rachitischen flachen Rücken handelt, und hat in der üblichen antirachitischen Behandlung zu bestehen. Außerdem sollen die Kinder nicht zu früh zum Sitzen angehalten werden, besonders wenn eine Rachitis festgestellt wurde.

Therapie s. u.

2. Der runde Rücken

Hier sind praktisch wichtig der *rachitische Rundrücken der Kleinkinder* in den ersten Lebensjahren, insbesondere der *rachitische Sitzbuckel* als Keim der Skoliose, und der *schlaffe Rundrücken* als Sitzschädigung der Schulkinder bei Insuffizienz des Stützgewebes (Abb. 89). Es gibt auch einen familiären Rundrücken und einen solchen, der bei bestimmten Berufen auf schweres Heben und Lastentragen zurückzuführen ist. Der Rundrücken der alten Menschen, die *senile Kyphose*, ist etwas Physiologisches und bedarf keiner Behandlung.

Symptome des Rundrückens: Die physiologische Kyphose der Brustwirbelsäule ist vermehrt und die Lordose der Lendenwirbelsäule weitgehend aufgehoben oder zu einer Kyphose geworden; dabei ausgesprochene Flachbrüstigkeit, nach vorn und unten hängende Schultern, Pektoralis verkürzt, vorgewölbter Leib, Becken auf-

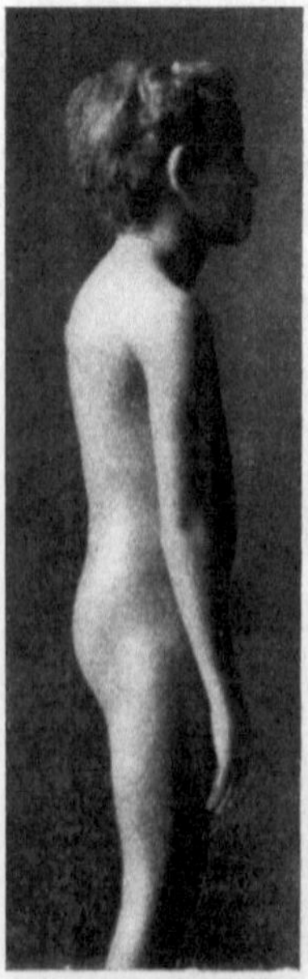

Abb. 89. Runder Rücken bei einem 6jährigen Jungen. Kyphose der Lendenwirbelsäule nicht sehr ausgeprägt

gerichtet und nach hinten gedreht. Durch aktive und passive Bewegungen, Zurücknehmen der Schultern usw. läßt sich die abnorme Krümmung der Wirbelsäule ausgleichen, wenn nicht schon eine zu starke Pektoralisverkürzung oder sekundäre Spondylarthrosis deformans dieses verbietet. Im Gegensatz dazu ist dieser Ausgleich nicht möglich bei der *differentialdiagnostisch* zu erwägenden *Adoleszentenkyphose*, bei welcher der Rundrücken starr und irreversibel ist (Röntgenaufnahme!).

Die *Prophylaxe* der einzelnen Formen des Rundrückens ergibt sich aus ihrer Ursache: Antirachitische Behandlung, Vermeidung der Sitzschädigung bzw. deren Ausgleich in der Schule durch Sport und Pausenturnen.

Therapie s. u.

3. Der hohlrunde Rücken

Die übertriebene Ausbildung der physiologischen Wirbelsäulenkrümmungen kann, familiär bedingt, bis zu einem gewissen Grade als normal angesehen werden. Sind die Kyphose der Brustwirbelsäule, die Lordose der Lendenwirbelsäule und die dazugehörige Neigung des Beckens nach vorn aber zu stark, so ist das meist der Ausdruck einer *Haltungsschwäche* (Abb. 90); diese muß mit den weiter unten zusammengefaßt angegebenen Maßnahmen behandelt werden. Allerdings ist es wichtig, immer daran zu denken, daß der hohlrunde Rücken nur Begleit- oder Folgezustand von Veränderungen an der Hüfte, am Becken oder an der Lenden-Kreuzbein-Gegend sein kann. Man muß deshalb immer nach solchen Veränderungen suchen und sie ausschließen.

Besondere Ursachen, welche die Neigung des Beckens nach vorn und damit den hohlrunden Rücken hervorrufen, können, abgesehen von der Haltungsschwäche, sein:

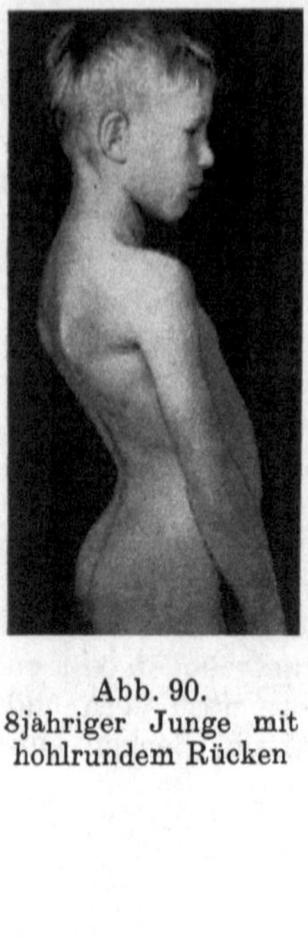

Abb. 90. 8jähriger Junge mit hohlrundem Rücken

1. Sog. angeborene oder erworbene Hüftgelenksverrenkung,
2. Pfannenwanderung oder Beugekontraktur der Hüfte nach Coxitis tbc., Osteomyelitis oder angeborene Beugekontraktur der Hüfte,
3. Lähmung der Bauch-, Hüft- oder Rückenmuskulatur,
4. Rachitische Abplattung des Beckens oder starke rachitische Verbiegung des oberen Teils der Oberschenkel nach vorn und außen (starkes O-Bein),
5. Angeborene Veränderungen am Kreuzbein bzw. am Übergang der Lendenwirbelsäule zum Kreuzbein, z. B. Spondylolisthesis (vgl. Abb. 99), Keilform des 5. Lendenwirbelkörpers.

Haben wir eines der genannten Leiden als Ursache für den hohlrunden Rücken feststellen können, dann müssen wir natürlich das *Grundleiden behandeln* und möglichst beseitigen oder bessern, z. B. Einrenkung der Hüftluxation, LORENZsche Gabelung bei veralteter Hüftluxation, subtrochantere Osteotomie bei Hüftbeugekontraktur, medikomechanische und elektrische Behandlung der Lähmungen, Osteotomie bei starkem O-Bein.

Ist das Grundleiden nicht zu beeinflussen, dann werden wir den hohlrunden Rücken symptomatisch, und zwar ähnlich wie die anderen Haltungsfehler, behandeln, in hochgradigen Fällen um die Verordnung eines tiefsitzenden Stützkorsetts nicht herumkommen.

4. Die unsichere Haltung

Bei Kindern sehen wir nicht selten, und zwar entweder kombiniert mit einer der drei eben aufgeführten Haltungsfehler oder für sich allein, eine *seitliche Verbiegung der Wirbelsäule* einmal nach der einen, einmal nach der anderen Seite, häufig mit Hochstand einer Schulter. Diese Schiefhaltung ist bei freier Beweglichkeit der Wirbelsäule in allen Richtungen voll ausgleichbar. Das wichtigste ist die Feststellung, daß bei maximalem Vornüberbücken und tangentialer Betrachtung des Rückens die Verbiegung voll ausgeglichen und ein Rippenbuckel oder Lendenwulst wie bei der Skoliose nicht zu sehen ist. Dadurch ist die vielleicht zu vermutende Skoliose sicher auszuschließen. Es sei auch betont, daß die unsichere Haltung mit der Skoliose nichts zu tun hat, auch nicht ein Vorstadium dieser Erkrankung ist.

Ursache des Leidens ist eine Haltungsschwäche bei Insuffizienz des Stützgewebes.

Therapie s. u.

5. Der Haltungsverfall

Hierzu führen erhebliche Grade von Rundrücken oder hohlrundem Rücken, evtl. kombiniert mit der unsicheren Haltung. Es handelt sich um eine *schwere Insuffizienz des Stützgewebes*, die nicht auf die Rumpfmuskulatur (Rücken, Bauch) beschränkt ist, sondern *auch die Gliedmaßen und Gelenke betrifft.* Wir sehen dann neben den Haltungsfehlern des Rückens einen Hängebauch, abnorm bewegliche Gelenke (Schlottergelenke, X-Beine), Knick-Plattfüße, ferner Hernien und Varizen. Die Bindegewebsschwäche kann entweder *angeboren,* also meist familiär-erblich sein, oder im *Kleinkindesalter,* dann wohl meist *als Folge einer Rachitis* auftreten oder im Schulalter einsetzen, begünstigt durch die *Sitzschädigung beim Unterricht;* in der Schulzeit überwiegt das für das Stützgewebe und die Haltung so sehr schädigende Sitzen, wobei der genügende Ausgleich durch Spiel und Sport an der frischen Luft fehlt. Eine weitere kritische Zeit, in der die Insuffizienz des Stützgewebes und der Haltungsverfall gern auftreten, ist das *Adoleszentenalter;* hier spielen ähnliche Schädlichkeiten wie in der Schule, evtl. Überlastung in der beginnenden Berufsausbildung sowie die Spätrachitis eine begünstigende bzw. ursächliche Rolle. Endlich sehen wir auch in der *Menopause* und *im Alter* bei dazu disponierten Menschen einen vorzeitigen Haltungsverfall.

Die Notwendigkeit der *Prophylaxe* ergibt sich aus den bekannten Ursachen des Haltungsverfalls: Prophylaktische *antirachitische Behandlung* des Säuglings und Kleinkindes mit Vigantolstößen und laufenden Vigantolgaben; regelmäßiges Turnen des Schulkindes, täglich eine Stunde, möglichst Pausenturnen; bei Gefährdung orthopädische Gymnastik, *Erholungskuren* mit Klimawechsel (See-Reizklima, Gebirgs- oder Landaufenthalt); *Beobachtung* der Jungen und Mädchen *bei Berufsausbildung;* ausgesprochene Bindegewebsschwächlinge nicht in Berufe stecken, in denen sie viel sitzen oder stehen oder zu schwer arbeiten müssen.

6. Behandlung der Haltungsfehler

Bei allen Formen von Haltungsfehlern, vor allem im Kleinkindes- und Schulalter, sind die Sorge um *Hebung des Allgemeinzustandes* und die *antirachitische Behandlung* das wichtigste. Wir verordnen viel Bewegung in frischer Luft, Besonnung, evtl. Höhensonne, Lebertran oder Vigantol, und versuchen, die Ernährung zu verbessern, geben evtl. appetitanregende Mittel u. dgl. Hinzukommt eine über lange Zeit konsequent durchzuführende *Übungsbehandlung* mit den für jede Art von Haltungsfehlern passenden orthopädischen Turnübungen; hierbei sind *Atemübungen* nicht zu vergessen, denn Thorax- und Bauchmuskulatur sind bei dem flachen oder gleichzeitig rachitisch deformierten Brustkorb (Hühner- oder Trichterbrust) ebenfalls schlaff und bedürfen der Kräftigung. Im Anschluß an die Übungen wird eine intensive *Massage der Rückenmuskulatur* durchgeführt.

Für Schulkinder und Adoleszenten stellt außerdem das *Brustschwimmen* die beste Übungsbehandlung dar. Dabei werden Rücken-, Schulter- und Brustmuskeln am besten geübt, und auch die Rumpfhaltung mit zurückgenommenen Schultern muß eine ideale sein. Für Schule und Berufsausbildung ist *Ausgleichssport* und *Gymnastik* (Pausenturnen, Feierabendsport) zu fordern.

Bei erheblichen Graden der Haltungsschwäche müssen wir noch an die Verordnung von zwei Hilfsmitteln denken: *Geradehalter* und *Gipsbett*. Ein einfacher *Geradehalter* (= *Mahnbandage*) mit einer zwischen den Schulterblättern angreifenden Spiralfeder mit Pelotte ist bei stärkeren Graden von Rundrücken, hohlrundem Rücken und bei Haltungsverfall meist angezeigt. Er braucht nicht unbedingt dauernd, sondern evtl. nur stundenweise, besonders beim Sitzen in der Schule, getragen zu werden. Ein *Gipsbett*, in Bauchlage unter Ausgleich des betreffenden Haltungsfehlers von Hals, Schulter, mit Schulterbügeln bis zum Gesäß anmodelliert (Abb. 91), kommt eigentlich bei allen stark ausgeprägten Haltungsfehlern in Frage, ganz besonders aber bei der mit Schulterhochstand verbundenen unsicheren Haltung und beim Haltungsverfall. Die Kinder und Jugendlichen müssen dann nachts, zunächst stundenweise, später durchgehend in diesem Gipsbett in Rückenlage schlafen. Kinder muß man dabei im Gipsbett festschnallen oder mit Handtüchern festbinden.

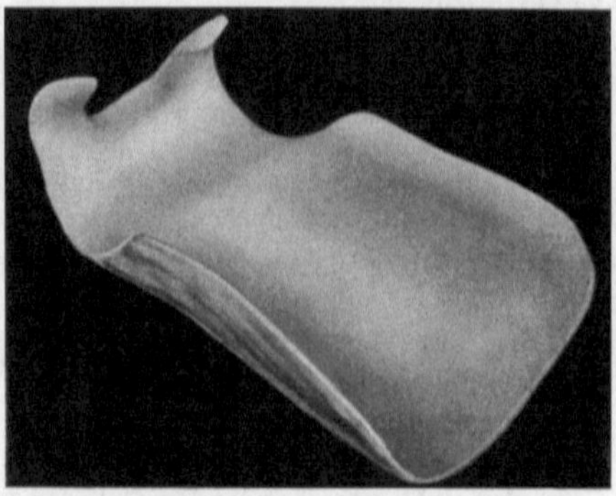

Abb. 91. Gipsbett für Haltungsfehler

Bei entsprechend frühzeitiger Behandlung ist die *Prognose der Haltungsfehler* eine recht günstige. Sie lassen sich bis zur Pubertät bzw. bis zum Erwachsenenalter gut ausgleichen. Bleiben sie allerdings sehr lange oder gänzlich unbehandelt, dann kann sich die Deformität fixieren und zur Deformierung von Wirbelkörpern sowie später zur Spondylarthrosis deformans führen. Am meisten gefährdet sind in dieser Hinsicht der runde, der hohlrunde Rücken und der Haltungsverfall.

c) Skoliose

Unter Skoliose verstehen wir eine *dauernde seitliche Verbiegung der Wirbelsäule*. Wir unterscheiden *einfache* und *zusammengesetzte Skoliosen*. Die einfache rechts- oder linkskonvexe Skoliose betrifft entweder nur einen Teil der Wirbelsäule *(partielle Skoliose)* oder die ganze Wirbelsäule *(Totalskoliose)*. Die zusammengesetzten Skoliosen zeigen Krümmung und Gegenkrümmung, z. B. S-förmige Zervikodorsal- oder Dorsolumbalskoliose (Abb. 92a u. b). Es gibt auch Skoliosen mit drei Krümmungen (Tripelskoliosen), meist Zervikodorsolumbalskoliosen. Oft ist neben der Skoliose noch eine Kyphose vorhanden; wir sprechen dann von *Kyphoskoliose*.

Die seitliche Verbiegung der Wirbelsäule ist mit einer *Rotation* der einzelnen Wirbel verbunden. Diese Rotation ist sogar das Primäre bzw. früher Erkennbare. Durch diese Verdrehung der Wirbel, die immer mit den Dornfortsätzen nach der Seite der Konkavität, mit den Wirbelkörpern nach der Seite der Konvexität stattfindet, wird nämlich auf der konvexen Seite ein abnormes Vorspringen der Rippen

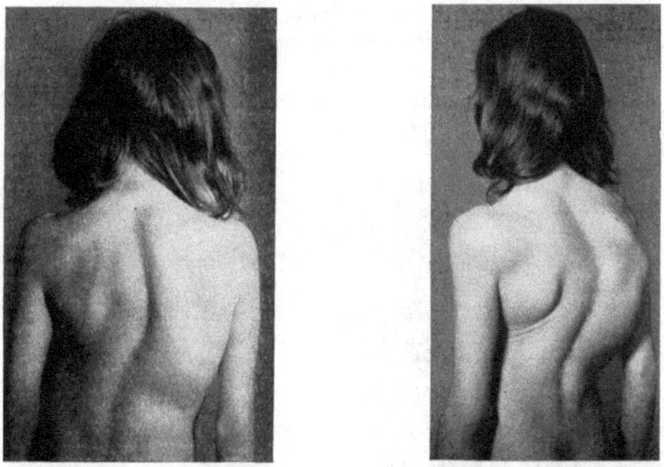

Abb. 92a und b. S-förmige rechtskonvexe Dorsolumbalskoliose mit Rippenbuckel, von hinten und von der Seite gesehen, bei einem 12jährigen Mädchen

bzw. im Lendenteil der Querfortsätze mit den darübergelegenen Muskeln erzeugt, was im Brustteil der Wirbelsäule einen hinteren *Rippenbuckel* mit einem gegenseitigen Rippenbuckel vorn (Abb. 93), im Lendenteil den sog. *Lendenwulst* bedingt. Nun kann aber die Rotation der Wirbelsäule nur dann stattfinden, wenn gleichzeitig die einzelnen Wirbelkörper eine *Verdrehung (Torsion)* in sich durchmachen, und zwar deshalb, weil der dem Scheitelpunkt der Wirbelsäulenverbiegung näher gelegene Anteil des Wirbelkörpers mit seiner Deckplatte sich mehr verdrehen muß als die vom Verbiegungsscheitel mehr entfernt liegende Wirbelkörperdeckplatte. So werden die Wirbelkörper durch Druck und asymmetrisches Wachstum in ihrer Struktur verändert und deformiert. An der Konkavität der Krümmung sind die *Wirbelkörper keilförmig* gestaltet, und zwar zeigt der schmale Teil oder die Spitze zur Konkavität und nach hinten; die Keilform der Wirbelkörper ist natürlich am Scheitel der Verkrümmung am stärksten ausgeprägt. Bei sehr starken Krümmungen kommt es auch zum *Drehgleiten* einzelner Wirbelkörper gegeneinander. Der Nucleus pulposus wird nach der konvexen Seite verlagert, die Zwischenwirbelscheiben werden an der konkaven Seite zusammengepreßt, evtl. gänzlich aufgerieben.

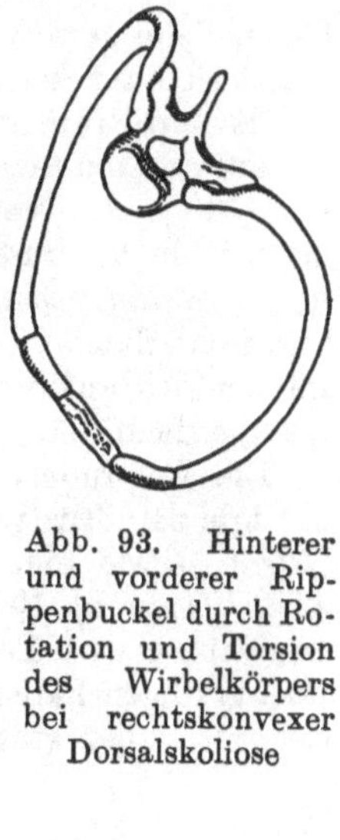

Abb. 93. Hinterer und vorderer Rippenbuckel durch Rotation und Torsion des Wirbelkörpers bei rechtskonvexer Dorsalskoliose

Wir unterscheiden *lockere* und *fixierte Skoliosen.* Bei den lockeren Skoliosen ist die Wirbelverbiegung bei Zug am Kopf gut ausgleichbar, bei den fixierten nicht. Wir können auch einteilen in

Skoliose I. Grades (locker, bei Zug ausgleichbar),
„ II. „ (halblocker, passiv nicht voll ausgleichbar),
„ III. „ (vollkommen starr fixiert).

Die Fehlbelastung und Fehlform der Wirbelkörper führen naturgemäß zu einer *Spondylarthrosis deformans*. Die kleinen Wirbelgelenke können versteifen, die Keilwirbel auch zu Blockwirbeln verschmelzen.

Durch die Rotation kommt es zu dem schon erwähnten *Rippenbuckel* bzw. *Lendenwulst*. Da die auf die Seite der Konvexität nach hinten herausgetretenen Rippen vorn mit dem Brustbein in Verbindung stehen, können die Rippenansätze die Drehung der Querfortsätze, mit denen sie ja fest verbunden sind, nur mitmachen, wenn der Rippenwinkel auf der konvexen Seite stärker (Rippenbuckel), auf der konkaven Seite geringer wird (Rippental). Vorn sind die Verhältnisse umgekehrt; dort findet sich auf der Seite der Konkavität ein Rippenbuckel, auf der Seite der Konvexität ein Rippental (vgl. Abb. 93).

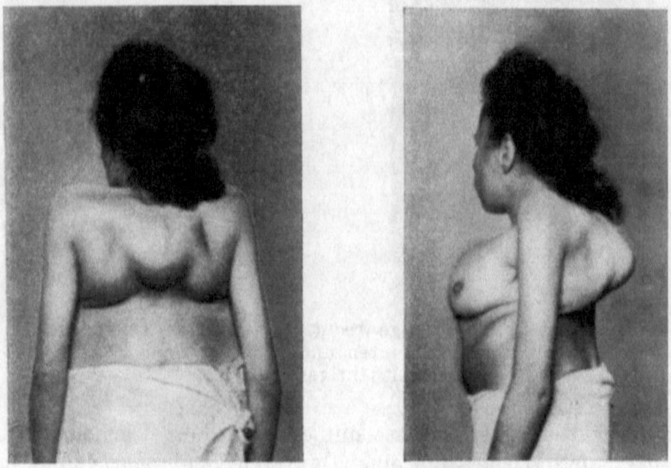

Abb. 94a und b. Erhebliche Kyphoskoliose der Brustwirbelsäule mit Herzbeschwerden und chronischer Stauungsbronchitis bei einer 35jährigen Frau

Auf der konvexen Seite der Rückgratverbiegung steht das *Schulterblatt höher* und etwas flügelartig vom Thorax ab, eine Veränderung, die den Eltern von Skoliotikern ebenso wie das *Heraustreten einer Hüfte* meist zuerst auffällt. Auf der konkaven Seite liegen die *untersten Rippen dem Beckenkamm näher*, *reiten* evtl. sogar auf diesem, wodurch erhebliche Schmerzen verursacht werden können. Bänder und Muskeln verkürzen sich auf der konkaven Seite der Verkrümmung, auf der konvexen werden sie überdehnt.

Die Deformierung der Rippen und des Brustkorbes bei der starken Kyphoskoliose der Brustwirbelsäule verursacht eine *Verlagerung des Herzens mit Herzinsuffizienz*, sowie eine *Kompression einzelner Lungenabschnitte mit Stauungsbronchitis* (Abb. 94a u. b). Beides kann in hochgradigen Fällen in jüngeren oder mittleren Lebensjahren zum Tode führen. Ferner sehen wir, allerdings sehr selten und nur bei hochgradigen Fällen, eine *spastische Lähmung* durch Dehnung des Rückenmarks an der Stelle der stärksten Wirbelsäulenverbiegung. Öfters kommt es zu *Interkostal-*

neuralgien durch Kompression der Nerven an ihren Austrittsstellen aus dem Foramen intervertebrale oder im Interkostalraum.

Nach der *Ätiologie* unterscheiden wir folgende *Arten von Skoliose:*

1. Angeborene Skoliose.
2. Rachitische Skoliose.
3. Statische Skoliose.
4. Lähmungsskoliose.
5. Narbenskoliose.
6. Skoliose nach Wirbelsäulenverletzungen oder -erkrankungen.
7. Schmerzskoliose.
8. Habituelle Skoliose.

Zu 1: Die angeborene Skoliose beruht auf einem *Fehler der Keimanlage* und kommt nicht selten familiär bzw. erblich vor. Sie kann einhergehen mit Keilwirbelbildung, Spina bifida, Verschmelzung von Wirbelkörpern, Rippendefekten, Rippenverschmelzung, Halsrippe, Verknöcherung der kleinen Wirbelgelenke auf einer Seite, Schulterblatthochstand, Schiefhals, Kreuzbein- oder Beckendefekten, Muskeldefekten. In den Fällen, wo Fehlbildung bzw. Fehlanlagen nicht vorhanden sind, hat man die angeborene Skoliose ursächlich auch mit einer *Zwangshaltung in utero* in Zusammenhang gebracht. Mit der *Behandlung* ist bei der angeborenen Skoliose nicht viel zu erreichen; sie hat andererseits den Vorteil, daß sie keine Verschlimmerung zeigt.

Zu 2: Die rachitische Skoliose beschäftigt uns am häufigsten. Kommt es beim rachitischen Säugling oder Kleinkind bei florider Rachitis der Wirbelkörper, dazu bei verfrühtem Aufsitzen zum versteifenden *rachitischen Sitzbuckel* (= *Skoliosenkeim*), so resultiert bei der Aufrichtung der Wirbelsäule die Rotation und Torsion der Wirbelkörper, also die Skoliose, oder diese bildet sich bei florider Rachitis dann sofort heraus, wenn die Kinder immer auf demselben Arm von der Mutter getragen werden und seitlich überhängen. 80% aller Skoliosen sind rachitisch bedingt! In der Schulzeit und in der Adoleszenz sehen wir dann oft eine Verschlimmerung der Skoliose durch Spätrachitis bzw. die Skoliose wird in diesem Alter durch ihr Fortschreiten erstmalig entdeckt, hat aber ihre Anfänge immer im Säuglings- oder Kleinkindesalter. Deshalb ist auf die Wirbelsäulenform im Adoleszentenalter besonders scharf zu achten. Die Therapie der rachitischen Skoliose bespreche ich zum Schluß dieses Kapitels im Zusammenhang.

Zu 3: Die statische Skoliose ist hervorgerufen durch einen *Beckenschiefstand*, der seinerseits wieder verursacht ist durch eine angeborene oder erworbene reelle oder funktionelle *Beinverkürzung* (einseitige sog. angeborene Hüftgelenksverrenkung, Coxa vara, Gesäß-, Beinmuskellähmungen durch Poliomyelitis, Hüft- oder Kniegelenkskontrakturen, X- oder O-Beine, schlechtgeheilte Frakturen usw.). Die Skoliose ist an der Lendenwirbelsäule immer nach der Seite der Verkürzung konvex, in geringerem Maße an der Brustwirbelsäule kompensatorisch nach der anderen Seite konvex. Besteht die durch Beseitigung des Grundleidens oder wenigstens durch Verordnung eines Verkürzungsausgleichs an sich im Anfang so leicht zu behebende statische Skoliose längere Zeit, so entwickelt sich ziemlich rasch eine sehr schmerzhafte *Spondylarthrosis deformans*, vor allem im Bereiche der Lendenwirbelsäule.

Zu 4: Die Lähmungsskoliose wird erzeugt durch eine *Störung des Muskelgleichgewichts* bei spastischen oder schlaffen Lähmungen. Die häufigste Ursache ist die Poliomyelitis. Dabei befindet sich die konvexe Krümmung oder Verbiegung oft auf der Seite des funktionstüchtigen Erector trunci, nicht umgekehrt, wie man zunächst annehmen möchte, weil nämlich auch die kurzen Rückenstrecker und die

Bauchmuskeln bedeutend mitsprechen. Die Lähmungsskoliose bei Poliomyelitis läßt sich in den meisten Fällen durch *prophylaktische Lagerung im Gipsbett bei Lähmung der Rückenmuskeln* vermeiden. Werden die maßgeblichen Muskeln allerdings nicht wieder funktionsfähig, dann kann sich doch eine schwere bleibende Skoliose entwickeln, welche nur mit Stützkorsett behandelt werden kann und eine schlechte Prognose hat.

Zu 5: Eine Narbenskoliose sehen wir selten einmal nach ausgedehnten schrumpfenden Verbrennungsnarben auf einer Seite des Thorax, häufiger als sog. Empyemskoliose nach einseitigen Pleuraempyemen oder nach Thorakoplastiken mit ausgedehnten Rippenresektionen infolge narbiger Zusammenziehung einer Thoraxhälfte. Jeder, der Pleuraempyeme behandelt, sei es der Kinderarzt, der Internist oder besonders der Chirurg, muß bei Empyemen, die mit starker Schwielenbildung einhergehen, auf die mögliche Entwicklung einer Skoliose achten und *vorbeugend* veranlassen: 1. *Überkorrigierende Lagerung* während des akuten Stadiums, d. h. Überneigen des Oberkörpers einschließlich Hals und Kopf nach der gesunden Seite. 2. *Intensive Bewegungsübungen des Rumpfes* im Sinne orthopädischer Skoliosegymnastik, sobald der akute Prozeß abgeklungen ist und der Allgemeinzustand solches Turnen zuläßt. Dasselbe gilt für den Chirurgen und Tuberkulosearzt bei Thorakoplastiken. Auch die ausgebildete Skoliose nach Empyem oder Thorakoplastik läßt sich im Anfangsstadium, d. h. solange sie noch locker ist, durch intensive Behandlung mit orthopädischem Turnen und Kriechübungen korrigieren.

Zu 6: Skoliosen nach Wirbelsäulenverletzungen oder -erkrankungen kommen vor nach Wirbelfrakturen oder -luxationen sowie nach mehr einseitiger Zerstörung oder mit Subluxation einhergehenden entzündlichen Wirbelprozessen, vor allem nach Spondylitis tbc. oder Osteomyelitis. In solchen Fällen kann nur das Grundleiden entsprechend behandelt und zur Ausheilung gebracht werden.

Zu 7: Die Schmerzskoliose sehen wir am häufigsten bei der Ischias *(Scoliosis ischiadica)*, sonst noch bei entzündlichen Schmerzzuständen in der Umgebung der Wirbelsäule, z. B. bei paranephritischem Abszeß oder Phlegmonen der Lendengegend. Die schmerzmildernde seitliche Wirbelsäulenverbiegung ist hierbei immer nur vorübergehend. Sie gleicht sich mit Heilung des Grundleidens aus.

Zu 8: Als habituelle Skoliose hat man früher geringgradige Wirbelsäulenverkrümmungen, hauptsächlich bei Schulkindern oder Adoleszenten bezeichnet und als Ursache dafür eine durch Schule oder Beruf bedingte Rumpfhaltung angesehen, z. B. Schreibhaltung, Tragen der Schulmappe unter demselben Arm, einseitige Haltung beim Violinspiel oder bei Armamputierten. Sicherlich wirken alle diese angeschuldigten Haltungen nur begünstigend auf die Ausbildung einer Skoliose, deren wirkliche Ursache in der Rachitis bzw. Spätrachitis der Adoleszenz, dem gefährlichen Alter für die Entwicklung oder das Fortschreiten einer rachitischen Skoliose, zu suchen ist. Manche glauben auch, daß eine angeborene Anlage mit eine Rolle spielt. Selbstverständlich wird man die mutmaßlichen Schädlichkeiten auszuschalten versuchen, im übrigen aber eine Behandlung wie bei der rachitischen Skoliose durchführen.

Über Beschwerden klagen die kleinen oder die großen Patienten bei der Skoliose so gut wie niemals. Manchmal sind leichte Rückenschmerzen vorhanden. In den allermeisten Fällen sind es andere Dinge, die den Eltern auffallen und deretwegen sie die Kinder zum Arzt bringen: *Schulterhochstand*, *Vorspringen einer Hüfte* oder *Sichtbarwerden eines* kleinen oder gar schon recht großen *Rippenbuckels*. Geringe Formveränderungen der Hüfte oder Schulter werden bei jungen Mädchen oft von der Schneiderin entdeckt! Häufig ist man erstaunt, wie spät eine Kyphoskoliose mit erheblichem Rippenbuckel vom Träger dieser Deformität oder von seinen Angehörigen bemerkt wird. Herz- oder Atembeschwerden oder gar spastische Lähmungen sehen wir nur sehr selten bei hochgradigen Fällen, meist in mittlerem Alter.

Soll die Behandlung einigermaßen aussichtsreich sein, so muß die Diagnose so früh wie möglich gestellt werden. Jede Rachitis ist gefährdet und muß hinsichlich der Wirbelsäule beobachtet werden! Nur die aus dem Sitzbuckel hervorgegangene rachitische Skoliose des Säuglings- und Kleinstkindesalters ist heilbar. Bei älteren Kindern oder in der Adoleszenz können wir eine Heilung nicht mehr erzielen, sondern günstigstenfalls eine Besserung oder eine Verminderung des Fortschreitens. Die *Diagnose* ist *mit Sicherheit* zu stellen: 1. *durch die Röntgenaufnahme* (insbesondere bei Säuglingen und im Beginn des Laufalters); diese ist am besten im Stehen anzufertigen, 2. *durch den* anfangs nur in gebückter Stellung sichtbaren *Rippenbuckel oder Lendenwulst* (Abb. 95). Dieses Frühsymptom, welches der sichtbaren Verbiegung der Dornfortsatzlinie vorausgeht, ist außerordentlich wichtig und vor allem auch bei der *Differentialdiagnose* zu den Haltungsfehlern, besonders der unsicheren Haltung, ausschlaggebend. Eine bei der unsicheren Haltung vorhandene seitliche Verbiegung der Wirbelsäule gleicht sich in gebückter Stellung immer vollkommen aus und zeigt niemals einen Rippenbuckel oder Lendenwulst, welche für die Skoliose pathognomonisch sind! Hinsichtlich der sichtbaren Verbiegung der Dornfortsatzreihe ist zu bedenken, daß die Verkrümmung, Rotation und Torsion der Wirbelkörperreihe wesentlich stärker als die Verbiegung der Dornfortsatzreihe, die Skoliose also viel fortgeschrittener ist, als es nach der sichtbaren Verkrümmung der Dornfortsatzlinie erscheint.

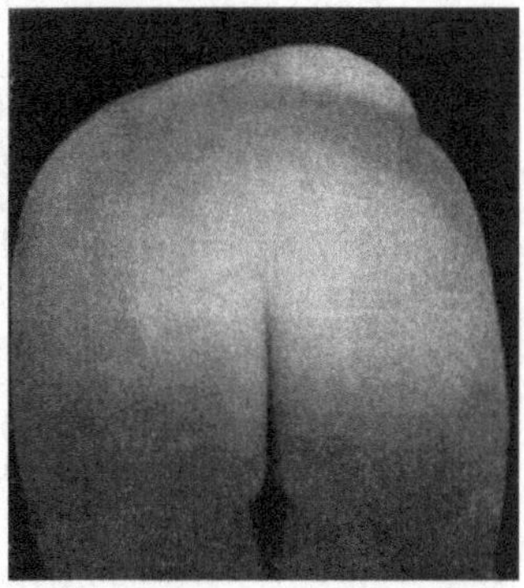

Abb. 95. Rechtsseitiger Rippenbuckel und linksseitiger Lendenwulst in gebückter Stellung bei einer rechtskonvexen Dorsal- und linkskonvexen Lumbalskoliose (15jähriges Mädchen)

Weitere Symptome der Skoliose sind *Hochstand eines Schulterblattes* auf der Seite der Konvexität und des Rippenbuckels, *Vorspringen einer Hüfte*, *Beckenschiefstand*, wobei ein ursächliches Hüftleiden, Coxa vara, Beugekontraktur u. dgl. oder eine Beinverkürzung auszuschließen ist. Um den *Grad der Skoliose* festzustellen, prüfen wir die Beweglichkeit der Wirbelsäule durch Beugen des Rumpfes nach beiden Seiten oder durch Zug am Kopf. Ist die Verkrümmung bei seitlicher Rumpfbeugung und Zug am Kopf gut ausgleichbar, so handelt es sich um eine Skoliose I. Grades, ist sie nur aktiv bei Rumpfneigung noch ausgleichbar, dann haben wir eine Skoliose II. Grades. Bei völliger Starre der Wirbelsäule liegt eine Skoliose III. Grades vor.

Die Prophylaxe der Skoliose ist von entscheidender Bedeutung, da die Erfolge der Behandlung des manifest gewordenen Leidens meist unbefriedigend sind. Hier haben der *Hausarzt*, der *Kinderarzt* und der *Schularzt* eine hohe Aufgabe zu erfüllen! Bei Säuglingen und Kleinkindern mit Rachitis ist regelmäßig der Rücken zu untersuchen und beim Verdacht auf eine Kyphose oder Skoliose eine Röntgenaufnahme anzufertigen. *Rachitische Kinder* müssen bis zur Abheilung der floriden Rachitis in *Rückenlage* oder noch besser häufig in *Bauchlage* gehalten werden und dürfen nicht sitzen oder auf dem Arm getragen werden, bis die Rachitis völlig ausgeheilt ist. Wird im Säuglingsalter oder beim Übergang zumLaufalter eine rachitische Kyphose oder gar eine Skoliose festgestellt, dann muß *Lagerung im Gipsbett* erfolgen, bis die Verbiegung der Wirbelsäule ausgeglichen ist; erst dann soll die *antirachitische Be-*

handlung beginnen, damit der weiche Knochen die Möglichkeit zur Umformung hatte. In solchen Fällen ist am besten immer ein Orthopäde zuzuziehen. Ganz allgemein sind *die Mütter ärztlicherseits möglichst von der Unsitte abzubringen, ihre Kinder dauernd auf dem Arm herumzutragen* oder ihren Stolz dareinzusetzen, *ihre Kinder früh sitzen zu sehen.* Wenn die Wirbelsäule und die Rumpfmuskulatur leistungs- und belastungsfähig genug sind, wird sich das Kind von allein aufrichten und zu stehen und zu laufen beginnen.

Die zweite Lebensperiode, in der Haltung und Wirbelsäulenform kritisch beobachtet werden müssen, ist die *Zeit der ersten Schuljahre.* Man hat der Schule zu Unrecht den Vorwurf gemacht, daß sie durch das viele Sitzen und die Schreibhaltung eine Skoliose erzeuge. Wenn das so wäre, müßten fast alle Schulkinder eine Skoliose bekommen. Es ist wohl vielmehr so, daß Sitzen und Schreibhaltung in der Schule das Manifestwerden einer schon im Säuglingsalter durch die rachitische Kyphose, den Skoliosenkeim, angelegten Skoliose begünstigen oder daß eben mit oder ohne Schule eine solche jahrelang latent vorhandene Skoliose in der ersten Schulzeit, d. h. im 6.–7. Lebensjahr, der zweiten Evolutionsperiode des Kindes, zutage kommt. Die *Schulärzte* müssen bei allen Schuluntersuchungen ihr *besonderes Augenmerk auf die Form der Wirbelsäule* richten und die Kinder *im Zweifelsfall immer zum Orthopäden* überweisen. Auch auf die *Stellung des Beckens* ist zu achten. Häufig können wir z. B. bei einem geringen Beckenschiefstand die Skoliose der Lendenwirbelsäule im Wachstumsalter mit Geradestellung des Beckens durch *Absatzerhöhung* ausgleichen und durch allmähliche Umformung der Wirbelkörper zur endgültigen Heilung bringen.

Ein weiteres starkgefährdetes Alter ist die *Pubertät*, in der die Skoliose sich stark verschlechtern kann, oft aber durch diese rapide Verschlimmerung erst bemerkt wird. Hier muß, um nicht eine weitere Verschlechterung zu begünstigen, neben die Behandlung eine entsprechende *Berufsberatung* treten mit dem Ziel der Ausschaltung von Berufen, bei denen die Jugendlichen dauernd sitzen oder körperlich ausgesprochen schwer arbeiten müssen.

Die Behandlung der rachitischen Skoliose ist ein schwieriges Kapitel, erfordert viel Geduld und ist oft nicht von Erfolg gekrönt. Bei älteren Kindern und in der Adoleszenz sind wir häufig froh, wenn wir ein Fortschreiten der Wirbelsäulenverbiegung verhindern können. Auf alle Fälle gehören *Kinder und Jugendliche mit einer Skoliose in dauernde fachärztlich-orthopädische Überwachung.*

Die *frührachitische Skoliose* der Säuglinge und Kleinkinder hat bei rechtzeitiger Erkennung die besten Aussichten auf wirkliche *Heilung*. Nach passivem Ausgleich der Verkrümmung im *Gipsbett*, häufiger *Bauchlagerung* und *Rückenmassage* erfolgt *antirachitische* Behandlung, dann weitere regelmäßige Nachuntersuchungen aller drei Monate, *später auch orthopädisches Turnen.*

Bei den *Skoliosen II. Grades* im Schul- oder Adoleszentenalter können wir lediglich eine *Verbesserung* oder eine *Verhütung der Verschlechterung* erreichen, und zwar *durch aktive und passive Korrektur.* Zur *aktiven Korrektur* benutzen wie die *orthopädische Gymnastik* einschließlich der KLAPPschen Kriechübungen unter Leitung einer erfahrenen Krankengymnastin und eine weitere *Kräftigung der Rückenmuskulatur* durch anschließende intensive *Massage.* Die orthopädischen Turnübungen müssen natürlich in erheblichem Maße individuell ausgeführt, d. h. der jeweiligen Deformität angepaßt und variiert werden. Außerdem achte man darauf, daß die Kinder durch das Turnen nicht überanstrengt werden und daß für eine *allgemeine roborierende Behandlung* mit ausreichender und vitaminreicher Ernährung, Gaben von Vigantol und Kalk, sowie mit ausreichender Mittagsruhe gesorgt wird. Bei Kindern, denen das orthopädische Turnen nicht bekommt, weil sie überanstrengt werden, die womöglich Beschwerden oder eine Verschlimmerung dabei bekommen, setzt man die aktive Behandlung aus und läßt einige Zeit Bettruhe, evtl. mit entsprechender passiver Behandlung, einhalten.

Neben die aktiven Maßnahmen tritt die *passive Korrektur*. Hierbei steht an erster Stelle das in Bauchlage oder im Extensionsrahmen anmodellierte *redressierende Gipsbett*, in dem die Kinder oder Jugendlichen regelmäßig bei Nacht und auch stundenweise bei Tage liegen müssen. In manchen Fällen, besonders, wenn plötzlich eine Verschlimmerung der Skoliose festzustellen ist, kommt die Anwendung eines passiven oder aktiven *Gipskorsetts* in Frage. Der Anlegung des Gipskorsetts geht praktischerweise eine *Extensionsbehandlung* voraus, und zwar entweder eine *forcierte Extension* im Extensionsrahmen mit der GLISSONschen Schlinge oder eine *Dauerextension* auf der schiefen Ebene nach SCHEDE für 2–3 Wochen.

Das *passive Gipskorsett* nach ABBOT wird in einem Rahmengestell nach weitmöglichster Korrektur durch Seitenzüge angelegt, und zwar so, daß die eingesunkene Thoraxpartie gut gepolstert oder später ausgeschnitten wird; sie kann dann dem vom korrigierten Rippenbuckel ausgehenden Gegendruck nachgeben. Über den Rippenbuckel hinten und vorn werden nach und nach Filzplatten durch schießschartenähnliche Öffnungen im Gips zwischen Haut und Gips eingeschoben; diese sollen eine steigende Kompressionswirkung ausüben. HASS verwendet in sehr schöner Weise an Stelle der Filzplatten aufblähbare Gummipelotten, welche von BADE und LUBLINUS angegeben wurden.

Das *aktive Gipskorsett* nach SCHEDE, welches schon von LORENZ eingeführt und verwendet wurde, wird nach genügender Korrektur durch Dauerextension angelegt. Der Kranke steht dabei nach vorn und nach der Seite der Brustkonkavität gebeugt und dreht den Oberkörper so gegen das Becken, daß der Rippenbuckel nach vorn gelagert wird. Das kurze Korsett reicht nur bis dicht unter den Scheitel der Krümmung, so daß beim Gehen und Aufrichten der Rippenbuckel über den oberen Rand des Gipskorsetts herübergehebelt und aktiv korrigiert wird.

Im übrigen tritt immer wieder, besonders auch im Anschluß an die mehrmals zu wechselnden aktiven Gipskorsette, die Frage an uns heran, ob wir eine *Korsettbehandlung* der Skoliose durchführen sollen. Sicherlich kommen wir in vielen Fällen, vor allem bei deutlichem Fortschreiten des Leidens und bei Skoliosen III. Grades mit erheblichem Überhängen des Rippenbuckels und dadurch bedingten Beschwerden nicht um die Verordnung eines Stützkorsetts herum. Wir müssen uns dann immer der Tatsache bewußt sein, daß das Korsett allein die Muskulatur schwächt und dadurch die Deformität verschlimmert, und sind verpflichtet, *gleichzeitig mit der Korsettbehandlung aktive Übungen und Massage* regelmäßig ausführen zu lassen.

Neuralgische Schmerzen bei der Skoliose verlangen *Bettruhe*, *Wärme* und evtl. *Suspension* mit der GLISSONschen Schlinge. Bei sonst unbeeinflußbaren *Interkostalneuralgien* muß man entweder Novocain-*Alkoholinjektionen in die Interkostalnerven* oder eine *Resektion* derselben ausführen. Auf dem Beckenkamm *reitende* schmerzhafte *Rippen* der konkaven Seite werden *reseziert*. Die seltenen spastischen *Lähmungen* verlangen *Lagerung in Extension*, wobei sie sich langsam zurückzubilden pflegen, daneben natürlich Behandlung mit *Massage*, *Elektrisieren* und *aktiven Übungen* soweit wie möglich, anschließend ein *Stützkorsett*. Ist durch konservative Behandlung Besserung der Lähmung nicht zu erreichen, so ist eine *Laminektomie* zu erwägen.

d) Kyphose

Unter Kyphose verstehen wir eine fixierte bzw. bleibende Verbiegung der Wirbelsäule konvex nach hinten, wobei der Scheitel der Verkrümmung meistens in Höhe der unteren Brustwirbelsäule zu liegen pflegt. Wir sehen dabei im Röntgenbild sehr bald eine Keil- bzw. Trapezform der Wirbelkörper mit Verschmälerung ihres vorderen Anteiles, und zwar am meisten an der Stelle der stärksten Krümmung. Die Kyphose ist also eine Fehlform der Wirbelsäule und unterscheidet sich deutlich von dem oben beschriebenen runden Rücken, dem Haltungsfehler der Kinder und Jugendlichen bei Haltungsschwäche.

Wir unterscheiden nach Ursache und Form die angeborene K., die rachitische K., die Adoleszenten-K. und die Alters-K.

1. Angeborene Kyphose

Sie zeigt eine Keilform einzelner Brustwirbelkörper und ist außerordentlich selten, oft vergesellschaftet mit anderen angeborenen Mißbildungen, wie Spina bifida usw. Sie ist therapeutisch ebenso wie die angeborene Skoliose nicht zu beeinflussen, verschlechtert sich allerdings auch nicht.

2. Rachitische Kyphose

Sie kommt hauptsächlich als sog. Sitzkyphose bei florider Rachitis der Säuglinge und Kleinkinder vor und betrifft die untere Brust- und obere Lendenwirbelsäule. Ihre Entstehung wird dadurch begünstigt, daß rachitische Kinder zu früh und zu lange zum Sitzen angehalten oder von der Mutter viel auf dem Arm getragen werden. Da die ebenfalls durch die Rachitis geschädigte Muskulatur nicht imstande ist, den Körper aufrecht zu halten, kommt es zur nach hinten konvexen Verbiegung der Wirbelsäule. Wird die beginnende Kyphose nicht rechtzeitig durch entsprechende Lagerung und antirachitische Behandlung beeinflußt und beseitigt, so entsteht bei der Weichheit der Knochen bald eine keilförmige Deformierung der Wirbelkörper, die ihrerseits bei langem Bestehen zu einer Spondylosis deformans führen kann. Andererseits liegt die große Gefahr der fixierten rachitischen Kyphose darin, daß sie bei endgültiger Aufrichtung des Körpers als *Skoliosenkeim* wirkt und zur Torsion und Rotation des darüber und darunter gelegenen Wirbelsäulenabschnittes, also zur Skoliose, führt.

Die Prophylaxe der rachitischen Kyphose überhaupt und eine Früherkennung der fixierten Kyphose sind deshalb von entscheidender Bedeutung! Die Prophylaxe, im wesentlichen eine Angelegenheit des Hausarztes, des Kinderarztes und der Säuglingsfürsorge, richtet sich einmal *gegen die Rachitis* überhaupt, zum anderen gegen die Unsitte der Mütter, ihre Kinder, insbesondere wenn eine Rachitis festgestellt wurde, sitzen zu lassen oder auf dem Arm zu tragen. Sie muß vielmehr dafür sorgen, daß die Kinder möglichst in Bauchlage gehalten werden. Eine *Früherkennung* der Kyphose ist möglich, wenn man sich den Rücken der Säuglinge beim Sitzen bzw. den der Kleinkinder beim Stehen betrachtet, und die Feststellung, ob eine fixierte Kyphose vorliegt, kann dadurch erfolgen, daß jeder Säugling und jedes Kleinkind ohne oder mit Rachitis zwecks Prüfung der Beweglichkeit der Wirbelsäule prinzipiell auch *in Bauchlage untersucht* wird, und zwar so, daß man das Kind an den Beinen aufhebt, bis es nur noch mit der Brust aufliegt. Ist die Wirbelsäule beweglich, so wird sie lordotisch, ist sie versteift, so kommt es nicht zur Lordosierung.

Die Diagnose ist leicht und sicher zu stellen, insbesondere, wenn Zeichen von Rachitis an anderen Körperstellen vorhanden sind. Im Zweifelsfall, besonders um eine differentialdiagnostisch in Frage kommende Spondylitis tbc. auszuschließen – diese allerdings evtl. erst durch wiederholte Röntgenkontrollen –, fertige man ein Röntgenbild im Sitzen oder Stehen an, und zwar am besten in zwei Ebenen, um durch die a. p. Aufnahme gleichzeitig eine Skoliose festzustellen oder auszuschließen (Abb. 96).

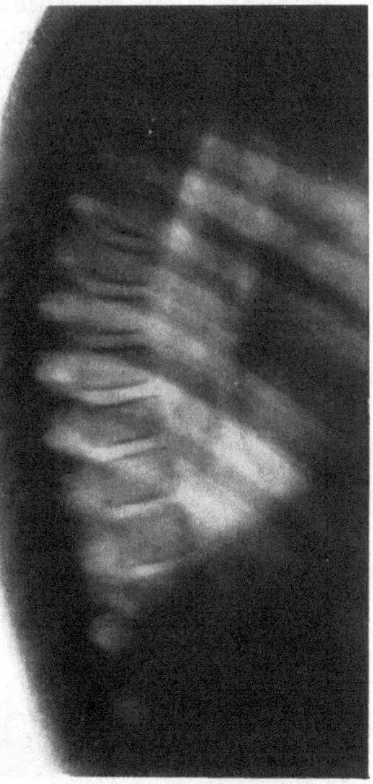

Abb. 96. Fixierte rachitische Kyphose der Brustwirbelsäule bei einem 6jährigen Jungen. Geringe Keilform der Wirbelkörper an der Stelle der stärksten Krummung

Die Therapie besteht bei lockerer Kyphose in möglichst ausgiebiger *Bauchlagerung*, sonst *Flachlagerung* auf gerader, fester, nur dünngepolsterter Unterlage, evtl. auch *Gipsbettlagerung*, Verbot des Sitzens oder Stehens vor Abheilung der Rachitis, antirachitische Behandlung; bei fixierter Kyphose Lagerung auf redressierendem *Gipsbett* und *Rückenmassage*, tagsüber auch *Bauchlage; antirachitische Behandlung ist erst nach Ausgleich der kyphotischen Wirbelsäulenverbiegung* durchzuführen, damit die Knochen nicht zu schnell fest werden und dann nicht mehr modellierbar sind (vgl. Behandlung der rachitischen Skoliose!).

3. Adoleszentenkyphose (Scheuermannsche Krankheit)

Das klinische Bild wurde erstmals 1929 von Scheuermann beschrieben, deshalb trägt die Krankheit auch seinen Namen. Betroffen sind meistens Jünglinge im Alter von 14–18 Jahren, seltener Mädchen in demselben Alter. Bei den jungen Männern wird die Entwicklung der Krankheit manchmal offensichtlich durch ausgesprochen schwere körperliche Arbeit begünstigt, z. B. durch das Tragen schwerer Lasten. Sie kommt deshalb auch etwas häufiger bei Jungens vom Lande vor, die frühzeitig mitarbeiten müssen („Bauernrücken“) oder bei Lehrlingen in Berufen, welche schwere Arbeit erfordern („Lehrlingskyphose“).

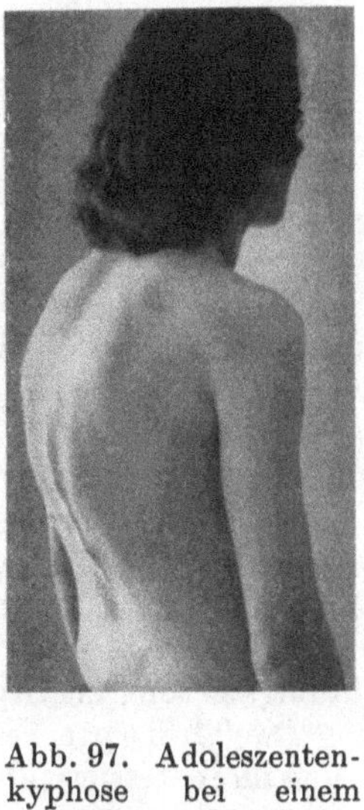

Abb. 97. Adoleszentenkyphose bei einem 16jahrigen Mädchen

Die Symptome der Krankheit sind eine *erhebliche stumpfwinklige Kyphose* der unteren Brust-, weniger der oberen Lendenwirbelsäule mit buckelartigem Scheitel meist in Höhe des achten bis neunten Brustwirbels (Abb. 97) sowie eine schon im Beginn vorhandene Einschränkung der Wirbelsäulenbeweglichkeit in allen Richtungen, am meisten nach hinten; später ist eine völlige *Versteifung* in der kyphotischen Fehlstellung vorhanden. *Schmerzen* sind in den Anfangsstadien häufig vorhanden, können aber auch fehlen; heftiger treten sie oft in späteren Stadien auf, verursacht durch eine sekundäre Spondylosis deformans. Es besteht dann u. U. eine nicht unerhebliche Herabsetzung der körperlichen und beruflichen Leistungsfähigkeit.

Pathologisch-anatomisch finden wir eine Verschmälerung des vorderen Anteils der im Bereich der Krümmung liegenden Wirbelkörper mit *Keil- bzw. Trapezform* derselben. Diese Verschmälerung ist offenbar bedingt durch eine Wachstumshemmung infolge abnormer Druckbelastung der vorderen Wirbelkörperabschnitte. Betroffen sind fast ausschließlich der siebente bis zwölfte Brustwirbel, seltener die obersten Lendenwirbel. Die *Zwischenwirbelscheiben* sind *dünner*, der *Zwischenwirbelraum* ist infolgedessen *enger*. Die allmähliche *fibröse Umwandlung der Bandscheibe* führt zu einer *bindegewebigen Versteifung der Wirbelsaule*. Die knöcherne Deckplatte ist unregelmäßig, sozusagen wellenförmig gestaltet. Die Vorderkante der Wirbelkörper ist ebenfalls unregelmäßig, oft wie zerschlissen oder aufgefranst. Die wesentlichste und für die Krankheit typische Veränderung ist aber das *Eindringen von Zwischenwirbelscheibengewebe* durch eine schwache Stelle der Knorpeldeckplatte *in die Wirbelkörper*, wie es von SCHMORL beschrieben worden ist. Diese SCHMORL*schen Knorpelknötchen* befinden sich mehr im vorderen Anteil der am meisten trapezförmig gestalteten Wirbelkörper und liegen sich genau gegenüber.

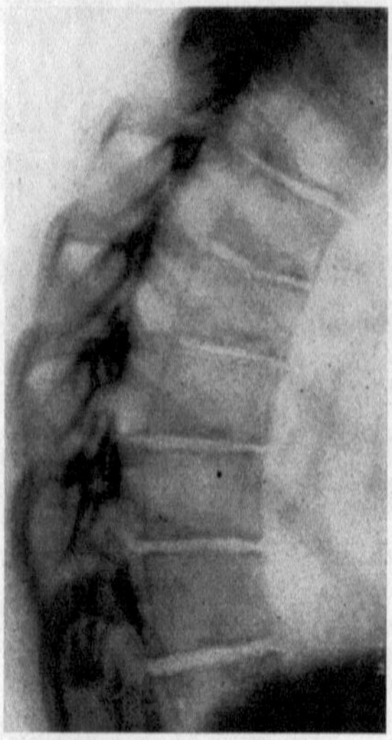

Abb. 98. Seitliche Röntgenaufnahme der Brustwirbelsäule mit SCHMORLschen Knorpelknötchen bei SCHEUERMANNscher Krankheit (= Adoleszentenkyphose)

Ist das floride Stadium der Adoleszentenkyphose vorbei, so wird die knöcherne Deckplatte wieder regelmäßiger. Die Wirbelkörper bleiben natürlich keilförmig deformiert, zeigen aber schon sehr bald, oft bereits zwischen dem 20. und 30. Lebensjahr, die typischen schnabelförmigen Randzackenbildungen an ihren vorderen Kanten als Ausdruck einer Spondylosis deformans.

Die Diagnose stützt sich auf die beschriebenen Symptome mit dem entsprechenden Untersuchungsbefund und der Vorgeschichte; sie wird erhärtet durch das für die SCHEUERMANNsche Krankheit so typische Röntgenbild (Abb. 98), welches den pathologisch-anatomischen Befund ziemlich genau zur Darstellung bringt: Zunächst als klassisches Zeichen die SCHMORL*schen Knorpelknötchen*, d. h. ein umschriebener Einbruch der knorpeligen Bandscheibe an gegenüberliegenden Stellen in die Wirbelkörper mit stärker kalkhaltiger Schale an der Begrenzung der Knorpelknötchen; dann die *unregelmäßige, wellenförmige Konturierung der Wirbeldeckplatten* gegenüber dem Wirbelkörper; *Verschmälerung des Zwischenwirbelraumes*; *Keil- bzw. Trapezform der Wirbelkörper* an der Stelle der größten Biegung infolge Verschmälerung ihrer vorderen Anteile; *unregelmäßige Zeichnung der vorderen Kanten und Ecken der Wirbelkörper*.

Differentialdiagnostisch ist in erster Linie eine *Spondylitis tbc.* auszuschließen, ferner eine BECHTEREW*sche* und eine KÜMMELL*sche Wirbelsäulenerkrankung*. Das Entscheidende hierbei ist das Röntgenbild. In Anfangsstadien kann allenfalls der Ausschluß einer Spondylitis tbc. Schwierigkeiten machen. Weitere Beobachtung mit regelmäßigen Blutsenkungs- und Röntgenkontrollen wird endgültige Klarheit bringen. Im Zweifelsfall wird man dann bis zur Klärung der Diagnose absolute Ruhiglagerung im Gipsbett durchführen.

Die Therapie besteht im akuten bzw. Anfangsstadium in mehrwöchiger Lagerung im redressierenden *Gipsbett* abwechselnd mit Bauchlage, dabei intensive *Rückenmassage*. In späteren Stadien muß eine intensive *Übungsbehandlung* (orthopädisches

Turnen) mit anschließender Massage und eine weitere Lagerung im Gipsbett für die Nacht und für die Mittagsruhe durchgeführt werden. Die Behandlung dauert im ganzen etwa zwei Jahre. Nach Ausbildung einer sekundären Spondylosis deformans in späteren Lebensjahren muß diese symptomatisch behandelt werden.

4. Alterskyphose

Der Rundrücken der alten Leute, die Brustwirbelsäule betreffend, ist bis zu einem gewissen Grade als physiologisch anzusehen. Er ist bedingt durch eine Osteoporose der Wirbelkörper, welche vorn keilförmig zusammensintern, und wird begleitet von einer Degeneration der Bandscheiben. Bei stärkeren Graden von Alterskyphose entwickelt sich eine Spondylosis deformans mit Randwulst- und Randzackenbildungen an den Vorderkanten der Wirbelkörper.

Im *Röntgenbild* sehen wir die starke Kyphose bei Kalkarmut der Wirbelkörper, Verschmälerung der Zwischenwirbelräume, später spondylotische Randwulst-, evtl. auch Spangenbildungen an den Vorderkanten der Wirbelkörper. Im Gegensatz zur Restkyphose nach SCHEUERMANNscher Erkrankung ist die Begrenzung der Deckplatten regelmäßig. Differentialdiagnostisch ist der BECHTEREW durch das Röntgenbild auszuschließen.

Eine Behandlung ist nur erforderlich, wenn Schmerzen durch die Osteoporose, durch die Insuffizienz der Muskulatur oder durch die begleitende Spondylosis deformans ausgelöst werden. Sie besteht in Verordnung von möglichst viel *Ruhe,* Anwendung von *Wärme* und *Massage* der Rückenmuskulatur; bei erheblicher Osteoporose soll man auch *Vigantol, Lebertran* und *Kalk* verordnen; heftige Schmerzen werden durch *Röntgentiefenbestrahlungen* häufig schlagartig gemildert; bei schweren Insuffizienzerscheinungen müssen wir gelegentlich ein *Stützmieder* tragen lassen und können dadurch Entlastung und Besserung erreichen.

e) Spondylolisthesis

Beim Wirbelgleiten handelt es sich um ein allmähliches Abrutschen des 5. Lendenwirbels mit der darübergelegenen Wirbelsäule vom Os sacrum nach vorn, seltener findet dieses Gleiten zwischen dem 4. und 5. Lendenwirbel statt (Abb. 99). Beim Abrutschen wird die Zwischenwirbelscheibe zermürbt. Die Dislokation kann zunächst um einen Teil der Wirbelkörperbreite stattfinden, oft um mehr als die Hälfte; in schweren Fällen rutscht der 5. Lendenwirbel völlig über das Kreuzbein ins kleine Becken ab und hat nur noch eine ligamentäre Verbindung mit dem Os sacrum (Abb. 100b). Die Spondylolisthesis kann dann eine Beckenverengerung hervorrufen und ein Geburtshindernis darstellen. Sie wurde übrigens zuerst von ROKITANSKY als Geburtshindernis beschrieben und erst später von orthopädischer Seite beachtet.

Möglich ist dieses Wirbelgleiten durch eine *Spaltbildung (Spondylolysis)* in der sog. Interartikularportion eines Wirbelbogens. Die Spondylolysis ist entweder die *Folge einer angeborenen Hemmungsmißbildung,* wenn nämlich zwischen den normalerweise verschmelzenden Knochenkernen des Wirbelbogens ein knorpeliger Spaltraum bestehen bleibt, der die allmähliche Trennung des vorderen vom hinteren Bogenanteil einschließlich Dornfortsatz und damit das Wirbelgleiten ermöglicht, oder diese Spaltbildung kann in späteren Lebensjahren die *Folge degenerativer ossaler Prozesse* sein, vergleichbar einer sog. schleichenden Fraktur (= LOOSERsche Umbauzone). Solche Prozesse werden begünstigt durch Über- bzw. Fehlbelastung, z. B. bei abnorm starkem Hohlkreuz, in der Schwangerschaft bei erheblicher Adipositas. Ein *Unfall* kann niemals eine echte Spondylolisthesis hervorrufen, sondern höchstens verschlimmernd

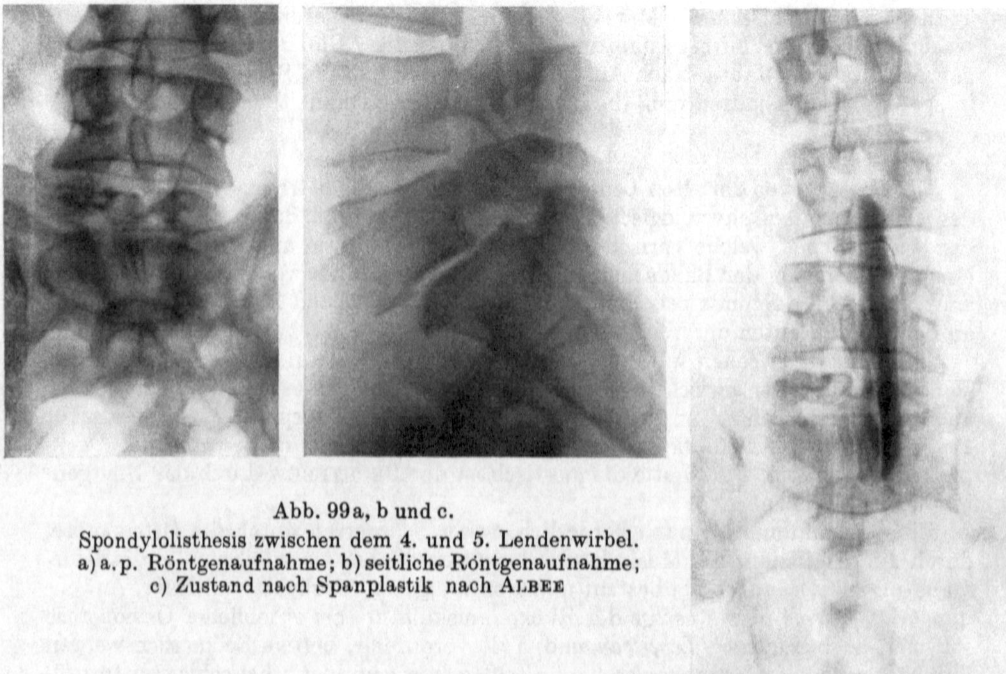

Abb. 99a, b und c.
Spondylolisthesis zwischen dem 4. und 5. Lendenwirbel.
a) a.p. Röntgenaufnahme; b) seitliche Röntgenaufnahme;
c) Zustand nach Spanplastik nach ALBEE

auf diese einwirken, indem entweder eine tatsächliche Vermehrung des Abgleitens stattgefunden hat – dann muß es sich aber um ein schweres Trauma gehandelt haben –, oder der Unfall hat die Beschwerden erstmals ausgelöst oder vorhandene Schmerzen vermehrt, ohne eine objektive Verschlechterung des Leidens hervorgerufen zu haben; er kann auch bei vorhandener Anlage das Leiden überhaupt erst ausgelöst haben. Eine sichere Entscheidung bei dieser Frage zu treffen, ist oft recht schwer.

Die Symptome bestehen im Beginn in lokalisierten *Schmerzen über dem Kreuzbein*, später kann es zu *diffusen Kreuzschmerzen* infolge der Überanstrengung der Rückenmuskulatur kommen. Häufig sind auch *ischiasähnliche Beschwerden* vorhanden, ferner das *Gefühl der Steifigkeit* der Kreuzgegend sowie *Schmerzen bei Drehbewegungen des Rumpfes* und das Gefühl der Lahmheit nach längerem Stehen und Gehen.

Wir finden eine mehr oder weniger *vermehrte Lordose der Lendenwirbelsäule*, ein Hohlkreuz, und in Fällen, bei denen ein völliges Abrutschen der Lendenwirbelsäule ins kleine Becken stattgefunden hat, eine *Verkürzung des Rumpfes bzw. der Lendengegend* (Abb. 100a). Die *Kreuzgegend* ist *versteift*, der *Dornfortsatz des 5. Lendenwirbels springt* meist *höckerartig vor*, weil er im allgemeinen das Abrutschen nach vorn nicht mitmacht.

Das klinische Symptom des Kreuzschmerzes muß uns differentialdiagnostisch eine ganze Reihe von Anomalien und Erkrankungen der Lendenwirbel-Kreuzbeingegend in Erwägung ziehen lassen. Zunächst ist es wichtig, bei Frauen ein *Unterleibsleiden* (Retroflexio uteri, chronische Adnexitis, Ovarialerkrankungen) auszuschließen. Ferner ist daran zu denken, daß der Kreuzschmerz sehr häufig *statisch* bedingt und durch Fußsenkung, X- oder O-Beinstellung, Beinverkürzung sowie durch die bei diesen Leiden so oft vorkommenden Myogelosen der Gesäß- und Rückenmuskulatur verursacht ist. Auch an die *Lumbago*, entweder als akutes Muskelrheuma = Hexenschuß oder chronisch durch Myogelosen auftretend, sowie an die *Ischias* ist zu denken, und zwar an die häufigste rheumatische Form der Ischias, welche BROCHER neuerdings auf Erkrankungen der kleinen Wirbelgelenke, besonders auf Veränderungen im Lumbosakralgelenk, zurückführt.

Unter *Lumbago ossea* faßte ZUR VERTH *krankhafte Veränderungen der Art. sacroiliaca* zusammen, welche verschiedener Natur und Ursache sein können. So macht der *Morbus Bechterew* meist zuerst Veränderungen entzündlicher Natur in den Kreuz-Darmbeinfugen; ferner kommt eine *Tbc.* sowie eine *Arthrosis deformans der Art. sacroiliaca*, oft im Anschluß an ein Trauma mit Lockerung dieser Gelenkfuge oder durch Überbeanspruchung entstehend, in Frage. Nicht selten ist der tiefe Kreuzschmerz verursacht durch eine *isolierte Spondylosis deformans des 5. Lendenwirbels* infolge degenerativer Veränderung der Bandscheibe zwischen 5. Lendenwirbel und Os sacrum. Diese Bandscheibe ist einer mechanischen Belastung besonders stark ausgesetzt. Sie ist häufig verschmälert, und wir sehen eine isolierte Randzackenbildung an der vorderen unteren Kante des 5. Lendenwirbelkörpers. Auch an den in letzter Zeit häufiger diagnostizierten, traumatisch bedingten *Nucleus-pulposus-Prolaps*, der ebenfalls am häufigsten zwischen 5. Lendenwirbel und Kreuzbein vorkommt und Ischiassymptome macht, ist bei Verschmälerung des Zwischenwirbelraumes zu

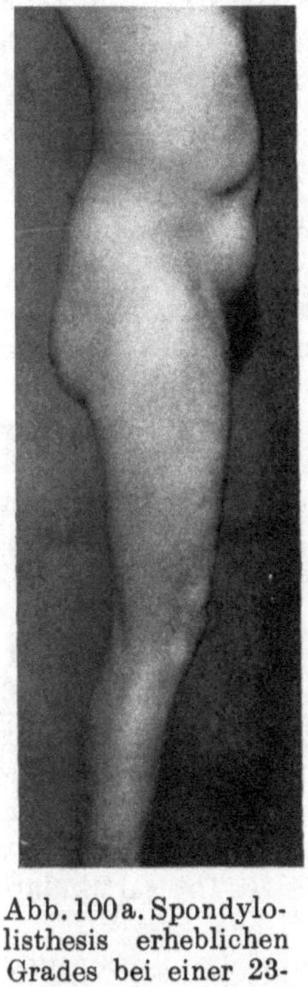

Abb. 100a. Spondylolisthesis erheblichen Grades bei einer 23-jährigen Frau. Lendengegend deutlich verkürzt. Vorspringen der Sakralgegend

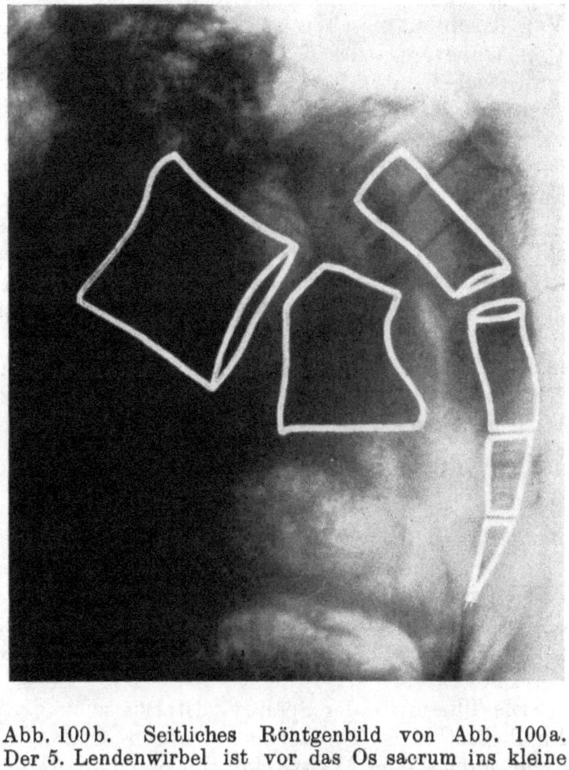

Abb. 100b. Seitliches Röntgenbild von Abb. 100a. Der 5. Lendenwirbel ist vor das Os sacrum ins kleine Becken abgerutscht. (Die Umrisse der Wirbelkörper sind zur Verdeutlichung des Bildes dick nachgezeichnet)

denken. Seltener werden eine tiefsitzende *Spondylitis tbc.* oder posttraumatische Veränderungen der Lendenwirbelsäule, die KÜMMELL*sche Erkrankung*, differentialdiagnostisch in Erwägung zu ziehen sein.

Recht oft werden Kreuzschmerzen durch knöcherne Anomalien des 5. Lendenwirbels und 1. Kreuzbeinwirbels bedingt, die als *Sakralisation* und als *Lumbalisation* bekannt sind.

Häufiger macht eine Sakralisation Beschwerden. Wir verstehen darunter eine kreuzbeinähnliche Umgestaltung des 5. Lendenwirbels, welche verschieden hochgradig ausgebildet und halb- oder doppelseitig vorhanden sein kann. In den ausgeprägteren Fällen hat der 5. Lendenwirbel seitlich weit ausladende und verbreiterte kostale Querfortsätze, welche mit der Massa lateralis des Kreuzbeins und mit dem Os ilium gelenkig oder knöchern verbunden sind, oder er ist vollkommen mit dem Os sacrum verschmolzen. In den weniger ausgebildeten Fällen besteht nur eine Ausziehung oder kolbige Verdickung des Proc. transversus, ohne daß dieser Anschluß an das Kreuzbein findet. Die Bedeutung der Sakralisation für die Ursache von Kreuzschmerzen ist häufig bestritten worden, und man hat sie als unbedeutenden Nebenbefund aufgefaßt. Sicher ist es so, daß ein großer Teil der Fälle der Sakralisation, besonders in jüngeren Jahren, ohne Beschwerden ist. Wird die Knochenanomalie aber im vorgeschrittenen Alter festgestellt, so kann sie doch Ursache von Kreuzschmerzen sein. Über die Schmerzentstehung gingen die Ansichten dabei lange auseinander. Während man früher an eine Kompression der Nervenaustrittsstellen infolge der abnorm entwickelten Massa lateralis des 5. Lendenwirbels glaubte (ZUR VERTH), nimmt man heute an, daß der Schmerz durch den Knochenkontakt zwischen Proc. transversus des 5. Lendenwirbels und Kreuzbein bei Bewegungen ausgelöst wird, wobei entweder die Entwicklung einer schmerzhaften Bursitis oder einer Arthrosis deformans mit Zackenbildungen ursächlich angeschuldigt wird. Vorübergehende Schmerzattacken sind dadurch zu erklären, daß in der abnormen arthrotisch veränderten Gelenkverbindung akute Reizerscheinungen auftreten, die wieder abklingen, so wie wir das auch bei einer Arthrosis deformans an anderen Gelenken sehen.

Bei der Lumbalisation gleicht der 1. Kreuzbeinwirbel mehr oder weniger vollständig dem 5. Lendenwirbel, d. h., er hat freie Querfortsätze, die mit dem Os sacrum keine Berührung haben, und es besteht eine abnorme Gelenkverbindung mit dem 2. Kreuzbeinwirbel. Diese Anomalie macht wesentlich seltener Beschwerden als die Sakralisation und ist sicher noch häufiger als ein belangloser Nebenbefund aufzufassen. Sind Beschwerden darauf zurückzuführen, so erklären wir sie heute mit BROCHER als verursacht durch arthrotische Veränderungen in den lumbosakralen Wirbelgelenken infolge abnormer Senkung oder Kippstellung des letzten Lendenwirbels.

Für die *Diagnose der Spondylolisthesis* ist das Röntgenbild ausschlaggebend. Man sieht auf der seitlichen Aufnahme, in leichteren Fällen besonders gut bei stereoskopischer Betrachtung, deutlich die mehr oder weniger hochgradige Verschiebung bzw. das Abrutschen des 5. oder 4. Lendenwirbelkörpers nach vorn gegen das Kreuzbein oder gegen den 5. Lendenwirbelkörper (Abb. 99 u. 100b). Auf Schrägaufnahmen, die gleichzeitig aus differentialdiagnostischen Gründen zur Beurteilung der Art. sacroiliaca wertvoll sind, erkennt man am besten die Spaltbildung der Interartikularportion.

Die Therapie der Spondylolisthesis sowie der schmerzhaften Sakralisation und Lumbalisation ist vorwiegend symptomatischer Art und besteht in Wärmeanwendung, Fango- oder Moorpackungen und Kurzwellenbestrahlungen, welche besonders gut schmerzstillend wirken. Sind erhebliche Insuffizienzerscheinungen der Lendengegend vorhanden, was am häufigsten bei der Spondylolisthesis in Frage kommen dürfte, so verordnen wir eine Beckenleibbandage, um die Lordose zu bessern und die Lendenwirbelsäule ruhigzustellen und etwas abzustützen. In verzweifelten Fällen von Wirbelgleiten, insbesondere, wenn ein Abrutschen des 5. Lendenwirbels ins kleine Becken droht und verhütet werden soll, kann eine operative lumbosakrale Spanversteifung im Sinne von ALBEE ausgeführt werden (Abb. 99 c). Diese Operation ist in der letzten Zeit in Amerika häufiger mit gutem Erfolg gemacht worden (60 Fälle von PUIG-GURI, Technik von HIBB oder Kombination von ALBEE-HIBB).

f) Spondylarthritis ankylopoetica = Bechterew

Es handelt sich um eine entzündlich-rheumatische, zunächst fibrös-, später ossalversteifende Erkrankung des gesamten periartikulären Gewebes der Wirbelsäule, d. h. der Bänder sowie der kleinen Wirbelgelenke und der Articulatio sacroiliaca. Oft sind auch die benachbarten großen Gelenke (Schulter- und Hüftgelenke) mit befallen. Die Krankheit ist mit ihren verschiedenen Formen bzw. Entwicklungsstadien, die sich aber nicht immer trennen lassen, von BECHTEREW, STRÜMPELL und PIERRE-MARIE, also von Neurologen und Internisten, beschrieben worden und hat auch ihren Namen nach diesen drei Autoren.

Am häufigsten kommt es bei dem meist von unten nach oben fortschreitenden Krankheitsprozeß zu einer *Totalkyphose*, seltener bleibt die *Wirbelsäule kerzengerade;* letzteres ist dann der Fall, wenn die Erkrankung in Form einer ulzerösen Arthritis der kleinen Wirbelgelenke mit Verknöcherung der hinteren Gelenkbänder beginnt. Bei der häufigeren Totalkyphose wird zuerst das Lig. longitudinale anterius befallen; und es kommt bei fortgeschrittenem Leiden zur spangenartigen knöchernen Überbrückung der Wirbelkörper, welche zu dem typischen Bild des Bambusstabes führt.

Die *Ursache* der ankylosierenden Spondylarthritis ist mit Sicherheit nicht bekannt. Daß es sich um eine entzündliche oder rheumatische Form der Arthritis handelt, ist wohl klar; aber über die Erreger bzw. die Art des Rheumatismus gehen die Meinungen auseinander. PAYR und E. VOLHARD haben der Gonorrhoe eine wesentliche ursächliche Rolle zugeschrieben. So fand PAYR in seinem Krankengut bei 45% der Fälle eine chronische Gonorrhoe mit Erkrankung der Samenblasen und der Prostata, VOLHARD bei zwei Drittel seiner Fälle einen Tripper in der Anamnese. Beide fanden auch bei ihren Fällen die bekannte Tatsache, daß fast nur Männer betroffen sind (Geschlechtsverhältnis Männer zu Frauen etwa 100 zu 3), sie unterscheiden sich aber in der Auslegung des Infektionsmodus. Während PAYR das Überwiegen des Bechterew beim männlichen Geschlecht darauf zurückführt, daß Samenblasen und Prostata infolge ihrer anatomischen Beschaffenheit leichter chronisch-gonorrhoische Herde beherbergen und von ihnen als verstecktem Fokus immer wieder neue Streuungen und Toxinüberschwemmungen der Wirbelsäule ausgehen und den als entzündlich-allergisch zu erklärenden Bechterew verursachen können, weist VOLHARD (1938 u. 1943) auf seine schon von FORÉSTIER (1935) vertretene Anschauung hin, daß „das Wesentliche in der *Verschiedenheit des Lymphabflußgebietes* der Organe liegt, die beim Mann oder bei der Frau als Prädilektionsstellen für chronische (gonorrhoische oder andere) Entzündungsherde in Frage kommen". Der Lymphabfluß der Prostata und des Uterus ist derselbe, da es sich um entwicklungsgeschichtlich gleiche Organe handelt; dagegen ist der Lymphabfluß der Adnexe ein anderer. Während beim Mann Prostata und Samenblasen sehr oft chronisch-gonorrhoisch erkrankt sind, ist der Uterus fast nie chronisch befallen. Die Lymphabflußbahn der Prostata geht über die Iliosakralgelenke zu den Lymphoglandulae promontorii und weiter entlang der Wirbelsäule nach oben. VOLHARD meint daher, daß es sich beim *Morbus Bechterew* um eine kontinuierliche, von der Prostata über den Lymphweg aufsteigende Entzündung des Bindegewebes von Becken und Wirbelsäule handelt und dadurch der völlig andersartige Verlauf gegenüber anderen rheumatischen Erkrankungen sowie das fast ausschließliche Befallensein von Männern zu erklären seien. Ursächlich kommt nach ihm aber nicht etwa, wie PAYR das annimmt, nur die Gonorrhoe in Frage, sondern „jeder fokale Infekt in der Prostata, der Bindegewebsschädigung nach Art des chronischen Rheumatismus verursachen kann". Neben der Gonorrhoe sollen vor allem Ruhr und Typhus eine Rolle spielen. Die allgemeine Auffassung geht wohl heute dahin, daß es sich beim Bechterew um *eine besondere Form des von einem fokalen Herd ausgehenden Rheumatismus* oder, wie P. MÜLLER es ausdrückt, um das „Homologon der Infektarthritis der Extremitäten handelt, wenn auch die Spondylarthritis ankylopoetica gegenüber der Extremitätenarthritis gewisse Eigentümlichkeiten hinsichtlich der fibrös-ankylosierenden und der gleichzeitigen Verknöcherung des Bandapparates aufweist". P. MÜLLER lehnt auf Grund seiner klinischen und anamnestischen Befunde die Auffassung von PAYR und E. VOLHARD über die ätiologische Rolle der Gonorrhoe ab und glaubt, daß Streptokokken durch wiederholte Streuung aus einem Fokus eine hervorragende Rolle bei der Auslösung des rheumatischen Reaktionskomplexes spielen. Verschiedentlich wurde auch familiäres Auftreten bei Geschwistern beobachtet.

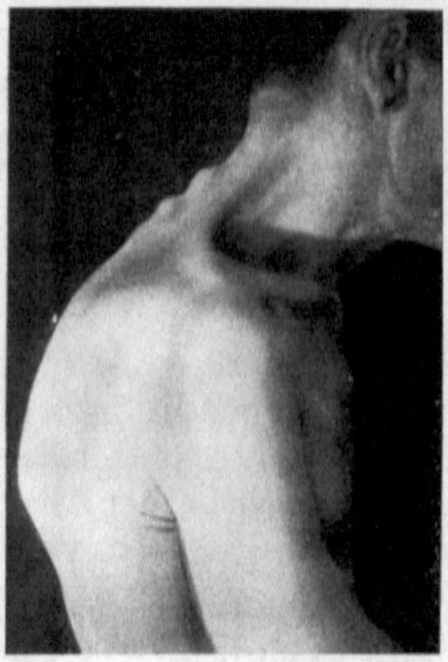

Abb. 101. BECHTEREWsche Erkrankung bei einem 45jährigen Mann

Der Beginn der Erkrankung ist meist zwischen dem 20. und 30. Lebensjahr. Wegen des langsamen Verlaufs und des oft erst in späteren Stadien positiven Röntgenbildes ist es im Anfang oft schwer, die Diagnose zu stellen, aber gerade die Stellung der Frühdiagnose ist so außerordentlich wichtig, weil nur durch sie Aussicht auf erfolgreiche Behandlung mit Verhütung des so quälenden Endzustandes besteht.

Sehr selten entwickelt sich der BECHTEREW aus einem akuten Rheumatismus. Meist vergeht eine lange Zeit mit erheblichen chronischen Beschwerden, ehe die sichere Diagnose gestellt werden kann. Im Beginn sind *Ischiassymptome*, in Arme, Beine, Nacken und Hinterkopf ausstrahlende *Rückenschmerzen bei steifer Haltung der Wirbelsäule* vorhanden. Oft finden wir auch eine rheumatische *Iritis* und *Fersenschmerzen*. Weitere Frühsymptome sind gelegentlich *subfebrile Temperaturen*, eine *Anämie* und vor allem die regelmäßig vorhandene, ziemlich hohe *Senkungsbeschleunigung* der roten Blutkörperchen. Relativ früh, meistens zuerst, sind gleich zu besprechende Veränderungen der Articulatio sacroiliaca im Röntgenbild festzustellen. Im weiteren Verlauf des Leidens nimmt die Steifigkeit der Wirbelsäule, begleitet von kyphotischer Verbiegung im oberen Brustteil, mehr und mehr zu (Abb. 101); schließlich werden auch die Halswirbelsäule und in schweren Fällen Schulter- und Hüftgelenke mit einbezogen, so daß der Mensch mit krummem Rücken, vornübergeneigtem Kopf, versteiften Schultergelenken, Beugekontrakturen in Hüften und Knien fast völlig erstarrt ist. Seltener ist eine Versteifung der Wirbelsäule in *gerader* Haltung.

Das Röntgenbild zeigt frühestens 1–1½ Jahre nach Erkrankungsbeginn Veränderungen, und zwar zuerst an den Iliosakralgelenken, welche zerstörende Prozesse, später knöcherne Überbrückung und Atrophie zeigen. An der Wirbelsäule selbst sind Veränderungen erst wesentlich später, meist erst nach Jahren zu erkennen; zunächst Unregelmäßigkeiten der Gelenkflächen der kleinen Wirbelgelenke und der Rippen-Wirbelgelenke, welche später knöchern versteifen; dann Atrophie der Wirbelkörper, besonders im Lendenteil, wobei im Gegensatz zur Spondylosis die Zwischenwirbelräume ihre normale Breite behalten. Die Lendenwirbelsäule ist gerade, die Brustwirbelsäule wird kyphotisch. Schließlich kommt es durch Verknöcherung des Lig.

longitudinale ant. und post. und der Ligg. interspinalia zur sog. Bambusstabform der Wirbelsäule (Abb. 102a u. b).

Differentialdiagnostische Überlegungen können wir fast *nur bei Frühstadien der Erkrankung* anstellen, d. h. solange das Röntgenbild nicht den BECHTEREW bestätigt. Dabei ist in erster Linie an eine *rheumatische Erkrankung der Rückenmuskulatur* und an eine *Spondylitis tbc.* zu denken. Die Unterscheidung von der letzteren kann anfangs recht schwierig sein, weil diese auch eine erhebliche Senkungsbeschleunigung machen und im Beginn ein negatives Röntgenbild haben kann.

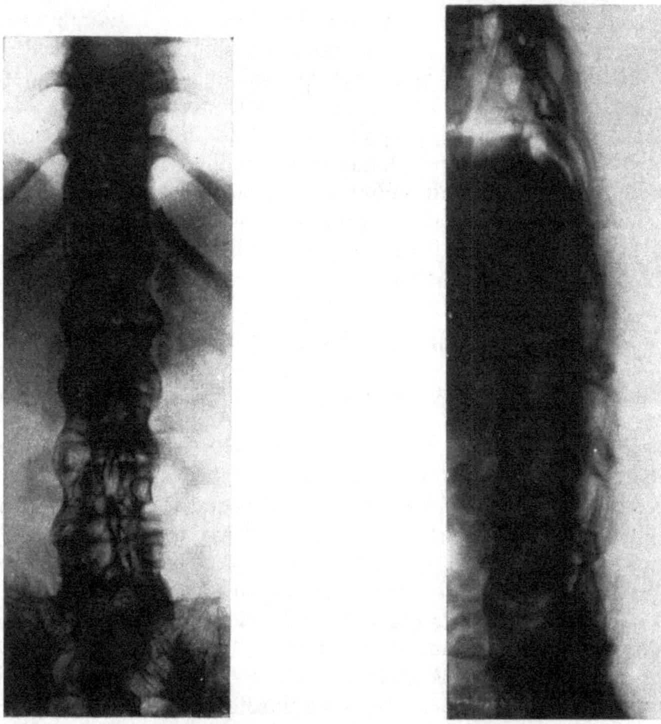

Abb. 102 a und b. Röntgenaufnahmen der Lendenwirbelsäule in 2 Ebenen bei BECHTEREW in vorgeschrittenem Stadium. Lendenwirbelsäule gerade (Aufhebung der Lordose). Bambusstabform durch Verknöcherung der Wirbelsaulenbänder

Die Therapie der Spondylarthritis ankylopoetica hat nur dann Aussicht auf Erfolg, wenn sie in Frühstadien der Erkrankung einsetzen kann. Man wird bei dem Verdacht auf einen BECHTEREW am besten so handeln, als wenn die Diagnose sicher wäre, ausgenommen allerdings den Fall, daß auch an eine beginnende Spondylitis tbc. zu denken ist; dann wäre Ruhigstellung im Gipsbett vorzuziehen. Bei der Frühbehandlung ist oberstes Gesetz eine vollständige *Sanierung evtl. festzustellender Foci* (Zähne, Nasennebenhöhlen, Tonsillen, Prostata, Samenblasen, Adnexe, Ausschluß bzw. Behandlung einer chronischen Gonorrhoe); dann folgt eine intensive *antirheumatische und antibiotische Behandlung* mit hohen Pyramidonstößen (2–3 g täglich, 5 Tage lang), mit Sulfonamidstößen oder mit Penicillin, *Warmeanwendung*, am besten durch *Kurzwellendiathermie*, *Moor- oder Schlammbader*, *Fangopackungen*, *Saunabader*,

Kuren in Rheuma- oder Jodbädern, Radiumbäder; HASS empfiehlt im Beginn der Erkrankung eine *parenterale Eiweißtherapie* mit Milchinjektionen, wobei er gute Wirkungen gesehen hat. Zugleich wird eine regelmäßige *Übungsbehandlung des Rumpfes* (Orthopädisches Turnen) und eine *Atemgymnastik* mit anschließender *Rückenmassage* durchgeführt. Bei fortgeschrittener Versteifung der Wirbelsäule nützt eine Übungsbehandlung nicht mehr viel; wir müssen dann überlegen, ob wir nicht zur Beseitigung der Schmerzen und Verhütung weiterer Verkrümmung ein HESSING-*Korsett* verordnen müssen.

Der Erfolg von *Röntgentiefenbestrahlungen* wird verschieden beurteilt. Wir haben keine eindeutigen Besserungen, auch nur der Schmerzen, davon gesehen. PITZEN hat auffallende Erfolge mitgeteilt mit intravenösen Injektionen des von TROCH angegebenen Mittels *Peteosthor*, zusammengesetzt aus Thorium-X, dem wirksamen Bestandteil, Platinsol und Eosin-Natrium. Er sah ein Nachlassen oder Schwinden der Schmerzen, Zunahme der Atmungsbreite und der Beweglichkeit der Wirbelsäule und der erkrankten Gelenke, ferner bei einem Teil der Kranken eine Normalisierung der Blutsenkungsgeschwindigkeit. Weitere Erfahrungen mit dem nicht ganz ungefährlichen (Leberschaden!) und vorläufig nicht allgemein zugänglichen Peteosthor müssen abgewartet werden. In jüngerer Zeit wird der Ultraschalltherapie eine gute Wirkung im Anfangsstadium nachgesagt.

g) Spondylarthrosis deformans

Wir haben zu unterscheiden zwischen der *Spondylosis deformans*, bei der die Wirbelkörper betroffen sind, und der *Spondylarthrosis deformans*, d. h. der deformierenden Erkrankung der kleinen Wirbelgelenke. Bei beiden Erkrankungen, die auch ineinander übergehen können und nicht immer streng zu trennen sind, handelt es sich um eine Abnutzungs- oder Verschleißerkrankung, die naturgemäß vorwiegend im höheren Lebensalter auftritt. Über Pathogenese und pathologische Anatomie wird in einem späteren Kapitel im Zusammenhang zu reden sein. Hier sei die Spondylosis bzw. Spondylarthrosis deformans deswegen erwähnt, weil sie im Rahmen der besonderen statischen Verhältnisse der Wirbelsäule und in bezug auf andere Wirbelsäulenerkrankungen einer Beleuchtung bedarf.

Wie die Arthrosis deformans anderer Gelenke teils eine durchs Alter bedingte Abnutzungserkrankung, teils aber auch eine durch Fehlbelastung eines Gelenks verursachte Verschleißerkrankung ist, so ist die Spondylarthrosis deformans ebenfalls eine entweder altersbedingte oder durch eine Fehlstellung bzw. Fehlbelastung verursachte Abnutzungserkrankung der Wirbelsäule. Wir sehen sie als Folge jeglicher bleibender Fehlhaltung oder Fehlstellung der Wirbelsäule (Skoliose, Kyphose usw.). Sie ist dann, wie SCHANZ sich ausdrückte, „nichts anderes als der *Ausdruck der Bemühungen des lebenden Organismus, eine überlastete Wirbelsäule vor Weiterschreiten der entstehenden Überlastungsverbiegung zu schützen*". Sie tritt aber nicht nur in diesem Sinne zweckbedingt auf, sondern entsteht auch durch direkte Schädigung eines Teiles der Wirbelkörper oder insbesondere der Wirbelgelenke bei einseitiger Fehlbelastung, also durch Zermürbung und Zerstörung des Knorpelbelags mit reaktiver Knochenwucherung, Zacken- und Randwulstbildung u. dgl. Die Spondylosis deformans entwickelt sich in den genannten Fällen immer an einem größeren Abschnitt der Wirbelsäule, am häufigsten an der Lendenwirbelsäule; es handelt sich dabei um eine primäre Schädigung und Degeneration der Bandscheiben mit Auffaserung, Zerreißung und Verkalkung derselben, was zu den typischen Zacken- und Randwulstbildungen an den Kanten und Ecken der Wirbelkörper, und zwar bei Verbiegung der Wirbelsäule hauptsächlich an der auf Druck beanspruchten konkaven Seite, teils durch zweckbedingte Abstützung (SCHANZ), teils durch vermehrten Verschleiß infolge abnormen Druckes und zur Sklerose der knöchernen Deckplatten führt. Ein gleicher Degenerationsprozeß spielt sich bei der Spondylarthrosis deformans am Knorpel der kleinen Wirbelgelenke ab.

Die *altersbedingte Spondylosis und Spondylarthrosis deformans* entwickelt sich allmählich und ist bei körperlich schwer arbeitenden Menschen früher vorhanden als sonst, etwa schon im 40.–50. Lebensjahr. Sie führt zu einer Versteifung der Wirbelsäule, braucht aber lange überhaupt keine Beschwerden zu machen und wird häufig als Neben- oder Zufallsbefund auf einem Röntgenbild entdeckt. Wir erleben es aber nicht selten, daß ein *Trauma* in höherem Alter heftige *Rückenschmerzen* bei einer bis dahin symptomlos vorhandenen Spondylarthrosis deformans *auslöst.* Solche Schmerzen sind oft sehr hartnäckig und trotz der verschiedenartigsten Therapie nicht endgültig zu beseitigen. Von den Betroffenen wird in einem solchen Falle der Unfall natürlich allein verantwortlich gemacht für die bestehenden Beschwerden, und es kann von ihnen nicht eingesehen werden, daß das Leiden, wie das Röntgenbild einwandfrei erkennen läßt, schon lange Zeit vor dem Unfall bestanden haben muß. Für den Fall einer Unfallbegutachtung ist die Tatsache gebührend zu berücksichtigen, daß die Schmerzen bei dem zwar schon vorhandenen Leiden durch das Trauma erst ausgelöst wurden und daß der Träger der Spondylosis deformans ohne das Trauma vielleicht niemals Beschwerden bekommen hätte.

Ein *einmaliges schweres Trauma* der Wirbelsäule kann aber auch eine *umschriebene Spondylosis deformans* verursachen. Es muß dann aber allerdings eine einwandfreie traumatische Veränderung im Röntgenbild zu erkennen sein, wenigstens eine Verschmälerung eines Zwischenwirbelraumes, eine Deckplattenschädigung oder eine Wirbelfraktur, entweder nur in Form einer Absprengung, meist an der vorderen Kante eines Wirbelkörpers oder in Form einer vorderen oder seitlichen Verschmälerung des Wirbelkörpers durch traumatische Kompression. Die Entwicklung der auf wenige, meist nur auf 2–3 Wirbelkörper beschränkten traumatisch bedingten Spondylosis deformans erfolgt in einem Zeitraum von 3–4 Monaten bis zu über 1 Jahr nach dem Unfall und kann nur dann als Unfallfolge anerkannt werden, wenn außerdem Brückensymptome vom Unfallereignis zu den endgültigen durch die Spondylose ausgelösten Beschwerden vorhanden sind.

Der häufigste Sitz der durch altersbedingte Abnutzung oder Fehlbelastung hervorgerufenen Spondylosis bzw. Spondylarthrosis deformans ist die untere Brust- oder die Lendenwirbelsäule, gelegentlich auch die untere Halswirbelsäule von C4–C6. Während das in der Brust- und Lendenwirbelsäule lokalisierte Leiden *Rückenschmerzen* auslöst, müssen wir wissen, daß die *Zervikalspondylose* sich nicht immer in Schmerzen in der Halswirbelsäule äußert, sondern recht häufig in sehr heftigen *Armneuralgien*, gelegentlich verbunden mit *Sensibilitätsstörungen* und *Muskelatrophien am Arm.*

Die Diagnose ist nur durch die Röntgenaufnahme der Wirbelsäule in zwei Ebenen zu stellen. Die Darstellung der Arthrosis der Wirbelgelenke gelingt am besten durch Schrägaufnahmen. Als Zeichen der *Bandscheibendegeneration* sehen wir eine Verschmälerung, teilweise Verkalkung und Höhlenbildung mit unregelmäßiger Gestaltung der Zwischenwirbelräume. An den *Wirbelkörpern* finden wir eine Abplattung und Verschmälerung, eine Sklerose der knöchernen Deckplatten und Osteophytenbildungen seitlich und vorn (Randwülste und Randzacken). Die *kleinen Wirbelgelenke* sind verschmälert und zeigen ebenfalls Randsklerose und Zackenbildungen.

Die *Behandlung* besteht in Anwendung von Wärme jeglicher Art, von Kurzwellendiathermie, von Bädern und Massage, in parenteraler Reizkörpertherapie, z. B. mit Sufrogel. Durch Röntgentiefenbestrahlungen können wir manchmal die Schmerzen schlagartig beseitigen; schmerzfreie Perioden werden von Perioden mit heftigsten Beschwerden abgelöst. Sehr schwere Fälle werden evtl. nur durch ein Stützmieder oder Überbrückungskorsett beschwerdefrei.

h) Posttraumatische Erkrankungen der Wirbelsäule

Gelegentlich werden nach geringen Stauchungen der Wirbelsäule, wenn nicht sofort ein Röntgenbild angefertigt wird, leichtere Wirbelkörperfrakturen, wie Absprengungen an den vorderen Kanten, geringgradige Kompression und Keilform, Fissuren der Deckplatten u. a., übersehen, machen aber anfangs und auch noch lange Zeit nach dem Unfall erhebliche Beschwerden, evtl. durch eine sich allmählich entwickelnde umschriebene Spondylosis deformans.

In erster Linie denken wir aber, wenn wir von posttraumatischen Erkrankungen der Wirbelsäule sprechen, an die sog. KÜMMELLsche Wirbelsäulenerkrankung, auch als „KÜMMELL-VERNEUILsche Läsion der Wirbelsäule" im Schrifttum bezeichnet. Wir nennen sie auch KÜMMELLsche oder traumatische Kyphose. Wir sehen nach einem meist *geringfügigen Wirbelsäulentrauma*, welches einige Tage lang unbedeutende Rückenschmerzen macht, zunächst ein *schmerzfreies Intervall* von einigen Monaten bis zu 1 oder 2 Jahren und dann die Entwicklung einer *keilförmigen Deformierung eines Wirbelkörpers mit Gibbusbildung und erneuten Schmerzen.*

KÜMMELL selbst meinte, daß es sich um einen rarefizierenden Prozeß der Wirbelkörper mit Substanzverlust handele. „Um eine durch das Trauma veranlaßte Fraktur oder Fissur kann es sich nicht handeln, da einmal die stattgehabte Gewalt mehrfach eine viel zu schwache war, um einen Bruch zustande zu bringen, und andererseits die geringfügigen, rasch vorübergehenden Schmerzen einer so schweren Verletzung, wie die Fraktur eines oder mehrerer Wirbelkörper sie bildet, nicht entsprechen würden."

Da man früher und auch heute noch in vielen Fällen sofort im Anschluß an den geringfügigen Unfall eine Röntgenaufnahme nicht machte, somit die primäre makroskopische Unversehrtheit des Wirbelkörpers nicht zu beweisen war, und da auch erfahrene Unfallchirurgen wie MAGNUS und BÖHLER die KÜMMELLsche Erkrankung nie beobachtet haben, ist vielfach behauptet worden, daß es diese Erkrankung überhaupt nicht gibt, sondern daß es sich dabei lediglich um das Endresultat eines ursprünglich verkannten Wirbelbruches handelt (BROCHER). Inzwischen sind aber eine ganze Reihe posttraumatischer Nekrosen eines Wirbelkörpers mit späterer Keilform in der von KÜMMELL und LOB beschriebenen Weise bei anfangs negativem Röntgenbild einwandfrei beobachtet worden, so daß an dem Vorkommen eines allmählichen Wirbelkörperzusammenbruches nach leichtem Trauma, evtl. mit makroskopisch nicht nachweisbaren kleinen Fissuren, kein Zweifel sein kann.

Das *Röntgenbild* zeigt anfangs eine Atrophie und Osteoporose des Wirbelkörpers, später eine keilförmige Zusammensinterung. *Differentialdiagnostisch* ist vor allem eine *Spondylitis tbc.* auszuschließen. Ob eine *Prophylaxe* in der Weise, daß man auch leichtere Wirbelsäulenstauchungen längere Zeit in Bauchlage, in flacher Rückenlage oder in einem Gipsbett ruhigstellt, die Entwicklung des Leidens verhüten kann, ist nicht erwiesen.

Die *Behandlung* der KÜMMELLschen Erkrankung besteht in Lagerung im Gipsbett für eine gewisse Zeit, später des Nachts, in manchen Fällen auch in Verordnung eines Stützkorsetts; niemals ist dabei die Pflege der Rückenmuskulatur mit regelmäßiger Massage zu vergessen.

Erwähnt sei noch die nach einem einmaligen Unfall oder häufiger als Folge eines chronischen Traumas bei schweren Schaufelarbeiten beobachtete Schipperkrankheit. Es handelt sich dabei um einen *Abrißbruch des Dornfortstazes des 7. Hals- oder 1. Brustwirbels.* In den meisten Fällen wird dieser Bruch als schleichende Fraktur aufzufassen sein. Die *Therapie* besteht in längerer Ruhigstellung unter Vermeidung der Arbeit, die zur Fraktur führte, und ist im übrigen symptomatisch: Wärmeanwendung, Einreibungen, Massage. In langwierigen Fällen ist die Entfernung des immer mit Pseudoarthrose heilenden abgerissenen Dornfortsatzendes zu erwägen.

VI. Orthopädische Erkrankungen des Brustkorbes

a) Angeborene Deformität (Trichterbrust)

Neben der sehr seltenen angeborenen Aufbiegung des unteren Rippenrandes, welche von SCHANZ erstmalig beschrieben und durch Druck der Arme bei intrauterinem Raummangel erklärt wurde, sehen wir gelegentlich eine angeborene Trichterbrust. Dabei ist die vordere Brustwand trichterförmig eingedrückt, und zwar meist in der ganzen Länge des Sternums. Die Eindellung kann so tief sein, daß die vordere Brustwand fast die Wirbelsäule berührt. Irgendeine Schädigung der Funktion der Brustorgane ist dadurch nicht zu beobachten. Therapeutisch können wir einen Einfluß auf die Deformität, welche praktisch nur als Schönheitsfehler zu werten ist, nicht ausüben.

b) Rachitische Deformitäten (Trichterbrust, Hühnerbrust)

Durch die abnorme Weichheit der knöchernen Brustwandung bei der Rachitis können Eindellungen und Ausbiegungen an mannigfachen umschriebenen Stellen des Brustkorbes, abgesehen von der Kyphose und Skoliose, vorkommen. Am häufigsten beobachten wir die *Trichterbrust* und die *Hühnerbrust.*

Die rachitische Trichterbrust gleicht im wesentlichen der angeborenen, allerdings mit dem Unterschied, daß im allgemeinen nur der untere Teil des Sternums und seiner Umgebung trichterförmig eingezogen und die Deformität nicht so hochgradig ist (Abb. 103). Sie ist oft vergesellschaftet mit anderen rachitischen Deformitäten, insbesondere mit einer rachitischen Kyphose. Therapeutisch sind wir dem Leiden gegenüber ebenso machtlos wie bei der angeborenen Trichterbrust. Auch Atemübungen mit seitlichem Druck auf den Thorax oder die Anwendung der Saugglocke nützen nichts, so daß wir am besten außer der evtl. notwendigen Behandlung einer gleichzeitig bestehenden Kyphose und einer antirachitischen Behandlung jegliche Therapie unterlassen. Die Deformität kommt bei Erwachsenen auch durch dauernden Druck gegen den Brustkorb vor, z. B. bei Schustern (Schusterbrust).

Die rachitische Hühnerbrust ist gewissermaßen das Gegenteil der Trichterbrust, d. h. eine kielartige Vorwölbung des Brustkorbes vorn im Bereich des Sternums und seiner Umgebung. Dabei ist häufig der untere Rippenrand, ähnlich wie bei der von SCHANZ beschriebenen angeborenen Deformität, wie aufgekrempelt. Auch dieses Leiden tritt meistens zusammen mit anderen rachitischen Deformitäten auf (Kyphose, Skoliose, Coxa vara). Im Anfang, d. h. solange die Rachitis noch floride und das Brustbein weich ist, haben wir Aussicht, durch entsprechende *Therapie* eine Besserung oder wenigstens einen Stillstand zu erzielen, so daß es nicht zu so starkem spitzwinkligem Vorspringen des Sternums, d. h. zur Kielbrust, kommt. Ein solcher

Fall ist in Abb. 104 dargestellt. Der Junge hat eine weiche und eindrückbare geringgradige Hühnerbrust und eine leichte Kyphose. Die Behandlung besteht in Verordnung eines *Geradehalters mit Brustpelotte*, welcher soviel wie möglich, wenigstens stundenweise, am Tage getragen werden muß (Abb. 105). Man kann auch, wenn z. B. gleichzeitig eine Liegebehandlung im Gipsbett wegen rachitischer Deformierung der Wirbelsäule durchgeführt werden muß, Sandsäcke auf die vordere Brustwand auflegen lassen. Daneben sind natürlich *orthopadisches Turnen mit Atemübungen* sowie eine intensive *antirachitische Behandlung* durchzuführen. Die Prognose ist gut; es kommen auch Spontanheilungen vor. Ist die Hühnerbrust starr und fixiert, dann ist therapeutisch nichts mehr zu erhoffen. Glücklicherweise werden Funktionsstörungen der inneren Organe durch dieses Leiden ebenfalls nicht verursacht.

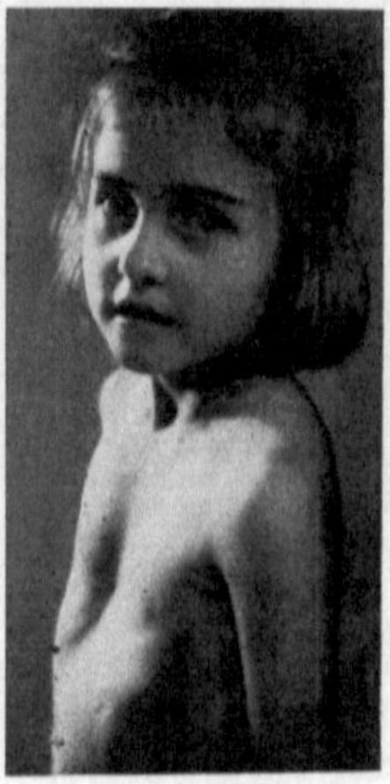

Abb. 103. Rachitische Trichterbrust

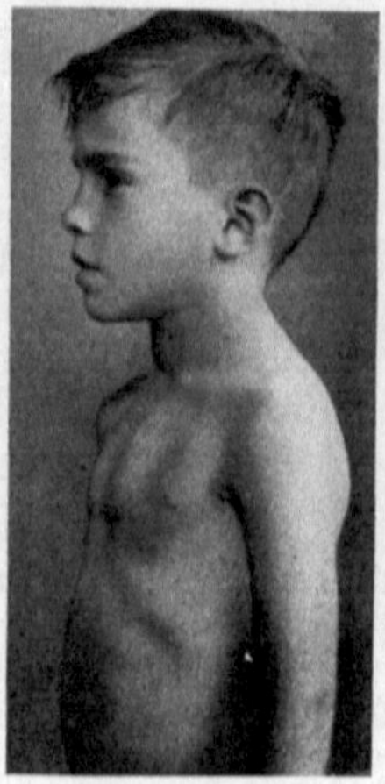

Abb. 104. Weiche rachitische Hühnerbrust geringen Grades

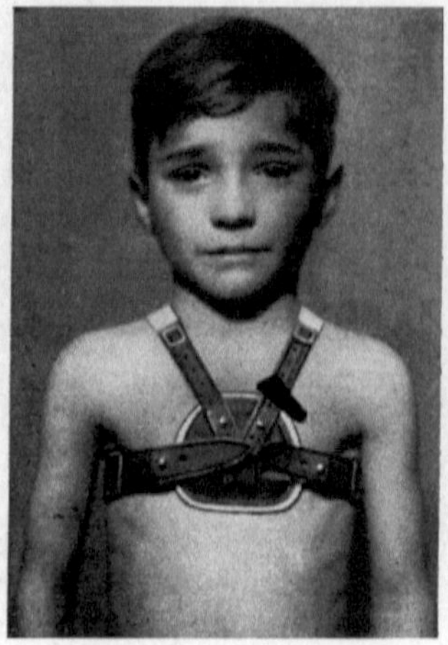

Abb. 105. Brustpelotte bei weicher Hühnerbrust

c) Pleuritische Deformitäten

Ich kann hier verweisen auf das über die Narben- bzw. Empyemskoliose Gesagte. Die Schrumpfung und Einziehung der von einer Pleuritis oder einem Pleuraempyem betroffenen Thoraxseite führt ja im allgemeinen zu der obenbeschriebenen Skoliose. Die stärksten Grade der Brustwandeindellungen sehen wir nach umfangreichen Thorakoplastiken, bei denen sehr viele Rippen in großer Ausdehnung reseziert werden mußten. Hinsichtlich der *Prophylaxe* ist zu sagen, daß die Einziehung bzw. Eindellung der erkrankten Brustwand nach Pleuraempyem und Rippenresektionen sich mit den bei der Empyemskoliose angegebenen und wirksamen Mitteln (überkorrigierende Lagerung im akuten Stadium, Rumpfbewegungsübungen in der Rekonvaleszenz) nicht so leicht, evtl. überhaupt nicht verhindern läßt.

Die *Therapie* ist die gleiche wie bei der Empyemskoliose und besteht in *orthopädischen Turnübungen* (Rumpfübungen) mit *Atemgymnastik* (z. B. Fächerübungen nach HOFBAUER). Sehr ausgedehnte Brustwanddefekte nach totalen Thorakoplastiken machen evtl. eine starke Verminderung der Tragfähigkeit der Brustwirbelsäule mit den entsprechenden erheblichen statischen Insuffizienzbeschwerden. In solchen Fällen können wir nur mit einem festen *Stützkorsett* helfen, welches die verlorene Tragfähigkeit ersetzt und gleichzeitig einen Schutz der ihrer starren Wandung beraubten Weichteile und inneren Organe des Thorax darstellt.

VII. Orthopädische Halserkrankungen

a) Halsrippe

Am untersten Halswirbel findet sich gelegentlich ein Rippenstummel. Er kann ein- oder doppelseitig vorhanden sein. Bei Einseitigkeit besteht oft gleichzeitig ein Schaltwirbel. Das Krankheitsbild weist Beziehungen zum ossalen Schiefhals auf. Die *Diagnose* ist *nur durch das Röntgenbild* zu stellen und bedeutet meist einen Nebenbefund, der keine Beschwerden hervorruft. Bei einseitiger Halsrippe kann man gelegentlich ein Vorspringen der Schulter-Nacken-Linie beobachten, ähnlich wie bei der Skoliose der oberen Brust- und Halswirbelsäule.

In etwa 10% der Fälle (Torelli) werden durch eine Halsrippe nun *Beschwerden und Schmerzen*, manchmal recht erheblicher Natur, ausgelöst; diese erklärte man sich durch *Druck auf den Plexus cervicalis*, bezeichnet sie aber heute als *Scalenus-anticus-Syndrom* mit anderer Deutung. Dieses Syndrom, welches auch ohne das Vorhandensein einer Halsrippe auftreten kann und dann durch einen Spasmus des M. scalenus anticus erklärt wird, besteht in ausstrahlenden Schmerzen in die Arme, besonders an der Ulnar-Seite, ähnlich den Schmerzen, wie wir sie bei akuten Herzzuständen, Angina pectoris u. dgl. erleben. Daneben kommt es zu Sensibilitätsstörungen und Einschlafen des Armes sowie zu vasomotorischen Störungen mit Abnahme der Hauttemperatur und der Blutdruckamplitude. Als weitere Folgen können Muskelatrophien und Lähmungen auftreten.

Das *Scalenus-anticus-Syndrom* erklärt man sich heute so, daß es zu einer *Drosselung der A. subclavia und des Plexus brachialis* bei ihrem Austritt durch die vordere Scalenuslücke kommt, und zwar entweder durch einen relativen Hochstand der 1. Rippe, meist verursacht durch einen Spasmus des M. scalenus anticus, oder durch das Vorhandensein einer Halsrippe mit der Bildung einer fibrösen Brücke zwischen ihr und dem Tuberculum scaleni der 1. Rippe oder durch eine Zervikalspondylose.

Die Therapie des Scalenus-anticus-Syndroms besteht in Resektion der Halsrippe, wenn eine solche vorhanden ist, oder in Abtrennung des M. scalenus anticus von seinem Ansatz an der 1. Rippe. Führt der letztere Eingriff zum Erfolg, so ist damit der Beweis erbracht, daß die Ursache des Scalenus-anticus-Syndroms eine Verkürzung oder ein Spasmus dieses Muskels ist.

b) Schiefhals (Caput obstipum, Torticollis)

1. Muskulärer Schiefhals

Es handelt sich um eine angeborene Deformität, und zwar gibt es zwei Möglichkeiten: Entweder besteht schon bei der Geburt eine Skoliosis capitis, faciei et cervicalis; dabei kann der M. sternocleidomastoideus der im Wachstum gehemmten konkaven Seite anfangs deutlich atrophisch, später knotig oder spindelartig verdickt sein. Diese Verdickung ist im allgemeinen einige Tage bis Wochen nach der Geburt festzustellen und befindet sich meist im oberen Drittel des Muskels; sie weicht, wenn nicht eine sehr frühzeitige Therapie mit passiver Dehnung einsetzt, allmählich einer strangartigen Verkürzung des Muskels. Oder die anfängliche Verdickung, später die fibröse Umwandlung und Verkürzung des Kopfnickermuskels mit der Fehlhaltung des Kopfes ist das Primäre, und die Schädel-, Gesichts- und Halsskoliose entwickelt sich sekundär. Die meisten Autoren neigen heute der ersten Anschauung zu und sind der Ansicht, daß die Verkürzung des Kopfnickers nicht das Primäre und Wesentliche, sondern nur eine regelmäßige Begleiterscheinung des Schiefhalses, d. h. der Zervikalskoliose, darstellt und etwa zu vergleichen ist mit der Verkürzung der Achillessehne beim angeborenen Klumpfuß (HASS). Man hat aus anderem Grunde, nämlich weil man den Schiefhals genau so wie den Klumpfuß als primäre Hemmungsmißbildung auffaßt, vom Schiefhals als vom „Klumpfuß des Halses" gesprochen.

Der voll ausgeprägte muskuläre Schiefhals ist charakterisiert durch ein Vorspringen und eine *strangartige Verkürzung des M. sternocleidomastoideus*, der schließlich nur noch aus einem derben sehnig-fibrösen Strang bestehen kann, mit *Neigung des Kopfes auf die kranke Seite* und *Drehung des Kopfes und Gesichtes mit Blick nach der anderen, gesunden Seite* (Abb. 106). Gleichzeitig ist eine *Skoliose der Halswirbelsäule* sowie eine mehr oder weniger hochgradige *Asymmetrie des Gesichtes und des Schädels* vorhanden. Das ungleichmäßige Wachstum des Gesichtes und Kopfes führt zu einer *Gesichtsskoliose*, und zwar mit der Konkavität auf der im Wachstum zurückgebliebenen kranken Seite, mit der Konvexität auf der gesunden Seite. *In schweren Fällen* ist der *Kopf im ganzen nach der gesunden Seite verlagert*. Die Skoliose der Halswirbelsäule mit Gegenkrümmung der Brustwirbelsäule ist dann besonders stark und begünstigt die Entwicklung einer recht schmerzhaften *Spondylarthrosis deformans* mit weiterer Bewegungseinschränkung des Kopfes und Halses.

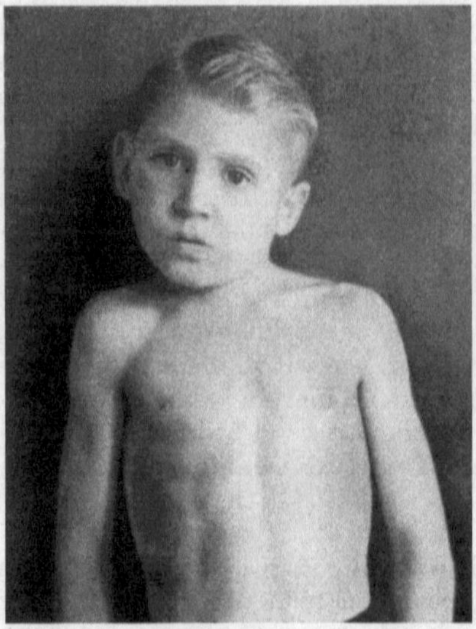

Abb. 106. 8jähriger Junge mit linksseitigem angeborenem muskulärem Schiefhals. Gesichtsskoliose

Über die Ätiologie des angeborenen muskulären Schiefhalses gehen die Meinungen noch auseinander. Folgende *Theorien* sind aufgestellt worden:

1. Die entzündliche Theorie, d. h. eine intrauterine hämatogene Entzündung des Muskels soll die Ursache seiner fibrösen Umwandlung sein. Bakteriologische und histologische Untersuchungen von entfernten Muskel- bzw. Sehnenpartien sprechen einwandfrei gegen diese Theorie.

2. Die Ursache ist in einem Geburtstrauma zu suchen: Bei schwierigen Geburten soll eine Zerrung, Dehnung oder ein Einriß zu einem Hämatom (sog. Kopfnickerhämatom) mit nachfolgender fibröser Umwandlung des Muskels führen. In seltenen Fällen mag diese Annahme zutreffend sein.

3. Die Annahme einer intrauterinen Zwangshaltung oder Belastung, evtl. nach VÖLCKER mit einer durch Druck des seitlich geneigten Kopfes auf die A. sternocleidomastoidea hervorgerufenen *ischämischen Kontraktur des Muskels*, ist schwer zu widerlegen, hat aber nicht sehr viel für sich.

4. Am meisten ist wohl eine angeborene Hemmungsmißbildung anzunehmen, ähnlich wie wir sie beim Klumpfuß vor uns zu haben glauben. Gestützt

wird diese Annahme besonders durch die Tatsache, daß Beobachtungen über gehäuftes familiäres Vorkommen, z. B. auch bei eineiigen Zwillingen, dafür sprechen, daß die Vererbung eine gewisse Rolle spielt. Wenn von geburtshilflicher Seite demgegenüber behauptet wird, daß Kinder mit Schiefhals häufig in Steißlage geboren werden und daß diese Zwangslage für das Leiden ursächlich verantwortlich zu machen wäre, so ist dem entgegenzuhalten, daß der größte Teil der in Steißlage geborenen Kinder keinen Schiefhals hat und daß die Steißlage als solche familiär gehäuft bzw. erblich vorkommen kann, daß also bei der Kombination Steißlage–Schiefhals der Erblichkeit die Hauptrolle zukommen dürfte.

Differentialdiagnostisch zum angeborenen muskulären Schiefhals ist an eine *angeborene Schiefhaltung des Kopfes* zu denken. Bei dieser wird lediglich der Kopf nach der einen Seite geneigt und schief gehalten (keine Skoliose der Halswirbelsäule, keine Drehung des Kopfes, keine Muskelverkürzung). Die Schiefhaltung gleicht sich im Laufe des 1. Lebensjahres von allein aus. Gelegentlich müssen redressierende Bewegungen des Kopfes oder ein SCHANZscher Watteverband ähnlich wie beim Schiefhals angewendet werden.

Eine eigentliche Prophylaxe des Schiefhalses ist sehr selten möglich, allenfalls in den Fällen, bei denen eine Atrophie des Sternocleido in den ersten Lebenswochen auf einen drohenden Schiefhals hinweist. Wir werden dann die prophylaktische Behandlung mit regelmäßigen redressierenden Bewegungen so durchführen, wie wir sie als Therapie im 1. Lebensjahr anwenden und als ob ein beginnender Schiefhals vorläge. Ist eine Verdickung oder spindelförmige Auftreibung des Kopfnickermuskels bereits festzustellen, so liegt in den meisten Fällen bereits ein Schiefhals mit der dazugehörigen Kopf-, Gesichts- und Halsskoliose vor; dieser verlangt eine intensive Behandlung.

Die Therapie muß *so früh wie möglich* einsetzen, am besten in den ersten Lebenswochen, falls das Leiden so bald entdeckt wird; meistens wird eine knotige oder spindelartige Anschwellung des Kopfnickers von den Eltern eher beobachtet als eine Schiefhaltung und Verdrehung des Kopfes. Mit der *Frühbehandlung im 1. Lebensjahr* ist es ebenso wie beim Klumpfuß. Je eher sie einsetzen kann, desto größer ist die Aussicht, daß das Leiden auf konservativem Wege restlos beseitigt wird.

Im 1. Lebensjahr also rein konservative Behandlung: Täglich mehrmals *manuelle Redression* des Kopfes und der Zervikalskoliose zum Zweck der Überkorrektur in der Weise, daß die Mutter das Köpfchen des Kindes mit rhythmischen Bewegungen auf die Schulter der gesunden Seite beugt und dabei Kinn und Gesicht zur kranken Seite dreht. Die Mutter muß darauf aufmerksam gemacht werden, daß sie regelmäßig von der kranken Seite an das Bett des Kindes herantritt und es so auf den Arm nimmt, daß die kranke Seite der Mutter zugewandt ist. Auch möglichst *viel Bauchlage* ist günstig, wobei ebenfalls besonders darauf zu achten ist, daß die Mutter oder Pflegeperson sich auf der kranken Seite aufhält, damit das Kind gezwungen ist, den Kopf nach der kranken Seite zu wenden und zu drehen. Außerdem muß das Kind den ganzen Tag und die Nacht über, d. h. also außer den Zeiten des Badens und der manuellen Redression, regelmäßig einen *SCHANZschen Watteverband* tragen; dieser besteht aus mehrfachen Lagen geleimter Watte, die einzeln und schichtweise mit Bindentouren wie ein hoher Stehkragen ziemlich fest am Hals angewickelt wird; manche verwenden dazu auch ein entsprechend zurechtgeschnittenes Stück Pappe, das mit Watte gepolstert und mit Mullbinden umwickelt ist. Die zusätzliche Verordnung von *Wärme und Massage* des verdickten und evtl. verkürzten Muskels wird verschieden beurteilt. Manche lehnen sie als zwecklos ab. Ich glaube, daß man sie ruhig anwenden soll; ein Schaden wird dadurch jedenfalls nicht angerichtet. Wir haben in leichten Fällen von Schiefhals bei Kleinkindern recht gute Erfolge mit der Massagebehandlung gesehen. In Fällen, bei denen schon im 1. Lebensjahr der Schiefhals stark ausgeprägt ist, muß außerdem eine ständige Lagerung in einem *überkorrigierenden Gipsbett*, das vom Kopf bis zum Kreuzbein reicht, durchgeführt werden.

Ist die konservative Behandlung im 1. Lebensjahr erfolglos oder kommt der Schiefhals erst nach dem 1. Jahr in Behandlung und ist er einigermaßen stark ausgeprägt, dann muß die Behandlung *operativ* sein. Wir führen die subkutane oder besser die offene *Durchtrennung des verkürzten Muskels* aus, und zwar entweder oben dicht unterhalb vom Warzenfortsatz oder unten, wobei darauf zu achten ist, daß beide Partien des Muskels, die Pars clavicularis und die Pars sternalis, durchtrennt werden. In besonderen Fällen muß die Durchtrennung oben und unten gemacht und evtl. ein mehr oder weniger großes Stück des völlig fibrös umgewandelten Muskels reseziert werden. Mindestens ebenso wichtig wie die Tenotomie ist die gleichzeitige *Redression während der Operation* und die *Fixierung* des Halses und Kopfes *in einem überkorrigierenden Gipsverband*, der auf der einen Seite eine brücken- oder bügelartige Verbindung zwischen dem Kopf- und dem Brust-Hals-Teil des Gipses hat. Der Gipsverband bleibt 4–6 Wochen, je nach der Schwere des Falles, liegen. Nach der Gipsabnahme müssen sehr intensive aktive und passive Bewegungsübungen im Sinne der Überkorrektur sowie eine Massage der Halsmuskulatur ausgeführt werden (Abb. 107).

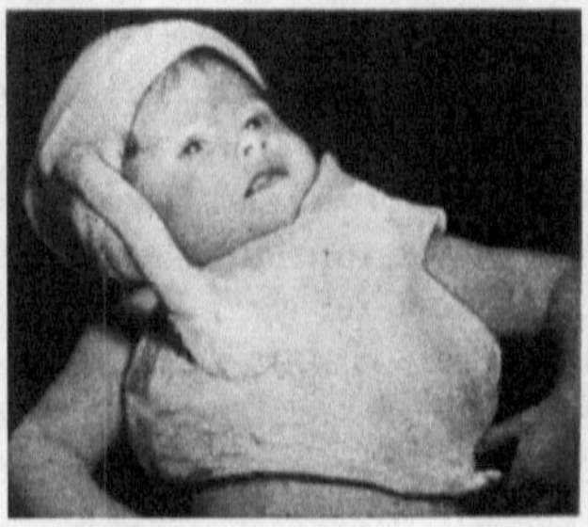

Abb. 107. Gipsverband in Überkorrektur nach linksseitiger Schiefhalsoperation

Die Prognose ist bei sehr frühzeitiger Behandlung im 1. Lebensjahr im allgemeinen gut. Wir haben in vielen Fällen die Aussicht, das Leiden auf rein konservativem Wege zu beheben. Bei älteren operierten Fällen läßt sich die Schiefhaltung und Verdrehung des Kopfes wohl meistens korrigieren, die skoliotische Asymmetrie des Kopfes und Gesichtes bleibt aber bestehen.

2. Schiefhals verschiedener Ursache

Gegenüber dem angeborenen muskulären Schiefhals treten alle durch andere Ursachen bedingten Formen an Zahl und Bedeutung weit zurück. Wir bekommen sie eigentlich sehr selten zu Gesicht. Der Vollständigkeit halber seien die bekannten Arten erwähnt:

1. Beim angeborenen ossalen Schiefhals liegen Skelettveränderungen der Halswirbelsäule, wie Halsrippen, Spina bifida, Schaltwirbel, Keilwirbel, Blockwirbelbildung, vor. Letztere leitet über zum sog. Frosch- oder Kurzhals, dem KLIPPEL-FEILschen Syndrom, bei dem die Halswirbelsäule verkürzt und zu einem Block verschmolzen ist.

2. Der erworbene ossale oder arthrogene Schiefhals, bedingt durch zerstörende oder deformierende Prozesse an der Halswirbelsäule (Osteomyelitis, Tbc., Spondylarthrosis deformans).

3. Der Narbenschiefhals nach Verbrennungen mit verkürzenden Hautnarben (= *dermatogener Schiefhals*) oder nach Verletzungen oder Entzündungen der tiefen Halsweichteile (= *desmogener Schiefhals*).

4. Der habituelle Schiefhals bei berufsmäßig bedingter Gewohnheitshaltung (Lastenträger, Geiger usw.).

5. Den rheumatisch-entzündlichen Schiefhals sehen wir bei entsprechender Erkrankung des Sternocleido oder der Weichteile des Halses oder Nackens.

6. Der paralytische und spastische Schiefhals (= neurogener Schiefhals). Der paralytische Schiefhals kommt vor bei einseitiger Halsmuskellähmung nach Poliomyelitis oder nach Nervenverletzungen, z. B. des N. accessorius. Die spastische Form mit tonischen oder klonischen Krämpfen ist etwas häufiger und kann verschiedene Ursachen haben (Enzephalitis; andere zentrale Nervenschädigungen, z. B. durch Trauma; reflektorisch; funktionell).

7. Psychogen-hysterischer Schiefhals.

8. Der okuläre Schiefhals ist verursacht durch Augenmuskellähmungen, die zur Vermeidung von Doppelbildern eine Schiefhaltung des Kopfes bedingen.

Die *Therapie* der genannten Schiefhalsformen richtet sich nach dem Grundleiden. Läßt sich dieses erfolgreich behandeln, dann wird sich auch der Schiefhals beheben lassen. Beim dermatogenen Schiefhals müssen wir eine Hautplastik vornehmen, um die Verkürzung durch Hautnarbenzug auszugleichen. Beim spastischen Schiefhals versuchen wir medikamentös Scopolamin mit Belladonna oder Novocaininjektionen in den Muskel, Durchtrennung des Muskels und Eingriffe am Nervensystem (Resektion des N. accessorius u. dgl.); sehr viel kann man schon allein oder in der Nachbehandlung mit Massage, Elektrisieren (Schwellstrom) und gymnastischen Übungen erreichen.

VIII. Allgemeine und besondere orthopädische Erkrankungen

In diesem Abschnitt sollen Krankheitsgruppen besprochen werden, welche z. T. zwar nicht etwa ausschließlich orthopädische Erkrankungen darstellen, sondern als Grenzgebiete der Medizin in vielen Fachgebieten eine Rolle spielen. Sie beschäftigen aber den Orthopäden bei seiner Tätigkeit in der Klinik und in der Sprechstunde sehr stark. Entweder sind sie Grundkrankheiten orthopädisch zu behandelnder Deformitäten und Erkrankungen, wie z. B. die Rachitis und Osteomalazie, oder sie stellen Erkrankungsformen bzw. deren Folgezustände dar, welche regelmäßig zu bleibenden Schäden der Stütz- und Bewegungsorgane führen und somit von der Orthopädie erforscht und gelehrt, verhütet und behandelt werden müssen. Orthopäden haben sich sehr intensiv, z. T. vorwiegend mit ihnen befaßt. So erscheint es gerechtfertigt, diese Krankheitsgruppen im Rahmen dieser Abhandlung, die ja der Aus- und Fortbildung unserer Studenten und der praktischen Ärzte in erster Linie dienen soll, zu erwähnen und kurz darzustellen, um dabei insbesondere die Meinung des Orthopäden zu diesen medizinischen Grenzgebieten zu sagen. Ein Anspruch auf Vollständigkeit der Erwähnung solcher Grundkrankheiten und Grenzgebiete wird dabei nicht erhoben.

a) Rachitis

Die Rachitis oder englische Krankheit ist eine Erkrankung, die das Stützsystem des wachsenden menschlichen Körpers befällt. Sie betrifft also nicht nur das Knochengerüst, bei dem sie allerdings am meisten in Erscheinung tritt, sondern auch die Muskulatur, die Sehnen und den Kapsel-Bandapparat, wo sie als spezifische Ernährungsstörung regressiven Charakters festgestellt wurde und zum Zustande der Hypotonie und Insuffizienz führt.

Über die Ätiologie und Pathogenese der Rachitis tappen wir heute immer noch bis zu einem gewissen Grade im Dunkeln. Allgemein wird der Mangel eines bestimmten antirachitischen Prinzipes, des Schutzstoffes (des sog. Vitamin D), ursächlich angenommen und die Krankheit als eine *D-Hypovitaminose* angesehen, insbesondere, weil sie durch entsprechende Versorgung des wachsenden Organismus mit dem Rachitisschutzstoff verhütet und geheilt werden kann. Das stimmt nicht ganz, wenn man unterstellen will, daß die Rachitis aus Vitaminmangel der Nahrung, wegen Fehlens des „akzessorischen Nährstoffes“ oder von Vitamin D entstünde. Denn nur zwei Nährstoffe enthalten spontan, d. h. ohne vorherige Bestrahlung, genügende Mengen von aktiven Schutzstoffen, nämlich das Eigelb und der Fischtran, und beide Nährstoffe sind nicht Bestandteile der gebräuchlichen Säuglingsnahrung. Nach PFAUNDLER entsteht der wirksame Stoff unter natürlichen Bedingungen im menschlichen Körper selbst und unterscheidet man jetzt das *animalische „Vitamin“ D 3* (aktiviertes Dehydrocholesterin) von dem ihm chemisch sehr nahe verwandten *pflanzlichen „Vitamin“ D 2* (= aktiviertes Ergosterin). Das erstere soll bei spontanen Vorgängen im Körper, das letztere als Heilmittel vorläufig die Hauptrolle spielen. Das wirksame antirachitische Prinzip entsteht jedenfalls durch natürliche oder künstliche Strahlenwirkung (ultraviolette Lichtstrahlen) im Körper selbst, oder es wird mit der Nahrung oder mit Arzneimitteln zugeführt. Ausgetragene Kinder bekommen diaplazentar eine gewisse Schutzstoffreserve und erkranken deshalb seltener, später und weniger schwer an Rachitis als Frühgeborene.

PFAUNDLER hat darauf hingewiesen, daß die Rachitis auch erbkonstitutionelle Ursachen haben muß; denn es wurde vielfach ein ausgesprochen *familiäres Auftreten* der Rachitis, insbesondere bei Zwillingen beobachtet. Auf Einzelheiten, wie diese genotypische Disposition zur Rachitis, die latente „rachitische Diathese“, erklärt werden kann und zustande kommt (Minderwertigkeit des Protoplasmas, Herabsetzung gewisser Stoffwechselleistungen) soll hier nicht eingegangen werden.

Pathologisch-anatomisch liegt am Knochen eine *Störung der enchondralen Ossifikation* mit Ausbleiben der provisorischen Verkalkung der Knorpelgrundsubstanz vor. Die Ossifikationslinie ist verbreitert und unregelmäßig. Das an der Epiphysenlinie neugebildete osteoide Gewebe bleibt unverkalkt. Die Folgen dieser Knochenbildungs- und Knochenaufbaustörungen sind *Hemmungen des Längenwachstums* der Röhrenknochen, *Verdickung und Weichheit der Knochen an den Epiphysenlinien*. Durch *Störung der periostalen Ossifikation* mit Wucherung der inneren Knochenhaut, des Kambiums, und Osteophytenbildung mit faserigem Osteoidgewebe entsteht eine mißförmige Auftreibung durch wenig mineralisiertes und gequollenes Gewebe. Im ganzen kommt es infolge Behinderung des Knochenanbaues bei normalem Knochenabbau stellenweise zu *abnormer Nachgiebigkeit und Biegsamkeit des Knochens*, welche bei statisch-dynamischer Beanspruchung dann zu *Verkrümmungen* führen. Im Ausheilungszustand verschmälert sich die Wachstumszone wieder und zeigt glatte Begrenzung. Der Schaft zeigt Eburnisation, d. h., er wird hart, sklerotisch.

Pathologisch-physiologisch ist die Rachitis gekennzeichnet durch eine *Störung des Phosphor-Kalkstoffwechsels*. Die Mineralbestandteile, d. h. der Aschengehalt des Knochens, sind erheblich, bis um die Hälfte vermindert. Es fehlen dem Knochen vor allem Kalk und Phosphor. Es besteht eine primäre Verarmung des Blutserums an anorganischem Phosphor. Dagegen ist der Kalkgehalt des Serums ungefähr normal; er kann bei starker Abgabe von Kalk aus dem Knochen erhöht sein = vorübergehende Hyperkalzamie. Die Beeinflussung des Blutphosphors durch das antirachitische Prinzip geht bei der Heilung der Rachitis dem Rückgang der Knochenveränderungen voraus. Vitamin D verbessert die Phosphorresorption, setzt den Blutphosphor herauf und verhindert die krankhafte Phosphorausfuhr. D-Vitamin ist somit als eine Substanz von Fermentcharakter für die Bildung von bestimmten Kalk-Phosphor-Komplexen anzusehen.

Die klinischen Symptome sind so charakteristisch und unverkennbar, daß die

Diagnose durch sie immer leicht zu stellen ist und das *Röntgenbild* mit seinen typischen Veränderungen kaum zu Hilfe genommen zu werden braucht.

Im floriden Stadium bleiben die Kinder bei reduziertem Allgemeinzustand im Längenwachstum zurück, erleiden durch Muskelschlaffheit, schmerzhafte periostale Prozesse an den Muskelinsertionsstellen und psychische Defekte eine Verzögerung gewisser Körperfunktionen, sie lernen später sitzen, kriechen und laufen oder verlernen das Laufen wieder. Bekannt sind ferner das Caput quadratum infolge Craniotabes bei verlängertem Offenbleiben der großen Fontanellen, die Harrisonsche Furche, eine Einziehung der Rippen am Zwerchfellansatz, die beginnende weiche Hühner- und Trichterbrust, sowie die Verdickung der Knochen an den Wachstumszonen, am augenfälligsten als Rosenkranz infolge Auftreibung der Knorpelknochengrenzen der Rippen und dicht oberhalb der Hand- oder Fußgelenke als Verbreiterung der Epiphysenlinien. Im Röntgenbild ist charakteristisch die Becherform der Diaphysenenden, Entkalkung des Knochens und Auflockerung bzw. unregelmäßige Begrenzung der Epiphysenlinie.

Das Stadium der Abheilung oder Regeneration ist gekennzeichnet durch unregelmäßige Gestaltung der Epiphysenlinien mit Aufhebung der Becherform der Diaphysenenden, mit zunehmender Verkalkung und Verschmälerung der Epiphysen. Die Röhrenknochen können noch Verbiegungen durch Muskelzug oder statische Einflüsse bei der Weichheit der Knochen aufweisen.

Im dritten sklerotischen Stadium sind die Knochen fest, sei es, daß sie gerade geblieben bzw. durch seitlichen Knochenan- und -abbau wieder gerade geworden sind, sei es, daß sie *Verkrümmungen* aufweisen. Die *Kompakta* ist *sklerosiert*, der *Markraum verengt.*

Die Prophylaxe sowie die Therapie im floriden Stadium ist an sich Sache der Kinderärzte oder der Säuglingsfürsorge und sollte diesen auch vom Orthopäden überlassen werden bzw. der Orthopäde wird, wenn er im floriden Stadium die so wichtige Verhütung von Deformierungen durch Lagerung in Gipsschalen oder durch Anwendung von Schienenapparaten zu übernehmen hat, immer einen praktischen Arzt oder einen Kinderarzt für die Behandlung der Grundkrankheit zuziehen. Hinsichtlich der Dosierung von *Vigantol forte* (1,0 ccm = 10 mg D_2 oder 1,5 ccm = 15 mg D_2) zur Prophylaxe ab 3. Lebensmonat sind die Dinge noch im Fluß. Während früher eine einmalige Dosis von 10 mg D_2 nach dem 3. Monat für ausreichend erachtet wurde, wiederholt man diese Gabe heute vielfach alle 3 Monate im ersten Lebensjahr, oder man gibt laufend Vigantol über 6–8 Wochen, täglich 2mal 5 Tropfen. Auch eine „stumme Prophylaxe" durch Ultraviolettbestrahlung der Frischmilch in Städten wurde vorgeschlagen, aus technischen Gründen bisher aber kaum durchgeführt. Pfaundler wies darauf hin, daß Stillpropaganda und hygienische Aufzucht als Vorbeugungsmittel wichtiger seien als die Schutzstoff-Fütterung. Bei der *Therapie* spielt neben der *Höhensonnenbestrahlung*, entsprechender gemischter, aber knapper *Kost*, regelmäßigen Gaben von *Lebertran* (10–30 g je Tag) heute das *Vigantol* eine überragende Rolle, und zwar in Form einer Stoßtherapie mit 1,5–2,0 ccm Vigantol forte (= 15–20 mg D_2), die evtl. wiederholt wird. Viele Kinderärzte geben das Vigantol auch intramuskulär.

Bei der Behandlung im Regenerationsstadium sind neben der internen Allgemeinbehandlung orthopädische Maßnahmen wichtiger als im floriden Stadium. Vor allem wird hier bei Verbiegungen der Röhrenknochen eine *Osteoklasie* mit anschließender Gipsbehandlung eine Rolle spielen, ferner der Ausgleich einer rachitischen modellierbaren Kyphose durch *Lagerung im korrigierenden Gipsbett* und dgl. In diesem Stadium der rachitischen Erkrankung ist es wesentlich, wie schon in früheren Kapiteln betont, daß *zuerst die Deformität korrigiert* wird, solange der Knochen noch weich und modellierbar ist, und daß die *antirachitische Behandlung* erst *nach Ausgleich der Verbiegung* der Extremitätenknochen oder der Wirbelsäule stattfinden und eine Festigung der Knochen herbeiführen soll.

Im dritten sklerotischen Stadium ist die Therapie der entstandenen *fixierten* Deformitäten ausschließlich eine orthopädische. Zur Korrektur von Verbiegungen wird regelmäßig eine *Osteotomie* erforderlich sein, um den verheerenden Einfluß der gestörten Statik und der falschen Belastung und Abnutzung der angrenzenden Gelenke auszuschalten. Beobachtende und evtl. weiterkorrigierende Nachbehandlung nach solchen Osteotomien ist nicht zu vergessen! Die einzelnen in Frage kommenden Deformitäten und ihre Therapie wurden in den besonderen Kapiteln schon besprochen (Coxa vara rachitica mit starker Neigung zur Spontanheilung – evtl. subtrochantere Osteotomie; X-Beine – suprakondyläre Osteotomie; O-Beine – lineare Schrägosteotomie).

Auch eine Spontanheilung leichter rachitischer Verbiegungen ist möglich. So kann z. B. ein rachitisches O-Bein leichten Grades in der Zeit vom 2.–4. Lebensjahr durch Knochenabbau an der konvexen und Knochenanbau an der konkaven Seite völlig ausgeglichen werden. Wir können diesem Ausgleich unter regelmäßiger Ausführung von Umrißzeichnungen ruhig einige Monate bis zu einem Jahr abwartend gegenüber stehen und erst mit der Osteoklasie oder Operation eingreifen, wenn kein Ausgleich oder gar eine Verschlimmerung stattfindet. Als kleines Hilfsmittel können wir dabei versuchen, die X- oder O-Bein-Komponente dadurch zu beeinflussen, daß wir bei Nacht die Beine, mit einem Wattepolster zwischen den Knien bzw. den Knöcheln, mit einem Handtuch oder einer Binde von der Mutter fest zusammenbinden lassen.

Noch umstritten ist das Krankheitsbild der sog. Spätrachitis oder Rachitis tarda. Im Adoleszentenalter sehen wir häufig der Rachitis ähnliche Knochenerweichungen, die Schmerzen in Knochen und Muskulatur hervorrufen und im Röntgenbild den Erscheinungen der kindlichen Rachitis ähneln. Ob es sich dabei um eine der Rachitis gleichzusetzende Erkrankung durch Avitaminose handelt, ist sehr fraglich. Wir möchten annehmen, daß es lediglich eine abnorme Empfindlichkeit, Nachgiebigkeit und Weichheit des Knochens zu einer Zeit heftigen Wachstums ist. Wir sehen dabei, daß es entweder erstmalig zu Veränderungen des Stützsystems kommt, wie wir sie im Kindesalter durch Rachitis zu sehen gewohnt sind, oder daß eine durch kindliche Rachitis entstandene Deformität sich verschlimmert. Am häufigsten beobachten wir dieses Geschehen beim rachitischen Knick-Plattfuß und bei der Skoliose. Der Knickfuß des Kindes, bedingt nicht nur durch eine Weichheit der Knochen, sondern vor allem auch durch eine rachitische Schädigung und Insuffizienz der kurzen Fußmuskeln und des Kapselbandapparates, verschlimmert sich im Adoleszentenalter oft so rapide, daß diese Verschlimmerung nicht oder wenigstens nicht allein auf die vermehrte statische Beanspruchung, z. B. beim Berufsanfang u. dgl., zurückgeführt werden kann. Ebenso wissen wir aus der Erfahrung, daß im Jünglings- und Mädelalter von 12–18 Jahren die Gefahr der raschen Verschlechterung einer früher unbemerkten oder von der Kindheit her bekannten geringgradigen oder früher vielleicht erfolgreich durch entsprechende Behandlung zum Stillstand gebrachten Skoliose besteht. Erhöhte Wachsamkeit mit regelmäßiger Beobachtung, mit Vorbeugung und intensiver Behandlung, und zwar sowohl in orthopädischer als auch in allgemeiner Hinsicht (Gaben von Lebertran, Vigantol und Kalk) ist also bei diesen Leiden in der Pubertät und Adoleszenz am Platze!

b) Osteomalazie, Hungerosteopathie und senile Osteoporose

Osteomalazie

Sie kann als die Fortsetzung oder als ein späteres Stadium der Spätrachitis im Erwachsenenalter aufgefaßt werden. Sie ist ätiologisch, ebenso wie die Spätrachitis, noch nicht ganz geklärt, vor allem ist es fraglich, ob eine *Avitaminose* im Spiele ist. Bei manchen Fällen generalisierter Osteomalazie spielt sicherlich eine *ovariell-hormonale Störung*, z.B. während der Schwangerschaft, eine Rolle, denn die osteomalazischen Knochenerweichungen, bedingt durch ähnliche Knochenprozesse wie die Rachitis, durch unverkalkt bleibende zur Erweichung führende osteoide Spongiosabälkchen, kommt fast ausschließlich bei Frauen während der Schwangerschaft vor und macht vorwiegend eine schwere Deformierung des Beckens, welches eine sog. Kartenherzform annimmt. Leichtere Formen von Osteomalazie äußern sich lediglich in *statischen Insuffizienzerscheinungen* und *Belastungsdeformitäten* und werden häufig nicht erkannt.

Die *Behandlung* erkannter Formen von Osteomalazie *deckt sich mit der bei Rachitis*, wobei noch mehr als früher wie bei der englischen Krankheit der *Phosphor* eine gün tige Wirkung haben soll. Bei schweren Erweichungsprozessen wirkt bei Frauen die *Kastration* meist schlagartig heilend. Im übrigen sind die statischen Insuffizienzerscheinungen sowie die ausgebildeten Deformitäten mit den allgemeinen konservativen oder operativen orthopädischen Maßnahmen zu behandeln (Schonung, Entlastung und Abstützung, Massage, operative Korrekturen). Bei älteren Menschen werden im wesentlichen nur die konservativen Behandlungsmethoden eine Rolle spielen.

Kurz erwähnt seien in diesem Rahmen zusammenfassend nochmals die **lokalen Osteomalazien** des Kindes- und Adoleszentenalters, welche, wie ihr Name schon sagt, mit der Allgemeinerkrankung Osteomalazie nichts zu tun haben, die in ihrer Ätiologie aber ebenfalls nicht völlig geklärt sind. Sie werden als aseptische Knochennekrosen aufgefaßt, auch als Epiphysennekrosen bezeichnet, und stellen örtliche, meist an kleinen Knochen oder in der Nähe der Epiphysenlinien vorkommende Erweichungs- und Abbauprozesse dar. Es bestehen auch Beziehungen und eine gewisse Ähnlichkeit mit der Osteochondritis dissecans, wenngleich dieses Leiden nicht in so jungen Jahren zu beginnen pflegt. Die lokalen Osteomalazien werden von den einzelnen Autoren auf die verschiedensten Ursachen zurückgeführt, z. B. auf Keimfehler bzw. konstitutionell bedingte Minderwertigkeit der Wachstumsfuge und ihrer Produkte (Lehmann, Zaajer, Perthes), auf Spätrachitis (Fromme), auf Dauerbeanspruchung mit nachfolgendem örtlichem Umbau als Ausdruck von Ermüdungs- und Abnutzungsreaktionen (W. Müller), auf Störung der inneren Sekretion (Liek), auf blande mykotische subchondrale Embolien (Axhausen), auf Ostitis fibrosa (Riedel, Klatt). Am meisten neigen wir heute der Ansicht von Axhausen zu, daß die Ursache in blanden subchondralen Embolien zu suchen ist. Das Trauma, welches von Kappis, insbesondere beim Köhler II und Perthes ursächlich angeschuldigt wurde, ist sicherlich nicht die Ursache der lokalen Osteomalazie, sondern diese schafft durch krankhafte örtliche Erweichung des Knochens die Voraussetzung für das frakturähnliche Zusammensintern bei einem einmaligen leichten oder bei einem chronischen Trauma. Eine Ausnahme bildet vielleicht die Lunatum-Malazie, wenn man sie überhaupt zu den aseptischen Knochennekrosen im Sinne der lokalen Osteomalazie rechnen will; bei ihr wird auch heute noch ein einmaliges Trauma oder ein Dauertrauma ursächlich angeschuldigt.

Pathologisch-anatomisch handelt es sich um einen mit Degeneration und Nekrose einhergehenden umschriebenen Knochenprozeß, welcher entweder subchondral und gelenknahe lokalisiert ist oder seinen Sitz in der Epiphysenlinie hat. Infolge des Knochenerweichungsprozesses entstehen Deformierungen unter der Belastung, später Regenerationsprozesse, unter denen eine langsame Ausheilung stattfindet. Bei gelenknahen Herden resultiert nicht selten eine sekundäre Arthrosis deformans.

Die den lokalen Osteomalazien zuzurechnenden Leiden sind in den einzelnen Kapiteln entsprechend ihrem Sitz abgehandelt. Sie seien hier nur nochmals aufgezählt:

Malum coxae juvenile = Osteochondritis deformans coxae juvenilis (Perthes).

Coxa vara adolescentium = Epiphyseolysis capitis femoris. Bei diesem Leiden ist das Abrutschen der Kopfkalotte des Femur sicherlich begünstigt durch einen nekrotisierenden Knochenprozeß in der Epi-Metaphyse des Oberschenkelkopfes.

Schlattersche Krankheit.

Apophysitis calcanei, eine mit Schmerzen und Schwellung an der Außenseite der Ferse am Achillessehnenansatz einhergehende Erkrankung des Kindesalters, meist bei Knickfüßen. Im Röntgenbild sieht man eine Verbreiterung und unregelmäßige Begrenzung des Apophysenspaltes als Ausdruck einer Ossifikationsstörung bzw. einer aseptischen Knochennekrose. Die Therapie besteht im akuten Stadium in Verordnung von Ruhe, Hochlagerung und feuchten Verbänden, dann evtl. in Anlegung eines Gipsverbandes für einige Wochen, anschließend im Tragen einer Einlage mit Innenkeil bzw. in Absatzerhöhung an der Innenseite zur Korrektur der Valgität der Ferse. Hat sich bei längerem Bestehen des Leidens infolge des durch Schuhdruck bedingten chronischen Reizes eine Verdickung des Knochens hinten und außen an der Ferse, eine sog. HAGLUND*sche Exostose* entwickelt, welche häufig von einem Reizschleimbeutel oder einer derben Hautschwiele bedeckt ist, so sind wir oft gezwungen, diese Exostose abzumeißeln. Die Nachbehandlung besteht dann in Anlegung eines Gipsverbandes für 2–3 Wochen und Verordnung von Einlagen oder Absatzerhöhung an der Innenseite.

Osteomalazie des Os naviculare des Fußes und des Köpfchens der Mittelfußknochen (KÖHLER I und II).

Adoleszentenkyphose = SCHEUERMANNsche Erkrankung, die zwar nicht allgemein zu den lokalen Osteomalazien gerechnet wird, die wir aber doch für wesensverwandt mit diesen halten möchten.

Malazie des Os lunatum = KIENBÖCKsche Erkrankung.

Hinsichtlich der Therapie sei auf die entsprechenden Kapitel verwiesen, in denen die einzelnen Erkrankungen erwähnt sind.

Das Krankheitsbild der

Hungerosteopathie

sehen wir leider in Kriegs- und Nachkriegsjahren immer wieder in vermehrtem Maße. So wurde es in den Jahren 1917–1921 in Deutschland und Österreich, 1919 besonders stark in Wien beobachtet, und auch in den Jahren nach dem 2. Weltkrieg ist über gehäuftes Auftreten der alimentären Osteopathie von den verschiedensten Seiten berichtet worden (SCHMITT, KLOTZBÜCHER und DALICHO, JÜPTNER u. a.). Bevorzugt befallen werden Menschen im 5.–7. Dezennium.

Die Ursache der Hungerosteopathie ist neben *Kalorien- und Eiweißmangel* vor allem in *mangelhafter Zufuhr von Kalzium und Phosphor sowie von Vitamin D* zu suchen. Auch die Schwefelarmut der Nahrung wird ursächlich angeschuldigt. Daneben spielt die durch Säuremangel des Magensaftes und die durch Fett- sowie Vitamin-A- und -D-Mangel begünstigte verminderte Resorption von Kalzium eine Rolle. Schließlich strömen nach JÜPTNER Kalzium und Phosphor aus den Knochen ab und werden ausgeschieden, und es kommt zur *Epithelkörpercheninsuffizienz*, da infolge mangelhafter Zufuhr von Aminosäuren die Hormonsynthese leiden soll.

Die ersten Symptome sind ziehende, oft als rheumatisch bezeichnete Schmerzen in den Beinen mit Gangstörungen, Schmerzen im Bereich des Beckens und Rückens als Folge statischer Insuffizienzerscheinungen oder auch in der Brust und in den Armen; sie werden dann auf Störungen des Mineralstoffwechsels zurückgeführt. Am Skelettsystem finden sich klinisch und röntgenologisch Zeichen von *Osteomalazie* mit rachitisähnlicher Erweichung und statisch bedingter Verbiegung der Knochen oder von *Osteoporose* mit Entkalkung und mit Schwund der Spongiosabälkchen. Der Knochen wird durchsichtiger, die Corticalis verschmälert. Es entsteht ein der senilen Osteoporose fast gleiches Bild. Häufig gehen die Symptome der Osteomalazie und der Osteoporose ineinander über. Oft überwiegt aber die eine oder andere Erscheinungsform, und zwar ist es wohl so, daß bei Mangel an Vitamin D die Osteomalazie, bei Mangel an Phosphor und Kalzium die Osteoporose vorherrscht. JÜPTNER glaubt, daß die Wechselbeziehungen zwischen Vitamin D und Parathormon ausschlaggebend seien, daß die Osteomalazie entstünde, „wenn die unverkalkt angelegte Knochengrundsubstanz infolge Mangel an Vitamin D die Kalziumsalze nicht regelrecht aufnimmt und so unverkalkt liegenbleibt", und daß die Osteoporose sich einstellte, „wenn die vom Parathormon aktivierte Osteoklastentätigkeit andauert, während die von genügender Kalzium-, Phosphor- und Vitamin-D-Zufuhr abhängige Osteoblastentätigkeit nicht Schritt halten kann". Inwieweit evtl. auch eine *alimentäre Schädigung der Funktion der Thymusdrüse* im Wachstumsalter eine Rolle spielt, ist noch zu klären. Ist doch bekanntlich der Thymus in seiner Wechselbeziehung zur Schilddrüse ein innersekretorisches Organ, welches maßgeblichen Einfluß auf Wachstum und Knochenbildung hat.

Nicht selten sehen wir nun bei der Hungerosteopathie im Röntgenbild die von LOSOER im Jahre 1920 beschriebenen *Umbauzonen* mit besonders bevorzugten Lokalisationen, z. B. am auf- und absteigenden Schambeinast, am Schenkelhals oder unterhalb vom Trochanter minor, in der unteren Femur- und oberen Tibiametaphyse. Diese LOOSERschen Umbauzonen, auch schleichende Frakturen genannt, sind feine Knochenfissuren, die mit leichter Rarefizierung in der Umgebung des Knochenspaltes einhergehen und deshalb Pseudarthrosen ähneln, daher auch als Spontanpseudarthrosen bezeichnet werden, welche aber schon bei ihrer erstmaligen Feststellung im Röntgenbild nicht selten von einer leichten Kalluswolke umgeben sind. Sie entstehen einerseits auf dem Boden der alimentären Osteopathie bei normaler Beanspruchung des Stütz- und Bewegungsapparates infolge verminderter Resistenz des Knochens, andererseits bei normalem Knochengerüst infolge Überbeanspruchung (Marschfraktur u. dgl.).

Eine *Zunahme der Frakturen* nach dem Kriege überhaupt und bei alimentärer Osteopathie ist von verschiedenen Seiten einwandfrei festgestellt worden; besonders die Schenkelhalsfrakturen sind wesentlich häufiger beobachtet worden; sie betrugen z. B. an der Leipziger Medizinischen Klinik im Jahre 1946 das Zehnfache gegenüber 1938 (KLOTZBÜCHER und DALICHO), und in Spandau war die Zahl der Schenkelhalsbrüche in den Jahren 1945–1948 158 gegenüber 52 in den Jahren 1933–1936 (JÜPTNER).

Die Therapie der Hungerosteopathie ergibt sich aus ihren Ursachen, die zu beseitigen sind: Vollwertige, eiweiß- und fettreiche *Ernährung*, *Vitamin A und D*, vor allem *Vigantol*, und zwar am besten als mehrmaliger Stoß mit Vigantol forte = 15 mg per os, *Phosphorlebertran*. JÜPTNER empfiehlt bei Vigantolresistenten oder in solchen Fällen, bei denen man eine Epithelkörpercheninsuffizienz annehmen kann, eine Behandlung mit *A T 10* unter ständiger Kontrolle des Blutkalkspiegels.

Eine weitere rarefizierende Knochenerkrankung ist die

senile Osteoporose

Wir beobachten sie im höheren Alter meist bei Frauen, und zwar vor allem an den Wirbelkörpern bei der senilen Kyphose. Dabei treten *heftige Schmerzen* auf, die von der Wirbelsäule zum Brustkorb ausstrahlen. Im Röntgenbild sehen wir eine *erhebliche Kalkverarmung des Knochens*, der durchscheinend wie Glas ist. Die *Wirbelkörper* sind entweder vorn etwas *keilförmig verschmälert*, oder sie zeigen die sog. bikonkave *Fischwirbelform*, bei der sie in der Mitte infolge normalen oder vermehrten Druckes der bikonvexen Zwischenwirbelscheibe eingedrückt sind.

Die Ursache der senilen Osteoporose ist einmal das *Alter* an sich, wobei aber ein besonderes *konstitutionelles Moment* hinzukommen muß; denn sonst müßten fast alle alten Leute eine Osteoporose haben. Außerdem dürften, was wir ähnlich wie bei der Hungerosteopathie und den Überanstrengungsschäden der Kriegs- und Nachkriegszeiten immer wieder in vermehrtem Maße feststellen müssen, *Unterernährung* und *Vitaminmangel* ätiologisch eine gewisse Rolle spielen. Deshalb muß man bei der Therapie neben *Ruhe* und *Schonung*, in manchen Fällen sogar der Verordnung eines Stützkorsetts, immer darauf bedacht sein, nach Möglichkeit eine Mangelernährung zu beseitigen, eine gemischte *fett- und eiweißreiche Kost* und *Vitamin D* in Form von Vigantol zu geben. Außerdem können wir noch *Calcipot* und *Phosphor*, evtl. als *Phosphorlebertran*, verordnen. Ist eine Besserung sehr starker Schmerzen mit all diesen Maßnahmen, insbesondere auch womöglich mit einem *Stützkorsett*, nicht zu erreichen, dann wirken *Röntgentiefenbestrahlungen* als ultima ratio oft recht günstig und schmerzlindernd.

c) Knochen- und Gelenktuberkulose

Die Knochen- und Gelenktuberkulose, früher wohl auch nicht ganz zu Recht zusammengefaßt mit der Lymphknotentuberkulose als „chirurgische Tuberkulose" im Gegensatz zur Tuberkulose der Lungen und anderer Organe bezeichnet, ist „ein altes Betätigungsfeld der Orthopädie", wie SCHANZ schon 1928 feststellte. Das hat seinen Grund darin, daß diese chronisch-entzündliche Erkrankung der Knochen und Gelenke fast regelmäßig zu Deformitäten und Funktionsbehinderung des Stütz- und Bewegungsapparates führt und daß der Orthopäde durch seine Heilmethoden in der Lage ist, die Entstehung dieser Deformierungen und Funktionsstörungen zu verhüten, die entstandenen zu beseitigen und in intensiver Weitersorge auch nach klinischer Ausheilung örtlicher Herde durch entsprechende fixierende oder entlastende Apparate darauf zu achten, daß die Gefahr einer erneuten oder zunehmenden Deformierung sowie eines Wiederaufflackerns des lokalen Prozesses gebannt wird. So kommt es auch, daß abgeheilte Knochen- und Gelenktuberkulosen einen großen Teil der in der Körperbehindertenfürsorge von den Orthopäden betreuten Menschen ausmacht. Ist in dieser Hinsicht doch vor allem zu bedenken, daß wir die entstandenen Deformierungen sehr häufig nicht während des akuten Stadiums der Erkrankung mit konservativen Mitteln beseitigen können, sondern erst wesentlich später mit operativen Maßnahmen korrigieren müssen.

Bei der Betrachtung der Knochen- und Gelenktuberkulose müssen wir uns aber über einen Punkt unbedingt im klaren sein. Es ist das Verdienst des französischen Heilstättenchefs JAQUES CALVÉ, der die großen Erfahrungen seiner 30jährigen Tätigkeit in seinem 1935 erschienenen und 1942 in der Übersetzung von JÜNGLING erstmals in deutscher Sprache veröffentlichten Buch niedergelegt hat, darauf hingewiesen zu haben, daß die immer hämatogen entstandene Knochen- und Gelenktuberkulose keine örtliche, sondern eine Allgemeinerkrankung ist. Die *Beweise* hierfür sieht er in *drei Tatsachen:*

1. *Der Kranke war schon tuberkulös, ehe der Herd in Erscheinung trat.*

2. *Der von einem Knochen- oder Gelenkherd befallene Kranke bleibt ein Tuberkulöser während des ganzen Ablaufs der Erkrankung.*

3. *Auch der Kranke, dessen Herd abgeheilt ist, bleibt nach Ablauf der Herderkrankung ein Tuberkulöser.*

Die erste Tatsache stützt sich auf die regelmäßige Feststellung eines *Primäraffektes* in der Lunge und einer floriden oder abgeklungenen tuberkulösen *Lymphadenitis* der Hilus- oder Mesenterialdrüsen, ferner auf die *positive Haut-Tuberkulinprobe*, auf die dem Auftreten des Herdes vorhergehende und meist mit einer Fieberperiode verbundene *Bazillämie* und auf die häufig in der Anamnese vorhandene *Pleuritis*.

Die zweite Tatsache wird erhärtet durch *toxische Erscheinungen*, welche teils mit subfebrilen periodischen Temperaturen, teils unbemerkt vorhanden sind, sowie dadurch, daß fast regelmäßig *mehrfache tuberkulöse Herde* da sind, sei es, daß sie klinisch latent verlaufen, sei es, daß sie als begleitende oder nachfolgende Herde in Erscheinung treten. Im letzten Falle handelt es sich meist um Knochen- oder Gelenkherde oder um eine spezifische Erkrankung der inneren Organe, am häufigsten der Harn- und Geschlechtsorgane. Hier wäre auch die noch unentschiedene Frage aufzuwerfen, ob es einen *spezifisch tuberkulösen Gelenkrheumatismus* im Sinne der „tuberculose inflammatoire" von PONCET gibt. Wohl sind im Verlauf hämatogener Streuungen, insbesondere bei der Miliartuberkulose und im Beginn der echten Gelenktuberkulose, Absiedelungen von Tuberkelbazillen in den Gelenken unter dem Bilde eines polyarthritischen Schubes beobachtet worden; sie wären als polyarthritische Form der Gelenktuberkulose zu werten. Sie sind aber so wenig wie flüchtige polyarthritische Prozesse, die unter dem Bilde einer *anaphylaktischen Reaktion* verlaufen, als tuberkulöser Gelenkrheumatismus im Sinne von PONCET zu bezeichnen (KORB).

Die dritte Tatsache, daß der Kranke, dessen Herd abgeheilt ist, ein Tuberkulöser bleibt, war ursprünglich von CALVÉ als Dogma aufgestellt worden, erscheint aber jetzt durch die Feststellungen erwiesen, daß *örtliche Rückfalle*, vor allem bei Erwachsenen, sehr selten allerdings bei Kindern, häufiger vorkommen, daß gelegentlich *neue Spätherde in Knochen oder an inneren Organen* beobachtet werden und daß die *Todesursache* früher mit Knochen- oder Gelenktuberkulose Erkrankter *sehr oft eine Tuberkulose* ist. CALVÉ ist außerdem der Ansicht, daß *nach überstandener Knochentuberkulose immer eine Allergie zurückbleibt*, während bei der ausgeheilten Lungentuberkulose die zunächst bestehende Allergie nach neueren Untersuchungen einer Anergie weichen kann. Deshalb erkrankt ein nach überstandener Knochentuberkulose allergisch gebliebener Mensch so gut wie niemals an einer exogen bedingten Lungentuberkulose, also einer Superinfektion, sondern immer nur an einem örtlichen Rezidiv oder an einer hämatogen entstandenen Tuberkulose anderer Knochen, Gelenke oder innerer Organe; der Eintritt eines solchen örtlichen Rückfalls oder eines hämatogen entstandenen neuen Herdes wird begünstigt durch ungenügende oder unbeständige Behandlung des ersten Herdes oder durch schlechte Lebensbedingungen, durch

Schwächung der Abwehrkräfte infolge schwerer Krankheit, durch Überanstrengung, durch Unfall und Verletzung.

Hinsichtlich der Lokalisation ist zu bemerken, daß die Tuberkulose *entweder den Knochen*, und zwar bevorzugt dessen spongiöse Teile und die Epiphysenlinie *oder die Gelenke* befällt.

Im Knochen kommt es zur Entwicklung von tuberkulösem Granulationsgewebe, welches eitrig einschmelzen und destruierend wirken kann. Fast regelmäßig bewirkt die Tuberkulose eine Knochendestruktion, auch wenn sie zunächst mehr tumorartig auftritt.

Befindet sich nun der knochendestruierende spezifische Prozeß in der Epiphysenlinie, wodurch übrigens auch das Knochenwachstum geschädigt zu werden pflegt, oder noch mehr gelenknahe, so kann er ins Gelenk durchbrechen und *sekundär eine tuberkulöse Gelenkerkrankung* hervorrufen.

Die *primäre tuberkulöse Arthritis* ist eine Entzündung der Synovia, welche schwammig verdickt ist und zum sog. *Fungus* wird. Das Gelenk ist dann im ganzen verdickt und aufgetrieben, die Haut darüber kann gespannt und blaß sein = *Tumor albus.* Beim Fungus herrscht die Schwellung der Synovia und der Kapsel vor, während ein Erguß gewöhnlich nur in ganz geringem Maße vorhanden ist. Es gibt aber auch eine völlig trockene Form der Gelenktuberkulose, die *Caries sicca*, welche meistens an kleineren Gelenken vorkommt, und eine Form, welche mit einem größeren Gelenkerguß einhergeht = *Hydrops tuberculosus.* Der zunächst klar-seröse Erguß kann allmählich trübe und eitrig werden. In den meisten Fällen greift die zunächst rein synoviale und Kapselform der Gelenktuberkulose den Knorpel und Knochen an und macht mehr oder weniger oberflächliche Destruktionsherde in den ans Gelenk grenzenden Knochenpartien. Dabei kommt es häufig zu Fehlstellungen der Gelenke (Subluxation) sowie zu mehr oder weniger vollständiger Versteifung, welche von der fibrösen zur kompletten ossalen Ankylose übergehen kann.

Sowohl die Knochen- als auch die Gelenktuberkulose kann zu *kalten Abszessen* führen. Diese enthalten im Gegensatz zu den heißen Abszessen keine unspezifischen Eitererreger, fühlen sich kaum heiß an und verursachen im allgemeinen auch kein Fieber. Sie entwickeln sich nicht selten entlang den Muskel -und Faszienlogen und erscheinen weitab vom Sitz des Herdes als *Senkungsabszesse* unter der Haut. Sie können dann, wenn sie nicht rechtzeitig und häufig genug durch Punktion entleert werden, durch die verdünnte Haut nach außen durchbrechen und eine *Fistelung* verursachen. Durch die Fistel wird die *Sekundärinfektion* mit Eitererregern ermöglicht. Die *Mischinfektion* verschlechtert die Heilungsaussichten erheblich und führt nicht selten zum Tode, sei es durch die Schwere der Infektion, sei es durch Entwicklung einer Amyloidose, die durch langwierige Eiterabsonderung und den für den Körper untragbaren dauernden Eiweißverlust entsteht.

Ein Trauma kann niemals Ursache einer Tuberkulose sein, sondern höchstens auslösend oder verschlimmernd wirken. *Im ersten Falle* müßten wir annehmen, daß durch den Unfall an einer bestimmten Körpergegend ein *Locus minoris resistentiae* geschaffen wird, der die Ansiedelung von Tuberkelbazillen und die Entwicklung eines tuberkulösen Herdes ermöglicht und begünstigt. Ein solcher Unfallzusammenhang bei einer Ersterkrankung darf aber nur dann angenommen werden, wenn das Trauma nachweislich den Ort der tuberkulösen Erkrankung getroffen hat und wenn der Beginn der Erkrankung frühestens 4—6 Wochen und spätestens ½ Jahr nach der Verletzung liegt. In den meisten Fällen, bei denen ein kleiner Unfall ursächlich angeschuldigt wird, dürfte die Unfallfolge zu verneinen sein. Es handelt sich nicht um ein propter, sondern um ein post hoc! *Im zweiten Falle* — und ein solcher ist versicherungsrechtlich eher anzuerkennen als der erste – kann *ein klinisch abgeheilter tuberkulöser Knochen- oder Gelenkherd* durch ein die erkrankte Körperpartie treffendes Trauma *zum Aufflackern gebracht* oder ein *aktiver Herd deutlich verschlimmert* werden; dabei kann auch eine *Streuung* und *Miliartuberkulose* verursacht werden. Aufflackern des Herdes, Verschlimmerung oder Streuung müssen aber alsbald im Anschluß an den Unfall eintreten.

Die Diagnose einer Knochen- oder Gelenktuberkulose ist in den Anfangsstadien der Erkrankung oft recht schwer zu stellen. Aber gerade die *Frühdiagnose muß angestrebt werden,* weil durch sie eine rechtzeitige Behandlung eingeleitet und oft viel Schaden für den Kranken verhütet werden kann. Wir müssen uns aber dessen bewußt sein, daß *das Erscheinen der ersten klinischen Symptome nicht gleichbedeutend* ist *mit dem Beginn der Erkrankung,* worauf auch CALVÉ wieder ausdrücklich hingewiesen hat. Denn sehr häufig verläuft die Krankheit *lange Zeit latent,* d. h. ohne Schmerzen zu verursachen. Erst das weiter fortgeschrittene Stadium der Destruktion macht dann Beschwerden, treibt die Kranken zum Arzt und läßt die Diagnose stellen.

Bei der *klinischen Untersuchung* ist auf die geringsten Zeichen einer *Gelenkreizung* zu achten, wobei jedes Gelenk seine besondere Art der Untersuchung erfordert (dabei immer Vergleich mit der anderen Seite!). Eine *Bewegungseinschränkung,* insbesondere verbunden mit *Schmerzen,* stellt sich leider erst in fortgeschrittenen Stadien der Erkrankung ein. Ferner muß man eine *Atrophie* oder *Hypotonie der Muskulatur,* eine gelegentlich richtungweisende *Schwellung der regionären Lymphknoten* und eine *gesteigerte Hautwärme* über oberflächlich gelegenen Gelenken beachten. *Fieber* oder *subfebrile Temperaturen können gänzlich fehlen.* Sie sind nur gelegentlich während des floriden Stadiums der Krankheit oder bei einer sehr selten gleichzeitig bestehenden Lungentuberkulose vorhanden.

Die *Senkungsgeschwindigkeit der roten Blutkörperchen* kann beschleunigt sein, muß es aber nicht. Eine beschleunigte Senkung spricht eher für eine Tuberkulose als für eine andere Erkrankung. Im *Blutbild* sehen wir anfangs eine *Linksverschiebung,* in späteren Stadien eine *Lymphozytose.*

Die *Tuberkulinproben* (Kutan-, Perkutan- und Intrakutanproben) sind nur insofern von diagnostischem Wert, als ein negativer Ausfall eine Tuberkulose mit Sicherheit ausschließen läßt. Die subkutanen Proben sind wegen der möglichen Aktivierung gefährlich und auch nicht unbedingt beweisend für Tuberkulose. Wir haben ihre Anwendung deshalb unterlassen.

Das *Alter* besitzt keine wesentliche diagnostische Bedeutung. Denn eine Knochen- und Gelenktuberkulose kann in jedem Lebensalter auftreten, bevorzugt allerdings das Kindesalter etwa vom 3.–12. Lebensjahr.

Ein sehr wichtiges, oft letzten Endes entscheidendes diagnostisches Hilfsmittel ist das *Röntgenbild.* Leider läßt es im Beginn der Erkrankung oder bei den reinen synovialen Formen der Gelenktuberkulose für lange Zeit im Stich und bestätigt erst in fortgeschrittenen Stadien unsere Diagnose. Natürlich muß es technisch einwandfrei, in zwei Ebenen und in Zweifelsfällen vergleichsweise von der anderen Seite angefertigt sein; evtl. sind auch stereoskopische oder Schichtaufnahmen erforderlich. *Knochenatrophie durch Kalkarmut ist nicht spezifisch für Tuberkulose.* Im Anfang kann eine *Verbreiterung des Gelenkspaltes* infolge Ergußbildung eine große Bedeutung haben. Eine *Verschmälerung des Gelenkspaltes,* evtl. partiell, als Folge der beginnenden Zerstörung des Gelenkknorpels ist schon kein Frühzeichen mehr, sondern ein Spätsymptom, häufig aber der erste wichtige Hinweis auf eine Gelenktuberkulose. *In allen Zweifelsfällen,* die durch die klinischen Befunde und einen verdächtigen beginnenden Röntgenbefund nicht zu klären sind, empfiehlt sich *abwartendes Verhalten und therapeutisches Handeln, als ob eine Tuberkulose vorläge*, also *Ruhigstellung und Entlastung. Röntgenkontrolle* nach 8 bis 12 Wochen, zusammen wieder mit dem klinischen Bild, lassen fast immer Klarheit aufkommen. Dabei gibt es nach CALVÉ 3 Möglichkeiten:

1. Die Anzeichen klären sich, sei es zugunsten einer Tuberkulose, sei es zugunsten einer anderen Erkrankung.

2. Die klinischen Zeichen bleiben unverändert, das Röntgenbild bleibt aber negativ. Ist das nach 3 Monaten noch der Fall, dann ist die Wahrscheinlichkeit, daß es sich um eine Tuberkulose handelt, so groß, daß wir unbedingt wie bei einer sicheren Tuberkulose weiterbehandeln müssen.

3. Verschwinden der klinischen Zeichen, weiter negatives Röntgenbild. In diesem Falle ist vorsichtiger Gebrauch der Gliedmaße oder des Gelenks unter ständiger Beobachtung zu empfehlen. Bei eintretender „Alarmreaktion", die eine Tuberkulose sicher annehmen läßt, erneute Ruhigstellung. Tritt innerhalb von 5–6 Wochen unter zunehmendem Gebrauch, unter Belastung usw. keine Alarmreaktion auf, so ist eine Tuberkulose auszuschließen.

Die *röntgenologischen Zeichen im vorgeschrittenen Stadium* sind *Destruktionsherde* mit daraus resultierenden Stellungs- und Formveränderungen. Einzelheiten und Besonderheiten werden bei den einzelnen Gelenken besprochen.

Der *Nachweis von Tuberkelbazillen* in Gelenkpunktaten, im Eiter aus kalten Abszessen oder in Fistelmaterial gelingt so gut wie niemals, allenfalls noch nach Anreicherung oder sicherer durch den Tierversuch. Die Tbc.-Kultur ergibt nicht selten ein positives Resultat (nach CALVÉ bei nicht mischinfiziertem Eiter in 96%, beim Gelenkhydrops in 90% positiv). In mischinfiziertem Eiter, der entsprechend vorbehandelt werden muß, ist das Ergebnis der Kultur viel seltener positiv.

Die *Probeexzision* wird man nur selten anwenden; denn sie hat gewisse Gefahren; besonders bei den tiefliegenden Knochen und Gelenken stellt sie einen großen und zu dem Ergebnis in keinem Verhältnis stehenden gefahrvollen Eingriff dar. Wir verwenden sie zur Klärung der Diagnose fast ausschließlich gelegentlich am Kniegelenk des Erwachsenen, wobei wir bei positivem Ergebnis die Kniegelenksresektion alsbald folgen lassen. Zur Sicherung der Diagnose dient die histologische Untersuchung des gewonnenen Materials bei der Ausräumung isolierter Knochenherde oder bei der Einsendung vom Fistelmaterial. Bei letzterem läßt die mikroskopische Untersuchung aber auch oft im Stich, besonders, wenn nicht der Fistelgang im ganzen, sondern nur ausgekratztes Gewebe von der Fistelwand eingeschickt wird.

Differentialdiagnostisch kommen eine ganze Reihe von Knochen- und Gelenkerkrankungen in Frage, die aber in der Abgrenzung gegenüber der Tuberkulose durch ihre Vorgeschichte, durch den klinischen Befund und das Röntgenbild kaum Schwierigkeiten machen. Nur zwei Krankheitsbilder sind oft nicht so leicht von der Tuberkulose zu unterscheiden und lassen sich oft erst nach längerer Beobachtung und weiterer Entwicklung des Krankheitsherdes als solche diagnostizieren. Ich meine die *chronische Osteomyelitis* und die *typhöse bzw. posttyphöse Ostitis*. Die chronische Osteomyelitis kann an allen Knochen lange Zeit für Tuberkulose gehalten werden oder häufiger umgekehrt, vor allem an der Wirbelsäule. An die typhösen herdförmigen, destruierenden und mit Periostitis einhergehenden Knochenprozesse ist besonders in Zeiten von und nach Typhusepidemien zu denken. Sie bevorzugen die Wirbelsäule, die Rippen und bei Kindern das Hüftgelenk.

Nun ein Wort zum Verlauf und der Dauer des tuberkulösen Knochenherdes. Dabei stehen sich nach CALVÉ zwei Kräfte gegenüber: 1. *Die zerstörende Kraft*, die ulzerierend, nekrotisierend wie eine bösartige Geschwulst vordringt. 2. *Die wieder-*

aufbauende Kraft, welche durch örtliche narbenbildende Vorgänge den Herd abriegeln und lokalisieren, ihn also zu einem umschriebenen Herd machen will. Diese beiden Kräfte wechseln sich miteinander ab oder gehen auch nebeneinander her. Das Überwiegen der einen oder anderen hängt von mancherlei äußeren Umständen ab, die z. T. durch unsere Behandlung, z. T. durch andere Faktoren bestimmt werden können. Verschlimmernd, d. h. die zerstörende Kraft begünstigend, wirkt die gebrauchsmäßige Beanspruchung des erkrankten Organs, welche dann besonders ausgiebig und langdauernd sein wird, wenn unsere Diagnose zu spät kommt oder wenn die Behandlung zu früh abgebrochen wird bzw. nicht ausreichend ist. Zusammengefaßt: *Spätdiagnose – vorzeitige Wiederaufnahme des Gebrauchs – ungenügende Ruhigstellung*. Ferner ist die sorgsame Behandlung der kalten Abszesse geradezu entscheidend für den Verlauf der Erkrankung. *Nicht- oder schlechtbehandelte kalte Abszesse* können die *Prognose erheblich verschlechtern*, ebenso *mangelhafte äußere hygienische Verhältnisse*. Eine günstige Wirkung, welche die wiederaufbauenden Kräfte mobilisiert, üben die *natürlichen Abwehrkräfte des Körpers* aus. Diese lassen sich durch die entsprechende Allgemeinbehandlung steigern.

Ménard hat festgestellt, daß die nach bestimmten Grundsätzen behandelte Knochen- und Gelenktuberkulose einen zyklischen Ablauf in drei Phasen zeigt, und zwar:

1. Die Phase der Aussaat.
2. Das Stadium der Herdabgrenzung (etwa nach 1 Jahr).
3. Die Phase der Vernarbung (Beginn etwa nach 2 Jahren).

Die Voraussetzung für diesen prognostisch günstigen und eigentlich immer zur Heilung führenden Ablauf ist die Beachtung der von Ménard aufgestellten 4 Grundsätze:

1. Jede tuberkulöse Gelenkentzündung hat eine Mindestdauer, vor deren Ablauf sie nicht geheilt ist.
2. Jede auch geringfügige Unterbrechung der Stetigkeit und Strenge der Behandlung ist in der Lage, einen Rückfall auszulösen.
3. Eine Knochen- und Gelenktuberkulose kann nur ausheilen, wenn sie unter besondere klimatische Bedingungen gesetzt wird.
4. Man darf die Wiederaufnahme des Gebrauchs erst dann gestatten, wenn die Erkrankung ganz bestimmten Proben standhält.

Die Dauer der Erkrankung beträgt mehrere Jahre und ist natürlich verschieden je nach Alter, nach Konstitution, nach dem Zeitpunkt der Diagnose, nach den Möglichkeiten der Behandlung (Heilstätte oder nicht!), nach dem evtl. Eintritt von Komplikationen (kalte Abszesse, Fisteln, Erkrankungen anderer Organe, Amyloidose) und nach hygienischen sowie sozialen Verhältnissen. Bei Kindern und unter günstigen äußeren Bedingungen, insbesondere bei klimatischen Kuren, ist die Krankheitsdauer kürzer. Bei alten Leuten ist eine Heilung meist nicht zu erwarten. Natürlich ist die durchschnittliche Krankheitsdauer auch abhängig vom Sitz der Erkrankung. So brauchen die Spondylitis und die Coxitis etwa 4–5 Jahre, das Knie- und Schultergelenk 3–4 Jahre, die mittleren Gelenke wie Ellenbogen-, Hand- und Fußgelenk etwa 2–3 Jahre, die Tuberkulose der kleinen Gelenke und Knochen (Spina ventosa usw.) nur 1–2 Jahre. Ein versteifender operativer Eingriff kürzt das Krankheitsgeschehen und die Heilungsdauer nicht ab, wie Calvé ausdrücklich festgestellt hat, sondern verringert nur die Zeit der notwendigen Ruhigstellung bzw. Nachbehandlung im Gips, Apparat oder Korsett. Lediglich eine radikale chirurgische Entfernung des Krankheitsherdes, z. B. die gründliche Ausräumung eines Knochenherdes oder die Gelenkresektion, kann die Dauer der örtlichen tuberkulösen Erkrankung wesentlich verkürzen; diese ist sozusagen mit der vollendeten Wundheilung bzw. der knöchernen Versteifung schlagartig als geheilt zu betrachten.

Da die Knochen- und Gelenktuberkulose kein rein örtliches Krankheitsgeschehen, sondern Teil einer Allgemeinerkrankung ist, gliedert sich ihre Behandlung in eine allgemeine und eine örtliche.

Die Allgemeinbehandlung besteht in *Ruhe, Freiluftliegekur mit dosierter Besonnung* und guter *fett- und eiweißreicher Ernährung*. Nach Möglichkeit ist die Freiluftkur in einem besonderen Reizklima, entweder an der See oder im Gebirge oder am besten abwechselnd an der See und im Gebirge durchzuführen. Besonnungen oder die Anwendung von ultravioletten Strahlen (künstliche Höhensonne) in Form von Teil- oder Ganzbestrahlungen müssen unter sorgfältiger Überwachung der lokalen Herdwirkung und der Allgemeinwirkung (Temperaturen?) in steigender Dosierung angewendet werden und überhaupt nur dann, wenn durch Röntgenkontrollen sichergestellt ist, daß keine tuberkulösen Lungenherde nachzuweisen sind. ROLLIER rät, die Besonnung täglich um ein Segment und um 5 Minuten auszudehnen, von den Füßen aufsteigend bis zum Kopf, der nie besonnt werden soll. Die Gesamtdauer der Besonnung sollte nicht mehr als 2 Stunden betragen. So sehr erwünscht und dringend notwendig die klimatische Heilstättenbehandlung ist, so sind uns leider durch die äußeren Umstände, wie Bettenmangel in den Heilstätten oder finanzielle Schwierigkeiten, die Hände gebunden; wir müssen die Behandlung teilweise in den Sonderabteilungen der Krankenhäuser und Kliniken in der Stadt, evtl. im Wechsel mit häuslicher Behandlung bei Ruhigstellung im Gips durchführen. Die Heilungsergebnisse können natürlich nicht so gute sein wie bei der Klimabehandlung in den Heilstätten.

Auch eine *seelische Behandlung* der zu so langer Ruhe verurteilten Kranken ist nicht zu vergessen: Sorge für Beschäftigung der Kleinkinder durch eine Kindergärtnerin, Schulunterricht für die älteren Kinder, leichte Beschäftigung und geistige Unterhaltung der Erwachsenen durch Vorträge, Bücher u. dgl. In manchen Heilstätten können die Kranken auf Spezialwagen liegend ausgefahren werden.

Eine *Beeinflussung durch Medikamente* ist vielfach versucht worden, und zwar im Sinne einer allgemein roborierenden Behandlung zur Hebung der Abwehrkräfte mit Kalksalzen, Vigantolstößen oder im Sinne einer spezifischen und unspezifischen Reizkörpertherapie mit Gold- und Tuberkulininjektionen. Die roborierende Behandlung wenden wir nach wie vor an; dagegen sind wir von der Gold- und Tuberkulinanwendung abgekommen, da durch sie Allgemeinstörungen und Verschlimmerungen beobachtet wurden. In jüngster Zeit wenden wir die modernen Chemotherapeutika, vor allem das TB I 698 (= Conteben) oder das Neoteben von DOMAGK und PAS (Paraaminosalizylsäure), sowie die Antibiotika Streptomycin und Penicillin an. Während eine eindeutige Wirksamkeit dieser Mittel auf die Knochen- und Gelenktuberkulose bei oraler Gabe fraglich ist, werden frappante Erfolge bei lokaler oder bei Kombination von oraler und lokaler (s. u.) Anwendung gesehen. Rein oral wenden wir diese Mittel, insbesondere das TB I, nur an, wenn neben der Knochen- und Gelenktuberkulose gleichzeitig eine andere Organtuberkulose, vor allem eine Lungen-, Nieren- oder Schleimhauttuberkulose vorhanden ist, weil diese internen Tuberkulosen besser auf TBI-Behandlung reagieren. Wichtig dabei ist, daß man eine Dauerbehandlung über sehr lange Zeit unter ständiger Kontrolle des Blutbildes und der Leberfunktion durchführt, um bei Schädigungen das Mittel sofort abzusetzen. Das Neoteben scheint das Conteben an Wirksamkeit zu übertreffen.

Die örtliche Behandlung gipfelt in ununterbrochener Ruhigstellung und Entlastung des kranken Herdes für mehrere Jahre, jedenfalls so lange, bis bei gutem Allgemeinzustand eine beginnende Regeneration und eine Vernarbung eingetreten ist. Um das Ziel der Ruhigstellung und Entlastung zu erreichen, genügt *für die oberen Gliedmaßen ein Gipsverband*, der regelmäßig die beiden angrenzenden Gelenke mit einschließt; *für die unteren Gliedmaßen und die Wirbelsäule* ist zur Ausschaltung der Stützleistung *neben dem Gipsverband bzw. der Gipsliegeschale unbedingte Ruhe im Liegen* erforderlich.

Die Mindestdauer der fixierenden und entlastenden Behandlung beträgt nach CALVÉ für die oberen Gliedmaßen 2–2$^1/_2$ Jahre, für die unteren und die Wirbelsäule 3–4 Jahre. Eine Abkürzung der Liegezeit bei der Tuberkulose der unteren Gliedmaßen und der Wirbelsäule mit Verordnung von fixierenden und entlastenden Gehgipsen oder Apparaten bzw. mit Gips- oder Stützkorsett halten wir nicht für richtig. Solche Maßnahmen kommen erst nach eingetretener Vernarbung zur weiteren Nachbehandlung in Frage und sind allerdings noch einige Jahre lang bis zur restlosen Ausheilung der örtlichen Tuberkulose erforderlich.

Zur Ruhigstellung ist der Gipsverband vorzuziehen; denn die Extension bedeutet wohl eine Entlastung, aber keine Ruhigstellung. Die Versteifungsgefahr ist im Gips nicht größer als bei der Behandlung mit Streckverband; sind Destruktionen der Knorpel-Knochengelenkfläche vorhanden, dann kommt es auch bei der Extensionsbehandlung zu schmerzhaften Teil- oder Ganzversteifungen der Gelenke. Häufig, besonders beim Erwachsenen, ist uns eine knöcherne Ankylose im Ausheilungsstadium erstrebenswert und lieber als eine schmerzhafte Teilbeweglichkeit. Aus äußeren Gründen – Unmöglichkeit der Unterbringung in Heilstätten, Klinikbettenmangel – sind wir gezwungen, einen großen Teil der Gelenktuberkulosen, vor allem die Kinder, im Wechsel klinisch und häuslich zu behandeln. Wir haben in solchen Fällen gute Erfahrungen damit gemacht, daß wir lange Gipsperioden von 10–12 Wochen zu Hause mit kurzdauernden klinischen Extensionsbehandlungszeiten von 2–3 Wochen abwechseln lassen. Während der Klinikbehandlung wird im Streckverband Hautpflege getrieben, die Röntgen- und Senkungskontrolle durchgeführt und der weitere Behandlungsplan festgelegt.

Die *Stellung der Gelenke* während der Fixierung muß so sein, daß sie für den Fall der Versteifung am günstigsten für den Gebrauch ist (vgl. einzelne Gelenke). Eine Korrektur von Fehlstellungen der Gelenke darf niemals brüsk vorgenommen werden, weil dabei die große Gefahr des Aufflackerns des örtlichen Prozesses, der Aussaat und Miliartuberkulose besteht. Bei beginnenden Fehlstellungen kann man allenfalls durch allmählich verstärkte Extension eine Verbesserung der Stellung zu erreichen versuchen. Eine Korrektur von Fehlstellungen darf frühestens im Vernarbungsstadium, besser noch nach völliger Ausheilung des örtlichen Herdes durch paraartikuläre Osteotomie stattfinden (subtrochantere, suprakondyläre Osteotomien u. dgl.).

Eine Abkürzung des örtlichen tuberkulösen Krankheitsprozesses kann erreicht werden in geeigneten Fällen von isolierten Knochenherden durch *gründliche operative Herdausräumung*, ferner bei manchen Gelenktuberkulosen durch *Gelenkresektion* unter Fortnahme des gesamten kranken Gewebes (Hauptindikation: Kniegelenktuberkulose des Erwachsenen, dem wir mit der Frühresektion nicht nur Monate, sondern Jahre des Leidens ersparen können; sonst auch Resektion des Hand-, Ellenbogen- und Schultergelenks beim Erwachsenen, aber erst nach Ablauf des aktiven Stadiums). Bei der nichtheilenden Alterstuberkulose ist die *Amputation* zu erwägen. Eine *Sequestrotomie bringt keine Beschleunigung des Heilungsprozesses*. Die Sequester im tuberkulösen Knochenherd werden immer spontan resorbiert bzw. in den Wiederaufbauprozeß einbezogen. Die *extraartikuläre Spanversteifung* der Gelenke, vor allem der Hüfte und der Wirbelsäule, kürzt den Destruktions- und Wiederaufbauprozeß nicht ab (siehe CALVÉ)! Sie verkürzt aber die Zeit der notwendigen Apparat- oder Korsettbehandlung nach dem Vernarbungsstadium erheblich.

Um die *Röntgenreiztherapie* ist es recht still geworden. Ihre Erfolge sind fraglich. Sie kommt allenfalls bei Gelenk- oder Weichteiltuberkulosen Erwachsener in Frage; ein Lungenprozeß muß vorher ausgeschlossen sein, da die Aktivierung eines solchen ebenso wie durch Besonnung oder Höhensonnenbestrahlung möglich ist.

Die richtige *Behandlung der kalten Abszesse und Fisteln* ist von entscheidender Bedeutung für den Ablauf der Erkrankung, oft sogar für Leben und Tod. Unsere Hauptsorge gilt der Verhütung der Mischinfektion! Die *Punktion* des kalten Abszesses ist die Methode der Wahl: Unter peinlichster Asepsis *Schrägpunktion* mit Trokar oder mit dicker Kanüle und Spritze durch einen örtlich betäubten, von einem oberen höchsten Punkt durch gesundes Gewebe gehenden Stichkanal. Nach der Abpunktion des Inhalts kann man *umstimmende Lösungen in den Abszeß* einbringen. Bekannt ist das Jodoformglyzerin; dabei sind jedoch Jodoformvergiftungen vorgekommen. Sehr bewährt haben sich *Spülungen* mit Acochloramid, mit 1%iger Chloramin- oder Rivanollösung, die wir je nach Vorhandensein des Mittels gern ausführen. Nach Punktion und Spülung kann zunächst infolge einer gewissen Reizung der Abszeßmembran oder des Herdes eine vermehrte Exsudation mit schnellerer Auffüllung stattfinden. Die Punktionen müssen dann entsprechend häufig, evtl. täglich vorgenommen werden. Schließlich versiegt aber die Nachfüllung des Abszesses, und es findet eine schwielige Vernarbung statt. Neuerdings instillieren wir zur Lokalbehandlung Streptomycin, Neoteben oder eine TB I- und PAS-Lösung nach der Punktion in den kalten Abszeß. Die Lösung wird nach dem von BÜNGER und MARQUARD aus der Freiburger Chirurgischen Klinik angegebenen Rezept hergestellt:

Rp.	TB I	0,05
	Antipyrin	2,0
	Aq. dest. steril. ad	20,0

10 Minuten auf dem Wasserbad unter Umschütteln erhitzen, abkühlen auf 40°, danach hinzufügen:

PAS-Natrium	2,0
Novocain. hydrochlor	0,2

Reine *Weichteilabszesse* oder solche, bei denen eine *Herdexstirpation* möglich ist, werden operativ freigelegt und mitsamt der Abszeßmembran ausgeräumt. Entweder geht das scharf mit dem Messer, oder man muß den scharfen Löffel und den Thermokauter bzw. das elektrische Messer zu Hilfe nehmen. Die Wunde wird immer primär verschlossen.

Gelegentlich kommt es trotz vorbeugender Punktionen zur Ausbildung einer *Fistel*. Hierbei ist lediglich eine streng konservative Behandlung des Herdes und peinlichst steriles Verbinden erforderlich.

Früher hat man BECKsche Wismutpaste oder dgl. in den Fistelkanal eingebracht. Heute füllen wir den Fistelkanal mit einer kolloidalen Lösung von TB I und PAS nach folgendem Rezept von BÜNGER und MARQUARD auf:

Rp.	TB I	0,05
	Antipyrin	2,0
	Polyviol	0,6
	Aq. dest. steril. ad	20,0

Etwa 30 Minuten auf dem Wasserbad erhitzen, abkühlen lassen auf 40°, danach hinzufügen:

PAS-Natrium 2,0

Zur Abdeckung von entzündeten und schmierigen Fisteln oder von tuberkulösen Ulcera verwenden wir folgende, von denselben Autoren angegebene Salbe:

Rp.	PAS	5,0
	TB I	2,0
	Acid. boric.	3,0
	Eucerin. c. aq. dest. ad	100,0
	m. f. ungt.	

Mischinfizierte kalte Abszesse oder Fisteln müssen nach Möglichkeit *operativ ausgeräumt* werden. Therapeutisch unterstützend, besonders bei septischen Zuständen, wirken *Penicillin* oder *Streptomycin*. Bei mischinfizierter fistelnder Fuß- oder Kniegelenktuberkulose bleibt häufig nur die *Amputation* übrig.

Noch eine kurze Bemerkung zur Nachbehandlung der vernarbten, klinisch ausgeheilten Knochen- und Gelenktuberkulosen: *Entlastung* ist, zunächst mit steifgehaltenem Gelenk, bei verbliebener Beweglichkeit, meist bei Kindern, mit allmählich beweglichem Gelenk bei den unteren Gliedmaßen – Hüfte, Knie, Fuß – im *Apparat* noch für lange Zeit dringend erforderlich (Hüftgelenk 3–4 Jahre, Knie- und Fußgelenk 1–2 Jahre). Bei der Spondylitis tuberculosa entspricht dem Apparat das *Stützkorsett*, welches ebenfalls noch 3–5 Jahre zu tragen ist. Für die oberen Gliedmaßen verordnen wir *Hülsenapparate*. Kontrollen des klinischen Befundes und des Röntgenbildes entscheiden über die endgültige Herdausheilung und den Zeitpunkt, zu welchem der entlastende Apparat bzw. das Korsett fortgelassen werden kann.

Nachdem im vorstehenden eine allgemeine Übersicht über die Knochen- und Gelenktuberkulose und deren pathologische Anatomie, Diagnostik und Therapie gegeben wurde, soll in den folgenden Kapiteln eine kurze gesonderte Besprechung der wichtigsten Lokalisationen folgen.

1. Fußgelenktuberkulose

Sie ist relativ häufig und kommt mehr beim Erwachsenen als bei Kindern vor. Zu unterscheiden ist zwischen der selteneren Tuberkulose des oberen (Abb. 108a und b) und der häufigeren des unteren Sprunggelenks bzw. der übrigen Fußwurzelgelenke und -knochen (Abb. 109).

Einseitige Fußschmerzen bei Belastung, aber auch in der Ruhe, einhergehend mit mehr oder weniger hochgradiger Fußschwellung, sind immer verdächtig auf eine Tuberkulose. Hinzu kommen Hinken und Atrophie der Wadenmuskulatur. Die *Diagnose* gewinnt durch das Röntgenbild nach Abschluß anderer differentialdiagnostisch in Erwägung zu ziehender Erkrankungen, wie kontrakter Plattfuß, KÖHLER I und II, Marschfraktur, SUDECKsche Dystrophie, an Boden (vgl. Abb. 108 und 109). Besteht ein durch den klinischen Befund und die erhöhte Senkung aufkommender dringender Verdacht auf Tuberkulose, so erfolgt, wie im allgemeinen Teil beschrieben, zunächst absolute Ruhigstellung im Gips und Kontrolle nach 6–8–12 Wochen.

Die *Behandlung* kann unseres Erachtens insofern von der sonst bei der Gelenktuberkulose der unteren Gliedmaßen geforderten abweichen, als bei frühzeitig erkannten und leichteren Fällen von vornherein *Ruhigstellung und Entlastung* im dünn gepolsterten und gut anmodellierten *Fuß-Unterschenkel-Gips mit Gehbügel* erfolgen kann.

Mit diesem Gips können die Patienten etwas umhergehen und bei dem außerordentlichen Mangel an Klinik- und Heilstättenbetten mit den entsprechenden weiteren Verhaltungsmaßregeln ambulatorisch behandelt werden. Wir haben mit dieser Einstellung zur Behandlung gute Erfahrungen gemacht. Fälle mit ausgedehnteren Destruktionen müssen aber

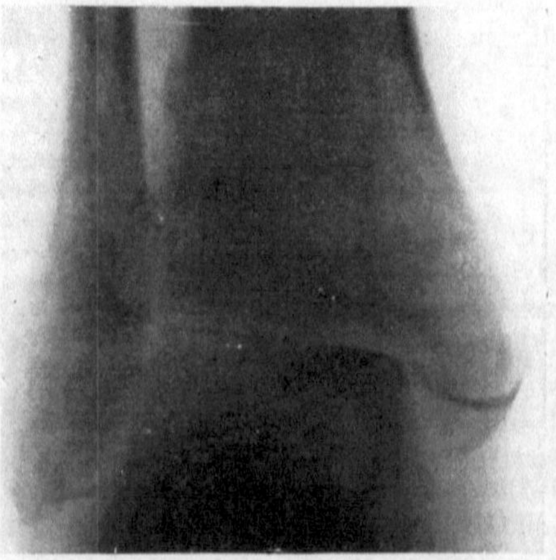

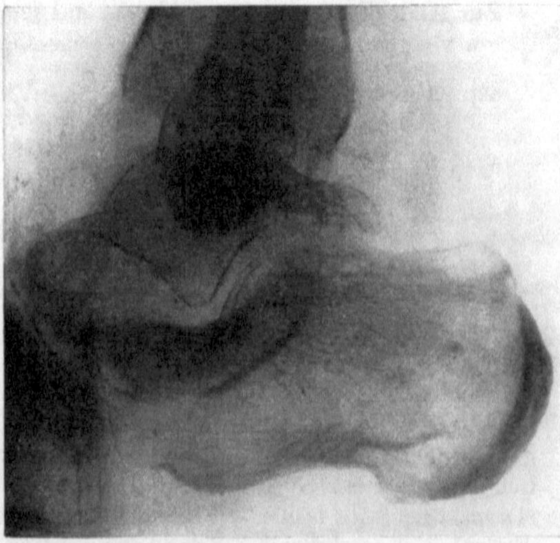

Abb. 108 a und b. Röntgenaufnahmen des oberen Sprunggelenks bei Tuberkulose. Gelenkspalt so gut wie aufgehoben. Deutliche destruierende Gelenkprozesse

zunächst einen *Liegegips* für $^1/_4$–$^1/_2$ Jahr bekommen, der später durch einen Gehgips abgelöst werden kann. Im Stadium der Vernarbung und Ausheilung, etwa nach 1–2 Jahren, erfolgt die Weiterbehandlung mit einem *ruhigstellenden und entlastenden Unterschenkelapparat*, der je nach klinischer Heilung und Zustand der Beweglichkeit später mit einem Scharnier im Fußgelenk beweglich gemacht wird. Ist die Entlastung im Unterschenkelapparat ungenügend, dann lassen wir den Apparat mit Oberschenkelhülse und Tubersitz arbeiten. Die Apparatbehandlung dauert noch weitere 2–3 Jahre. Dann folgt die Verordnung von guten Randmodelleinlagen oder von orthopädischen Schuhen. CALVÉ führt bei Ausheilung mit schmerzhafter Pseudarthrose beim Kind die *Talusentfernung*, beim Erwachsenen eine *Knochenbolzung des Sprunggelenks* aus. Die *fistelnde* Fußgelenks- oder Fußwurzeltuberkulose (Abb. 110) erfordert, insbesondere bei Erwachsenen, wenn absolute Ruhigstellung und Entlastung im gefensterten Liegegips, möglichst unter günstigen klimatischen Bedingungen und bei Luft- und Sonnenbehandlung, nicht zur Ausheilung führt, die *Amputation*. Bei alten Leuten kommt es wohl fast immer dazu.

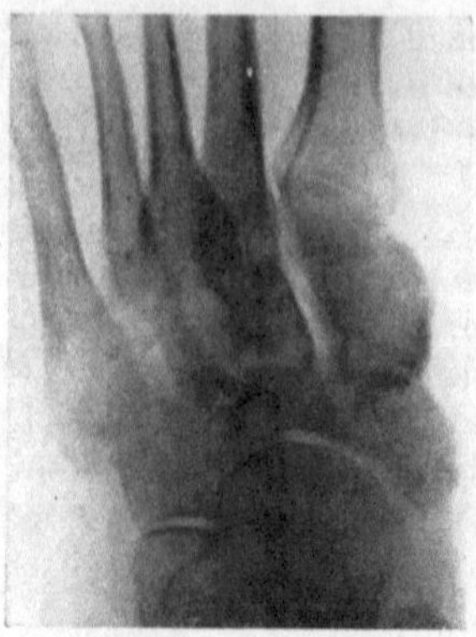

Abb. 109. Röntgenaufnahme einer Fußwurzeltuberkulose. Destruktionen im Naviculare und Cuneiforme I-III

2. Kniegelenktuberkulose

Bei Kindern ist die rein synoviale Form häufiger und heilt auch meistens mit guter Beweglichkeit aus.

Beim Erwachsenen überwiegt der Fungus, welcher sekundär zu Zerstörungen der knorpligen und knöchernen Gelenkflächen und damit zur Versteifung führt.

Die *Diagnose* ist oft lange unklar. Der Kniegelenkerguß kann auch andere Ursachen haben. Verdächtiger ist es schon, wenn eine Kapselschwellung dabei ist oder der Tumor albus, der Fungus des Kniegelenks, mit der gespannten und glänzenden Haut die Diagnose ziemlich sicher sein läßt (Abb. 111). In späteren Stadien kann es mit Destruktion des Knochens zur Subluxation und X-Beinstellung kommen. Der Fungus und die sekundär-ossale Form führen gelegentlich zur Fistelung (Abb. 112). Bei unklaren Fällen kann die bakteriologische Untersuchung des Punktats, die Kultur u. dgl. im Stich lassen. Eher ist noch der Tierversuch klärend. Häufig kommen wir bei Erwachsenen nicht um die Probearthrotomie herum. Allerdings ergibt sogar die Probeexzision aus der Kapsel in etwa 25% der Fälle kein positives Resultat! Ein negatives Ergebnis spricht also nicht gegen Tuberkulose! Wenn der makroskopische Befund dabei eindeutig für Tuberkulose spricht oder die histologische Schnelluntersuchung eine solche ergibt, kann man auf Grund einer vorher mit dem Kranken getroffenen Vereinbarung sofort die Resektion anschließen. Beim Kind muß, wie im allgemeinen Teil beschrieben, bei zunächst nicht sicherer Diagnose abgewartet und so behandelt werden, als ob eine Tuberkulose vorläge.

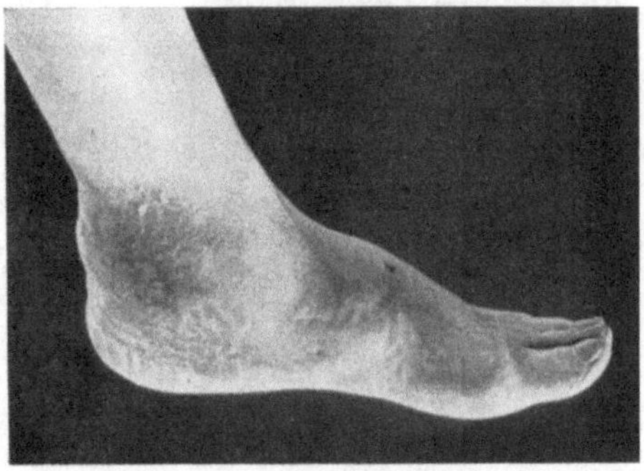

Abb. 110. Fistelnde Fußwurzel- und Fußgelenktuberkulose

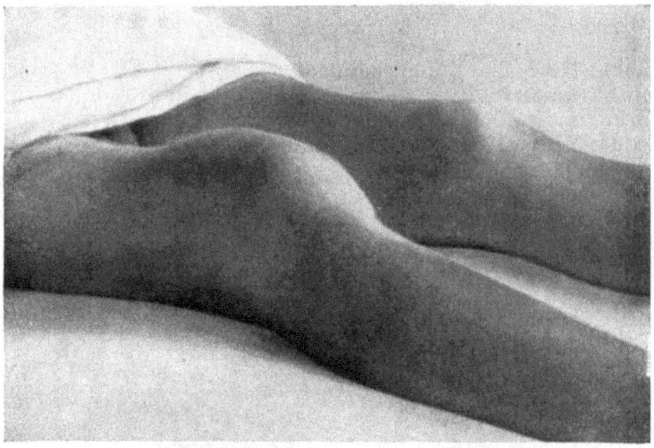

Abb. 111. Kniegelenkerguß bei synovialer Tuberkulose

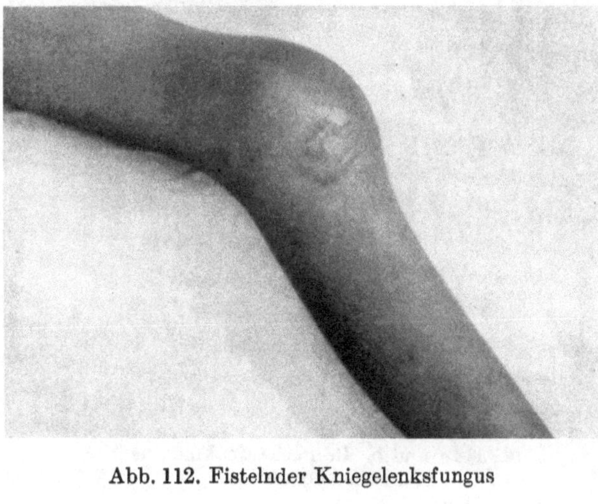

Abb. 112. Fistelnder Kniegelenksfungus

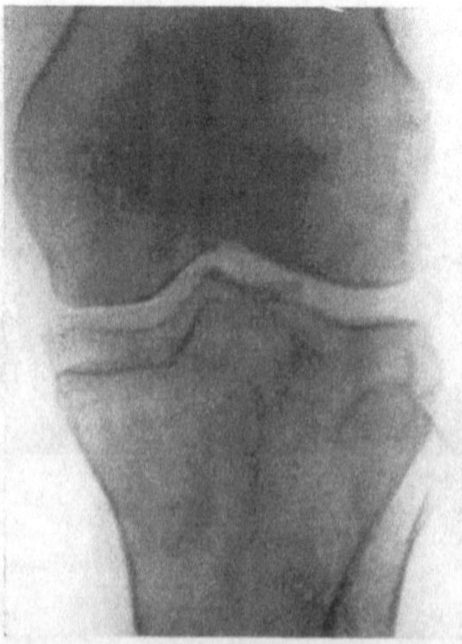

Abb. 113. a. p. Röntgenaufnahme bei Kniegelenktuberkulose. Destruktionsherde im Tibiakopf unter der Eminentia intercondyloidea

Die *Röntgenaufnahmen* zeigen eine Atrophie – bei der rein hydropischen oder leichten Fungusform des Kindes bleibt es dabei –, dann eine Verbreiterung und später eine Verschmälerung des Gelenkpalts, schließlich Zerstörungsherde (Abb. 113).

Therapeutisch erreichen wir Ruhigstellung und Entlastung durch einen hohen Oberschenkelliegegips einschließlich Fuß mit Beckenteil (*Beckengips*). Dieser Gips wird aller 12–14 Wochen gewechselt, dazwischen erfolgt für 2–3 Wochen *Extensionsbehandlung* mit Hautpflege; das Ganze eventuell im Wechsel zwischen häuslicher Gips- und klinischer Extensionsbehandlung (vgl. oben). Bei beginnender Vernarbung bei Kindern nach 1–2, bei Erwachsenen nach 2–3 Jahren, erfolgt die Weiterbehandlung mit einem *entlastenden Apparat* mit Tubersitz und Beckenring, der bei weiterem Fortschreiten der Heilung im Kniegelenk mit Scharnier beweglich gemacht und schließlich allmählich fortgelassen werden kann. Dauer der Apparatbehandlung: 2–3 Jahre. Bei Ausheilung mit Versteifung muß die günstige Winkelstellung von 170–175° Beugung angestrebt werden.

Beim Erwachsenen führen wir heute mehr und mehr die *Gelenkresektion* aus, und zwar die Frühresektion unter Fortnahme des gesamten Kapselgewebes und der evtl. erkrankten Knochenpartien. Stellung nach der Resektion: leichte Beugung von 170–175°, leichte Valgusstellung (Abb. 114). Nachbehandlung: Gipshülse oder Schienenhülse von den Knöcheln bis an die Leiste für 1 Jahr, um nachträgliche Beugekontraktur zu vermeiden. Die Resektion erspart ein langes Krankenlager und führt den Patienten viel früher dem Arbeitsprozeß zu!

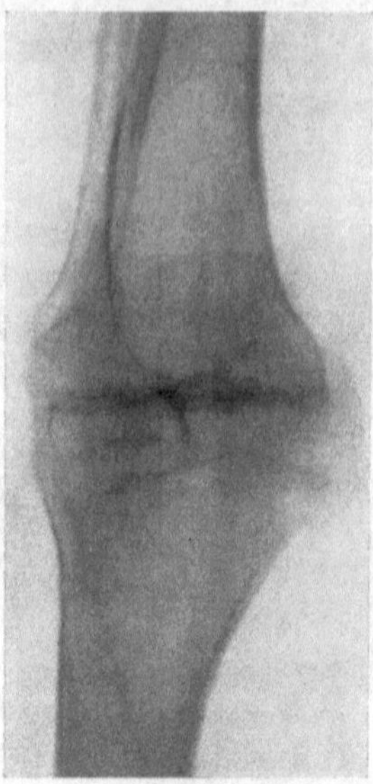

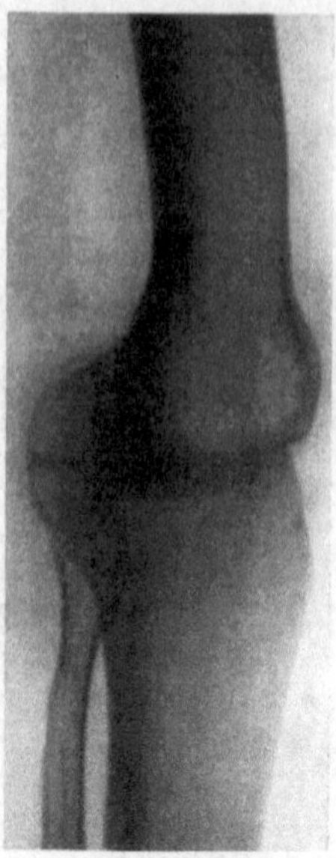

Abb. 114a und b. Röntgenaufnahmen nach Kniegelenkresektion

Unter 18 Jahren erweist sich bei erheblicher Subluxation oder X-Beinstellung evtl. eine sparsame Resektion als notwendig; sonst resezieren wir vor Abschluß des Wachstums niemals.

Die *fistelnde Kniegelenktuberkulose* erfordert beim Erwachsenen entweder unbedingt die *Resektion*, am besten unter Penicillinschutz, bei erheblicher Mischinfektion meistens die *Amputation*; bei Kindern erfolgt im allgemeinen Ausheilung unter konservativer Behandlung.

3. Hüftgelenktuberkulose

Freiwilliges Hinken, das heißt Hinken, welches durch Müdigkeit

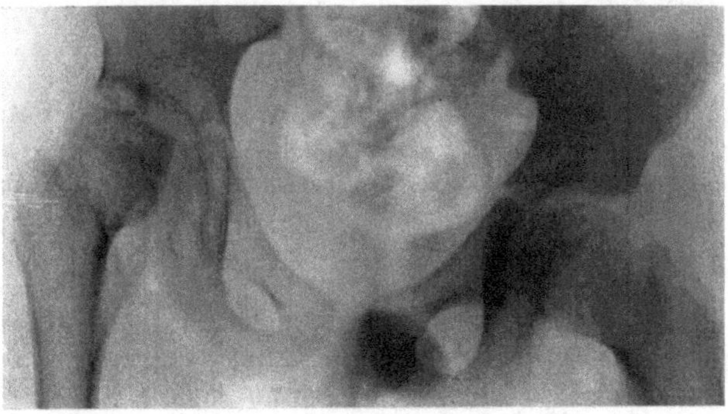

Abb. 115. Coxitis tbc. im Röntgenbild mit teilweiser Nekrose des Oberschenkelkopfes

und Schwäche bedingt ist und überwunden werden kann, ist im allgemeinen das erste Symptom der Coxitis tuberculosa, welche meist im Kindesalter auftritt. *Schmerzen* kommen erst später hinzu und werden häufig nicht in der Hüfte, sondern im Knie angegeben. Über eine leichte *Einschränkung der Überstreckung, der Rotation, der Ab- und Adduktion* kommt es im weiteren Verlauf bei Verbreiterung des Gelenkspalts infolge Ergußbildung zu einer schmerzhaften *Kontraktur in Flexion, Abduktion und Außenrotation*, welche im dritten Stadium bei Verschmälerung des Gelenkspalts einer *Flexions-, Adduktions- und Innenrotationskontraktur* Platz macht. In dieser schlechten Stellung heilen dann viele ungenügend oder zu spät behandelten Coxitiden aus. Zu der durch die Adduktions- und Beugekontraktur bedingten *funktionellen Verkürzung* kommt oft noch die durch Destruktion von Kopf und Pfanne, evtl. durch Pfannenwanderung bedingte *reelle Beinverkürzung* hinzu.

Das *Röntgenbild* läßt im ersten Stadium des freiwilligen Hinkens meistens im Stich; allenfalls ist eine *Atrophie* festzustellen. Im zweiten Stadium kann eine *Verbreiterung des Gelenkspalts* Ausdruck einer Ergußbildung sein, oder wir finden als erstes röntgenologisches Zeichen eine *Verschmälerung und Unregelmäßigkeit des Gelenkspalts*, meist zuerst in seinem unteren inneren Anteil. Diese Veränderung leitet schon zum dritten Stadium über, bei dem wir Destruktionen an Pfanne und Kopf, bei stärkerer Aufzehrung des Kopfes und des Pfannendaches evtl. die sogenannte *Pfannenwanderung* sehen (Abb. 115 und 116).

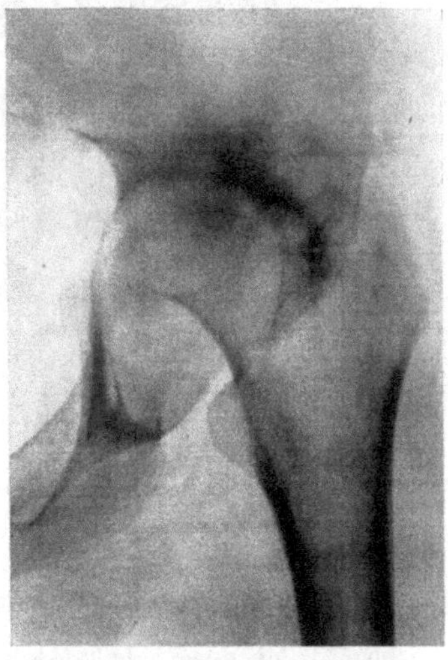

Abb. 116. Coxitis tbc. mit fast völliger Kopfnekrose

Kalte Abszesse können zur *Fistelung* führen. Die Fistelstelle sitzt am häufigsten dicht unterhalb der Leistenbeuge (bei Adduktorenabszeß), an der Vorderseite des Oberschenkels, außen und hinten über dem Hüftgelenk, das heißt an der Außenseite des Oberschenkels, oder am Gesäß.

Differentialdiagnostisch ist in erster Linie an PERTHES zu denken; das Röntgenbild mit seinen typischen Veränderungen läßt meist bald Klarheit gewinnen. Schwieriger, ja oft unmöglich ist gelegentlich die Abgrenzung von der chronischen *Osteomyelitis des Schenkelhalses*. Auch die *Osteomyelitis des Scham- oder Sitzbeins* kann anfänglich eine Coxitis vortäuschen.

Die *Therapie* verlangt während des aktiven Stadiums zur absoluten Ruhigstellung und Entlastung ebenso wie bei der Gonitis den großen *Beckenbeinliegegips*, der entweder bis zur Mitte des Brustkorbs geführt oder unter Einbeziehung der gesunden Hüfte und des anderen Oberschenkels angelegt werden muß. Über dem Knie wird vorn das sogenannte Patellarfenster (PAYR) ausgeschnitten, um regelmäßig die Kniescheibe passiv bewegen und auch aktives Hochziehen derselben durch Anspannen des Quadriceps ausführen zu lassen und dadurch einer Verlötung der Patella und einer Gelenkversteifung vorzubeugen. Die früher ausschließlich angewandte *Extension* bedeutet wohl eine Entlastung, aber keine absolute Ruhigstellung; wir wenden sie nur im aktiven Stadium an, um bestehende Fehlstellungen zu beseitigen, oder für wenige Wochen zwischen den einzelnen Gipsperioden, um Hautpflege treiben und einige Bewegungen von Knie- und Fußgelenk ausführen zu lassen. Wenn möglich, findet auch hier gemischt häusliche Gips- und kürzere klinische Extensionsbehandlung statt. Im Stadium der Vernarbung, frühestens nach 2–3 Jahren, wird mit *entlastendem Schienenhülsenapparat* mit Tubersitz und Beckenkorb für einige Jahre weiterbehandelt. Als Übergang zur Apparatbehandlung lassen wir gelegentlich mit einem am Sitzbein gut anmodellierten und mit einem Gehbügel versehenen, also entlastenden Beckenbeingips vorsichtig aufstehen.

Kalte Abszesse und Fisteln werden nach den oben beschriebenen Richtlinien behandelt (Schrägpunktionen, Spülungen mit Acochloramid oder Rivanol, Instillation von Tebetion- und PAS-Lösung bzw. -Paste oder von Streptomycin). Die Ausräumung eines vor der Perforation stehenden kalten Abszesses ist gelegentlich angebracht.

Hinsichtlich der *Heilung* gibt es drei Möglichkeiten: 1. Heilung ohne Schädigung der knöchernen Gelenkenden mit voller Funktion bei rein kapsulären Formen, so gut wie ausschließlich im Kindesalter. 2. Heilung mit Destruktion und Teilversteifung des Gelenks. 3. Heilung mit knöcherner Überbrückung des Gelenkspalts = ossaler Ankylose (Abb. 117). Die erste und dritte Form der Heilung sind erwünscht. Die zweite Form macht Schmerzen und birgt die Gefahr des Rezidivs in sich. Deshalb sind wir bestrebt, aus der Teilversteifung eine komplette ossale Ankylose zu machen. Das gelingt uns durch die *extraartikuläre und extrafokale Spanarthrodese* mit Span entweder zwischen Trochanter major und Beckenschaufel oder zwischen Femur und Sitzbein. Die letztere ischiofemorale Spanarthrodese wird neuerdings für günstiger gehalten, weil der Span dabei infolge der Neigung des Hüftgelenks zur Adduktionskontraktur auf Druck und nicht auf Zug beansprucht wird. Die Spanversteifung darf frühestens im Stadium der beginnenden Vernarbung, also etwa im dritten Krankheitsjahr vorgenommen werden. Sie kürzt nicht das Krankheitsgeschehen, sondern nur die notwendige Zeit des Apparattragens wesentlich ab.

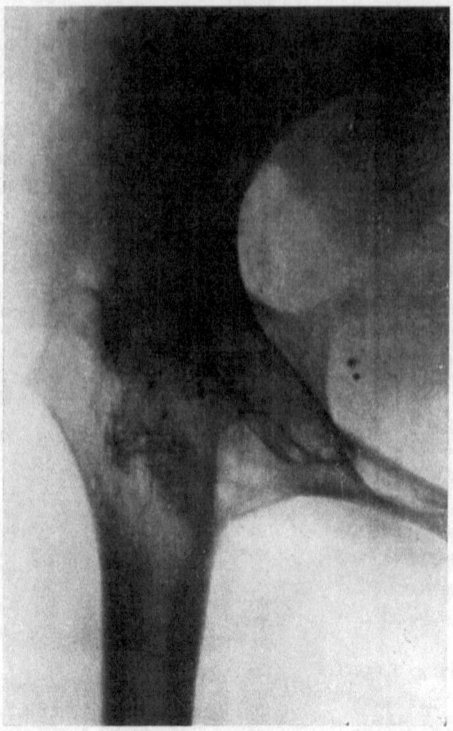

Abb. 117. Mit ossaler Ankylose ausgeheilte Coxitis tbc. Beugeversteifung machte subtrochantere Osteotomie erforderlich

Endgültige Fehlstellungen des Hüftgelenks im Stadium der Vernarbung bzw.

der ossalen Ankylose machen eine *paraartikuläre Osteotomie* erforderlich. Am häufigstens kommt ja eine Adduktions- und Beugekontraktur mit Innenrotation vor, welche eine funktionelle Verkürzung des Beines macht mit Spitzfuß und statischer Skoliose, wenn nicht ein orthopädischer Schuh mit Verkürzungsausgleich getragen wird. Durch die *subtrochantere Osteotomie* mit Stellung des Beines in mittlerer Abduktion und Streckung sowie mit Ausgleich der evtl. vorhandenen Innenrotation wird eine günstige Stellung und eine funktionelle Verlängerung des Beines geschaffen, was besonders dann von großem Vorteil ist, wenn durch weitgehende Destruktion des Kopfes, womöglich mit Pfannenwanderung, eine erhebliche reelle Verkürzung des Beines hervorgerufen ist. Ein orthopädischer Schuh mit Verkürzungsausgleich erübrigt sich nach der subtrochanteren Osteotomie nicht selten. Wichtig ist, daß die Osteotomie wegen der Gefahr der Verschlimmerung und Streuung keinesfalls im aktiven Stadium ausgeführt werden darf, wie das von mancher Seite propagiert wird, sondern frühestens zu Beginn oder noch besser am Ende des Vernarbungsstadiums.

4. Wirbelsäulentuberkulose

Sie ist die häufigste Form der Knochentuberkulose und bevorzugt das kindliche und jugendliche Alter. Die untere Brust- und die obere Lendenwirbelsäule sind am meisten betroffen. Über die *Pathogenese* gehen die Meinungen auseinander, sie kann aber wohl eine verschiedene sein. Nach von Finck entsteht die Spondylitis tuberculosa *auf dem Lymphwege*, wobei zuerst die Zwischenwirbelscheibe erkrankt und erst sekundär der Wirbelkörper befallen wird. Bei dieser Form der Entstehung ist ein *Frühsymptom die primäre Zerstörung der Zwischenwirbelscheibe*, im Röntgenbild gekennzeichnet durch ihre Verschmälerung. Aber auch die *primär ossale Form, hämatogen* entstanden, kommt vor; der Knochenherd sitzt meist unterhalb der Wirbeldeckplatte, selten an der vorderen, hinteren oder seitlichen Wand.

Im Anfang der Erkrankung stehen gelegentlich *Allgemeinsymptome* wie Abmagerung, schlechter Appetit u. dgl. im Vordergrund. Sind erst *örtliche Symptome*, wie seitlicher Klopf- oder Druckschmerz oder gar Rückenschmerzen beim Bücken, evtl. mit Abstützen der Hand am Oberschenkel, steife Haltung, nächtliche Schmerzen oder Buckelbildung, das heißt der typische Gibbus, auch Pottscher Buckel genannt, vorhanden, dann ist die Erkrankung schon fortgeschritten und im Röntgenbild nicht mehr zu verkennen.

Kalte Abszesse erscheinen je nach Sitz der Spondylitis an verschiedenen Stellen und auf verschiedene Weise. Im Bereich der Halswirbelsäule kann ein paravertebraler kalter Abszeß an der hinteren Rachenwand oder in der vorderen seitlichen Halsregion erscheinen und an beiden Stellen zur Fistelung führen. An der Brustwirbelsäule sehen wir im Röntgenbild die typische paravertebrale spindelförmige Verschattung (Abb. 119a). Bei Prozessen der Lendenwirbelsäule erscheinen kalte Abszesse paravertebral oder retroperitoneal innen an der Beckenschaufel, in der Leistenbeuge oder an der Außenseite der Hüfte über dem Trochanter major. An allen Stellen müssen wir sie punktieren, und überall können sie zur Fistelung führen.

Symptome von seiten des Rückenmarks und der hinteren Wurzeln kommen am häufigsten bei der Spondylitis der Brustwirbelsäule vor und sind verursacht durch kollaterales Ödem, durch Kompression bei kaltem Abszeß bzw. bei Sequesterdruck oder durch eine direkte Einwirkung von tuberkulösem Granulationsgewebe. Die Lähmungen sind im Beginn spastisch, später schlaff. Beteiligung der hinteren Wurzeln macht Hyper-, Par- und Anästhesien oder Neuralgien. Wichtig ist die Unterscheidung zwischen Früh- und Spätlähmungen. Während die Frühlähmung bei konversativer Behandlung im Gipsbett, in Rauchfussscher Schwebelagerung (Abb.128)

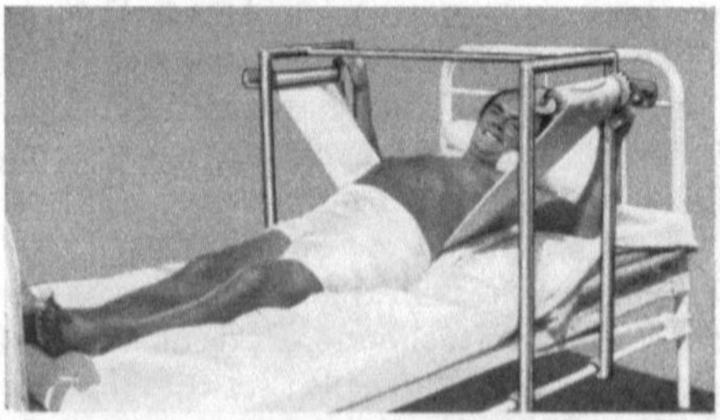

Abb. 118. Patient mit Spondylitis tbc. in der RAUCHFUSSschen Schwebe

oder in Extension mit der GLISSONschen Schlinge meist zurückgeht, hat die Spätlähmung eine zweifelhafte Prognose und macht evtl. operative entlastende Eingriffe erforderlich: Paravertebrale Abszeßpunktion an der Brustwirbelsäule, Costotransversektomie zur Ausräumung des kalten Abszesses oder Laminektomie.

Das *Röntgenbild* ist in Frühstadien leider oft negativ. Es zeigt allenfalls früher oder später eine Verschmälerung der Zwischenwirbelscheibe bei Beginn der Tuberkulose in dieser. Aufhellungen, Destruktionsherde im Knochen und schließlich Deformierung einzelner, meist benachbarter Wirbelkörper mit Trapez- oder Keilform durch teilweise Zusammensinterung sind Spätsymptome (Abb. 119 und 120).

Differentialdiagnostisch muß die Spondylitis tuberculosa abgegrenzt wer-

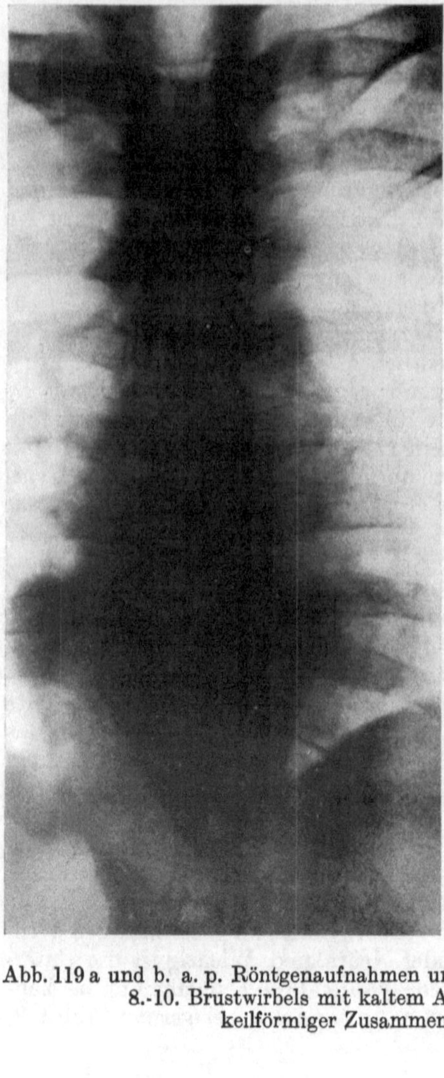

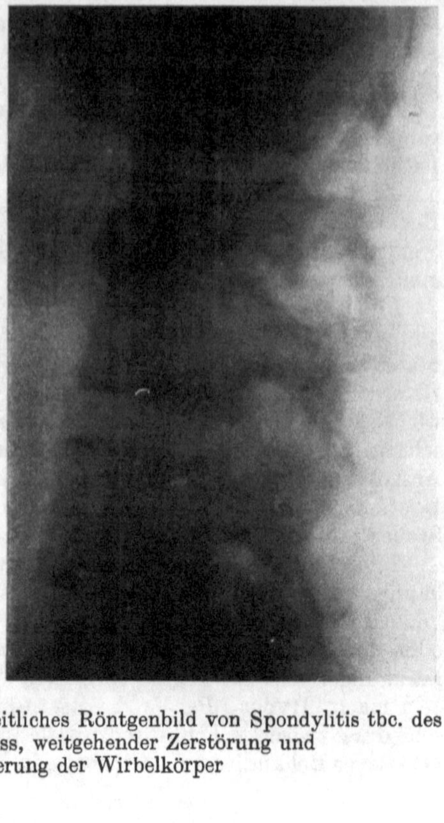

Abb. 119 a und b. a. p. Röntgenaufnahmen und seitliches Röntgenbild von Spondylitis tbc. des 8.-10. Brustwirbels mit kaltem Abszess, weitgehender Zerstörung und keilförmiger Zusammensinterung der Wirbelkörper

den von der Adoleszentenkyphose, der KÜMMELschen Kyphose, dem BECHTEREW, der Spondylolisthesis, der Spondylosis und Spondylarthrosis sowie der chronischen Osteomyelitis.

Die *Therapie* muß im aktiven Stadium neben der allgemeinen Behandlung in absoluter Bettruhe mit Rückenlagerung im *Gipsbett* bestehen; zur Verhütung oder Beseitigung eines Gibbus wird ein *Wattekreuz nach* VON FINCK eingeklebt, außerdem muß darauf geachtet werden, daß das Gipsbett ebenso wie das in späteren Stadien

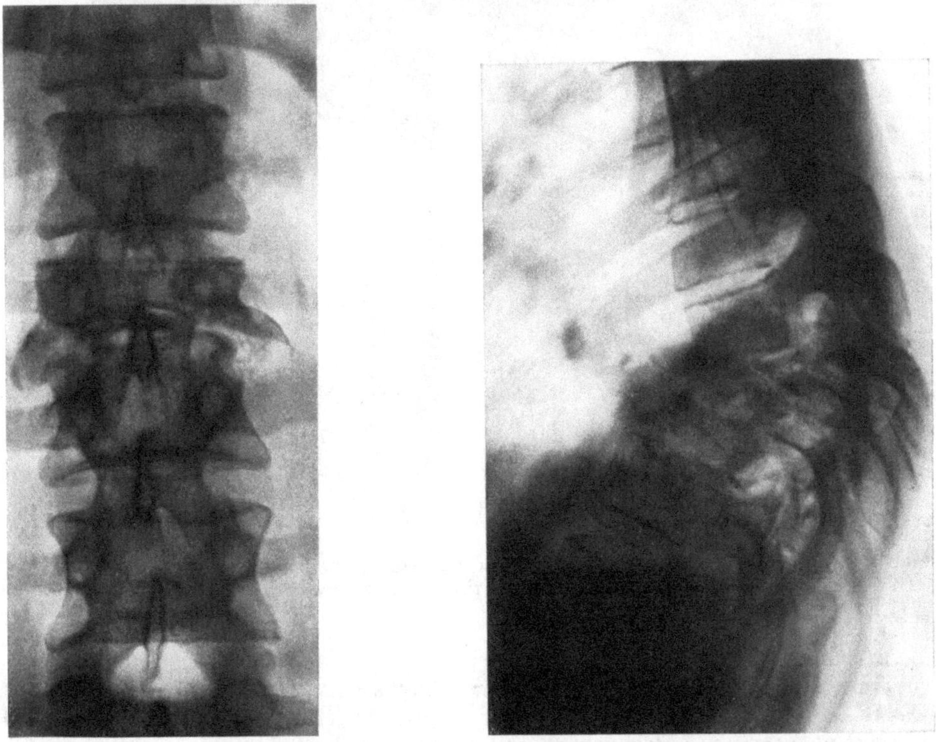

Abb. 120 a und b. a. p. und seitliches Röntgenbild von Spondylitis tbc. des 2. und 3. Lendenwirbelkörpers. Der 2. Lendenwirbel im unteren Anteil weitgehend zerstört, aber durch günstige, gewissermaßen abstützende und versteifende vordere und seitliche Spangenbildungen mit dem nur im oberen Teil destruierten 3. Lendenwirbelkörper verbunden

vor der Korsettbehandlung evtl. einzuschiebende Gipskorsett bei Prozessen der Lendenwirbelsäule in starker Lordose anmodelliert wird. Bei der Spondylitis der Brustwirbelsäule gleichen wir den Gibbus nicht etwa brüsk aus, sondern modellieren bis zum Gibbus fest und oberhalb davon nach CALVÉ über einen Wattekeil an. Durch allmähliche Verkleinerung dieses Wattekeils kann im Laufe von Wochen oder Monaten durch fortschreitende Anpassung erreicht werden, daß der obere Teil der Wirbelsäule lordotisch aufgebogen wird. Bei der Tuberkulose der oberen Brustwirbelsäule werden Hals und Kopf ins Gipsbett mit einbezogen; bei der Spondylitis der Halswirbelsäule legen wir ein Hals-Brust-Gipsmieder an, das sich an den Schultern, am Kinn und am Hinterkopf abstützt. Nach dem ersten aktiven Stadium kann man Kinder tagsüber auch in eine reklinierende *Bauchliegeschale* legen, die in einem Holzkasten eingelassen ist; dabei können die Kinder leichter basteln, spielen, lesen und schreiben.

Behandlung der kalten Abszesse, der Fisteln und der Lähmungserscheinungen siehe oben.

Bettruhe und Gipsbettlagerung müssen während des ganzen aktiven Stadiums exakt durchgeführt werden, wenigstens im Durchschnitt 2–3 Jahre. Im Stadium der

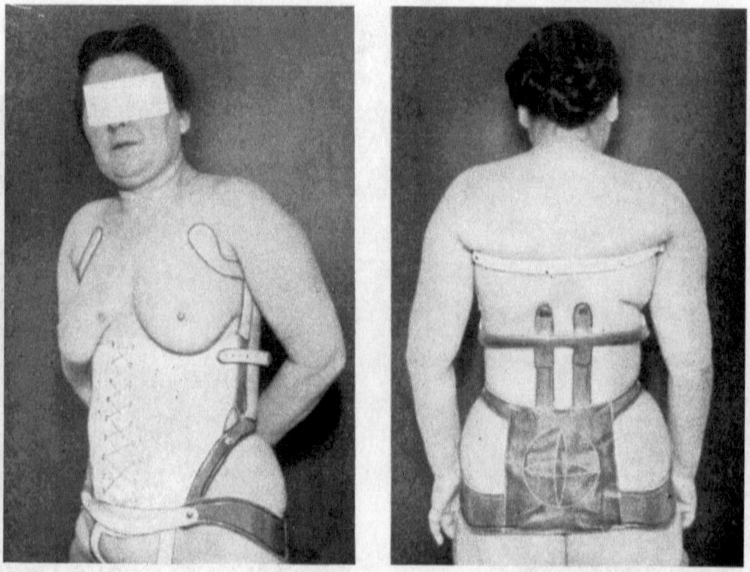

Abb. 121 a und b. 45jährige Frau mit Stützkorsett bei in Ausheilung begriffener Spondylitis tbc. der Lendenwirbelsäule

Vernarbung und Regeneration ist eine weitere nicht zu strenge Entlastung und Fixierung mit dem *Stützkorsett* für mehrere, im Durchschnitt für 3–4 Jahre erforderlich. Das Stützkorsett muß bei Prozessen der unteren Brust- und der Lendenwirbelsäule so gearbeitet sein, daß Beckenkorb und gebogene Achselschienen, welche die Reklination gewährleisten, durch Längsschienen starr miteinander verbunden sind und daß außerdem zwei Rückenschienen zu beiden Seiten der Wirbelsäule am Beckenkorb anmodelliert sind (Abb. 121 a und b). Bei der Spondylitis der oberen Brust- und Halswirbelsäule muß das Korsett Hals und Kinn mit umfassen und sich am Hinterkopf abstützen. Eine Abkürzung der Behandlungszeit mit Korsett auf etwa ein Jahr ist durch eine versteifende *Spanplastik nach* Henle-Albee möglich. Hierbei wird ein Tibia- oder Beckenkammspan in die gespaltenen oder an die seitlich angefrischten Dornfortsätze eingepflanzt. Der Span muß den erkrankten Wirbelabschnitt um wenigstens zwei Dornfortsätze nach oben und unten überragen. Die Plastik soll nie im Kindesalter und frühestens im Beginn des Vernarbungsstadiums ausgeführt werden.

5. Tuberkulose der übrigen Gelenke und der Knochen

Diagnostik und Therapie richten sich hier nach den im allgemeinen Teil besprochenen Grundsätzen und Richtlinien. Die nächst den besprochenen großen Gelenken und der Wirbelsäule betroffenen Gelenke sind das *Schultergelenk*, das *Ellen-*

bogengelenk, die *Handwurzelgelenke,* das *Ileosakralgelenk* und das *Sternokalvikulargelenk.* Für die klinische und röntgenologische Diagnostik gilt das oben Gesagte. Für die Therapie sind folgende Besonderheiten zu beachten:

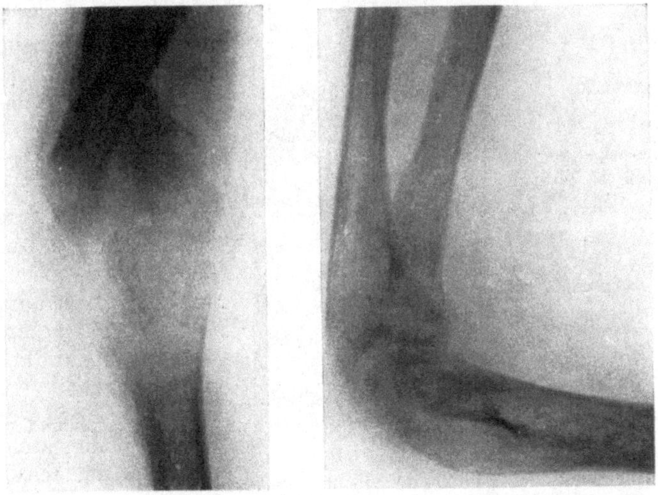

Abb. 122. Röntgenaufnahmen in 2 Ebenen einer Ellenbogengelenktuberkulose mit starker Destruktion aller Gelenkanteile

Die Tuberkulose des Schultergelenks verlangt eine absolute Ruhigstellung im Thorax-Armgips bei Abduktion von 70° und Haltung des Oberarmes vor der Frontalebene um 30–40° bis zur Ausheilung, das heißt im allgemeinen bis zur völligen knöchernen Versteifung. Beim Erwachsenen ist die Gelenkresektion im Stadium der Vernarbung zur Abkürzung der Behandlung und zur schnelleren bzw. sicheren Erreichung einer ossalen Ankylose angezeigt.

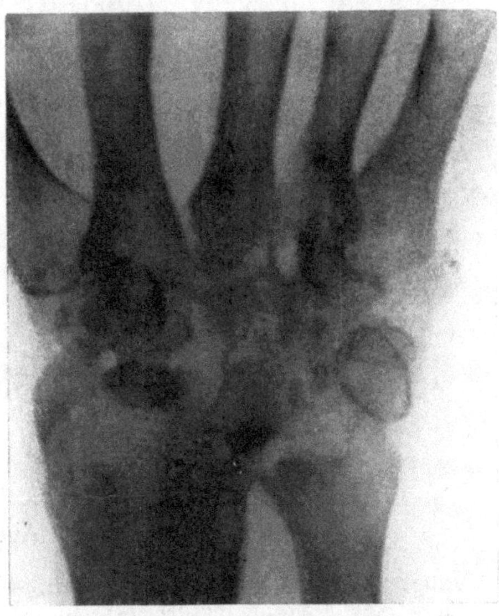

Abb. 123. Destruierende Handgelenk- und Handwurzeltuberkulose im Röntgenbild

Genau das gleiche gilt für die Ellenbogen- und Handgelenks- bzw. Handwurzeltuberkulose (Abb. 122 und 123). Die Ruhigstellung im Gips kann hier bei längerer oder ausschließlicher konservativer Behandlung durch weitere Fixierung in einer Schienenhülse fortgeführt werden, dabei Stellung des Ellenbogengelenks, unterschiedlich nach dem Beruf, in einer Beugestellung von 70–110° und Mittelstellung zwischen extremer Pronation und Supination, die des Handgelenks in geringer Dorsalflexion. Mit der Resektion sind wir bei Erkrankung der Handwurzelknochen sehr zurückhaltend, weil die Verstümmelung der Hand zu groß ist.

Die Tuberkulose des Ileosakralgelenks (Abb. 124) ist schwer zu diagnostizieren und auch nicht leicht zu behandeln. Meistens genügt im aktiven Stadium absolute Bettruhe auf fester Unterlage oder in einer Gipsliegeschale, welche beide Oberschenkel mit einbezieht. Später verordnen wir ein Beckenlendenmieder. Gelegentlich ist gründliche operative Ausräumung und Verödung des Gelenks angezeigt, bei kaltem Abszeß oder Fistelung unter allgemeiner und lokaler Behandlung mit Konteben, PAS, Penicillin oder Streptomycin.

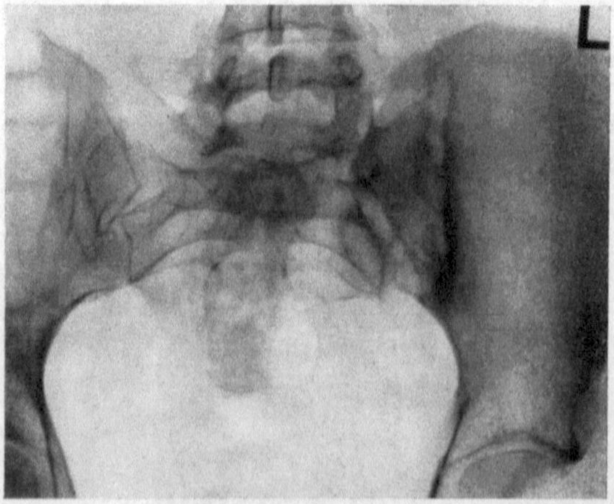

Abb. 124. Tuberkulose des linken Ileosakralgelenks mit Auflockerung und Verbreiterung des Gelenkspalts sowie wolkiger Destruktion

Bei der Tuberkulose des Sternoklavikulargelenks kommt nur die ausgiebige Resektion mit lokaler Anwendung von Konteben oder dgl. in Frage.

Isolierte tuberkulöse Knochenherde haben, neben der am häufigsten vorkommenden und zunächst rein ossalen Form der Tuberkulose eines Wirbelkörpers, ihren Sitz, etwa in der Reihenfolge der Häufigkeit, an folgenden Stellen: *Calcaneus* (Abb. 125a und b), *Rippen*, *Trochanter major*, *Olecranon*, *Phalangen der Finger* als sogenannte *Spina ventosa*, *lange Röhrenknochen*. Die Herde werden nach Möglichkeit operativ bis ins Gesunde ausgeräumt, das heißt ausgemeißelt, und zwar mit primärem Wundverschluß nach Instillation von Konteben oder Streptomycin, bei Rippenkaries durch Rippenresektion.

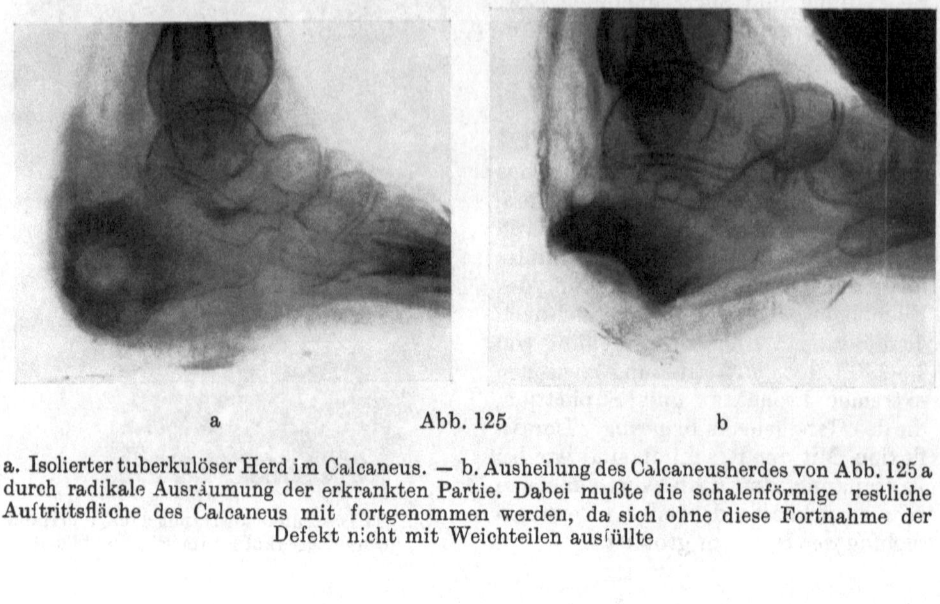

a Abb. 125 b

a. Isolierter tuberkulöser Herd im Calcaneus. — b. Ausheilung des Calcaneusherdes von Abb. 125a durch radikale Ausräumung der erkrankten Partie. Dabei mußte die schalenförmige restliche Auftrittsfläche des Calcaneus mit fortgenommen werden, da sich ohne diese Fortnahme der Defekt nicht mit Weichteilen ausfüllte

d) Arthrosis deformans

Die Arthrosis deformans (A. def.) ist ein sehr häufiges Leiden. Sie ist eine *Abnutzungserkrankung* der Gelenke und hat mit Entzündung nichts zu tun. Deshalb ist heute allgemein die alte Bezeichnung Arthritis zugunsten der die Degeneration ausdrückenden Bezeichnung Arthrosis fallengelassen worden.

Pathologisch-anatomisch handelt es sich um eine degenerative Gelenkerkrankung, bei welcher abbauende, knorpelzerstörende Verschleißprozesse von regenerativen, zacken- und wulstbildenden Knochenwucherungen abgelöst werden. Zunächst weisen die Knorpelgelenkflächen oberflächliche Abschliffe und später bis auf den Knochen reichende tiefere und flächenhafte Zerstörungen auf. Die folgenden und mit den zerstörenden Prozessen abwechselnden regenerativen Knochenneubildungen befinden sich in Form von Zacken, Wülsten und Spangen an den Rändern und Kanten der Gelenke oder an prominenten Stellen, beim Kniegelenk zum Beispiel im Bereich der Eminentia intercondyloidea. Durch Abriß, Abbruch oder Abschnürung stark prominenter Randosteophyten können sich freie Gelenkkörper bilden (Abb. 126). Allmählich kann es auch zu einer erheblichen Verformung der Gelenkenden mit starker Verschmälerung des Gelenkspaltes und Fehlstellungen bei mehr oder weniger hochgradiger Versteifung kommen. Infolge der Vorsprünge und teilweisen Inkongruenz der Gelenkflächen entwickelt sich ein chronischer Reizzustand des Gelenkes mit infiltrativer Verdickung der Kapsel und gelegentlich mit Ergußbildung.

Die Beschwerden und das klinische Bild entwickeln sich sehr langsam und schleichend. Anfänglich bestehen leichte ziehende, bei Belastung und Bewegung sich steigernde Schmerzen im Gelenk oder in der Nähe desselben. Zeiten mit stärkeren Beschwerden wechseln mit völlig schmerzfreien Intervallen ab. Witterungseinflüsse sind gelegentlich spürbar. Bei fortgeschrittener A. def. treten auch nachts bei der geringsten Änderung der Lage im Bett Schmerzen auf, und es kommt zu Versteifungen und Kontrakturen. Bei der Untersuchung finden wir im Anfang oft kaum

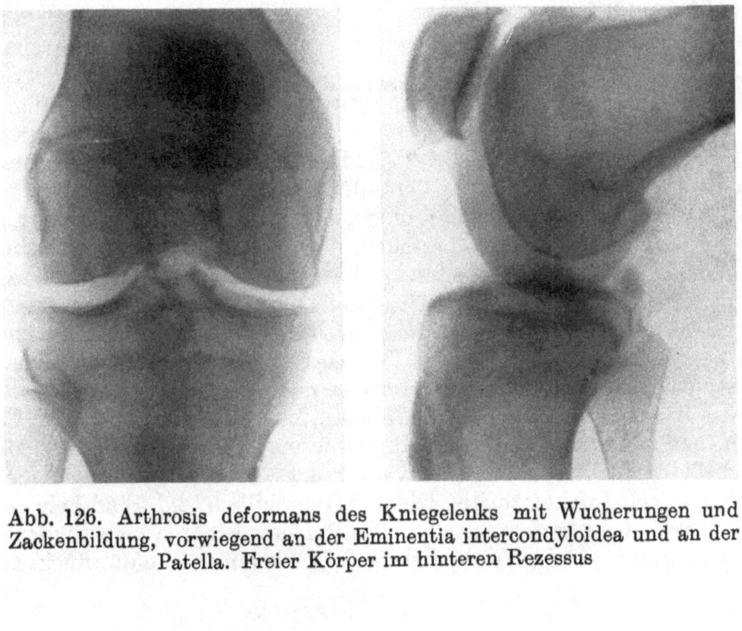

Abb. 126. Arthrosis deformans des Kniegelenks mit Wucherungen und Zackenbildung, vorwiegend an der Eminentia intercondyloidea und an der Patella. Freier Körper im hinteren Rezessus

etwas, später fühlen wir an den der Palpation leicht zugänglichen Gelenken mit der aufgelegten Hand leicht vermehrte Reibegeräusche bis zu intensivem Reiben und Knirschen, sehen und tasten eine Verdickung oder Deformierung des Gelenkes, bedingt teils durch Kapselschwellung, teils durch knöcherne Verformung.

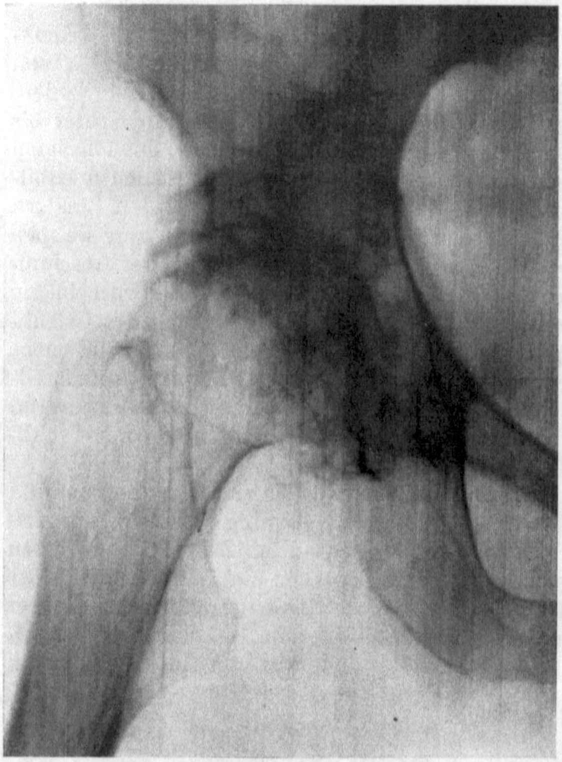

Abb. 127. Schwere Arthrosis deformans coxae: Gelenkspalt fast völlig aufgehoben, starke Randwülste, Deformierung des Kopfes

Ergänzend zu der die Diagnose im wesentlichen bestimmenden klinischen Untersuchung fertigen wir ein Röntgenbild an, welches uns Abbauprozesse in Form von Abrundungen und Abschliffen an den Gelenkkanten und prominenten Gelenkstellen oder die mehr oder weniger fortgeschrittenen regenerativen Veränderungen in Form von Zacken, Randwulstbildungen, Deformierungen der knöchernen Gelenkanteile, Verschmälerung des Gelenkspaltes und freien Körpern zeigt (Abb. 127). Bei der Rolle, die die Röntgenaufnahme bei der Beurteilung des Schweregrades einer A. def. spielt, muß man die vielfach nachgewiesene Tatsache berücksichtigen, daß sehr häufig eine starke Diskrepanz zwischen Beschwerden und klinischem Befund einerseits und Röntgenbild andererseits besteht. Bei erheblichen Schmerzen und ausgeprägtem Untersuchungsbefund kann das Röntgenbild im Anfang negativ sein oder später viel geringere Veränderungen aufweisen, als man nach dem klinischen Befund erwarten würde; umgekehrt kann eine röntgenologisch dargestellte A. def. ohne Beschwerden bestehen. Vor allem hüte man sich bei Begutachtungen davor, dem Röntgenbefund eine entscheidende Rolle für das Ausmaß des Leidens und der Behinderung zuzuschreiben.

Die Ursache der A. def. ist eine *abnorme Beanspruchung und Abnutzung des Gelenkes* im ganzen oder eines Teiles des Gelenkes bei Inkongruenz der Gelenkflächen und falscher Belastung infolge von Fehlformen oder statischer Insuffizienz, zum Beispiel beim O-Bein, beim X-Bein (vgl. Abb. 40), bei der Fußsenkung, bei Coxa vara oder valga, nach Hüftluxation, nach PERTHES, nach Traumen der Gelenkflächen, schlechtgeheilten Frakturen, bei Beinverkürzung, bei Tabes oder infolge Gelenkschädigungen durch Infektarthritis, Gicht, Hämophilie u. dgl. Sind keine speziellen oder allgemeinen Ursachen festzustellen – zu letzteren gehören insbesondere schwere körperliche Arbeit, abnorme Fettleibigkeit, Klimakterium –, dann flüchten wir uns zu der Annahme einer „idiopathischen" A. def., von PAYR auch *primäre A. def.* genannt, und glauben, daß *konstitutionelle Minderwertigkeiten* und sonst nicht faßbare *Entwicklungsstörungen des Gelenkes* den Boden für die Ausbildung des Leidens bei dauernder Beanspruchung und Belastung im Laufe des Lebens bereiten. Eine abnorme oder langdauernde Beanspruchung des Gelenkes ist jedenfalls immer Vorbedingung für die Entstehung einer primären A. def.; diese kommt deshalb fast ausschließlich an den Gelenken der unteren Extremität und der Wirbelsäule vor, wo durch die statische Belastung eine viel stärkere Abnutzung stattfindet. An den Gelenken der oberen Extremität finden wir dagegen fast nur eine *sekundäre A. def.* nach Traumen oder im Anschluß an eine Infektarthritis.

Eine Prophylaxe ist mindestens so wichtig wie die Therapie. Sie ist in vielen Fällen von sekundärer A. def. möglich, man muß nur daran denken und den Kranken bzw. den Eltern der gefährdeten Kinder die Möglichkeit und Gefahr der Entwicklung einer A. def. vor Augen halten. Zur Verhütung gehören: Korrektur von statischen Deformitäten und statischer Insuffizienz, zum Beispiel Beseitigen von X- und O-Beinen; Korrektur der Fußsenkung; Ausgleich einer Beinverkürzung, eines Beckenschiefstandes; möglichst exakte Reposition von Gelenkfrakturen; achsengerechte Einstellung und Heilung von Schaftfrakturen; operative Korrektur schlechtgeheilter Knochenbrüche, insbesondere Ausgleich von Achsenknickungen; Verringerung übermäßigen Körpergewichts; Vermeidung von Überbeanspruchung, aber auch von zu großer Schonung gefährdeter Gelenke, zum Beispiel Radfahren bei beginnender oder drohender Arthrose der Hüft- oder Kniegelenke günstig; schließlich die sachgemäße Behandlung aller zur Arthrose führenden Anomalien und Deformitäten des Kindes- und Jugendalters, zum Beispiel der sogenannten angeborenen Hüftgelenksverrenkung, evtl. mit Adduktions- und Drehosteotomie, des PERTHES, der Epiphyseolysis capitis femoris, der Haltungsfehler und der Skoliose.

Die Therapie der A. def. ist eine sehr mannigfaltige und schwierige. Sie ist einmal eine *kausale*, dann eine *lokale und allgemeine symptomatische* und schließlich eine *orthopädische* – führende, entlastende — oder *orthopädisch-chirurgische.*

Die ursächliche Behandlung entspricht den zur Prophylaxe notwendigen Maßnahmen; denn wir können auch bei ausgebildetem Krankheitsbild durch Beseitigung seiner Entstehungsbedingungen eine wesentliche Besserung der Beschwerden erzielen und ein Fortschreiten des Leidens bis zu einem gewissen Grade verhüten. Hierher gehören also die Verordnung von *Einlagen* mit Supinationskeil bei der Fußsenkung und bei X- oder O-Beinen, in mittleren Jahren noch die Osteotomie zur *Beseitigung von X- oder O-Beinen*, der *Ausgleich einer Beinverkürzung oder eines Beckenschiefstandes* durch Absatzerhöhung oder orthopädischen Schuh mit Verkürzungsausgleich, die *Osteotomie schlechtgeheilter Frakturen, Umstellungsosteotomien* bei Coxa vara und valga, die *interne Behandlung* und *Fokalsanierung* bei der Infektarthritis. Zur kausalen Therapie gehören auch alle Maßnahmen, welche eine *Kräftigung der Muskulatur* und dadurch eine Besserung der Statik bezwecken, also die *Massage* der Gliedmaßen- und Rückenmuskulatur. Gerade durch solche Massagen, welche die Gelenke selbst frei zu lassen haben, ist sehr viel zu erreichen, ebenso durch Unterwassermassagen. Ferner ist evtl. an eine *Entfettungskur* sowie im Klimakterium an eine *ovarielle Substitutionstherapie*, zum Beispiel mit Menformon, Farmacyrol u. dgl. zu denken.

Die lokale und allgemeine symptomatische Therapie der A. def. soll eine Linderung der Schmerzen und dadurch bessere Belastungsfähigkeit bringen, und zwar hauptsächlich durch *Hyperämisierung* des deformierten Gelenkes oder durch *Umstimmung* der gesamten Reaktionslage des Körpers, die sich dann auch auf das kranke Gelenk auswirkt.

Die Erzeugung einer *Hyperämie* geschieht am einfachsten durch *Wärmeanwendung* jeglicher Art, zum Beispiel durch feuchtwarme Umschläge, die oft schon sehr gut tun, durch Wärmebestrahlung mit dem Lichtkasten, Kurzwellenbestrahlung, Packungen mit warmer Heilerde bzw. Fango, mit Paraffin u. dgl. Auch die häufig sehr schmerzlindernden *Röntgenbestrahlungen* wirken durch Hyperämie, ebenso die lokal angewendete *Reizkörpertherapie*, zum Beispiel als Injektionen des von MADAUS hergestellten Mistelextraktes *Plenosol.* Diese Injektionen, zweimal wöchentlich intrakutan in die Umgebung des Gelenkes, bewirken, besonders bei der A. def. des Kniegelenkes, oft schlagartig ein Aufhören der Schmerzen. Schließlich wenden wir, wenn alle diese Maßnahmen versagen, eine ebenfalls hyperämisierende *Kaustik* an; dabei werden in Evipannarkose viele Stiche mit der Diathermienadel dicht nebeneinander bis zur Gelenkkapsel bzw. bis an die kleinen Wirbelgelenke ausgeführt. Auch diese Behandlung ruft häufig für lange Zeit, meist für 1–2 Jahre Beschwerdefreiheit hervor. Wir haben eine ganze Reihe von Fällen, bei denen wir nach Jahren die Kaustik an demselben Gelenk mit dem gleichen guten Erfolg wiederholt haben.

Ein neueres Verfahren der Arthrosebehandlung ist die *Ultraschalltherapie*, über deren Wirkung viel Gutes bekannt ist. Es sollen dabei physikalische, kolloidchemische und kolloidosmotische Umsätze im Gewebe entstehen. Der Ultraschall wird nicht nur lokal angewendet, sondern man beschallt nach TSCHANNEN und SONNENSCHEIN auch die zum betreffenden Gelenk gehörigen Wurzelgebiete. Diese Autoren sind der Ansicht, daß der Ultraschall nicht eine analgetische, sondern eine detonisierende Wirkung auf die Skelettmuskulatur ausübt. Durch die Beschallung soll der Fehlerkreis von „Reiz – Schmerz – Hypertonus – Reiz" durchbrochen werden, indem der Hypertonus ausgeschaltet wird.

Die allgemeine symptomatische Therapie der Arthrosen besteht in Anwendung von *Schwefel- oder Moorbädern* oder der parenteralen *Reizkörpertherapie*, zum Beispiel mit Sufrogel oder Viprasid i. m. Bei akuten Reizschüben sehen wir nach Versagen der Reizkörpertherapie oft noch gute Erfolge mit der *intravenösen Pyramidonbehandlung*, und zwar mit einer 23,1%igen Pyramidonlösung, entweder selbst hergestellt mit Urethan als Lösungsvermittler oder als Präparat Anoixol. Es werden davon zweimal wöchentlich 3–5–10 ccm sehr langsam intravenös 8–10 Injektionen gegeben. Auch *Irgapyrin* i. m. wirkt günstig.

Die orthopädische Behandlung kann mit entsprechenden *Schienen*, *Hülsen*, *Bandagen* und *Verbänden* eine gelenkführende in dem Sinne sein, daß Bewegungen in der Richtung ausgeschaltet werden, in welcher sie schmerzhaft sind. Oder wir müssen *entlastende Apparate* verordnen, welche außer der Entlastung noch gelenkführend und -sperrend sein können. Vorübergehend günstig und für den Augenblick sofort schmerzbefreiend wirkt eine kurzdauernde Ruhigstellung oder besser eine längere Entlastung durch Extension, die besonders dann anzuwenden ist, wenn Kontrakturen oder Kontrakturneigung bestehen.

Als letztes kommen orthopädisch-chirurgische Maßnahmen in Frage. Gemeint sind nicht die oben bei der kausalen Therapie erwähnten Osteotomien, sondern operative Eingriffe am Gelenk selbst, und zwar die einfache *Arthrotomie* mit weitgehender Exzision der Kapsel und Fortnahme der Zacken- und Wulstbildungen, die *Arthrodese* oder die *Gelenkplastik*, welche praktisch nur am Hüftgelenk ausgeführt wird. Davon soll später bei der A. def. coxae die Rede sein. Die Arthrotomie wenden wir mehr bei alten Leuten an. Sie führt meist zur Schmerzfreiheit, bedarf aber oft der Nachbehandlung mit einer Hülse oder gar mit einem entlastenden Apparat. Die Arthrodese entweder als reine Entknorpelung oder mit Spanverriegelung oder mit Nagelung ist bei jüngeren, gelegentlich aber auch bei älteren Menschen, je nach dem

Allgemeinzustand angezeigt. Wir werden uns zu ihr, ebenso wie zur Arthrotomie, bei sehr heftigen, mit allen anderen Maßnahmen nicht zu behebenden Schmerzen und vor allem auch dann entschließen, wenn schon eine erhebliche, aber eben niemals vollkommene Versteifung des Gelenks besteht. Dann ist ein ganz steifes, schmerzfreies und gut belastungsfähiges Gelenk besser als ein teilversteiftes, schmerzhaftes und kaum belastungsfähiges.

Außer den für alle Arthrosen besprochenen und gültigen Therapiemöglichkeiten seien noch Besonderheiten bei einzelnen Gelenken erwähnt.

1. Arthrosis deformans des Kniegelenkes

Durch intraartikuläre Injektion des Jodölpräparates *Immetal* erzielen wir einen starken Reizerguß und können dadurch aus der trockenen, sehr stark knarrenden und reibenden Form der A. def. die feuchte Ergußform machen, welche meist weniger schmerzhaft ist. Der Reizerguß wirkt auch durch die erzeugte Hyperämie.

Ein *Zinkleimverband* für Fuß und Unterschenkel, am Vorfuß in Pronation, am Rückfuß in Supination angelegt, wirkt statisch entlastend, vereinfacht den Bewegungsablauf im Kniegelenk und wirkt durch Ausschaltung schmerzhafter Bewegungen schmerzlindernd, ferner dadurch, daß bei richtiger Anlegung mit Hebung der Wade die schmerzhafte Zerrung der Gastrocnemiusköpfe am Kniegelenk aufgehoben wird.

In schwereren Fällen, besonders mit Innenrotation des Unterschenkels bei O-Bein, kommt die HOMANN*sche Spiralschiene* in Frage oder eine *Kniehülse* mit Scharnier oder schließlich der *entlastende Schienenhülsenapparat* mit Tubersitz.

In mittleren Jahren, vor allem bei schwerer sekundärer A. def. nach intraartikulärer Fraktur, ist die Kniegelenksresektion evtl. angezeigt, bei älteren Leuten die einfache Arthrotomie mit Exzision der Kapsel und Glättung der Gelenkflächen.

2. Arthrosis deformans des Hüftgelenks

Hier leistet die *Hüftrotationsbandage* nach HOHMANN Vorzügliches. Sie unterbindet die schmerzhafte Außenrotation im Bewegungsablauf des Hüftgelenks und wirkt dadurch schmerzlindernd. Der große *entlastende Schienenhülsenapparat* mit Tubersitz und Beckenring wird sehr ungern getragen, er kann natürlich nützlich sein.

Operativ ist neben der Entnervung zu erwähnen die einfache *intertochantere Abstützungsosteotomie*, entweder quer nach PUTTI oder schräg nach MURRAY, wobei das distale Fragment nach medial unter den Schenkelhals und -kopf bzw. unter das Gelenk verschoben wird und sich dort abstützt. Auch von der *Arthrotomie*, die wir selbst nicht ausgeführt haben, wird Gutes berichtet (MEINS). Besser erscheint uns die *Arthrodese* des Hüftgelenks. Die *Nagelarthrodese* ist ein relativ kleiner und fast jedem Kranken zumutbarer Eingriff mit Einschlagen eines 12–14 cm langen 3-Lamellennagels in den Trochanter durch Schenkelhals und -kopf bis ins Becken, wie wir es öfter mit gutem Resultat und mit Erzielung völliger Schmerzfreiheit getan haben (Abb. 128), oder die *Verriegelungsarthrodese* mit einem Knochenspan vom Trochanter oder von der Tibia; man kann auch die Nagelarthrodese mit der Verriegelungsarthrodese kombinieren. Wir sahen nach der einfachen Nagelung, ebenso wie KEITEL, eine Arthrodese mit knöcherner Überbrückung des Gelenkspalts in der Umgebung des Nagels eintreten. PITZEN hat aber dabei Nagelbrüche erlebt und fügt deshalb der Nagelung eine „Knochenplombierung“ hinzu (Knochenbrei aus Pfannenrand und Schenkelkopf in den angefrischten lateralen Gelenkspalt). Als letztes kommt die *Arthrodese durch Entknorpelung* in Frage, ein allerdings etwas größerer Eingriff am Hüftgelenk.

In letzter Zeit ist aus Amerika die *Muldenarthroplastik* zu uns gekommen und auch in Deutschland mit einer Vitallium- oder V 4 A-Stahlkappe recht häufig ausgeführt worden (MAATZ und GÜNTZ und andere). Von einem SPRENGELschen Schnitt aus wird das Hüftgelenk freigelegt, alle Randwulstbildungen und die Kapsel werden radikal entfernt, die Pfanne wird mit einer Kugelfräse ausgemuldet, der Kopf mit einer entsprechenden Hohlfräse gerundet, zwischen Pfanne und Kopf eine als Diskus wirkende passende Vitalliumkappe eingelegt. Dann werden die Weichteile darüber verschlossen, und ein Beckengips in mittlerer Abduktion und Rotation schließt die Operation ab. Der Indikation zu diesem großen Eingriff sind natürlich Grenzen gezogen. Die Bewegungseinschränkung darf nicht zu groß sein. In erster Linie kommen jüngere oder im mittleren Alter stehende Menschen mit sekundärer A. def. coxae nach Hüftluxation, bei Subluxation oder nach PERTHES, Kopfepiphysenlösung, unspezifischer Coxitis u. dgl. in Frage. Etwa das gleiche gilt von der als Kopfersatz gedachten *Endoprothese* nach JUDET, die aus einem Kunstharzkopf mit einem in den Schenkelhals und das Femur reichenden Nagel besteht.

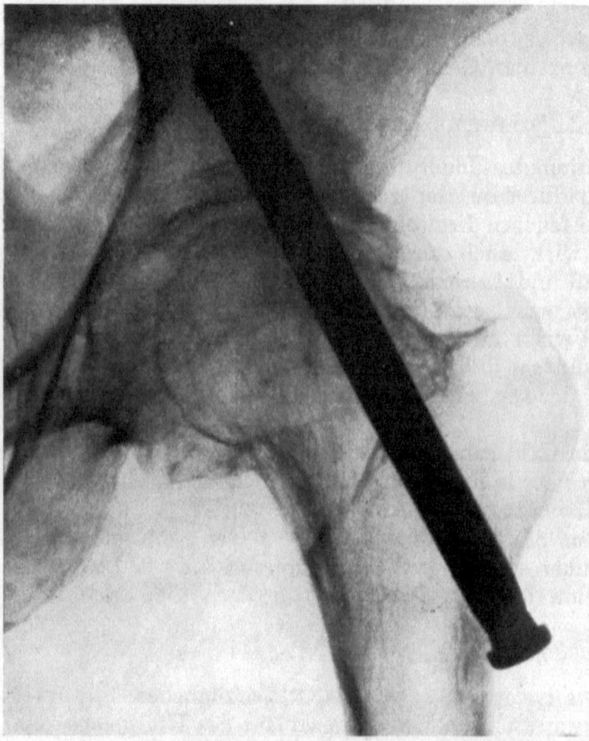

Abb. 128. Zustand nach Nagelarthrodese des Hüftgelenks wegen Arthrosis deformans

3. Arthrosis deformans anderer Gelenke

Die Spondylosis und Spondylarthrosis deformans wurden in einem früheren Kapitel besprochen.

Am Großzehengrundgelenk sehen wir nicht selten eine A. def. mit Randwulstbildung; sie macht meist klinisch das Bild des Hallux rigidus (siehe oben) oder ist eine Teilerscheinung des Hallux valgus und der Fußsenkung. Wenn mit vorderer Innen- oder Außenrolle am Schuh oder einer Modelleinlage mit verlängertem Großzehenlappen über das Grundgelenk hinaus nicht auszukommen ist, machen wir eine ausgiebige Resektion der Phalanx I nach BRANDES und Glättung des ersten Metatarsalköpfchens.

Die A. def. des oberen Sprunggelenkes und der Fußwurzelgelenke ist entweder Folge eines oder mehrerer Unfälle oder eines chronischen Traumas oder einer Deformierung im Bereich des Unterschenkels und Fußes.

So entwickelt sich die *A. def. im oberen Sprunggelenk* nach einem gewöhnlichen, häufiger aber nach einem ungenügend reponierten Knöchelbruch oder nach wiederholten Distorsionen, vor allem wenn durch Bänderrisse oder ungenügende Reposition bzw. durch zu frühe Belastung eine Verbreiterung der Knöchelgabel und ein traumatischer Knickfuß mit chronischer Umknickneigung entstanden war. Fußwurzelbrüche, insbesondere Calcaneusfrakturen mit dem traumatischen Plattfuß sowie chronische Traumatisierung des Fußes, zum Beispiel bei Fußballspielern, führen zu einer *A. def. der Fußwurzelgelenke*. Diese sehen wir sonst mehr bei nicht korregierten Deformierungen des Unterschenkels und des Fußes, zum Beispiel beim O- oder X-Bein mit der immer begleitenden erheblichen Knickplattfußbildung, beim schweren Plattfuß überhaupt, wo sie später eine Teilerscheinung des ossal kontrakten Plattspreizfußes wird, oder als Folge von Entzündung des oberen Sprunggelenkes und der Fußwurzelgelenke, die dann auch zu einer erheblichen Deformierung führen, zum Beispiel nach unspezifischer Arthritis, meist Teilerscheinung einer Polyarthritis, oder nach einer Tuberkulose des oberen Sprunggelenkes oder der Fußwurzelgelenke. *Differentialdiagnostisch* muß an eine akute oder chronische Infektarthritis, an einen entzündlich kontrakten Senkfuß und vor allem an eine Tuberkulose des oberen Sprunggelenks und der Fußwurzel gedacht werden (Senkung, Blutbild, Röntgenaufnahme!).

Genügt *therapeutisch* eine Modelleinlage oder ein orthopädischer Maßstiefel zur Beseitigung der Beschwerden nicht, so müssen wir entweder eine Spiralschiene nach HOHMANN oder einen entlastenden Unterschenkelapparat mit Abstützung an der Tuberositis tibiae bzw. an der Regio patellae und am Fibulaköpfchen geben.

Bei der A. def. der Articulatio sacroiliaca verordnen wir, wenn mit den allgemeinen und symptomatischen Behandlungsmaßnahmen Beschwerdefreiheit nicht zu erzielen ist, ein Beckenlendenmieder mit Kreuzpelotte. Auch eine Spanarthrodese kann ausgeführt werden.

Die primäre A. def. der Gelenke der oberen Extremität ist außerordentlich selten. Meist handelt es sich um eine sekundäre A. def. nach Arthritis bzw. Polyarthritis, nach Gelenktuberkulose, nach Gelenktraumen oder nach chronischem Trauma (Preßluftschaden!). Eine primäre A. def., vielleicht durch Überbeanspruchung begünstigt, sehen wir lediglich ab und zu am Carpometacarpal- oder Carpophalangealgelenk des Daumens. Bevorzugt kommt die Arthrose am Gelenk zwischen Multangulum majus und Metacarpale I vor und macht erhebliche Schmerzen bei jeder Daumenbewegung, klinisch eine Verdickung und ein Reiben des Gelenkes, röntgenologisch eine Zackenbildung. Mit der üblichen physikalischen hyperämisierenden Behandlung erreichen wir dabei meist nichts. Es hilft nur eine Ruhigstellung des Gelenkes durch eine Walklederbandage, welche die Handwurzel und das Daumengrundgelenk umfaßt und evtl. durch eine Spange am Carpometacarpalgelenk I nach HOHMANN verstärkt ist. Die Therapie der A. def. der übrigen Gelenke der oberen Gliedmaßen richtet sich nach den oben besprochenen allgemeinen Möglichkeiten.

e) Kontrakturen und Ankylosen

Unter Kontraktur verstehen wir eine *Bewegungseinschränkung*, welche durch Schrumpfung der Weichteile oder durch knöchernen Anschlag bedingt sein kann, unter Ankylose eine *völlige Versteifung* eines Gelenkes in guter oder schlechter Stellung. Bei der Ankylose müssen wir unterscheiden zwischen der *fibrösen* und der *ossalen* Form, je nachdem, ob es sich nur um eine bindegewebige oder um eine knöcherne Versteifung, das heißt mit teilweiser oder gänzlicher knöcherner Überbrückung handelt. Die Unterscheidung zwischen fibröser und ossaler Ankylose gelingt einerseits durch die klinische Untersuchung, wo bei fibröser Ankylose kleinste, evtl. schmerzhafte Wackelbewegungen des Gelenkes festzustellen sind, andererseits durch das Röntgenbild, welches bei der ossalen Ankylose durchgehende Knochenstrukturen oder völlige knöcherne Verhakung zeigt. PAYR hat für alle diese Zustände besondere Ausdrücke geprägt, die wohl allerseits anerkannt sind, aber sich noch nicht recht eingebürgert haben. Er nannte die weichteilbedingte Kontraktur „*Gelenksperre*", die knöchern bedingte „*Sperrsteife*", die Ankylose „*Lötsteife*" und unterscheidet *Weichlot* (= fibröse Ankylose) und *Hartlot* (= ossale Ankylose).

Die Ursachen einer Kontraktur sind sehr mannigfaltig, sie lassen sich aber nach HACKENBROCH auf zwei Faktoren zurückführen:

1. auf die reflektorische Muskelspannung, die durch Schmerz entsteht,
2. auf direkte anatomische Schäden, entweder im Gelenk selbst oder im Gleitapparat, sei es im Muskel selbst oder in dem den Muskel beherrschenden Nerven, sei es im Bindegewebe oder in der Haut.

Alle diese Faktoren können natürlich bei entsprechend langer Dauer oder bei besonderen pathologisch-anatomischen Voraussetzungen zur fibrösen oder ossalen Ankylose führen.

Eine äußere *Unterteilung der Kontrakturen*, die auch aus therapeutischen Gründen angebracht ist, nehmen wir am besten so vor, daß wir *weichteilbedingte* und *gelenkbedingte* (= *arthrogene*) Kontrakturen unterscheiden. Die eine Form kann die andere nach sich ziehen.

Die *weichteilbedingten Kontrakturen* sind *dermatogen*, zum Beispiel nach Verbrennungen oder Hautdefekten, nach Verletzungen, oder *muskulär* bzw. *tendinös*, zum Beispiel nach Verletzungen oder Entzündungen der Muskeln, Sehnen oder Sehnenscheiden (Panaritien, Phlegmonen), nach schlaffen oder spastischen Lähmungen, wobei die Verkürzung von Muskelgruppen oder Sehnen zur Kontraktur führt.

Die *arthrogenen Kontrakturen* stellen sich ein nach Gelenkerkrankungen (Arthritis, Polyarthritis, Gelenkempyem, Arthrosis, Gelenktuberkulose usw.) oder nach Verletzungen, welche entweder das Gelenk selbst oder seine Umgebung treffen, zum Beispiel Kontusionen, Distorsionen, Gelenkfrakturen, Weichteilverletzungen oder Frakturen, die zu längerer Ruhigstellung des Gelenkes zwingen. Andererseits entwickelt sich gerade dann eine teils weichteil-, teils gelenkbedingte Kontraktur, wenn entzündete Gelenke unzureichend ruhiggestellt werden oder nach Ruhigstellung wegen Frakturen oder Weichteilverletzungen zu früh mit Massagen, aktiven oder gar passiven Bewegungsübungen behandelt wurden; das muß zu einem starken Reizzustand der Muskulatur und des Kapselbandapparates mit reflektorischer Schmerzkontraktur führen. STORCK hat besonders darauf hingewiesen, daß es bei den Gelenken eine traumatische Entzündung gibt, die sich durch Verdickung und Aufschwemmung der Kapsel zu erkennen gibt; sie stellt sich ein, wenn traumatisch geschädigte Gelenke, besonders das Ellenbogen-, Schulter- und Kniegelenk, infolge einer zu früh begonnenen oder zu radikal und zu lange durchgeführten Bewegungsbehandlung zur Versteifung kommen, weil die aktive Therapie die Kapselverdickung aufrechterhält.

Die Verhütung von Kontrakturen überhaupt sowie von Kontrakturen und Ankylosen in ungünstiger Gebrauchsstellung sollte vornehmste Aufgabe jedes Arztes sein. Der Orthopäde müßte bei allen zu Kontrakturen neigenden Erkrankungen rechtzeitig zugezogen werden. Diese Forderung erscheint mir vor allem bei der primär chronischen Polyarthritis, aber auch bei der Kinderlähmung nicht dringend genug gestellt werden zu müssen. Gerade die Polyarthritis stellt das Hauptkontingent der Kontrakturen und wird oft zu lange intern und rheumatologisch behandelt, ohne daß für eine günstige Gelenkstellung gesorgt wird. Ganz besonders eindringlich muß davor gewarnt werden, nach Verletzungen, Frakturen oder entzündlichen Reizzuständen die Gelenke zu früh bewegen zu lassen. Absolute Ruhigstellung ist so lange erforderlich, bis die Reizphase abgeklungen ist. Aktive und passive Übungen sowie Massagen dürfen niemals über den Schmerzpunkt hinaus ausgeführt werden! Am besten ist es überhaupt, wenn man in der Nachbehandlung unter Anwendung von viel Geduld mit aktiven Bewegungen und Widerstandsübungen auskommt, die passiven Übungen ganz unterläßt und auch von der Massage in manchen Fällen nicht zu viel Gebrauch macht. Durch zu frühe Übungen, mit Gewalt oder brüsken Bewegungen erzeugen wir nur Kontrakturen!

Es muß als selbstverständlich gelten, nach Verletzungen, bei Frakturen, akuten und chronischen Entzündungen und Lähmungen der Gliedmaßen, bei schweren Erkrankungen und langer Bettruhe die Gelenke so zu lagern, daß sie sich in der als Ausgangspunkt für spätere Übungen günstigsten Mittelstellung befinden. In einer solchen Mittelstellung sind alle Muskeln entspannt, keine Muskelgruppe ist überdehnt, die Gelenkkapsel ist nirgends gespannt, infolgedessen können für die Erreichung normaler Beweglichkeit hinderliche Schrumpfungsvorgänge an Kapsel und Weichteilen nicht ins Gewicht fallen. Die Einhaltung der Mittelstellung muß durch entsprechende Lagerung im Bett geschehen, evtl. unter Zuhilfenahme von Sandsäckchen zum Unterlegen, Anlegen oder Beschweren der Gelenke, von Kisten zum Gegentreten zwecks Verhütung des Spitzfußes u. dgl., oder wir müssen Schienen, Gipsschienen oder Nachtschienen anwickeln lassen oder gar Extensionen anlegen.

Die *Mittelstellung* der wichtigsten Gelenke ist folgende:

Finger: Mittlere Beugung.

Handgelenk: Geringe Dorsalflexion und ulnare Abduktion.

Ellenbogengelenk: Rechtwinklige Stellung, Unterarm-Hand in der Mitte zwischen Pronation und Supination, so daß die Unterarmknochen parallel stehen. Sehr gut ist dabei das von SCHUBJÉ angegebene Stellungsmerkmal derart, daß dabei der abgespreizte Daumen auf die gegenüberliegende Achsel zeigt.

Schultergelenk: Eigentlich Mittelstellung bei 45° Abduktion; wegen der Gefahr der Adduktionskontraktur durch axilläre Kapselschrumpfung wird das Schultergelenk aber in einer Abduktion von 90° gelagert (Abduktionsschiene oder -gips), Oberarm dabei um 45° vor der Frontalebene; Mittelstellung zwischen Innen- und Außenrotation, Unterarm also etwa waagerecht.

Fuß: Rechtwinklig zur Vermeidung des Spitzfußes; Mitte zwischen Valgus- und Varusstellung des Rückfußes.

Kniegelenk: 170° Beugung (Unterlegen eines kleines Sandsackes oder einer kleinen Rolle), Vermeidung von X- oder O-Beinstellung!

Hüftgelenk: Fast völlige Streckung, geringe Abduktion.

Die günstigste *Gebrauchsstellung*, in welcher die Gelenke bei der Gefahr und in Erwartung einer fibrösen oder ossalen Ankylose durch Schienen- oder Gipslagerung fixiert werden müssen, ist:

Finger: Grundgelenke in Beugung von 120°, Mittelgelenke von 90°, Endgelenke von 150°.

Daumen: Carpometacarpalgelenk in Abduktion, Daumengrundgelenk und Daumenendgelenk in Beugung von 150°.

Handgelenk: Dorsalflexion von 160° und geringe ulnare Abduktion.

Ellenbogengelenk: Bei Geistesarbeitern 70–90°, bei Handarbeitern 110° Beugung; Unterarm in Mittelstellung zwischen Pronation und Supination.

Schultergelenk: Abduktion von 70°, Oberarm um 30–40° vor der Frontalebene, Unterarm horizontal.

Großzehengrundgelenk: Dorsalflexion von 140°.

Fuß: Leichte Spitzfußstellung von etwa 100–110° (etwa der Absatzhöhe entsprechend), leichte Pronation.

Kniegelenk: Beugung von 170°.

Hüftgelenk: Beugung von 160°; Abduktion von 170–160°; Mitte zwischen Innen- und Außenrotation, allenfalls geringfügige Außenrotation.

Die Behandlung der Kontrakturen ist sehr vielgestaltig und oft schwierig. Zunächst versuchen wir, mit *aktiver und passiver Bewegungsbehandlung* auszukommen unter gleichzeitiger Anwendung von *Wärme* und vorsichtigen *Massagen* der Muskulatur und des paraartikulären Gleitgewebes. Passive Bewegungen bestehen am einfachsten in vorsichtigen *manuellen redressierenden Bewegungen*, in der Anwendung der gewöhnlichen *Dauerextension* bei leichteren Fällen von Knie- oder Hüftkontraktur oder der von MOMMSEN angegebenen *Quengelbehandlung*, und zwar entweder durch *Quengelgipse* mit eingebautem Scharnier oder durch die SCHEDEsche *Quengelschiene* (Abb. 129), die sich besonders für das Knie- und Ellenbogengelenk eignet und die

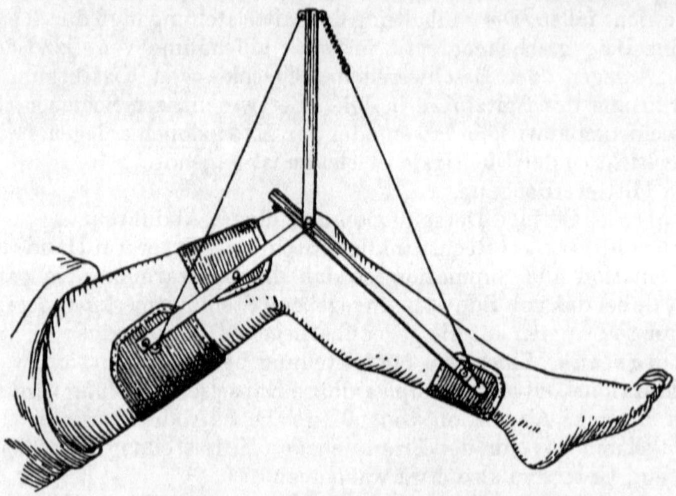

Abb. 129. Quengelschiene nach SCHEDE. Zusätzlich wird ein Gegenzug nach vorn dicht unterhalb der Kniekehle zur Vermeidung einer Subluxation angebracht

auch bei doppelsinnigen Kontrakturen abwechselnd angelegt werden kann. Die Quengelschienen haben den Vorteil, daß Gelenk und Muskulatur in Pausen der Quengelbehandlung einer Wärmebehandlung, einer besseren aktiven und passiven Übungsbehandlung, einer Massage und evtl. einer Elektrisierungsbehandlung unterzogen werden können. Das Quengeln ist ein Dauerredressement mit kleinsten Kräften, welches immer mit unterschwelligem, schmerzvermeidendem Dauerzug, möglichst bis zur Überkorrektur, ausgeführt und täglich stundenweise unterbrochen werden muß zur Vornahme von aktiven und passiven Bewegungsübungen sowie von anderen physikalischen Behandlungsmaßnahmen, wenn es mit der abnehmbaren

Quengelschiene angewandt wird. Übungen, Wärmeanwendung und Massagen müssen noch über lange Zeit nach Beseitigung der Kontraktur als Nachbehandlung verordnet werden, daneben häufig noch Nachtschienen, die das erreichte Resultat halten sollen.

Kommen wir mit der Quengelbehandlung nicht zum Ziel, dann greifen wir zum *Etappenredressement in Narkose* nach LORENZ (siehe S. 8). Wir führen es meist manuell, seltener maschinell aus, halten die jeweils erreichte Stellung in einer Gipshülse und quengeln zwischen den einzelnen Redressements wieder. Vom einmaligen forcierten Redressement in Narkose ist abzuraten. Es setzt zu starke Verletzungen, auf die das Gelenk mit desto größerer Kontrakturneigung reagiert. Beim Etappenredressement, aber auch beim Quengeln wirken einige zusätzliche Maßnahmen günstig und lassen sich zum Teil gar nicht entbehren. Ich meine einmal *Infiltrationen des Gelenks* mit $^1/_2{}^0/_0$iger Novocainlösung bzw. die ausgiebige *Aufschwemmung des Kapselbandapparates und der paraartikulären Muskulatur* mit einer Novocainkochsalzlösung, zum anderen *unterstützende operative Eingriffe* wie *Narbenexzisionen*, geschlossene *Tenotomien* oder *offene Z-förmige Sehnenverlängerungen*, *Ablösung von Sehnenansätzen*, *Diszisionen* von Sehnen und Faszien, *Neurolysen*.

Direkt am Gelenk angreifende blutige Eingriffe bezeichnen wir als *Arthrolyse*. Hierzu gehören die Diszision der Gelenkkapsel, die Beseitigung knöcherner Hindernisse, ausgedehnte Diszisionen, Myotomien und Narbenexzisionen in der Nähe des Gelenkes nach PAYR, in letzter Zeit von A. W. FISCHER am Kniegelenk wieder empfohlen. Bei gutem Heilungswillen und emsiger Mitarbeit des Kranken bei der Nachbehandlung können diese Arthrolysen recht Gutes leisten.

Alle bisher angeführten konservativen und operativen Maßnahmen der Kontrakturbehandlung sind bei den durch Gelenktuberkulose bedingten Versteifungen wegen der Gefahr des Aufflackerns des spezifischen Prozesses und der Miliartuberkulose verboten!

In der Behandlung der fibrösen Ankylose können wir alle bei den Kontrakturen angeführten Behandlungsmaßnahmen versuchen, vor allem die *Arthrolyse*. Kommen wir damit aber nicht zum Ziel, so stehen uns, ebenso wie bei der mit ungenügendem Resultat behandelten Kontraktur, vor allem bei der arthrogenen Kontraktur einschließlich der durch Gelenktuberkulose bedingten Formen, noch andere blutige Eingriffe zur Verbesserung der Statik und Motorik zur Verfügung, und zwar die *paraartikuläre Osteotomie* oder die *Gelenkresektion*; an den unteren Gliedmaßen ist letztere vorzuziehen, denn ein in günstiger Stellung versteiftes, schmerzloses und gut belastungsfähiges Gelenk ist viel mehr wert als ein teilweise bewegliches, schmerzhaftes und nicht voll belastungsfähiges.

Die fibröse und knöcherne Ankylose gibt eine Indikation zur blutig-operativen Behandlung nur in zwei Fällen ab: 1. Die Stellung des ankylotischen Gelenkes ist so ungünstig, daß sie einer Korrektur bedarf. Wir erreichen die Verbesserung der Stellung durch *paraartikuläre Osteotomie* oder *keilförmige Gelenkresektion*, oder wir führen eine *Arthroplastik* aus, das heißt die Neubildung eines Gelenkes durch Anfrischen der Gelenkflächen, evtl. mit Interposition von Kutislappen, Fett, Faszie oder alloplastischem Material. 2. Der Kranke wünscht eine Mobilisierung seines versteiften Gelenkes. Dann kann eine *Arthroplastik* gemacht werden. Die Indikationsbreite hierbei ist natürlich weitgehend abhängig von technischen Möglichkeiten und von Geschick und Erfahrung des Operateurs. Durch die lokale und allgemeine Anwendung der Antibiotica kann bei infektionsgefährdeten Gelenken, zum Beispiel nach Schußverletzungen, die Indikation etwas erweitert werden. Die Arthroplastik des Ellenbogengelenkes lohnt sich immer, denn die Entstehung eines gewissen Schlottergelenkes läßt sich durch erneute Bänderplastik oder durch das Tragen einer Schienenhülse mit Scharnier ausgleichen. Bei Versteifung des unteren oder oberen Ellenspeichengelenkes mit Behinderung der so wichtigen Drehfähigkeit der Hand kann eine Beweglichkeit im Sinne der Pronation und Supination erreicht werden, und zwar durch Resektion eines kleinen periostgedeckten Stückes der Speiche dicht oberhalb vom Handgelenk nach Böhler bei der distalen Versteifung oder dicht unterhalb vom Ellenbogengelenk nach Hundemer bei der proximalen Versteifung. Am Hüftgelenk sind die Aussichten auf die Schaffung eines schmerzfreien, genügend beweglichen und belastungsfähigen neuen Gelenkes durch die Muldenarthroplastik mit der Vitalliumkappe (vgl. S. 196) gut. Sehr skeptisch stehen wir dagegen der Arthroplastik des Fuß- und Kniegelenkes gegenüber, weil hier die Beweglichkeit nur zu oft mit mangelnder Standfestigkeit infolge Bänderlockerung und mit Schmerzhaftigkeit erkauft wird. Immerhin sind von manchen Operateuren in letzter Zeit gute Resultate von Kniegelenksplastiken mitgeteilt worden (Bürkle de la Camp, Lubinus und andere). Bei ausgeheilter Gelenktuberkulose ist die Arthroplastik kontraindiziert.

f) Chronischer Gelenkrheumatismus

Wir haben zu unterscheiden zwischen der sekundär chronischen Polyarthritis nach der Polyarthritis rheumatica acuta und der viel häufigeren primär chronischen Polyarthritis rheumatica. In späteren Stadien sind beide Formen pathologisch-anatomisch nicht voneinander zu unterscheiden, lediglich die Anamnese spricht für die eine oder andere Form; die primär chronische Form tritt meistens symmetrisch auf.

Während der akute Gelenkrheumatismus nur ins Gebiet des Internisten fällt, bedürfen die beiden chronischen Formen vorwiegend orthopädischer Behandlung, und zwar der *Kontrakturverhütung* und der *Kontrakturbeseitigung*. Kommt es doch beim chronischen Gelenkrheumatismus durch Entzündung der Kapsel mit oder ohne Erguß und des periartikulären Gewebes zu einer Infiltration und dann zu einer hochgradigen Schrumpfung der Kapsel, zur fleckigen Zerstörung des Gelenkknorpels und des Knochens, zur sekundären Arthrosis mit erheblicher, schon äußerlich sichtbarer und im Röntgenbild darstellbarer Deformierung des Gelenkes, evtl. mit Subluxation, zur Dauerkontraktur einzelner Muskelgruppen mit anschließender Muskelatrophie, zur Überdehnung der Antagonisten und durch alle diese pathologisch-anatomischen Veränderungen zu einer hochgradigen Kontrakturneigung, zu schwersten Kontrakturen und zu fibröser Ankylose.

Die Ursache des chronischen Gelenkrheumatismus, im ganzen als Allgemeinerkrankung aufzufassen, ist nicht sicher bekannt. Mehrere Ansichten und Theorien stehen sich gegenüber. Die *Infektionstheorie* nimmt an, daß gelegentlich im Blut nachgewiesene evtl. von einer Tonsillitis ausgeschwemmte Streptokokken die Polyarthritis verursachen. Klinge und Rössle nehmen eine *Allergie* an, welche eine hyperergische Gelenkentzündung verursachen soll. Die meisten Anhänger hat wohl die Theorie einer *Fokalinfektion* oder *Fokaltoxikose*, wobei angenommen wird, daß von einem Krankheitsherd, einem Fokus, Bakterien oder deren Giftstoffe oder beides in die Blutbahn gelangen und durch Absiedelung oder toxische Schädigung an anderen Organen (Herz, Muskeln, Gelenke) den Rheumatismus hervorrufen. Die gelegentliche Besserung oder Heilung einer Polyarthritis nach Beseitigung oder Sanierung eines Fokus geben der Theorie von der fokalen Genese eine große Stütze. Als Krankheitsherde kommen in Betracht: Zahnwurzelgranulome, chronisch entzündete Tonsillen, chronische Nebenhöhlenentzündungen, chronische Mittelohrentzündung, chronische Cholecystitis, Appendicitis, Salpingitis und Oophoritis. *Zusammenhänge zwischen innerer Sekretion und Rheumatismus* sind durch Untersuchungen amerikanischer und englischer Forscher wahrscheinlich gemacht; diese konnten zeigen, daß Injektionen von Wirkstoffen der Nebennierenrinde (Cortison) und des adrenocorticotropen Vorderlappens der

Hypophyse (ACTH) während der Zeit ihrer Anwendung die rheumatischen Erscheinungen zum Verschwinden bringen. Schließlich wird der Gelenkrheumatismus von BRAEUCKER als *vegetative Regulationsstörung* aufgefaßt. BRAEUCKER glaubt, durch Blockaden des sympathischen Grenzstranges und der Ganglien auf neuraltherapeutischem Wege diese Regulationsstörung, die Dysreflexie im gelenkeigenen Nervenapparat, beseitigen zu können. Diese Annahme hat eine Parallele in der Beschallung der zum betreffenden Gelenk gehörigen Wurzelgebiete bei der Arthrosis deformans zum Zwecke der Detonisierung der Skelettmuskulatur unter Aufhebung des Circulus Reiz—Schmerz—Hypertonus—Reiz.

Für die Verhütung und Behandlung der polyarthritischen Kontrakturen gilt das im vorigen Kapitel Gesagte. Im Vordergrund stehen Extension, Quengelverbände, vorsichtiges Etappenredressement, verbunden mit Tenotomien und mit anschließendem Quengeln, gelegentlich paraartikuläre Osteotomien, Arthrodesen, bei schmerzhaften fibrösen Ankylosen Schienenhülsen oder entlastende Apparate. Am häufigsten machen uns die Kniebeugekontraktur, der kontrakte Spitzklumpfuß oder der kontrakte Knickplattfuß und die Hüftbeugekontraktur, oft nur eine Folge der Kniebeugekontraktur, zu schaffen. An den oberen Gliedmaßen stehen die Fingerkontrakturen im Vordergrund, während die Hand-, Ellenbogen- und Schulterkontrakturen nicht so häufig sind.

Neben der speziellen orthopädischen Behandlung muß eine intensive Bewegungsbehandlung und physikalische Therapie durchgeführt werden: aktive *Bewegungs- und Widerstandsübungen*, *Massagen* der paraartikulären Gewebe und der Muskulatur – nicht der Gelenke selbst! –, Unterwassermassagen, Anwendung von *Wärme* jeglicher Form – Heißluft, Kurzwellenbestrahlungen, Moor- und Fangopackungen –, schließlich *Bäderbehandlung*, möglichst als Badekuren (Schwefel- und Moorbäder).

Wichtig ist die Durchführung einer *Fokalsanierung*: Gebißsanierung, Tonsillektomie, Behandlung von chronischen Nebenhöhlen- und Mittelohrentzündungen, evtl. Cholecystektomie, Appendektomie usw.

Die medikamentöse Behandlung wirkt häufig unterstützund und ist besonders bei akuten Reizzuständen und Schüben der Polyarthritis wirksam: *Salizyl- oder Pyramidonstöße*, *Anoixol* i. v., *Irgapyrin* i. m., *Novalgin* i. m. oder i. v. Auch die Reizkörpertherapie wirkt oft sehr günstig. Am besten scheinen das *Viprasid*, das *Aurodetoxin* und das *Cuprodetoxin* zu wirken. Auf *Herzschäden und deren Behandlung* ist zu achten. Bei der sekundär chronischen Polyarthritis sind Folgen einer Endocarditis mit Klappenfehlern, bei der primär chronischen Form Myocardschäden häufiger.

g) Pseudarthrosen

Von Pseudarthrose (Ps.) sprechen wir, wenn ein Knochenbruch nicht völlig knöchern überbrückt wird, so daß ein feiner Frakturspalt zurückbleibt. Im Gegensatz zu der sogenannten verzögerten Callusbildung oder Bruchheilung ist bei der Ps. der Markraum verschlossen, so daß sich zwischen dem oberen und unteren Ende der alten Fraktur ein falsches Gelenk gebildet hat. Dieser Zustand kann die Belastungsfähigkeit und Gebrauchsfähigkeit des betreffenden Gliedabschnittes beeinträchtigen und Schmerzen verursachen. Wir müssen deshalb alles tun, um diesen Zustand zu beheben, sei es, daß es möglich ist, durch einen operativen Eingriff eine völlige und feste knöcherne Bruchheilung zu erzielen, sei es, daß wir durch Schienung und Entlastung den Gliedabschnitt gebrauchs- und belastungsfähig machen.

Es gibt verschiedene Ursachen und Arten der Ps.:

1. Angeborene Pseudarthrosen

sind wahrscheinlich keine echten Ps. nach Knochenbruch, sondern Hemmungsmißbildungen mit Störung der Ossifikation bzw. angeborener Defektbildungen. Sie kommen praktisch nur am Unterschenkel vor und wurden in einem früheren Kapitel besprochen (siehe S. 40).

2. Pseudarthrosen nach Frakturen

a) Genuine-gemeine Pseudarthrosen

haben meist keine ersichtliche Ursache; sie stellen sich aber häufiger ein bei komplizierten Friedensfrakturen oder bei Schußbrüchen, bei Querfrakturen der großen Röhrenknochen, können aber auch nach zu langer und zu stark belasteter Drahtextension, von Böhler als überstarke Distraktion und häufige Ursache der Ps. beschrieben, bei ungenügender Ruhigstellung, bei starker Achsenknickung oder infolge Weichteilinterposition entstehen. Zur Verhütung der gemeinen Ps. ist genügend lange Ruhigstellung in achsengerechter Stellung, Sorge für glatte Wundheilung bei komplizierten Frakturen durch exakte Wundversorgung und prophylaktische Penicillinbehandlung sowie evtl. die Beseitigung der Interposition von Weichteilen erforderlich.

Die Behandlung besteht bei einfachen Fällen, die noch nicht zu lange bestehen, in ähnlichen Maßnahmen, wie wir sie auch bei der verzögerten Knochenbruchheilung anwenden: *Eigenblutinjektionen in den Bruchspalt* oder Beck*sche Bohrung*, das heißt vielfache Durchbohrungen des Ps.-Spaltes mit Kirschner-Draht oder Bohrer perkutan oder nach Freilegung des Knochens, anschließend oder nur *Gehgips* in achsengerechter Stellung oder *halbentlastender Apparat* zur Feststauchung. Diese Maßnahmen führen oft schon zur völligen knöchernen Überbrückung und Festigkeit. Sonst helfen nur *operative Eingriffe*, die je nach Art und Sitz der Ps. und Einstellung des Operateurs verschieden sein können: *Aufsägen nach* Brandes, *stufenförmige Anfrischung* und Verdrahtung, *Aufsplitterung nach* Kirschner, *Bolzung, Verriegelung* mit verschobenem Knochenspan nach Lexer oder *freie Spanplastik* (Ollier, Lexer, Guleke), *Marknagelung*, evtl. kombiniert mit der Spanplastik. Alle diese Eingriffe haben eine Anfrischung der Ps.-Enden bis in die gesunde offene Markhöhle und gleichzeitige Schrägosteotomie des sperrenden zweiten Knochens bei zweiknochigen Glied-

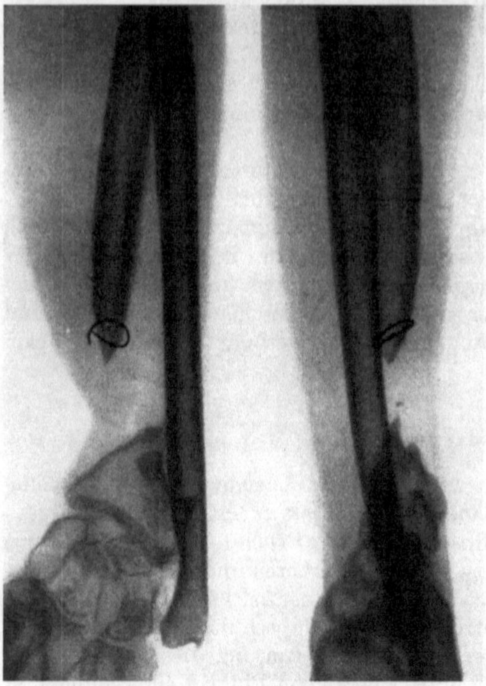

Abb. 130. Defekt-Schußbruch der Speiche mit Luxation des Carpo-ulnar-Gelenks und radialer Abweichung der Hand (Drahtrest nach früherer erfolgloser Operation)

maßen zur Voraussetzung. Ebenso muß die Wundheilung bei komplizierten Brüchen oder bei Schußfrakturen wenigstens ein Jahr lang abgeschlossen gewesen sein. Allenfalls kann beim Operieren unter allgemeinem und lokalem Penicillinschutz diese Frist kürzer bemessen sein.

Die Ps. des Schenkelhalses und des Os naviculare der Hand wurden wegen ihrer Besonderheiten in früheren Kapiteln für sich abgehandelt.

b) Defektpseudarthrosen

entstehen nach eiternden komplizierten Brüchen oder nach Schußfrakturen (Abb. 130 und 131). Sie führen immer zu einer schweren Funktionsstörung außer vielleicht bei der Fibula, wo im mittleren und oberen Anteil ohne Schaden ein Stück fehlen kann. Die Behandlung besteht möglichst in einer *freien Spanplastik*; diese kann in geeigneten Fällen mit der KÜNTSCHER-Nagelung kombiniert werden. Die KÜNTSCHER-Nagelung allein, auch nach Anfrischung der Ps., genügt nicht, wie HELLNER an einer Reihe von Beispielen zeigen konnte. Bei ungünstiger Narbenbildung muß vor der Spanplastik eine gestielte Hautplastik ausgeführt werden. Ist die freie Spanverpflanzung aus irgendeinem Grunde nicht möglich oder erfolglos, dann müssen wir uns mit *Schienenhülsen* oder *entlastenden Apparaten* behelfen.

3. Pseudarthrosen nach Spontanfrakturen und Osteomyelitis

sind nicht sehr häufig. Meistens sind die Spontanfrakturen durch maligne Knochentumoren, durch Knochenmetastasen maligner Tumoren oder durch andere Knochenerkrankungen (Osteogenesis imperfecta, Ostitis fibrosa) verursacht. Dabei tritt natürlich immer die Behandlung des Grundleidens in ihr Recht. Bei malignen Geschwülsten und besonders bei Knochenmetastasen gelingt es gelegentlich, durch *Röntgenbestrahlungen* den osteoklastischen in einen osteoblastischen Prozeß zu verwandeln und dadurch Knochenfestigkeit zu erzielen. Im übrigen werden wir die Ps. nach Spontanfrakturen wohl meist mit *Gipsverband*, *Hülse* oder *Apparat* behandeln müssen. Lohnt sich eine Stabilisierungsoperation, zum Beispiel nach Resektion der Ps. einschließlich des verursachenden Tumors, einer Tumormetastase oder eines osteomyelitischen Knochenabschnittes, dann kommt in Frage entweder die *freie Spanplastik*, am besten kombiniert mit der KÜNTSCHER-Nagelung, oder der Ersatz des Knochendefektes, meist der Tibia, durch die *Verpflanzung der Fibula* nach HAHN-BRANDES.

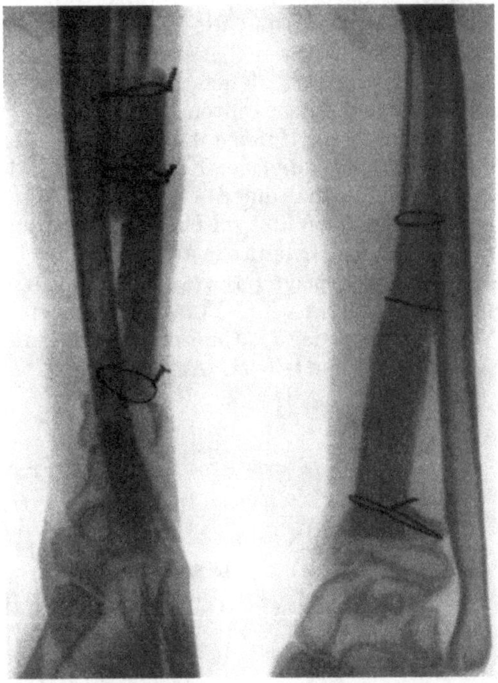

Abb. 131. Zustand nach Spanplastik von Abb. 130. Die Luxation ließ sich nicht mehr ausgleichen, die radiale Abweichung der Hand ist gebessert

4. Spontanpseudarthrosen—Umbauzonen—schleichende Frakturen

Die Bezeichnung „Spontanpseudarthrose“ trifft das Wesentliche dieses Knochenprozesses eigentlich nicht. Es handelt sich nicht um eine Ps., sondern um schleichende Frakturen oder Umbauzonen (LOOSER) ohne vorhergehendes einmaliges Trauma. Infolge chronischer Überbeanspruchung und Überlastung oder infolge häufig wiederholter kleiner Traumen kommt es zum typischen *Überanstrengungsschaden des Knochens.* Dieser zeigt im Röntgenbild als periostale Reaktion einen feinen Callusmantel oder eine Calluswolke, in welcher eine Fissur oder eine Umbauzone evtl. erst später zu sehen ist. Nach W. MÜLLER handelt es sich „um die Folgen innerer Gewebsspannungen, um den Zustand einer Fractura imminens continua, denen der Knochen zur Vermeidung einer richtigen Fraktur rechtzeitig mit Reaktionen in Form von An- und Abbau von Knochengewebe und Gewebstransformationen zuvorkommt“. Man hat auch von *Materialermüdungsschäden,* ähnlich denen der Werkstoffe, gesprochen.

Die Ursachen der schleichenden Frakturen sind also zu suchen in einer *chronischen Überlastung* oder in einer immer wiederkehrenden einseitigen Belastung im Sinne *wiederholter kleiner Traumen* oder in einer *örtlichen Knochenschädigung,* dann evtl. schon bei normaler Beanspruchung des Stütz- und Bewegungsapparates, leichter natürlich bei Überbeanspruchung eines allgemein geschädigten Knochens, zum Beispiel bei der *Hungerosteopathie* (vgl. S. 168), bei der *calcipriven Rachitis* oder bei der *Osteoporose,* evtl. begünstigt durch gestörten Vitaminhaushalt oder durch hormonale Einflüsse. Immer muß jedenfalls ein Mißverhältnis zwischen statischer bzw. dynamischer Beanspruchung und Widerstandsfähigkeit des Knochens vorhanden sein. Nach W. MÜLLER sind die „auslösenden Kräftewirkungen einwandfrei rein dynamischer Natur und lediglich durch Muskelwirkungen, nicht durch rein statische Kräfte bestimmt“. Manche Autoren (W. MÜLLER DETLEFSEN und andere) sehen auch in den sogenannten *lokalen Osteomalazien* Erscheinungsformen örtlichen Knochenumbaues infolge Dauerbeanspruchung. Schließlich müssen zu den Überanstrengungsschäden des Knochens auch die *neuropathischen Skelettveränderungen,* die durch Ausschaltung des Schmerzes, zum Beispiel bei der Tabes, als örtliche Umbauerscheinungen an typischen Abschnitten auftreten, gerechnet werden.

Die pathologische Anatomie der Umbauzonen wurde an Tierversuchen studiert und aufgezeigt (MARTIN, W. MÜLLER, GREIFENSTEIN und RIX, BUCHTALA und FUCHS). BUCHTALA und FUCHS unterteilen den Verlauf in 4 Stadien: *I. Stadium* = Verdichtungszone. *II. Stadium* = periostale Reaktion bei gleichzeitig auftretender Auflockerung und teilweise Auflösung der Kompakta. *III. Stadium* = Aufhellungszone =

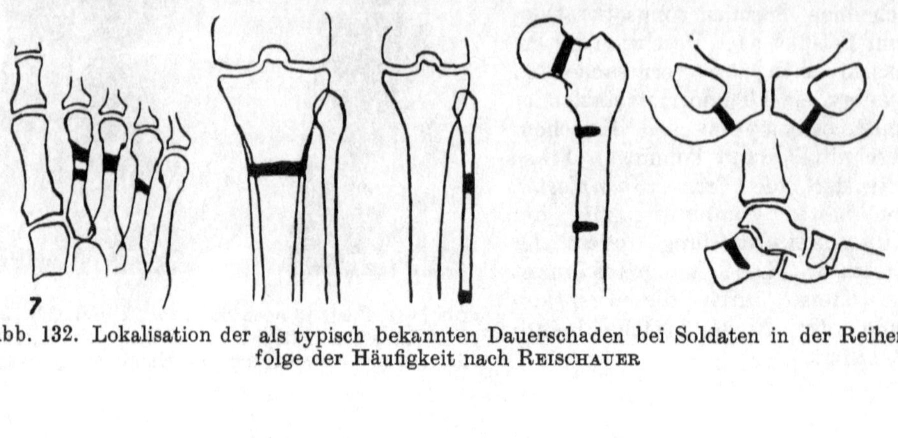

Abb. 132. Lokalisation der als typisch bekannten Dauerschaden bei Soldaten in der Reihenfolge der Häufigkeit nach REISCHAUER

Umbauzone. *IV. Stadium* = knöcherne Konsolidierung. DETLEFSEN teilt ebenfalls in 4 Stadien ein und spricht von Periostneuralgie, ossifizierender Periostitis, rarefizierender Periostitis und Ausheilung.

Die Lokalisation der typischen Dauerschäden des Skelettsystems bei Soldaten hat REISCHAUER in einer Zeichnung anschaulich dargestellt (Abb. 132). Die dort bezeichneten Stellen sehen wir auch unter friedensmäßigen Bedingungen vorwiegend befallen. Bevorzugt sind die Metatarsen, die Tibia, der Schenkelhals, das Sitzbein und der Oberschenkel dicht unterhalb vom Trochanter minor. Am häufigsten sehen wir die Umbauzonen am Metatarsus II und III als sogenannte Marschfraktur, auch als „DEUTSCHLÄNDERsche Erkrankung" bekannt, von W. MÜLLER 1930 als „Callusbildung ohne Fraktur" bezeichnet (Abb. 133). Deshalb ist, um die richtige Diagnose stellen zu können, bei einseitigen Mittelfußschmerzen mit Schwellung des Fußrückens und des Vorfußes die Anfertigung einer Röntgenaufnahme unerläßlich. Differentialdiagnostisch wird bei diesem Krankheitsbild an einen entzündlichkontrakten Spreizfuß oder an eine Fußwurzeltuberkulose zu denken sein. Nach W. MÜLLER ist entscheidend die *örtliche Disposition* an den Gefahrenpunkten des menschlichen Skelettes. FEHRE berichtete 1949 über Umbauzonen an der Scapula und am Becken, parasymphysär und neben der Ileosakralfuge; er faßt, wie viele andere, auch Dornfortsatzabrisse als schleichende Frakturen auf (= Schipperkrankheit). Auch bei Kindern sind Überlastungsschäden des Knochens beobachtet worden, zum Beispiel von W. MÜLLER am Schienbein und von DÜBEN an der Sitz-Schambein-Epiphyse.

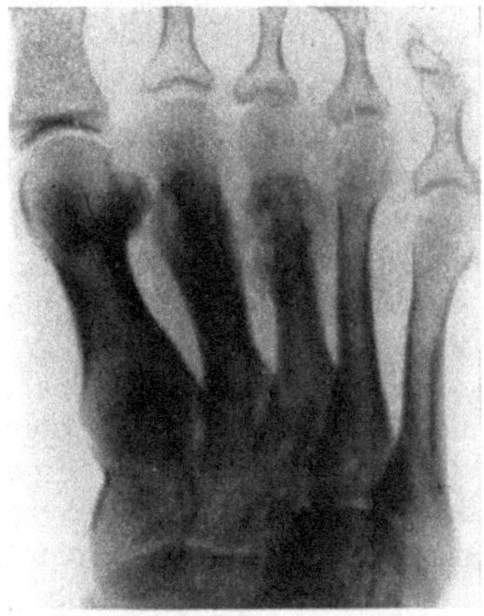

Abb. 133. Schleichende Frakturen des Metatarsus II und III bei einem 18jährigen Mädchen: Am Metatarsus II älterer Prozeß, der mit spindelartigem Callus fest verheilt ist; am Metatarsus III Calluswolke mit frischer Umbauzone

Die Behandlung der schleichenden Frakturen besteht in erster Linie in *Ausschaltung der schädlichen Kräfte*, also der Beanspruchung und Überlastung, so daß das Mißverhältnis zwischen dynamischer bzw. statischer Belastung und Tragfähigkeit des Knochens beseitigt wird. Das bedeutet *Entlastung*, gelegentlich auch absolute *Ruhigstellung*, also Bettruhe oder entlastender Gips. Bei der sogenannten Marschfraktur zum Beispiel lassen wir die akuten Erscheinungen und die Schwellung bei einigen Tagen bis Wochen Bettruhe mit Schiene oder Gips abklingen und legen dann einen gut anmodellierten entlastenden Fuß-Unterschenkelgips mit Gehbügel an. Daneben ist eine roborierende *Allgemeinbehandlung mit Vitamin A und D*, vor allem in Form von Vigantolstößen oder mit *Phosphorlebertran* sowie mit reichlichen *Kalkgaben* erforderlich.

h) Sudecksches Syndrom

Das Krankheitsbild wurde im Jahre 1900 von SUDECK erstmals beschrieben und mit dem Namen „SUDECKsche Knochenatrophie" bedacht. Später hat ÖHLECKER die heute allgemein gebräuchliche Bezeichnung „SUDECKsches Syndrom" oder kurz „SUDECK" eingeführt und damit der Tatsache Rechnung getragen, daß es sich nicht nur um eine Atrophie des Knochens und überhaupt nicht nur um eine Knochenerkrankung, sondern auch um ein pathologisches Geschehen an den Weichteilen handelt. Er hat im Einverständnis mit SUDECK, der beim ersten Stadium die „Heilentzündung" in den Vordergrund stellte und als Bezeichnung wählte, die drei Phasen der Krankheit, das heißt der Knochen- wie auch der Weichteilveränderungen, folgendermaßen bezeichnet: SUDECK, akute Phase; SUDECKsche Dystrophie; SUDECK, Atrophie (Endatrophie).

DYES hat von sich aus eine andere Namensgebung vorgeschlagen, nämlich „SUDECKsche Porose" und für die drei Stadien „Dysporose", „Hyperporose" und „Osteoporose". Diese Ausdrücke kennzeichnen lediglich den pathologischen Knochenbefund und sind deshalb, wie auch aus anderen Gründen — Ableitung des Wortes Porose vom griechischen Wort ὁ πῶρος, der Tuffstein, anstatt von ὁ πόρος, Loch, Öffnung, Pore –, wohl mit Recht von ÖHLECKER abgelehnt worden.

Die Entstehung der SUDECKschen Dystrophie ist auf irgendeinen lokalen Gewebsreiz zurückzuführen, welcher eine direkte oder indirekte Einwirkung – vielleicht beides – auf das periphere Vasomotorensystem hervorruft. Bei dieser Irritierung des Vasomotorensystems und dem sich entwickelnden SUDECK steht oft die primäre Gewebsschädigung bzw. der Gewebsreiz quantitativ in gar keinem Verhältnis zur Entwicklung des Krankheitsbildes überhaupt und zur Schwere desselben. Wir nehmen deshalb mit G. VON BERGMANN an, daß eine besondere konstitutionelle Disposition mit einer erhöhten Erregbarkeit des sympathischen Nervensystems vorhanden sein muß. Von neurologischer Seite (MASCHER) wird darauf aufmerksam gemacht, daß die alte Neurologie (CHARCOT) im SUDECKschen Syndrom einen „spinal-deuteropatischen", das heißt durch Gewebsreize ausgelösten selbständigen zentraldystrophischen Vorgang erblickte; es sei nicht genügend, das wesentliche pathogenetische Moment in ausschließlich peripheren Stoffwechselabläufen zu suchen, bei denen das vasomotorische Nervensystem nur örtlich beteiligt sei; es seien sicher spinalreflektorische Mechanismen beim SUDECK wirksam, wobei die neuralpathologischen Theorien von CHARCOT und SPERANSKY zur Erklärung herangezogen werden könnten. Für die zentrale Entstehung der Dystrophie spricht zum Beispiel die Entwicklung eines SUDECK nach Operation von Hirntumoren bei Hirntuberkulom, nach Poliomyelitis (SUDECK in den gelähmten Gliedmaßen) u. dgl.

Die *auslösenden lokalen Gewebsreize* sind sehr mannigfaltiger Natur: Verletzungen der Gliedmaßen jeder Art, zum Beispiel Wunden, Kontusionen, Distorsionen, Frakturen; spezifische und unspezifische Entzündungen der Knochen oder Weichteile; Nervenverletzungen; Verbrennungen und Erfrierungen; Thrombosen und andere. Wie bei anderen Störungen des vegetativen Nervensystems, zum Beispiel bei Durchblutungsstörungen – RAYNAUD, intermittierendes Hinken –, kann auch beim SUDECK eine *Fokaltoxikose* (Fokus in den Zähnen, Tonsillen usw.) pathogenetisch eine Rolle spielen.

Das pathologisch-anatomische Substrat des Gewebsreizes oder des zentralen Reizes ist eine starke Schwellung und Rötung als Ausdruck einer kollateralen reaktiven Hyperämie, von SUDECK als „Heilentzündung" bezeichnet. Nach V. SCHAEFER wird von dieser Reaktion zunächst der „Herd" betroffen, später wird aber auch indirekt reflektorisch auf vegetativen Nervenbahnen eine Hyperämie in der Umgebung, im „Hof", hervorgerufen.

Histologische Untersuchungen von RIEDER und SUDECK, zum Teil bei Tierversuchen, haben uns Aufklärung über die pathologisch-anatomischen Veränderungen am Knochengewebe gebracht. Der *reaktive Knochenumbau* des SUDECK, *akute Phase*, ist nach SUDECK eine gesetzmäßige Folge eines jeden Verletzungs- oder Entzündungsvorganges. Er tritt nur klinisch und röntgenologisch bei leichteren Graden nicht in Erscheinung, röntgenologisch deshalb nicht, weil nach GRASHEY eine „Atrophie“ im Röntgenbild erst bei wenigstens 15% Kalksalzverlust sichtbar wird. *Histologischer Befund der akuten Phase:* Hyperämie der Gefäße des Knochens und des Periosts; Wucherung der Kambiumschicht des Periosts, des Bindegewebes, der HAVERSschen Kanäle und des Retikulums der Markräume; Resorptionsprozesse durch osteoklastischen Abbau und rein vaskuläre Resorption; den Abbauvorgängen folgen Anbauvorgänge, dabei aber verzögerte Verkalkung des neugebildeten osteoiden Gewebes, welches sich deshalb im Röntgenbild nicht darstellt. *Histologische Befunde der Dystrophie:* Verschmälerung der Spongiosaknochenbälkchen; Verdünnung der Corticalis; Vermehrung des Fettmarks, das mit kleinzelligem Exsudat untermischt ist; die Kapillaren zeigen eine Stase, sie sind mit einer homogenen Gerinnungsmasse gefüllt und zeigen eine zellige Infiltration ihrer Umgebung. *Histologischer Befund der Endatrophie:* Reaktionslose Atrophie mit weiten, von Fettmark erfüllten Markräumen und mit schmalen Knochenbälkchen, keine Osteoklasten oder Osteoblasten. Auch an den Gelenken, an den Weichteilen und an der Haut kommt es zu dystropisch-atrophischen Prozessen mit Schrumpfung der Kapsel, mit Knorpelnekrosen, mit Vermehrung des Bindegewebes und Sklerosierung des Fettgewebes, mit Atrophie der Haut usw.

Der klinische und röntgenologische Befund der drei Stadien ergibt sich aus den pathologisch-anatomischen Veränderungen. Dabei ist zu bedenken, daß fließende Übergänge von der einen zur anderen Phase die Regel sind und daß nicht jeder SUDECK diese drei Phasen durchmachen muß. Im Gegenteil kommt ein großer Prozentsatz der akuten Phase nach etwa 3–4 Monaten zur Heilung, ohne daß das zweite Stadium eintritt. Die SUDECKsche Dystrophie, also das zweite Stadium, heilt nur selten ohne Restzustand aus, sondern zieht fast regelmäßig das dritte Stadium, die Endatrophie, nach sich.

Der SUDECK, akute Phase, ist klinisch gekennzeichnet durch eine *Temperaturerhöhung* und *ödematöse Schwellung* des betroffenen Gliedabschnittes, ferner durch ein vermehrtes *Schwitzen*, schließlich durch *Muskelschwund* und *Ödem der Gelenkkapsel*. Röntgenologisch zeigt sich der reaktive Knochenumbau in der 5.–8. Woche nach Eintritt der Gewebsschädigung, und zwar in Form von *kleinen fleckigen Knochenentschattungen* in den Hand- und Fußwurzelknochen oder in den spongiösen Gelenkenden der kleinen Röhrenknochen, an den großen Röhrenknochen in der Meta- und Epiphyse (Abb. 134).

Tritt nach 3–4 Monaten eine Heilung der akuten Phase nicht ein, was der Fall ist, wenn der entzündliche oder sonstige Reiz als Ursache fortbesteht oder wenn eine unzweckmäßige Behandlung mit Massagen und Bewegungsübungen durchgeführt wurde, dann kommt es zu einer Überreizung und einer „Entgleisung“ der Heilbestrebungen mit einem Ermüdungs- und Erschöpfungszustand der regenerativen Kräfte und damit zum zweiten Stadium, zur Dystrophie. Klinisch finden wir dabei eine *glänzende, gespannte, bläulich verfärbte und kühle Haut*, daneben Vermehrung der *Schmerzen* und der *Ödeme*, besonders an den unteren Gliedmaßen bei Belastung, sowie *Zunahme des Muskelschwundes und der Gelenkschwellung* mit Neigung zur *Versteifung und Kontraktur*. Röntgenologisch wird die fleckige Entschattung durch eine *diffuse Entschattung* mit starker Verschmälerung der Knochenbälkchen

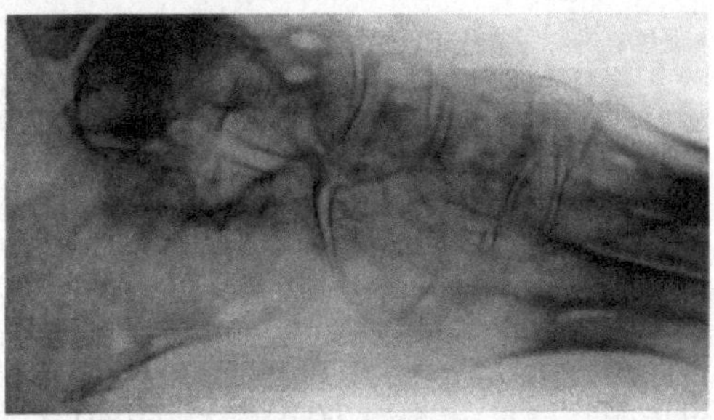

Abb. 134. „SUDECK“ des Fußes, *akute Phase:* Kleinfleckige Knochenentschattungen in den Fußwurzelknochen (nach Kontusion des Fußes)

abgelöst; die Entschattung betrifft vorwiegend wieder die Hand- und Fußwurzelknochen sowie die Meta- und Epiphysen der Röhrenknochen. Die Gelenkumrandungen und die Corticalis der Hand- und Fußwurzelknochen sind wie mit dem Bleistift nachgezogen. In der Corticalis der langen Röhrenknochen sehen wir längsgerichtete spaltförmige oder ovale Lücken (Abb. 135).

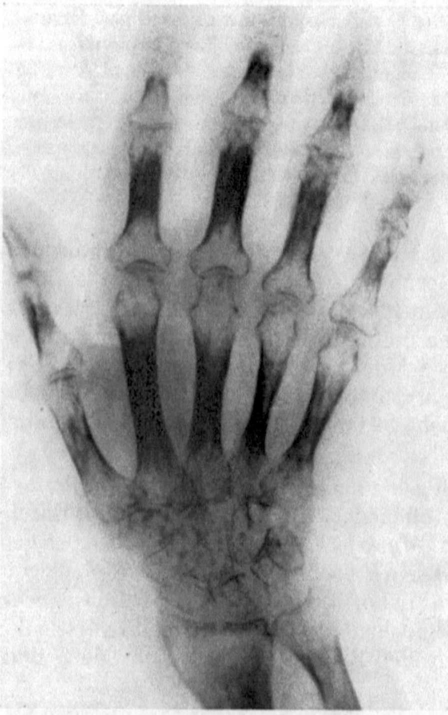

Abb. 135. „SUDECK" der Hand, Stadium der Dystrophie: Diffuse Entschattung fast sämtlicher Knochen, Gelenkkonturen wie mit dem Bleistift nachgezogen (nach Schulterkontusion und bei Periarthritis humeroscapularis)

Sehr selten kommt es zu einer Heilung der Dystrophie mit Restitutio ad integrum. Im allgemeinen ist das Ausheilungsstadium nach der oft recht lange bestehenden Dystrophie die Endatrophie (nach ÖHLECKER), klinisch gekennzeichnet durch *Atrophie sämtlicher Weichteile*, besonders der Muskeln, durch *Schrumpfung der Gelenkkapseln* mit teilweiser *Versteifung* und evtl. mit *Kontrakturstellung*. Die Röntgenaufnahme ergibt *klare Knochenbälkchenzeichnung*, aber *Verminderung der Substanz*, das heißt eine Verschmälerung der Knochenbälkchen. Oft ist die *Struktur* mehr *grobmaschig*.

Die Therapie des SUDECKschen Syndroms muß den drei Phasen angepaßt sein. Zunächst ist die *Sanierung eines evtl. Fokus* (Zähne, Tonsillen) nicht zu vergessen. Die akute Phase verlangt eine Ausscheidung des ursächlichen Reizes mit *absoluter Ruhigstellung* im Gips oder auf einer Schiene, bei der unteren Extremität außerdem *Entlastung*, anfangs durch Bettruhe, später im entlastenden Gehgips mit Gehbügel oder in einem entlastenden Apparat. Passive Übungen sind nicht erlaubt. Zur Verbesserung der Durchblutung und Vermeidung einer venösen Stauung lagern wir die Gliedmaßen hoch. *Leichte aktive Übungen* beschränken sich auf Zehen- oder Fingerbewegungen oder vorsichtiges Anheben des ganzen Beines oder des Armes. Zur Verbesserung der Durchblutung kommen neben der Hochlagerung noch andere therapeutische Maßnahmen in Frage, die häufig von gutem Erfolg sind: *Röntgentiefenbestrahlungen* (6 mal 120–150 r in Abständen von einer Woche), *Bindegewebsmassage*, das heißt Massage der versorgenden Nervensegmente, Anwendung *gefäßerweiternder Mittel* wie Padutin, Priscol, Teab, Nicodon und *Eingriffe am Sympathicus*, und zwar Novocain- oder Alkoholblockaden des Ganglion stellatum bzw. des lumbalen Grenzstranges, stimulierende Röntgenbestrahlungen des zervikalen oder lumbalen Grenzstranges (jedesmal 200 r in achttägigen Abständen) oder Periduralanästhesien in der unteren Lumbalgegend. Eine thorakale oder lumbale Grenzstrangresektion dürfte wohl nur in allerschwersten Fällen im Stadium der Dystrophie angezeigt sein.

Die Behandlung der Dystrophie erfordert *im wesentlichen dieselben Maß-*

nahmen wie die der akuten Phase, vor allem hinsichtlich der Verbesserung der Durchblutung und Eingriffen am Sympathicus. Die *Ruhigstellung und Entlastung* muß hier aber *stundenweise unterbrochen* werden *durch aktive Übungen und Widerstandsübungen*, die mit einer guten Krankengymnastikerin auszuführen sind. Passive Übungen sind immer noch kontraindiziert! Durch die aktiven Übungen arbeiteten wir der Versteifungsgefahr der Gelenke, der übermäßigen Muskelatrophie und der Zirkulationsstörung entgegen. Unterstützt werden diese Übungen durch vorhergehende anfangs mildere, später etwas intensivere *Wärmeanwendung* (feuchtwarme Umschläge, Heizkissen über Wolltücher nach SUDECK, Kurzwellenbestrahlungen, Teillichtbäder). Im abklingenden zweiten Stadium kann man an die Beseitigung dystrophischer Kontrakturen durch *vorsichtiges Quengeln* denken. Auch *Unterwassermassagen* sind gut.

Bei der *Allgemeinbehandlung des ersten und zweiten Stadiums* haben sich innerliche Gaben von *Kalk und Vigantol in hohen Dosen* bewährt.

Im Stadium der Endatrophie deckt sich die Behandlung etwa mit der bei einer Kontraktur. Die *Übungsbehandlung* steht im Vordergrund: Aktive und passive Bewegungsübungen, *Massagen* nach Wärmeanwendung, *Quengeln* usw. Leider bleiben häufig Versteifungen, besonders an den Fingergelenken zurück; auch die Atrophie der Weichteile, vor allem der Muskulatur, ist häufig ein nicht zu vermeidender Dauerschaden.

i) Ostitis fibrosa

Die Ostitis fibrosa oder besser Osteodystrophia fibrosa generalisata (O. f. g.) = RECKLINGHAUSENsche Krankheit ist eine Stoffwechsel- und Knochenerkrankung, welche ihren Häufigkeitsgipfel zwischen dem 40. und 50. Lebensjahr hat und das weibliche Geschlecht bevorzugt. Dabei spielt ein *Epithelkörperchentumor* die führende Rolle, sei es, daß dieser primärer oder sekundärer Natur ist. Im ersten Fall nehmen wir einen Hyperparathyreoidismus an, der durch Entfernung des Epithelkörperchenadenoms beseitigt werden kann. Im anderen Falle ist der Epithelkörperchentumor nicht Ursache, sondern Folge einer schweren zentral ausgelösten, vom Zwischenhirn gesteuerten Mineralstoffwechselstörung mit hemmungsloser Entkalkung des Skeletts. Auch in diesem zweiten Fall unterbrechen wir durch Entfernung des Nebenschilddrüsentumors den Circulus vitiosus und damit den Kalkabbau am Skelett.

Die O. f. g. ist weiter gekennzeichnet durch eine vermehrte Kalkausscheidung im Urin (*Hyperkalkurie*), eine *Hyperkalkämie* und eine *Hypophosphatämie*. Die vermehrte Kalkausscheidung durch die Nieren kann zu einer erheblichen Nierenschädigung führen (interstitielle Verkalkung des Nierenparenchyms, Niereninsuffizienz, Urämie).

Nach HEISE scheidet der gesunde Mensch durch den Stuhl die neunfache Menge an Kalksalzen aus als durch die Nieren. Bei Kranken mit O.f.g. ist das Verhältnis umgekehrt.

Die Diagnose wird im allgemeinen gestellt durch die sekundären *Veränderungen des Skeletts* mit *Auftreibungen*, *Verbiegungen*, *Erweichungen* und *Spontanfrakturen*. Wir finden an vielen Stellen, also polyostotisch, vorzugsweise an den langen Röhrenknochen, am Schädeldach, an den Beckenknochen, an den Schlüsselbeinen, Wirbelkörpern oder Rippen, Zysten und Riesenzellentumoren als Folge von Markblutungen in den minderwertigen Knochen. Die Riesenzellenneubildung dient der Aufsaugung und Beseitigung der Markblutung; sie wurde früher auch nach dem makroskopischen Befund als „brauner Tumor" bezeichnet. Die primäre Markfibrose, der sekundäre Riesenzellentumor und die Zyste sind nicht pathognomonisch für die O. f. g. RECK-

LINGHAUSEN, sondern es handelt sich dabei um eine unspezifische Reaktion des Knochengewebes, die auch bei anderen Erkrankungen, insbesondere bei örtlich begrenzten zystischen Knochenerkrankungen, vorkommt.

Beim Erwachsenen, vor allem bei Frauen zwischen 40 und 50 Jahren, müssen wir bei Feststellung einer Knochenzyste oder eines Riesenzellentumors immer eine röntgenologische Untersuchung des ganzen Skeletts und Stoffwechseluntersuchungen vornehmen. Nur dann kann die Diagnose RECKLINGHAUSEN gestellt und auch nach einem Epithelkörperchentumor gefahndet werden; denn therapeutisch steht als einzige Maßnahme, die eine Besserung oder einen Stillstand des Leidens verspricht, die Entfernung eines oder mehrerer Epithelkörperchentumoren im Vordergrunde. Die Suche nach einem solchen Tumor muß sehr sorgfältig und planmäßig vorgenommen werden; denn er befindet sich nicht immer an typischer Stelle, sondern gelegentlich an der Schilddrüse, neben dem Ösophagus oder im Mediastinum.

Bei Auffinden und nach Entfernung eines Epithelkörperchentumors erübrigt sich häufig eine Behandlung der Knochen- und Nierenschädigung. Sonst muß eine *symptomatische Behandlung* durchgeführt werden, die aber wenig Erfolg versprechend ist. Große Knochenzysten und Riesenzellentumoren werden wir ausräumen und evtl. mit einem Knochenspan versehen; auch eine Schenkelhalsnagelung oder eine KÜNTSCHERnagelung kann man ausführen. Ferner sollen Röntgenbestrahlungen günstig wirken.

Im ganzen ist die Prognose der O. f. g. ungünstig; denn nicht immer gelingt die Feststellung eines Epithelkörperchentumors. Und auch nach Entfernung eines solchen Tumors gibt es kaum vollständige Heilungen; diese Tatsache bestätigt die Auffassung der sekundären Rolle der Epithelkörperchenadenome bei dieser Krankheit.

Nach HELLNER unterscheiden wir heute die anderen, leider oft in den Sammeltopf „Ostitis fibrosa“ geworfenen Krankheitsbilder folgendermaßen:

1. Die Ostitis deformans (PAGET) hat gar nichts mit dem RECKLINGHAUSEN zu tun.

2. Die renale Ostitis fibrosa der Erwachsenen rechnen wir zur O. f. g. und grenzen sie nicht als besondere Unterform ab. Denn auch bei ihr besteht die Trias: Mineralstoffwechselstörung, Knochenerkrankung, Epithelkörperchentumor, nur daß die Nierenschädigung als Folge der Hyperkalkämie und der Hyperkalkurie im Vordergrund des klinischen Bildes steht.

3. Früher und auch heute oft noch fälschlicherweise als „lokalisierte Ostitis fibrosa“ bezeichnete Krankheitsbilder gehören nicht zur O. f. g. (RECKLINGHAUSEN):

a) Jugendliche Knochenzysten.

b) Die polyzystische Ostitis fibrosa (Osteo fibrosis deformans juvenilis ÜHLINGER), eine in der Kindheit beginnende, in Schüben verlaufende und nach der Geschlechtsreife von selbst zum Stillstand kommende Knochenerkrankung; HELLNER hält sie für eine Abart der jugendlichen Knochenzysten und schlägt den Ausdruck „jugendliche Knochenzystenbildung ausgedehnteren Umfanges“ vor (vgl. Abb. 74).

c) Riesenzellentumoren des frühen Erwachsenenalters, auch „braune Tumoren“ genannt.

Pathologisch-anatomisch und histologisch findet man in den Knochenhöhlen entweder Riesenzellengewebe oder dieses und Zysteninhalt oder reine Zysten. *Pathogenetisch* dürfte die *Geschwulstauffassung* das meiste für sich haben. Die Beobachtung von familiärem Auftreten der jugendlichen Knochenzysten läßt außerdem an die Bedeutung einer anlagemäßig bedingten Skelettminderwertigkeit denken (GIESEKING).

Die traumatische Entstehung ist nicht bewiesen und abzulehnen, ebenso ist eine unfallbedingte Verschlimmerung in der Regel zu verneinen (LASTHAUS). Niemals führen diese Krankheitsbilder zur O. f. g.

Therapeutisch führen wir, besonders bei den jugendlichen Knochenzysten und bei den Riesenzellentumoren des Erwachsenenalters, eine Auskratzung der Höhle bzw. Exkochleation des Tumors, evtl. mit Einpflanzung eines Knochenspanes aus. Auch das Einschlagen eines Schenkelhalsnagels – ein Fall von jugendlicher Knochenzyste von DIECKMANN allein nach Schenkelhalsnagelung geheilt! – oder eines KÜNTSCHER-Nagels ist empfohlen worden. Nach Spontanfrakturen kommt es zur knöchernen Konsolidation bei Ruhigstellung und ohne operativen Eingriff sowie evtl. zur Spontanheilung (Abb. 136 u. 137). Bei den solitären Riesenzellentumoren des Erwachsenenalters kommen Röntgenbestrahlungen in Frage.

4. Die sogenannte „polyostotische" Ostitis fibrosa der amerikanischen Autoren hat ätiologisch mit dem RECKLINGHAUSEN nichts zu tun. HELLNER schlägt die Bezeichnung „Pubertas praecox mit Knochendysplasie" vor.

5. Die renale Ostitis fibrosa oder renale Rachitis tritt zwischen dem 5. und 15. Lebensjahr auf. Sie gehört weder zur O.f.g. noch zur Rachitis. Sie kann sich als Folge einer chronischen Nierenentzündung zeigen und besteht in Deformierung der Gliedmaßen als Folge von Osteoporose der verschiedensten Skeletteile. Im Gegensatz zur Rachitis findet sich eine Hypokalkämie und eine Hyperphosphatämie. Die Krankheit ist Vitamin-D-refraktär.

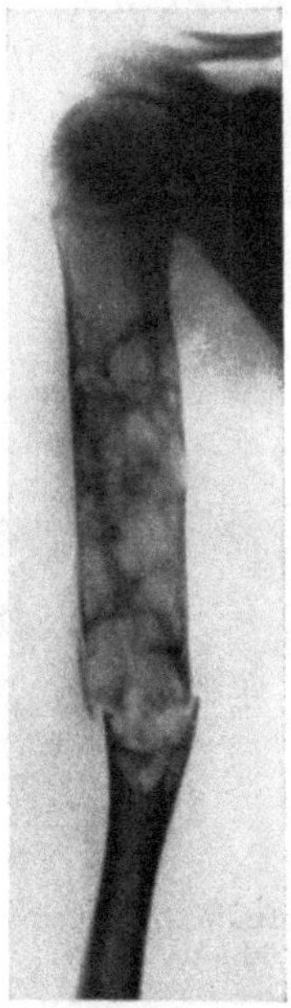

Abb. 136. Mehrkammerige jugendliche Knochenzyste im Humerus mit Spontanfraktur bei einem 10jahr. Jungen

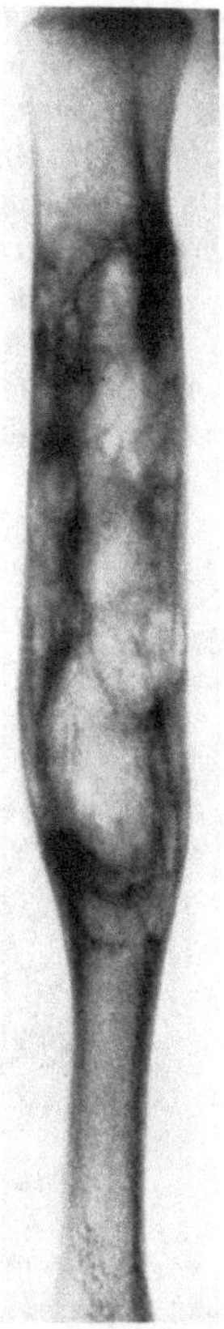

Abb. 137. Spontanfraktur von Abb. 136 nach Ruhigstellung fest geworden. Im ganzen stärkere Knochendichte als vor der Fraktur. Beginnende Spontanheilung?

k) Ostitis deformans (Paget)

Sie läßt sich von der O. f. g. (RECKLINGHAUSEN) sicher abgrenzen und hat nichts mit ihr zu tun. Es handelt sich um eine chronisch-unspezifische *Ostitis*, die durch verschiedenartige bakterielle oder toxische Noxen hervorgerufen werden kann. Ein konstitutionelles Moment ist dabei wohl mit im Spiele. Stoffwechselstörungen sind nicht vorhanden.

Das Leiden beginnt meist nach dem 40. Lebensjahr und befällt Männer etwas häufiger als Frauen; es zieht sich, langsam fortschreitend, bis zum Lebensende hin. Meist *beginnt* es *monostotisch* – bevorzugt ist die Tibia befallen –, wird dann aber *polyostotisch* und tritt gern im Becken, im Kreuzbein, in der Wirbelsäule und im Schädelknochen (Leontiasis ossa) auf. Klinisch bestehen ziehende, wie rheumatische *Schmerzen*, die sehr heftig sein können. Neuralgiforme Schmerzen und Nervenschädigungen können durch Umwachsung und Einengung von Knochenlöchern, aus denen Hirnnerven austreten, bedingt sein. Auch *Rückenmarkkompression* kann vorkommen. An den befallenen Stellen, am leichtesten sicht- und tastbar an der Tibia, finden wir *Auftreibung*, *Verkrümmungen*, oft auch eine *örtliche Hyperthermie*, ferner *Spontanfrakturen*, die manchmal sehr schleichend verlaufen.

Das Röntgenbild ist so charakteristisch, daß die Diagnose meist dadurch allein schon zu stellen ist. Wir sehen eine *Auflockerung des Knochengewebes* mit Verdickung und Verbiegung im ganzen, ein Nebeneinander von Knochenauf- und -abbau; dadurch entstehen die mosaikartig zusammengesetzten Knochenfelder und stark betonten Kittlinien, von SCHMORL als *Mosaikstrukturen* bezeichnet. Auch streifig-zystische Aufhellungen kommen vor (Abb. 138 und 139).

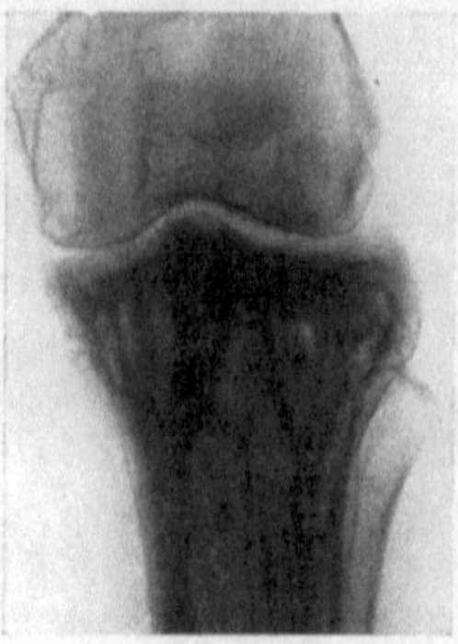

Abb. 138a

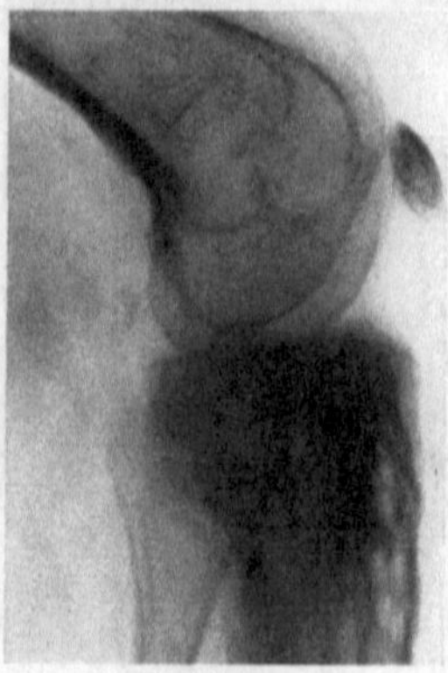

Abb. 138b

Abb. 138a und b. Röntgenaufnahmen in zwei Ebenen bei PAGET des Tibiakopfes (60jähr. Frau). Typische Mosaikstrukturen und streifig-zystische Aufhellungen

Im pathologisch-anatomischen Geschehen wechseln Knochenan- und -abbauprozesse miteinander ab bzw. gehen nebeneinander her. Eine seröse Entzündung im Mark führt zu einer Störung des Lamellenaufbaues mit osteoidem neuem Knochen; der regellose ständige Knochenumbau erzeugt das röntgenologisch dargestellte Bild mit mosaikartigen Knochenfeldern und betonten Kittlinien. Selten kommt es zur sarkomatösen Entartung, die dann histologisch das Bild eines osteoblastischen Sarkoms zeigt. Die PAGET-Sarkome treten im Gegensatz zu anderen Sarkomen meist zwischen dem 50. und 60. Lebensjahr auf und sind außerordentlich maligne.

Die Therapie bei der Ostitis deformans PAGET ist ziemlich machtlos; sie kann *nur symptomatisch* sein. So beseitigen *Röntgenbestrahlungen* oft schlagartig die quälenden Schmerzen. LASCH berichtet über günstige Erfolge bei Anwendung großer Dosen gegengeschlechtlichen Hormons in Verbindung mit Vitamin D_2. Bei Spontanfrakturen oder Verbiegungen muß man *nageln oder osteotomieren*, zum Beispiel Schenkelhalsnagelung, subtrochantere Osteotomie bei der Coxa vara, Osteotomie der Säbelscheidentibia. Gelegentlich muß ein korregierender und entlastender *Apparat* verordnet werden. Bei Rückenmarkkompression oder Hirnnervenschädigung infolge Einengung von Knochenlöchern sind *entlastende operative Eingriffe* angezeigt. Das PAGET-*Sarkom* erfordert die *Amputation* oder *Exartikulation*.

Der PAGET verläuft langsam bis zum Lebensende; nur sarkomatöse Entartung mit regionären und Fernmetastasen, die sehr schnell und evtl. trotz Amputation sich einstellen, führt zum Tode.

Ein Unfall kann nicht die Ursache der Krankheit sein, sondern höchstens Spontanfrakturen begünstigen und dadurch vorübergehend eine Verschlimmerung hervorrufen.

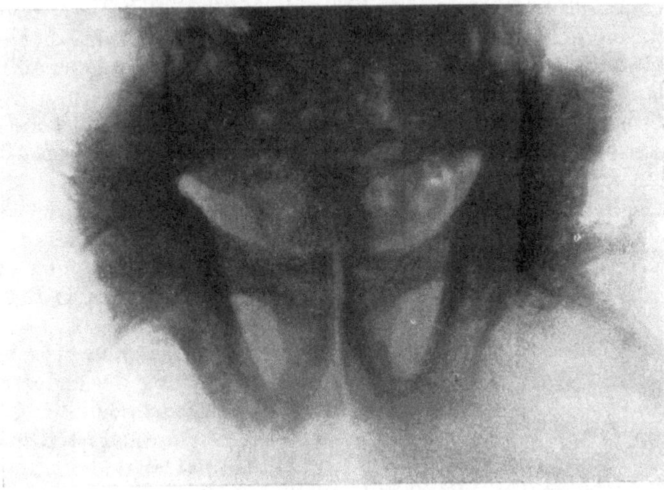

Abb. 139. Röntgenaufnahme vom Becken bei polyostotischem PAGET. Starke Auflockerung samtlicher Knochenanteile, kleinzystische Aufhellungen, starke Deformierung

l) Andere Systemerkrankungen des Knochens

1. Chondrodystrophie

Es handelt sich um eine erbbedingte und angeborene Störung des enchondralen Wachstums, also um eine Hemmung des epiphysären Längenwachstums, während das periostale Wachstum normal ist. Die Knochen sind also abnorm kurz, dabei aber dick und plump. Der *chondrodystrophische Zwerg* ist gekennzeichnet durch abnorm kurze Arme und Beine – besonders Oberarm und Oberschenkel sind sehr kurz –, durch einen übermäßig großen Schädel mit eingezogener Nasenwurzel; die Hände sind kurz und plump, der Daumen steht abgespreizt (Radspeichenhand), der 2. und 3. sowie der 4. und 5. Finger liegen aneinander (Dreizackform der Hand). Die Intelligenz ist normal oder etwas herabgesetzt. Gelegentlich kommt es, ähnlich wie bei der sonst aber gut proportionierten Rachitis, zu Verbiegung der Knochen, zum Beispiel zur Coxa vara, zur Lordose oder Skoliose und zu Bewegungseinschränkung. Im *Röntgenbild* erkennt man die primären Synostosen an den Epiphysenlinien, welche pathologisch-anatomisch ein Fehlen oder eine mangelhafte Entwicklung der Säulenschicht der Knorpelzellen und einen unregelmäßigen, zackigen Verlauf zeigen; die Entwicklung der epiphysären Knochenkerne ist verzögert. Die *Behandlung* ist rein symptomatisch und besteht allenfalls in Beseitigung von Knochenverbiegungen durch Osteotomie oder von Gelenkkontrakturen.

2. Osteogenesis imperfecta = Osteopsathyrosis

Die erbliche Knochenbrüchigkeit ist eine einfach dominant vererbbare Krankheit. Sie tritt in zwei Formen auf, die lediglich graduelle Unterschiede aufweisen. Die eine sogenannte Frühform ist die *O. i. congenita*; hierbei kommt es schon vor der Geburt in utero zu multiplen Knochenbrüchen. Die Kinder kommen mit frischen oder schlecht verheilten Frakturen zur Welt und sind meistens nicht lebensfähig, sie werden höchstens zwei Jahre alt. Bei der anderen sogenannten Spätform = *O. i. tarda* (auch protrahierte Form genannt) treten die ersten Knochenbrüche erst nach der Geburt oder in den ersten Lebensjahren auf. Die Betroffenen haben eine größere Lebensdauer, zumal in den meisten Fällen die abnorme Knochenbrüchigkeit in der Pubertät oder nach dem 25. Lebensjahr nachläßt oder ganz aufhört.

Der *Verlauf der Krankheit* ist so, daß bei den geringsten Unfällen, bei leichtem Stoßen oder Umknicken, ja beim Umdrehen im Bett, Knochenbrüche auftreten. An einem Kranken – Mädchen sind etwas häufiger befallen als Jungen – können bis zu 100 Frakturen auftreten.

Die Brüche heilen wohl wieder zusammen, wenn auch sehr langsam, aber wegen der oft nicht gut möglichen Fixierung mit erheblichen Verkürzungen und Deformierungen wie Coxa vara, O-Beine, Säbelbeine (Abb. 140).

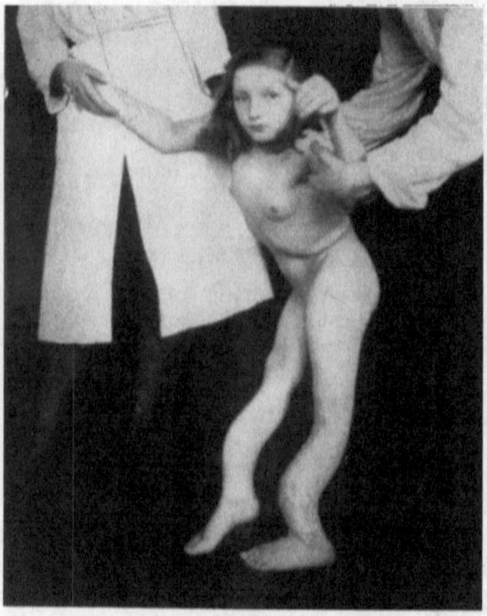

Abb. 140. 15jähr. Mädchen mit Osteogenesis imperfecta. Säbelscheidentibia bds. als Folge mehrerer Spontanfrakturen

Pathologisch-anatomisch handelt es sich um eine Störung der endostalen und periostalen Knochenneubildung, während die enchondrale normal ist. Die Knochen sind daher normal lang, aber abnorm grazil und kalkarm; die Compacta ist dünn, die Spongiosa gering, und das Knochenmark ist reichlich; daher die leichte Zerbrechlichkeit. Oft finden sich, eine Trias vervollständigend, neben der *abnormen Knochenbrüchigkeit blaue Skleren und Innenohrschwerhörigkeit.* Das eine oder andere Symptom dieser Trias kann fehlen. Manchmal sind bei Familienmitgliedern kranker Personen nur die blauen Skleren vorhanden. Dieses Symptom entsteht durch das Durchschimmern der Chorioidea durch die verdünnten Skleren. *Ursache* dieser Verdünnung, wie überhaupt der ganzen Krankheit, soll nach BAUER eine *vererbliche angeborene Minderwertigkeit oder Mißbildung des Parenchyms* sein. Demgegenüber glaubt LINDEMANN, Erscheinungen der Krankheit als Symptome des hypophysären Zwergwuchses auffassen und pathogenetisch *eine in Hypophyse und Zwischenhirn verankerte Störung* bzw. ein *erbbedingtes Versagen des Blutdrüsensystems* annehmen zu müssen. VON LUTTEROTTI fand eine Hyperphosphatämie, eine Hyperkalkämie und das Vorliegen einer azidotischen Stoffwechsellage, die als Ursache der dann als sekundär aufzufassenden Knochenaufbaustörung anzusehen wäre.

Die *Behandlung* ist rein symptomatisch und besteht in Reposition und Fixation der gebrochenen Gliedmaßen. Oft ist eine exakte Reposition und Retention der Fraktur nicht möglich, weil schon Zug und Gegenzug oder Drahtextension u. dgl. nicht ausgeführt werden können und im Gips eine Verschiebung der Bruchstücke leicht wieder eintreten kann. Häufig müssen wir Schienen oder Apparate verordnen.

3. Kartilaginäre Exostosen

Diese *vielgestaltigen Knochenauswüchse* treten meist *multipel* und *symmetrisch* auf und finden sich *in der Nähe der Epiphysenlinien*, also an der Metaphyse der langen Röhrenknochen. Der häufigste Sitz ist das proximale Ende der Tibia und des Humerus, das distale Ende des Femur und des Unterarmes. An der Tibia verdrängt und zerstört die Exostose nicht selten die Fibula oder verwächst auch mit ihr (Abb. 141). Die *Ursache* ist eine *dominant vererbliche fehlerhafte Anlage des Intermediärknorpels*, die gelegentlich familiär gehäuft vorkommt. Die Exostosen gehen im Wachstumsalter von der Epiphysenlinie aus und rücken bei abgeschlossenem Wachstum immer mehr zur Diaphyse hin (Abb. 142). Sie sind spongiös, wabig gebaut und von hyalinem Knorpel überzogen. Nach Abschluß des Wachstums vergrößern sie sich nicht mehr, können sich sogar zurückbilden. Gelegentlich kommt es *gleichzeitig zu Störungen des epiphysären Wachstums* mit Gelenkdeformierung (Genu varum, Genu valgum) und Gliedmaßenverkürzung.

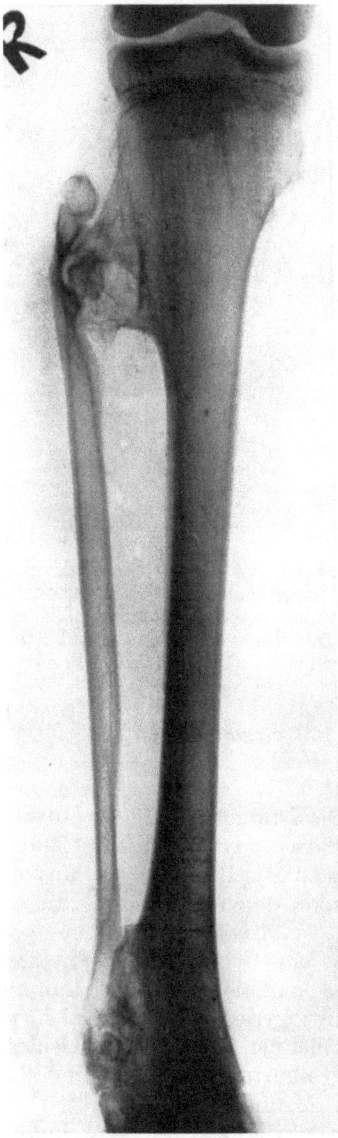

Abb. 141. Multiple kartilaginäre Exostosen an der proximalen und distalen Epiphyse der Tibia mit Verdrängung der Fibula und Druck auf den N. peronaeus (12jähr. Mädchen)

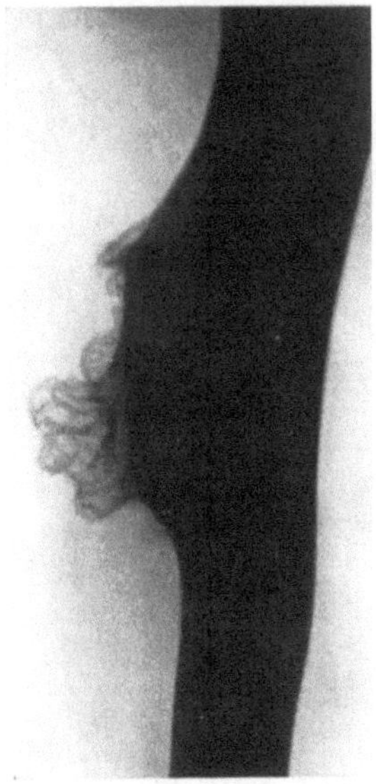

Abb. 142. Spongiöse kartilaginäre Exostose an der Diaphyse des Humerus bei einem Erwachsenen

Eine *Behandlung*, das heißt *Abmeißelung* der Exostosen, ist nur dann angezeigt, wenn irgendwelche Komplikationen oder Schmerzen bestehen; so kann eine Exostose zum Beispiel auf einen Nerven drücken, oder es entwickelt sich infolge sehr starker Größe der Exostose und Druck auf Sehnen und Haut eine schmerzhafte Bursitis; seltener sind Störungen der Gelenkfunktion. Solche Komplikationen können also die Abmeißelung angezeigt sein lassen.

4. Enchondrome

Sie kommen nicht selten gleichzeitig mit kartilaginären Exostosen vor und beruhen ebenfalls auf einer *erblichen fehlerhaften Anlage des Intermediärknorpels*. Es handelt sich um *Knorpelgeschwülste*, die *multipel* auftreten und zu einer Auftreibung, evtl. auch zu einer Verkrümmung und Deformierung des befallenen Knochens führen. Die Enchondrome können im Gegensatz zu den kartilaginären Exostosen nach Abschluß des Wachstums weiterwachsen und bösartig werden. Sie haben ihren Hauptsitz in den Finger- und Zehenphalangen, kommen aber auch in den Metacarpen oder in anderen Knochen vor (Abb. 143 und 144). Wenn durch sie Störungen oder stärkere Deformierungen hervorgerufen werden, kommt operative Entfernung, das heißt gründliche Ausräumung und Exkochleation in Frage.

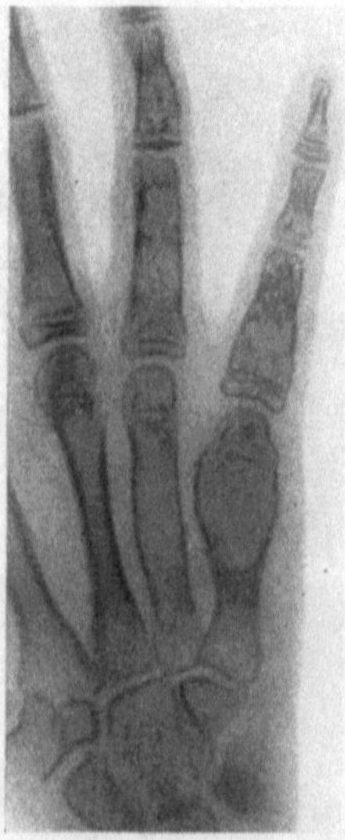

Abb. 143. Multiple Enchondrome im Metacarpus IV und V und in den Phalangen des 4. u. 5. Fingers bei einem 8jähr. Jungen

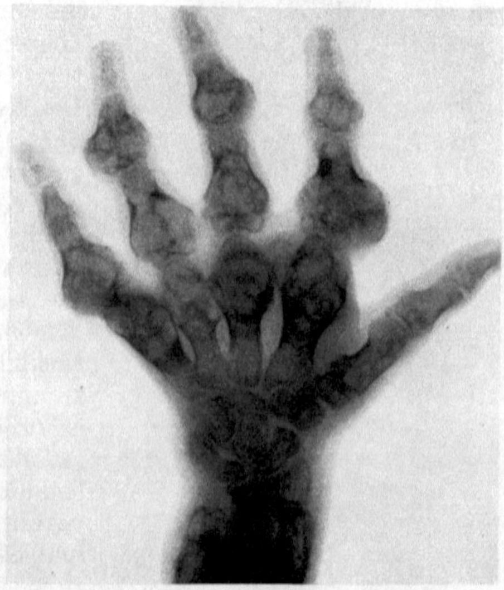

Abb. 144. Hand von 14jahr. Jungen, der an einer „Enchondromatose" fast aller Knochen der oberen und unteren Gliedmaßen leidet. Hier: Multiple Enchondrome in allen Mittelhandknochen und Phalangen der Finger

m) Orthopädisch zu behandelnde Lähmungen

1. Spastische Lähmungen

Im Vordergrund stehen *tonische Muskelkrämpfe.* Die Lähmung einzelner Muskelgruppen und ungewollte Bewegungen, Zwangshaltungen, Hyperkinesen (Chorea, Athetose, Ataxie) kommen hinzu. Bei Überwiegen des spastisch verkürzten Muskels entstehen *Fehlstellungen* und *Kontrakturen* der Gelenke, deren Beseitigung außerordentlich schwierig ist.

Die *Ursache* der spastischen Lähmungen ist meist eine *Gehirnschädigung*; diese kann entweder vor der Geburt in utero sich einstellen, so daß die spastische Lähmung *angeboren* ist (Entwicklungsstörung-Porenzephalie, Mikrogyrie, Aplasie der Gehirnwindungen), oder sie ist *erworben*, und zwar entweder bei der Geburt durch Gehirnblutungen (evtl. bei Zangengeburten oder schweren Geburten mit Asphyxie) oder durch Hirnentzündungen in den ersten Lebensjahren (Meningitis, Encephalitis).

Bei *Kindern* treten die spastischen Lähmungen halbseitig oder doppelseitig auf. Die spastische Hemiplegie, auch als cerebrale Form der Kinderlähmung bezeichnet, entwickelt sich in den ersten Lebensjahren und kann sich, ähnlich wie die Lähmungen bei der Poliomyelitis, ganz oder teilweise wieder zurückbilden. Häufiger sehen wir die Diplegia spastica infantilis = Tetraplegie = angeborene Gliederstarre = LITTLEsche Krankheit. Bei ihr werden im Gegensatz zur spastischen Hemiplegie, bei der die Arme stärker betroffen sind, die Beine mehr befallen. Bei beiden Krankheiten können *Intelligenzdefekte* vorhanden sein, beim LITTLE häufiger als bei der cerebralen Kinderlähmung. Die Intelligenzstörung entspricht nicht der Ausprägung der spastischen Lähmungen. Wir finden bei geringen Lähmungen erhebliche Intelligenzdefekte und umgekehrt normale Intelligenz bei sehr ausgedehnten Spasmen. *Besondere Symptome* dieser Krankheiten sind mit Reflexstörung einhergehende Spasmen der Gliedmaßenmuskulatur, Zwangsbewegung, Athetose, Fehlstellung der Gelenke, Pfötchenstellung der Hände (Finger in Beugestellung verkrampft, Daumen eingeschlagen), Spitzhohlfuß oder Spitzklumpfuß, Subluxationen, Intelligenzdefekte, Speicheln, verwaschene Sprache, bei der Hemiplegie gelegentlich auch epileptische Anfälle.

Bei *Erwachsenen* kommen spastische Lähmungen bei den verschiedenartigsten Erkrankungen vor, zum Beispiel nach Wirbel- bzw. Rückenmarkverletzungen, bei Wirbelkaries (Kompressionsmyelitis usw.), bei Skoliosen, bei Syringomyelie, bei multipler Sklerose, bei FRIEDREICHscher Ataxie, nach Apoplexie. Durch entsprechende Behandlung des Grundleidens wird hier schon manches zu bessern oder werden die Spasmen zu beseitigen sein.

Die *Therapie* der spastischen Lähmung hat zum Ziel die *Verhütung oder die Beseitigung der Kontraktur* und die *Schwächung des spastisch erregten Muskels* zur Besserung der Funktion der spastisch gelähmten Gliedabschnitte. An *konservativen Maßnahmen* stehen uns zur Verfügung: manuelle Redressionen, Massagen, Übungen, Schienen, Nachtschienen, Apparate (evtl. mit redressierenden Gummizügen); bei schwer zu beseitigenden Kontrakturen kommt die Quengelbehandlung in Frage, sonst Redression in Narkose mit Apparat, dabei evtl. Kombination mit Tenotomien oder Myotomien – beim LITTLE zum Beispiel ist ein sehr häufig notwendiger Eingriff die Tenotomie der Oberschenkeladduktoren mit anschließender Lagerung in der Spreiz-Gipsliegeschale; sonst *operative Eingriffe* wie Sehnenverpflanzungen, Arthrodesen in günstiger Gelenkstellung, Keilosteotomien; schließlich Eingriffe am Nerven, vor allem die STOFFELsche Operation mit Resektion eines Teiles des den spastischen Muskel versorgenden Nerven, oder die FÖRSTERsche Operation mit intra- oder extraduraler Resektion der hinteren sensiblen Rückenmarkswurzeln zur Unterbrechung des Reflexbogens und Aufhebung der gesteigerten Muskelerregbarkeit. Bei Spasmen der oberen Extremitäten werden die sensiblen Wurzeln von C 4, C 5, C 7, C 8 und D 1, bei Spasmen der unteren Extremitäten die hinteren Wurzeln von L 2, L 3, L 5 und S 2 durchtrennt und reseziert. Der FÖRSTER ist eine eingreifendere Operation, die nur bei schwersten Formen des LITTLE, eher noch bei sonst nicht beeinflußbaren spastischen Lähmungen Erwachsener, zum Beispiel bei multipler Sklerose oder bei Kompressionsmyelitis, in Frage kommt.

Nach allen operativen Eingriffen ist eine *intensive Nachbehandlung* mit Schienen, Gipsschalen, Apparaten, Übungen und Massagen über lange Zeit durchzuführen, um das gewonnene Resultat zu erhalten oder noch zu verbessern. Der Kampf gegen die Spasmen ist mit der Operation nicht beendet und erfordert viel Geduld vom Kranken und vom Arzt!

2. Spinale Kinderlähmung

Diese Krankheit, die Poliomyelitis anterior acuta, auch HEINE-MEDINsche Krankheit genannt, ist der Prototyp, der durch Rückenmarkschädigung verursachten schlaffen Lähmung von einzelnen Muskeln oder von Muskelgruppen. Ein ultravisibles Virus gelangt durch die Schleimhaut des Nasen-Rachen-Raumes oder des Darmes in den Körper, macht die Erscheinungen eines fieberhaften Infektes und ruft ein Ödem des Rückenmarks, eine Schädigung der motorischen Vorderhornganglienzellen und damit plötzlich einsetzende schlaffe Lähmungen hervor. Die motorischen Ganglienzellen werden teilweise zerstört, teilweise aber nur durch den Druck des entzündlichen Ödems außer Funktion gesetzt; im zweiten Falle können sich die Lähmungen nach Resorption des Ödems verhältnismäßig rasch zurückbilden.

Die Krankheit kann sporadisch oder epidemisch auftreten. Die Art der Ansteckung und Übertragung ist noch nicht sicher bekannt. Meist erkranken Kinder, aber auch Erwachsene können betroffen werden. Wir unterscheiden *vier Stadien:* das *präparalytische Stadium*, das *akute paralytische Stadium*, das *Reparationsstadium* und das *Stadium der bleibenden Lähmungen*. Die beiden ersten Stadien bekommt der Orthopäde im allgemeinen nicht zu Gesicht. Sie sind Gegenstand interner Diagnostik und Behandlung und sollen hier nur gestreift werden. Hingewiesen sei auf die günstigen Erfahrungen mit Rekonvaleszentenserum oder mit Blutinjektionen von den Eltern im präparalytischen Stadium, auf die Behandlung des paralytischen Stadiums mit der Vakzinetherapie nach Fritz Munk, mit Glykokoll, mit Vitamin B_1 und E, auf die Notwendigkeit, in diesem zweiten Stadium die Motorik des Kranken auf ein Minimum zu reduzieren, um den Stoffwechsel der motorischen Vorderhornganglien zu drosseln; aus diesem Grunde wird von mancher Seite die Strychninbehandlung eingeschränkt oder abgelehnt (Hennoch, Joppich, Tietze), vor einer zu zeitigen Aktivierung der durch das Virus angegriffenen bzw. zerstörten Vorderhornganglien durch Übungs- oder Elektrotherapie gewarnt und ein „tatenloses“ Intervall von mindestens 2–3 Wochen verlangt.

Die Muskeln der unteren Gliedmaßen sind häufiger gelähmt als die der oberen oder die des Rumpfes. An den Beinen sind am meisten die Fußstrecker und der Quadriceps betroffen, am Arm der Deltoideus. Es kommt zur *Atrophie der gelähmten Muskeln*, evtl. mit teilweiser oder gänzlicher elektrischer Unerregbarkeit und mit Entartungsreaktion. Die Reflexe fehlen. Die Gliedmaßen, vor allem die Beine, zeigen oft auch eine *Hautatrophie*, eine livide *Verfärbung* mit Kälte und eine *Neigung zur Geschwürsbildung* infolge der Durchblutungsstörung, welche gelegentlich auch ein *Sudecksches Syndrom* auslösen kann. Trifft die Kinderlähmung eine Gliedmaße in den ersten Wachstumsjahren, so kann eine *Wachstumsstörung* eintreten und eine *Verkürzung* der ganzen Extremität die Folge sein. Bei nicht sachgemäßer Vorbeugung mit Lagerung, Schienen oder Apparaten entstehen infolge Überwiegen der nicht gelähmten Antagonisten *paralytische Kontrakturen*, zum Beispiel die Hüft- oder Kniebeugekontraktur, der kontrakte Lähmungsplattfuß, -spitzfuß, -klumpfuß oder -hackenfuß, das X-Bein oder das Genu recurvatum. Bei Lähmung aller an einem Gelenk ansetzenden Muskelgruppen kommt es zum *Schlottergelenk* (am häufigsten an Fuß, Schulter, Knie), zu *Luxationen* und *Subluxationen*, durch Lähmung der Rückenstreckmuskulatur zur *Skoliose*, die sich fixieren und zum Rippenbuckel, zur *Kyphoskoliose*, führen kann. Aus all diesen Folgezuständen der Muskellähmungen entstehen erhebliche Körperbehinderungen, Geh- und Stehunfähigkeit usw.

Das Ziel der orthopädischen Behandlung im Reparationsstadium ist die Verhütung der Überdehnung (= Distraktur) gelähmter Muskeln und der Entstehung von Kontrakturen sowie die Pflege gelähmter Muskeln zwecks besserer und schnellerer Erholung und die Hebung des Allgemeinzustandes.

Wir müssen uns immer vor Augen halten, daß bei einem überdehnten gelähmten Muskel die Erholung und Wiederherstellung der Leitfähigkeit seines Nerven viel schwerer ist und länger dauert als beim nicht überdehnten Muskel. Auch wenn der

Nerv sich erholt hat, vermag der überdehnte Muskel niemals die ihm obliegende Leistung zu vollbringen! *Überdehnung und Kontrakturen werden verhindert durch Lagerung der Gliedmaßen und Gelenke in entspannender Mittelstellung oder gar Überkorrektur der Gelenkstellung entgegengesetzt der zu erwartenden Kontraktur*, also zum Beispiel bei Lähmung der Dorsalflexoren des Fußes und Gefahr der Entwicklung eines paralytischen Spitzfußes Lagerung in Hackenfußstellung, bei Gefahr der Entstehung eines Klumpfußes Lagerung in Valgusstellung usw. Wir verwenden am liebsten *Gipsliegeschalen*; auch *Lagerungsschienen* kommen in Frage. Bei ausgedehnten, auf Gesäß und Rumpf übergreifenden Lähmungen muß eine durchgehende große Gipsliegeschale für Beine, Becken und Rumpf angefertigt werden, wodurch eine Hüftbeugekontraktur und eine Skoliose verhütet werden kann. Zum mindesten ist bei völliger und längerer Bettlägerigkeit darauf zu achten, daß der Kranke mit Gesäß und Rücken auf einer festen Unterlage liegt (Querbretter unter glatte, harte Matratze). Bei Lähmung des Deltoideus legen wir einen *Abduktions-Thorax-Armgips* an oder lassen eine *Abduktionsschiene* tragen, die zu Übungen usw. abgenommen werden kann. Besteht Gehfähigkeit, dann können wir zur Verhütung von Kontrakturen und Hebung der Geh- und Stehfähigkeit die Liegeschalen bzw. Nachtliegeschalen mit längs aufgeschnittenen und angewickelten *Gipshülsen*, zum Beispiel bei isolierter Quadricepslähmung, mit *Schienenschellenapparaten* oder mit einem *Stützkorsett* vertauschen. Solche Apparate müssen auch, wenn nicht auf operativem Wege eine Änderung des Zustandes zu erreichen ist, im Stadium der bleibenden Lähmungen getragen werden.

Zur *notwendigen Pflege der gelähmten Muskeln* gehören tägliche *passive* und, soweit möglich, *aktive Bewegungs- und Widerstandsübungen*, *Massagen*, *Unterwassermassagen*, *warme Bäder*, *Heißluft*, *Übungen unter Wasser*, im Gehbad u. dgl., *Schwimmen*. Die *Elektrotherapie* wird zwar teilweise abgelehnt, weil sie entbehrlich sei und bei Kindern Nervosität erzeuge; wir wenden sie aber doch regelmäßig und, wie wir glauben, mit gutem Erfolg an, und zwar in Form des faradischen Schwellstromes (Gerät „FAS“, „Schwellikont“ oder „Gymnostat“).

Da häufig Unklarheiten über die *Wirkungsweise elektrischer Ströme* im Körper bestehen, sei auf einige Einzelheiten hingewiesen, die allerdings das Studium und die Beachtung genauer Vorschriften und Anleitungen für die Ausführung der Elektrotherapie an anderer Stelle nicht ersetzen können. Der galvanische Strom, ein konstanter Gleichstrom verschiedener Spannung und Stärke, ruft eine aktive Hyperämie hervor, wirkt tonisierend auf gelähmte Muskeln, aber auch beruhigend und schmerzlindernd. Galvanische Ströme, mit denen man sich, wie bei jeder Elektrotherapie die Intensität langsam steigernd, vorsichtig einschleichen muß, sind indiziert bei Rheuma, Muskelhärten, Arthrosen und in ganz geringer Stärke auch bei spastischen Lähmungen, zum Beispiel nach Apoplexie. Besondere Behandlungsverfahren mit galvanischem Strom sind die *Elektrophorese*, das heißt das Einbringen von Substanzen in den Körper durch die Haut mittels Gleichstrom, und zwar als *Iontophorese* oder *Elektroendosmose*, das *Vierzellenbad* und das *Stangerbad*. Faradische Ströme sind Wechselströme im Frequenzbereich von 1–5000 Hertz, bei den üblichen Apparaten meist von 15–250 Hertz. Zur Anwendung kommen entweder Ströme mit gleichmäßigen Frequenzen = *Sinusströme* oder *Schwellströme*. Letztere stellen einen faradischen Strom dar, welcher mit Schließungs- und Öffnungszacken in langsamem Rhythmus regelmäßig an- und abschwillt. Wegen der dauernd abwechselnden Spannung und Entspannung der Muskulatur und der besonderen Reizwirkung auf den Muskel hat man bei der Anwendung des Schwellstromes und seiner Wirkung auf den Muskel auch von „Elektrogymnastik“ gesprochen (ADAM). Die Wirkung auf den Muskel ist eine ausgezeichnete; regelmäßige Kontraktionen werden erzeugt, ganz gleich ob der Reiz am Nerven oder am Muskel einwirkt. Die Indikation zur Anwendung faradischer Ströme, insbesondere des heute fast ausschließlich gebräuchlichen Schwellstromes, geben vor allem schlaffe Lähmungen ab. Noch intensiver, aber oft zu stark, wirkt die Kombination von galvanischem und faradischem Strom, die sogenannte Galvano-Faradisation. Hierbei ist, wie bei allen anderen Arten der Elektrotherapie, zu beachten, daß man sich mit langsam gesteigerter Intensität einschleicht und auch die Zeit der Anwendung vorsichtig dosiert, von 2 auf 10—20 Minuten steigert und bei sichtlicher Ermüdung bzw. Erholung der Muskulatur mit Intensität bzw. Dauer heruntergeht.

Die *Allgemeinbehandlung* hat eine Roborierung des ganzen Körpers und des Nervensystems sowie eine Tonisierung der Muskulatur zum Ziel. In Frage kommen Solbäder, Höhensonne, Vitamin B, C und D, kleine Strychnindosen, am besten in Form von Movellan.

Das dritte Stadium der bleibenden Lähmungen beginnt etwa 1–$1^1/_2$ Jahre nach Ausbruch der Krankheit. Die Muskeln, die sich bis dahin nicht erholt haben, bleiben gelähmt. Allerdings ist von mancher Seite behauptet worden, daß Lähmungen noch bis zu fünf Jahren nach Beginn der Krankheit reversibel seien und daß man so lange unter weiterer Übungs- und Elektrisierungsbehandlung mit Wiederkehr der Funktion rechnen könne, wenn der Muskel vom Nerven aus noch erregbar sei. So späte Erholungen der Muskelfunktion sind sicher die Ausnahme. Im allgemeinen sehen wir nach $1^1/_2$ Jahren keine Wiederkehr der Funktion mehr. Ebenso wie im Reparationsstadium erhalten wir auch jetzt Aufschluß über die gelähmten Muskeln und das Ausmaß der Lähmung durch die klinische und elektrische Untersuchung (funktionelle Prüfung jedes einzelnen Muskels, elektrischer Muskelstatus durch Reizung mit galvanischem und faradischem Strom von Muskel- und Nervenpunkten aus).

Voraussetzung für die weitere Behandlung im dritten Stadium ist die *Beseitigung evtl. vorhandener Kontrakturen* mit Quengeln, Etappenredressement in Narkose, Tenotomien verkürzter Sehnen oder Osteotomien (vgl. Kapitel über Kontrakturen S. 197). Lediglich einen kontrakten Spitzfuß soll man bestehen lassen, soweit er zum Ausgleich einer Beinverkürzung günstig und notwendig ist. Gelegentlich erholen sich nach unblutiger Redression eines kontrakten und deformierten Gelenkes oder Fußes die bis dahin überdehnten gelähmten Muskeln noch und werden wieder funktionstüchtig.

Um den endgültigen Muskelausfall auszugleichen und störende, evtl. Schwielen verursachende oder völlig das Gehen und Stehen verhindernde Fehlhaltungen und Funktionsstörungen zu korrigieren, gibt es im wesentlichen folgende Möglichkeiten:

1. Führende und gelenkfeststellende oder gelenksperrende Schienenschellenapparate.
2. Sehnenverpflanzungen, Sehnenverlängerungen, Tenodesen.
3. Osteotomien, Arthrodesen, Arthrorhisen.

Die moderne Orthopädie arbeitet unter der Devise „*Los vom Apparat*". In vielen Fällen ist der Apparat aber unentbehrlich, weil operative Maßnahmen entweder aus irgendeinem Grunde nicht möglich sind oder nicht ausreichen oder abgelehnt werden.

Sehnenverpflanzungen haben nur Aussicht auf Erfolg, wenn der kraftspendende Muskel oder mehrere Muskeln wirklich die Funktion des gelähmten ersetzen können, z. B. ist der Ersatz des gelähmten Quadriceps durch Überpflanzung der Sehnen des M. biceps femoris und des M. semitendinosus auf die Patella nicht immer ausreichend, meist aber doch wesentlich funktionsverbessernd und apparatsparend; oder Verpflanzung des funktionstüchtigen M. tibialis anterior beim Lähmungsklumpfuß auf den lateralen Fußrand in eine Periosttasche oder Knochenrinne des Cuboid (kombiniert mit Keilosteotomie aus der lateralen Fußwurzel und auch mit lateraler subtalarer Arthrodese) im allgemeinen mit gutem Erfolg; oder Verpflanzung eines Peroneus, evtl. gleichzeitig des Ext. hall. long. auf den Tibialis anticus beim Lähmungsplattfuß, kombiniert mit der Arthrodese des Talo-naviculare- oder des Naviculare-cuneiforme-Gelenks, meist auch mit medialer subtalarer Arthrodese, gute Erfolge; oder der Ersatz des Triceps surae beim Lähmungshackenfuß durch den Tibialis posticus oder einen Peronaeus oder durch beide, kombiniert mit subtalarer Arthrodese und Keilosteotomie aus dem Calcaneus mit der Basis nach hinten, mit wechselndem Erfolg. Die *Tenodese* allein behält ihre zunächst günstige Wirkung meistens nicht für die Dauer, sondern sie gibt nach. Wir verwendeten sie zum Beispiel früher als „Aufhängetenodese" beim reinen Lähmungsspitzfuß (Sehne des gelähmten Tibialis anticus gut handbreit oberhalb von der Knöchelgabel am Übergang vom Muskel durchtrennt, das distale Ende durch einen queren Bohrkanal der Tibia hindurchgezogen und unter Überkorrektur des Spitzfußes schleifenförmig in sich vernäht). Jetzt pflegen wir die Tenodese nur mit anderen operativen Maßnahmen kombiniert auszuführen, zum Beispiel beim paralytischen Spitzfuß zusammen mit der hinteren Arthrorhise des oberen Sprunggelenks; oder beim Lähmungsschlotterfuß kombiniert mit der Tenodese eines Peronaeus an derselben Stelle, mit der hinteren Arthrorhise des oberen Sprunggelenks, mit der Arthrodese im Talo-naviculare- oder Naviculare-cuneiforme-Gelenk und mit subtalarer Arthrodese. *Osteotomien* sind am häufigsten am Fuß aus der Fußwurzel beim paralytisch-kontrakten Knickplatt- oder Klumpfuß erforderlich, sonst als Umstellungsosteotomien zur Stellungsverbesserung oder Schwerpunktverlagerung, zum Beispiel subtrochantere Osteotomie bei Hüftgelenkskontrakturen oder supracondyläre Osteotomie bei der Kniebeugekontraktur. Die Anwendungsmöglichkeit der *Arthrodese* ist sehr vielseitig; am häufigsten machen wir sie am Fuß an den verschiedensten Gelenken und Stellen, meist in Kombination mit anderen Verfahren, wie eben erwähnt; sonst führen wir eine Arthrodese nicht selten am Knie-, Ellenbogen- und Schultergelenk aus – meist in Form der Entknorpelungsarthrodese mit dem Ziele völliger ossaler Versteifung und Verschmelzung der Gelenkenden. Bei der irreparablen Deltoideuslähmung und dem Schlottergelenk der Schulter wirkt die Arthrodese funktionell nicht versteifend, sondern im Gegenteil bewegungsfördernd, weil nun der Arm mit dem versteiften Schultergelenk und der Scapula, also mit dem gesamten Schultergürtel gegen den Thorax bewegt und bis zur Horizontalen eleviert werden kann. Arthrodesen der großen Gelenke soll man nicht vor Abschluß des Wachstumsalters ausführen; nur am Schultergelenk kann man sie schon nach dem 10. Lebensjahr anwenden.

Nach allen operativen Eingriffen ist die *Nachbehandlung* von entscheidender Bedeutung, ganz besonders nach Sehnenverpflanzungen, zu deren Erfolg das willensmäßige Mitmachen des Kranken zwecks Umstellung der Funktion erforderlich ist; deshalb darf man Sehnentransplantationen nicht im frühen Kindesalter ausführen, sondern erst nach dem 7.–8. Lebensjahr. Nach Tenodesen, Osteotomien, Arthrodesen und Arthrorhisen muß für eine gewisse Zeit noch eine Schienenhülse oder ein Schienenschellenapparat getragen werden, um das Ergebnis zu halten und ganz zu festigen.

3. Periphere Nervenlähmungen

können die verschiedensten Ursachen haben, *am häufigsten ist eine traumatische Nervenschädigung*, und zwar entweder durch direkte Verletzung mit *teilweiser oder völliger Durchtrennung des Nerven* bei Stich-, Schnitt- oder Schußwunden oder durch Mitverletzung des Nerven bei Frakturen und Luxationen; weiter sehen wir *Zug- oder Druckschädigung* durch Callusbildung, Exostosen, Tumoren, zu enge Verbände, Schienen- oder Gipsdruck (besondere Gefährdung des N. peronaeus am Fibulaköpfchen, deshalb tägliche Kontrolle der Zehenbewegungen bei Beingipsen oder auf BRAUNscher Schiene!), nach Korrektur von Kontrakturen; ferner gibt es nicht so selten Nervenlähmungen *infolge Neuritis oder Polyneuritis* nach Infektionskrankheiten, zum Beispiel nach Diphtherie, oder *durch Intoxikationen* (Blei, Alkohol).

Der betroffene Nerv und das *Ausmaß der Lähmung* wird *durch die klinische und elektrische Untersuchung* festgestellt. Bei Kenntnis der Versorgungsgebiete der einzelnen Nerven macht das keine Schwierigkeiten. Bei der klinischen Untersuchung muß auf motorische und sensible Ausfallserscheinungen geachtet werden. Zur elektrischen Prüfung: Bei totaler Nervendurchtrennung ist die galvanische und faradische Erregbarkeit der Muskulatur bei Reizung vom Nerven aus aufgehoben. Die faradische Muskelerregbarkeit hört kurze Zeit nach völliger Leitungsunterbrechung des Nerven auf, die galvanische ergibt zunächst noch eine partielle oder totale Entartungsreaktion, um allmählich mit zunehmender Atrophie und bindegewebiger Veränderung der Muskeln auch zu verschwinden.

Zu berücksichtigen ist bei der peripheren Nervenlähmung, daß der verletzte oder sonst geschädigte Nerv eine *große Regenerationskraft* besitzt, so daß wir bei genügend langem Zuwarten und unter Ausschöpfung der konservativen Behandlungsmittel häufig noch eine weitgehende oder totale Wiederherstellung der Funktion erleben können. Deshalb nach Feststellung der Nervenläsion – abgesehen von der primären Naht des frisch verletzten und durchtrennten Nerven – zunächst für lange Zeit, das heißt für $^1/_4$–$^1/_2$ Jahr, *konservative Behandlung*: Elektrogymnastik mit Schwellstrom, Massagen, zur Verhütung von Überdehnungen und Kontrakturen passive und sobald wie möglich aktive Bewegungsübungen und Schienen- oder Gipslagerung in Mittelstellung oder oft besser in Überkorrekturstellung wie bei der poliomyelitischen Lähmung, zum Beispiel Schulterabduktionsschiene, Radialis- und Fingerschienen, Peronaeusschiene.

Tritt bei traumatischen Schädigungen unter der konservativen Behandlung innerhalb von 6–8 Monaten keine Regeneration der Nervenfunktion ein, so muß – bei einwandfrei totaler Durchtrennung evtl. schon früher – die *Neurolyse* (mit elektrischer Nervenreizung während der Operation) oder die *Nervennaht* ausgeführt und nach Wundheilung die eben erwähnte konservative Behandlung bis zur Erholung der Nervenfunktion wieder angeschlossen werden.

Kommt eine Erholung und Wiederherstellung der Funktion nach 1–2 Jahren nicht zustande, dann treten, genau so wie bei bleibenden Lähmungen nach Poliomyelitis, *orthopädisch-chirurgische Maßnahmen* in ihr Recht, zum Beispiel *Sehnentransplantationen*, *Tenodesen*, *Arthrodesen*, *Arthrorhisen*, *Osteotomien*; in anderen Fällen muß man aus besonderen Gründen – schlechte Aussicht auf Funktionsverbesserung oder Ablehnung der Operation – von operativen Eingriffen absehen und mit *orthopädischen Hilfsmitteln* (*Schienen*, *Apparate*, *Peronaeusschuh*) sein Auskommen finden.

Hinsichtlich der orthopädischen bzw. orthopädisch-chirurgischen Versorgung seien *die häufigsten und wichtigsten peripheren Nervenlähmungen* erwähnt.

Die angeborene oder unter der Geburt erworbene sogenannte ERBsche Lähmung durch Schädigung der 5.–6. Zervikalwurzel = angeborene Schulterlähmung wurde schon besprochen (siehe S. 112). Eine andere angeborene Lähmung ist die KLUMPKEsche Lähmung von Hand und Fingern durch Wurzelschädigung des unteren Plexus brachialis. Bei ihr muß, wenn die Schienung der Hand und der Finger in Beugestellung über 2–3 Monate versagt, der Plexus evtl. freigelegt, genäht oder gelöst werden.

Eine totale Ischiadikuslähmung kommt außer durch Schußverletzung kaum vor. Häufiger ist die Peronaeuslähmung. Bei totaler Lähmung resultiert der Spitzklumpfuß, bei partieller der Spitzfuß mit Steppergang. Die *Behandlung* besteht entweder *in Verordnung eines Peronaeusschuhes oder in operativer Korrektur* – Aufhängetenodese mit Tib. ant. und einem Peronaeus, hintere Arthrorhise des oberen Sprunggelenkes und Arthrodese des unteren Sprunggelenkes; eine aktive Kraftübertragung eines abgespaltenen Teiles der Achillessehne auf die Mm. peronei hat sich nicht recht bewährt. Bei totaler Ischiadikuslähmung sehen wir nicht selten hochgradige kapilläre *Durchblutungsstörungen des Unterschenkels und des Fußes* mit hartnäckigen trophischen Ulzera und drohenden Zehennekrosen. Hierbei können wir die sonst oft notwendige Amputation vermeiden und Besserung bzw. Heilung herbeiführen durch die *lumbale Grenzstrangresektion.*

Am Arm sehen wir am häufigsten die Radialislähmung nach Oberarmbrüchen oder Oberarmverwundungen, vor allem nach Schußbrüchen, weil der Radialis in der Mitte des Humerus dem Knochen dicht anliegt und sich um ihn herumwindet. Die „*Fallhand*" ist typisch für diese Lähmung; die Streckung der Hand im Handgelenk und der Finger in den Grundgelenken ist nicht möglich, auch der Daumen kann weder gestreckt noch abduziert werden; dagegen können die Mittel- und Endglieder durch die vom Ulnaris versorgten Interossei und Lumbricales noch dorsalflektiert werden. Der Faustschluß ist kraftlos, und die Finger besitzen nicht die volle Greiffähigkeit. Die das Handgelenk in mittlerer Streckstellung von 150° fixierende und evtl. noch mit Streckfederzügen für die Fingergrundglieder versehene *Radialisschiene* kann man sehr schön entbehren, wenn man eine *Perthesplastik* ausführt. Für diese Plastik sind von verschiedenen Seiten Abänderungs- und Vereinfachungsvorschläge gemacht worden (Sudeck, Stoffel, Hass, K. H. Bauer und andere). Das Prinzip dieser Plastik ist folgendes: Tenodese des Handgelenks in mittlerer Dorsalflexion mit den Sehnen des Ext. carpi radialis longus und brevis, Benutzung des Flexor carpi ulnaris als Kraftspender für die vier gemeinsamen Fingerstrecker und Verwendung des Flexor carpi radialis als Kraftspender für die drei langen Daumensehnen. Die Abänderungsvorschläge halten vor allem die Handgelenkstenodese für überflüssig und sogar für ungünstig, weil die Dorsalflexion der Hand von den auf die Finger- und Daumenstrecker überpflanzten Flexoren mit übernommen würden und weil die für manche Tätigkeit, zum Beispiel für das Fassen feiner Gegenstände, notwendige Volarflexion der Hand nach der Tenodese nicht mehr möglich sei; im übrigen betreffen die Variationen der Plastik die Art und Verteilung der Anheftung an die Strecksehnen, die von manchen durchtrennt, von anderen wieder nicht durchtrennt werden. Stoffel verwendet außer dem Flex. carp. rad. und uln. noch den M. flex. digit. subl. des Mittelfingers, den er als Kraftspender für den Abductor pollicis longus und Ext. poll. brevis verwendet. Den Ext. poll. longus übernimmt als Kraftspender außer dem Ext. digit. comm. noch der Flex. carp. uln., während der Flex. carp. rad. auf den Ext. carp. rad. brevis aufgesteppt wird und somit als Kraftspender für die Dorsalflexion der Hand dient. Es ist erstaunlich, wie gute funktionelle Resultate die Perthes-Plastik ergibt und wie schnell die Operierten nach Abnahme des vier Wochen liegenden Gipsverbandes „umlernen".

Die isolierte Medianuslähmung ist nicht häufig: Die hohe Nervenverletzung am Oberarm führt zu Verlust der Beugefähigkeit und der Opposition des Daumens sowie der Beugung von Zeigefingermittel- und -endglied. Die distale Verletzung dicht oberhalb vom Handgelenk, meist durch Schnittverletzung, besonders bei frustranen Suizidversuchen mit einem Messer oder Rasiermesser, führt zum Verlust der Oppositionsfähigkeit des Daumens, die allein auch schon sehr störend und hinderlich, aber durch Transplantation eines Daumenstreckers oder nach Steindler durch Verpflanzung des radialen Anteils des M. flex. poll. long. auf die radiale und Streckseite des Daumengrundgliedes zu beheben ist. Auch eine Resektion und Bolzung des Carpometacarpalgelenkes des Daumens wurde zur Verbesserung der Daumenfunktion vorgeschlagen (WITT). Sonst dienen als Kraftspender der M. ext. carp. rad. long. und der M. flex. carp. uln., verpflanzt auf die Sehne des M. flex. poll. long. bzw. des M. flex. digit. comm. superficialis. Die kombinierte Medianus-Ulnaris-Lähmung ist viel schwieriger plastisch zu versorgen. Als Kraftspender dient der Ext. carp. rad. long., der auf den M. flex. digit. comm. und den M. flex. poll. long. genäht wird.

Die Ulnaris-Lähmung verursacht durch den Ausfall der Interossei und der Lumbricales eine Hyperextension der Fingergrundglieder und eine starke Beugung der Mittel- und Endglieder und damit die sogenannte *Krallenhand*. Durch Schienung ist nichts zu erreichen. Zur Sehnenplastik kommt nur die von WITTEK angegebene Methode der Verpflanzung der geteilten und nach volar luxierten Fingerstrecksehnen auf die Grundphalangen der Finger in Frage.

Die Serratuslähmung, eine Folge von stumpfer Gewalteinwirkung mit Schädigung des N. thoracalis longus, ist gekennzeichnet durch das flügelartige Abstehen des Schulterblattes (*Scapula alata*). Der Arm kann nur bis zur Horizontalen gehoben werden. Eine Bandage, nach Art einer 8 die Schulter umgreifend, nützt nicht viel und ist lästig. Zum plastischen Ersatz des M. serratus ant. ist der M. pectoralis major oder der M. teres major verwendet worden, oder man hat das Schulterblatt mit einer Drahtnaht an den Rippen fixiert.

Die Trapeziuslähmung ist bedingt durch eine Schädigung des N. accessorius, welche meistens vom Arzt verursacht wird, sich aber oft gar nicht vermeiden läßt, zum Beispiel bei der Exstirpation eines tuberkulösen Halslymphoms oder anderer Tumoren in der Hals-Schulter-Region. Sie führt zu einer Fehlstellung und Störung der Beweglichkeit des Schulterblattes und damit zu einer Funktionsstörung des Armes mit Einschränkung der Seitwärtshebung über die Horizontale. *Operative Maßnahmen* zur Stellungsverbesserung der Skapula und damit zur Funktionsverbesserung des Armes bestehen entweder in *starrer Fixierung der Skapula* in der Stellung, wie sie zum maximalen Seitwärtsheben des Armes notwendig ist, das heißt in Elevation des lateralen oberen Angulus articularis (Fixierung entweder mit Drahtnähten an den Rippen oder mit Periostnähten an der medialen Rückenmuskulatur und den Dornfortsätzen oder mit Faszienstreifen oder Seidenzügel an der tiefen Rückenmuskulatur bzw. an der Wirbelsäule oder an den Dornfortsätzen). Oder es kommt eine *aktive Muskelplastik* in Frage, wobei der M. latissimus dorsi, bzw. ein Teil desselben, oder der M. levator scapulae (nach PERTHES) Verwendung findet und, auf das Acromion verpflanzt, als Heber des Angulus articularis scapulae wirkt. M. LANGE verpflanzt den M. levator scapulae und den M. rhomboideus vom medialen zum lateralen Schulterblattrand.

Die Axillarislähmung mit Lähmung des M. deltoideus erfordert als einzig wirksame Maßnahme die Arthrodese des Schultergelenkes.

n) Progressive Muskeldystrophie

Die Pathogenese dieses *erbbedingten Muskelleidens* ist noch nicht geklärt (Nebennierenschädigung? Zwischenhirnregulationsstörung?). Es stellt eine im Kindesalter beginnende, allmählich zunehmende *Muskelschwäche mit Muskelatrophien* dar. Befallen sind zunächst und hauptsächlich die Beckenmuskulatur (watschelnder Gang und Lordose infolge Glutäusschwäche), die Schultermuskulatur und die Rückenstrecker (Entwicklung einer Kyphose und Skoliose).

Therapeutisch sind wir ziemlich machtlos. Das Leiden schreitet trotz aller Maßnahmen fort, die Prognose ist infaust. Während die physikalische Behandlung sowie die früher als gut wirksam bekannten Mittel wie Glykokoll, Vitamin E, Colchicin, Prostigmin versagt haben, wurden in jüngster Zeit drei neue Behandlungsmethoden als aussichtsreich mitgeteilt, und zwar die perorale Verabreichung von täglich 3–5 g Glutaminsäure (nach BRUGSCH), die kombinierte Gabe von täglich 450 mg Vitamin C per os oder 1 g Vitamin C i.v. mit Injektionen von 10 mg Cortiron aller 5 Tage (nach TEWES, in der Annahme eines ursächlich wirkenden Nebennierenrindenausfalls) sowie schließlich die Resektion des Karotissinusnerven und von Teilen des Paraganglion caroticum (nach MEURER, der als Ursache eine Zwischenhirnregulationsstörung annimmt).

Die *orthopädische Behandlung* ist rein symptomatisch und besteht in Verhütung oder Beseitigung von Kontrakturen mit den üblichen Mitteln, in Verordnung von Stützapparaten oder eines Stützkorsetts und endlich in einer Pflege und Kräftigung der Muskulatur durch Massagen und Übungen. Elektrotherapie ist wegen zu starker Belastung nicht angezeigt.

o) Ischiassyndrom

Die *Ischias* ist ein klinisches Syndrom, welches durch *neuralgische Beschwerden im Bereich der zum Plexus lumbosacralis gehörigen sensiblen Nerven* gekennzeichnet ist. Dabei sind einmal mehr die lumbalen, einmal mehr die sakralen Wurzelnerven beteiligt. Es können sensible und motorische Ausfälle, evtl. nur in Form einer Reflexstörung (Abschwächung oder Fehlen des Patellar- oder Achillessehnenreflexes) vorhanden sein, während ausgesprochene Lähmungen selten sind. Es besteht immer eine Schmerzhaftigkeit des N. ischiadicus in seinem Wurzelgebiet und in seinem Verlauf mit Druckschmerz besonders an der Austrittsstelle des Nerven aus dem kleinen Becken, im Bereich der Gesäßfalte, in der Kniekehle und an der Außenseite des Unterschenkels, an der äußeren Knöchelgegend und am lateralen Fußrücken, also im Verlauf des N. surae lat. und med. Eine passive Dehnung des Nerven erzeugt stärkere Schmerzen. Ausdruck dieser Tatsache ist das positive LASÈGUEsche Zeichen, das heißt schmerzhafte Einschränkung der Beugung des im Kniegelenk gestreckt gehaltenen Beines, dabei Schmerzen im Verlauf des N. ischiadicus bis zu seiner Wurzel, oder das THOMSENsche Ischiaszeichen: In Rückenlage Hüftbeugung des kranken Beines um 70–80°, gleichzeitig leichte Abwinkelung im Kniegelenk auf etwa 150°, dann passive Dorsalflexion des Fußes, wobei der N. ischiadicus in der Mitte der Kniekehle sicht- und fühlbar hervortritt. In dieser Stellung wird der Nerv wie eine Saite umkrallt und plötzlich wieder losgelassen. Bei der Ischias wird ein heftiger, nach proximal und distal ausstrahlender Schmerz angegeben. Man kann mit dem THOMSENschen Zeichen evtl. Simulanten entlarven, indem man statt des Ischiadicus die Beugesehnen der Kniekehle anreißt.

Eine länger bestehende oder mehrfach rezidivierende Ischias führt öfters zu Entlastungshaltungen der Lendenwirbelsäule, zur *Scoliosis ischiadica*, die entweder nach der gesunden Seite konvex (= homologe Skoliose) oder nach der kranken Seite konvex (= heterologe Skoliose) ist. Die Seitenneigung kann auch wechseln! Die Lendenwirbelsäule zeigt meist eine Aufhebung der normalen Lordosierung und wird schmerzhaft steif gehalten.

Bevor wir eine Ischias annehmen, müssen wir differentialdiagnostisch Erkrankungen der unteren Lendenwirbelsäule, des Beckens und des Hüftgelenkes, die ischiasähnliche Schmerzen hervorrufen können, ausgeschlossen haben.

Als *Ursache des Ischiassyndroms* kommen zwei Dinge in Frage: 1. *Rheumatisch-entzündliche Vorgänge*, wahrscheinlich allergisch-hyperergischer (seröser) Natur, mit der Annahme einer echten Neuritis lumbalis oder lumbosacralis. 2. Die Caudakompression, am häufigsten bedingt durch einen Nucleus-pulposus-Prolaps. Während man früher die rheumatisch-entzündliche Genese fast ausschließlich in den Vordergrund rückte, ist in letzter Zeit die Annahme aufgekommen, daß der größere Teil der chronischen oder rezidivierenden Ischiasfälle (50–90%) durch einen Bandscheibenprolaps verursacht werde.

Die ersten Berichte über Vorwölbung von Zwischenwirbelscheiben in den Rückenmarkskanal stammen aus den Jahren 1857/58 von VIRCOW, HÄNDLE und LUSCHKA. Man glaubte damals mehr an Chondrome. Im Jahre 1909 operierte FEDOR KRAUSE den ersten Bandscheibenvorfall mit Erfolg. In Amerika operierte ADSON 1922 zum erstenmal einen Diskusprolaps. SCHMORL hat dann im Jahre 1929 das Krankheitsbild erstmals klar beschrieben, während MIXTER und BAHR 1934 die Zusammenhänge zwischen Ischias und Bandscheibenvorfall aufgezeigt und bewiesen haben. Danach sind dann in Amerika in sehr großer Zahl operative Entfernungen des prolabierten Nucleus pulposus durchgeführt und mitgeteilt worden, während in Deutschland erst in den Jahren nach dem zweiten Weltkrieg die Diagnostik und operative Behandlung des Diskusprolapses bei einer größeren Zahl von Fällen an Boden gewann, so daß nunmehr auch hier viele hundert Fälle operiert worden sind; davon legt ein ausführliches Schrifttum Zeugnis ab (KÖBCKE, WAWERSICK, STIMPFEL, PETTE, JAEGER, A. HOFMANN und andere).

Der Nucleus-pulposus-Prolaps entsteht durch traumatische Einwirkung wie Verheben, Fall auf das Gesäß oder die Wirbelsäule, nicht selten begünstigt oder allein durch Degeneration der Bandscheibe; der Vorfall befindet sich seitlich vom Lig. long. post., seltener auch median unter Beteiligung des derben Anulus fibrosus am Prolaps. 70% der Prolapse sind lateral, 20% median und 10% multipel. Am häufigsten ist der Nucleus pulposus zwischen dem 5. Lendenwirbelkörper und dem Os sacrum prolabiert, am nächsthäufigsten zwischen dem 4. und 5. Lendenwirbelkörper. Auch multiple Prolapse in verschiedener Höhe kommen vor.

Es ist hier nicht möglich, auf alle Einzelheiten der besonderen Diagnostik des Diskusprolapses einzugehen; nur die wichtigsten Punkte seien angeführt. Für das Vorliegen eines Bandscheibenprolapses spricht:

1. Das Auftreten eines Hexenschusses oder einer Ischias im Anschluß an ein Trauma oder des Rezidivs dieser Erkrankungen ebenfalls nach einem Trauma.
2. Der umschriebene Druckschmerz zwischen zwei Dornfortsätzen im Bereich des Diskusprolapses.
3. Die Ausbildung einer heterologen Scoliosis ischiadica, das heißt einer konvexen Skoliose der Lendenwirbelsäule auf der Seite und zur Entlastung der austretenden schmerzhaften Nervenwurzeln im Gegensatz zur homologen Skoliose, konvex auf der gesunden Seite, bei der Neuritis lumbosacralis infolge Schmerzkontraktur der langen Rückenmuskeln.
4. Das Versagen der physikalischen Therapie.
5. In ein bestimmtes und stets gleiches Segment ausstrahlende Neuralgien, evtl. auch segmentär auftretende Hypästhesien. Die Doppelseitigkeit dieser Symptome spricht fast sicher für Diskusprolaps.
6. Reithosen-, Hyp- oder Anästhesie, vor allem Blasen-Mastdarm-Störungen.
7. Ein erhöhter Eiweißgehalt des Liquors.
8. Eine im Röntgenbild dargestellte ein- oder doppelseitige Verschmälerung eines Zwischenwirbelspaltes. Der Röntgenbefund kann aber auch völlig negativ sein. Myelographien mit Jodipin oder Luft können gelegentlich positive Resultate ergeben, sind aber nach Ansicht der meisten Autoren nicht zuverlässig und überflüssig.

PETTE weist auf mögliche *Wechselbeziehungen zwischen Bandscheibenprolaps und Neuritis lumbosacralis* hin, denen wir unser Augenmerk schenken sollen. So kann eine Neuritis lumbosacralis die Voraussetzung für das Entstehen eines Diskusprolapses oder ein Diskusprolaps die lokale Disposition für eine neuritische Affektion schaffen.

Die Therapie der lumbosakralen Neuritis und des Bandscheibenvorfalles ist zunächst dieselbe. Selbst wenn wir auf Grund der Vorgeschichte und des Befundes mit ziemlicher Sicherheit einen Diskusprolaps annehmen müssen, führt die konservative Behandlung in vielen Fällen zu Beschwerdefreiheit und Heilung. Stichwortartig sei die Skala der therapeutischen Möglichkeiten angeführt, welche nacheinander bei Versagen der einfachen Maßnahmen zur Anwendung kommen können: Fokalsanierung; Wärmeanwendung verschiedenster Art (Heizkissen, Lichtbogen usw.), Einreibungen, Kurzwellenbestrahlung, Ultraschall, Massagen; dazu interne Mittel wie Pyramidon oder Salicylstoß, Irgapyrin i. m., Novalgin i. v. oder i. m.; parenterale Reizkörpertherapie (Viprasid u. dgl.), Fiebertherapie (Pyrifer i.v.); Röntgentiefentherapie der Wurzeln und des Ischiadicusverlaufes; weiter endo- oder perineurale Injektionen von Novocain, Impletol oder Neurischian an die Nervenaustrittsstelle aus dem kleinen Becken oder in den oberen Verlauf des N. ischiadicus, epidurale Sakralinjektionen mit 20–40 ccm 1%iger Novocainlösung oder präsakrale Novocainüberflutung nach PENDL mit 100–150 ccm physiologischer Kochsalzlösung mit $^1/_4$%igem Novocainzusatz; Dehnung des Nerven in Narkose, Resektion und Exhairese des N. surae lat. und med. nach STOFFEL bei lokalisierten Schmerzen an der Außenseite des Unterschenkels und Fußes.

Versagen die genannten Behandlungsarten, treten hartnäckige Rezidive auf, und kann man einen Nucleus-pulposus-Prolaps annehmen, dann ist die *operative Freilegung und Entfernung (Kürettage) der prolabierten Bandscheibe* durch *Hemilaminektomie* oder wohl besser durch *interlaminäre Fensterung nach* LOVE angezeigt. Hierbei wird gelegentlich nur ein verdicktes Lig. flavum gefunden, welches ähnliche Erscheinungen wie der Diskusprolaps machen und dessen Resektion ebenfalls zur Heilung führen soll. Die Operationserfolge schwanken zwischen 15 und 90%. Nach STIMPFEL entsteht nach der Operation eine Rezidivierung des Prolapses in 2–5% der Fälle; außerdem gibt es auch „falsche Rezidive" bei multiplen Prolapsen; deshalb ist gefordert worden, regelmäßig den nächsthöheren und nächsttieferen Diskus zu kontrollieren. Um Rezidive zu vermeiden und erfolgsicherer zu sein, hat man auch vorgeschlagen, den Nucleus pulposus unbedingt ganz zu entfernen und eine Verödung und Versteifung des Zwischenwirbelspaltes herbeizuführen, wodurch allerdings der Eingriff wesentlich größer gestaltet werden muß. Eine absolute Indikation zur Operation des Diskusprolapses besteht nur, wenn eindeutige Zeichen einer Kompression der Cauda equina, vor allem Blasen-Mastdarm-Störungen, vorhanden sind. Dann soll sogar so schnell wie möglich operiert werden. Sonst ist die Operation reiflich zu überlegen und nur bei Versagen der konservativen Behandlung in schweren Fällen oder bei heftigen Rezidiven auszuführen. Sind doch auch in der voroperativen Ära alle Ischiaspatienten, wenn auch oft erst nach sehr langwieriger konservativer Behandlung, letzten Endes gesund geworden.

Einer besonderen orthopädischen Behandlung – sei es ohne, sei es nach Operation eines Bandscheibenprolapses – bedarf die durch Ischias bedingte Schmerzskoliose, wenn sie sich nicht bald von allein zurückbildet. Neben gymnastischen Rumpfübungen, die übrigens auch das Zurückschlüpfen eines Bandscheibenvorfalles bewirken können, besonders wenn eine Kyphosierung der Lendenwirbelsäule dabei hervorgerufen wird, sind wir gelegentlich dazu gezwungen, die Skoliose durch Streckverbände mit der Glissonschlinge oder durch Redression in Narkose mit anschließendem überkorrigierendem Thorax-Beckengips, evtl. im Durchhang angelegt, zu bekämpfen.

p) Amputationen, Stumpfbeschwerden und Prothesen

Amputationen sind aus den verschiedensten Gründen erforderlich. Bei weitem an der Spitze stehen Kriegsverletzungen, die eine Amputation erforderlich machen. Bei allen im Kriege oder unter Feldverhältnissen sowie bei den wegen eitriger oder septischer Prozesse erforderlichen Amputationen setzen wir hier am Orte der Notwendigkeit ab, das heißt so weit distal wie möglich, und nicht am Orte der Wahl, das heißt an der Stelle, welche die beste Stumpflänge und die günstigere Voraussetzung für die prothetische Versorgung abgibt. Wir nehmen dabei bewußt in Kauf, daß später evtl. eine Nachamputation erforderlich wird. Auch fallen bei dieser Art der Amputation alle sonst gebräuchlichen komplizierteren Lappenbildungen zur Deckung des Stumpfes fort. Wir wenden entweder den *zweizeitigen Zirkelschnitt* (Weichteile in einer Ebene bis auf den Knochen durchtrennt, Knochen etwas höher abgesetzt) oder den sogenannten *Fischmaulschnitt* (Schrägdurchtrennung der Weichteile mit doppelschneidigem Amputationsmesser) an und nähen gar nicht oder legen höchstens Situationsnähte über Drains.

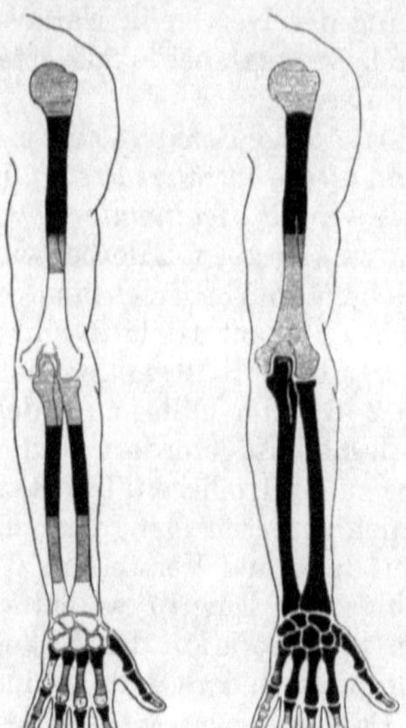

Abb. 145. Wertigkeitsschema für Amputationen an den oberen Gliedmaßen nach ZUR VERTH
a) Schema für den Kopfarbeiter
b) Schema für den Handarbeiter

Bei der Nachamputation wegen zu langen Stumpfes oder bei aseptischen Amputationen sorgen wir mit einem die Weichteile in verschiedener Höhe absetzenden oder mit einem lappenbildenden Schnitt für einen gutgepolsterten und weichteilbedeckten Stumpf. Für die zur prothetischen Versorgung *günstigste Länge des Stumpfes* gilt im wesentlichen das bekannte Wertigkeitsschema von ZUR VERTH (vgl. Abb. 145 und 146). Die wichtigsten Prinzipien sind dabei folgende: *An Fingern, Hand und Arm* muß soviel wie möglich erhalten werden, also weit distal gelegene Amputationen; gewisse Unterschiede bei Kopf- und Handarbeitern sind aus dem Schema zu ersehen, wobei noch zu bemerken ist, daß ZUR VERTH später auch die Handwurzelknochen beim Kopfarbeiter als wertvoll bezeichnet hat. *Am Fuß* müssen nach Möglichkeit die Basen der Metatarsen erhalten bleiben. Ist das nicht möglich, so bleiben am Fuß die Amputationen im LISFRANCschen oder CHOPARTschen Gelenk, welche beide Stümpfe ergeben, die zu Fehlstellungen, insbesondere zu Klump- und Spitzfußstellung neigen. Wenn dann Verpflanzungen des Tibialis anticus und Ext. hall. long. auf die laterale Fußwurzel nicht helfen, so bleibt nur der PIROGOFF übrig, und zwar entweder in seiner Originalform mit Heraufklappen des in der Mitte abgesetzten Calcaneus auf die Sägefläche der Knöchelgabel, so daß das Tubor calcanei nach vorn rückt und belastet wird, oder in einer seiner Modifikationen nach GÜNTHER und LE FORT mit Schrägabsetzung des Calcaneus oder nach SPITZY mit Extirpation des

Talus und Arthrodesierung des Calcaneus in der Knöchelgabel, so daß der Calcaneus seine gewohnte Auftrittsfläche behält. Der *Unterschenkel* wird am besten an der Grenze von oberem und mittlerem Drittel abgesetzt. Die Amputation nach GRITTI mit belastungsfähigem Stumpf durch Deckung der amputierten Femurkondylen mit daraufgelegter und an der Hinterfläche flachgesägter Patella ist heute wohl ganz verlassen, weil die prothetische Versorgung zu schwierig ist. Die günstigste Stelle für die *Oberschenkelamputation* ist zwischen mittlerem und unterem Drittel, allenfalls noch in der Mitte.

Die Hauptforderungen, die wir an eine *gute Stumpfbeschaffenheit* stellen, sind *glatte Narbenverhältnisse und gute Weichteildeckung* mit möglichst gutgepolsterter, verschieblicher und dem Stumpf seitlich aufliegender Narbe. *Der Stumpf braucht nicht tragfähig zu sein;* daher hat sich eine osteoplastische oder osteogenetische Amputation, wie sie von BIER am Unterschenkel vorgeschlagen, aber wieder verlassen wurde und wie sie in letzter Zeit am Oberschenkel, Unterschenkel und Fuß immer wieder propagiert wird (ERTL und andere), nicht durchsetzen können und erscheint überflüssig. Am kurzen Unterschenkelstumpf ist eine geringe Belastungsfähigkeit erwünscht, um ein besseres Bodengefühl und eine sichere Direktion der Prothese zu ermöglichen. Der kurze, aber wenigstens 5 cm lange Unterschenkelstumpf und der kürzeste Oberschenkelstumpf müssen erhalten werden. *Bei schlechter Weichteildeckung* ist hier eine *Lappenplastik* erforderlich, und zwar mit einem gestielten Lappen vom anderen Bein oder vom Arm oder als Rollappenfernplastik über die Hand als Zwischenpflanzstelle; auch Plastiken aus dem Stumpfrand nach BLOCK können erfolgreich sein. In seltenen Fällen ist eine Réverdinplastik ausreichend.

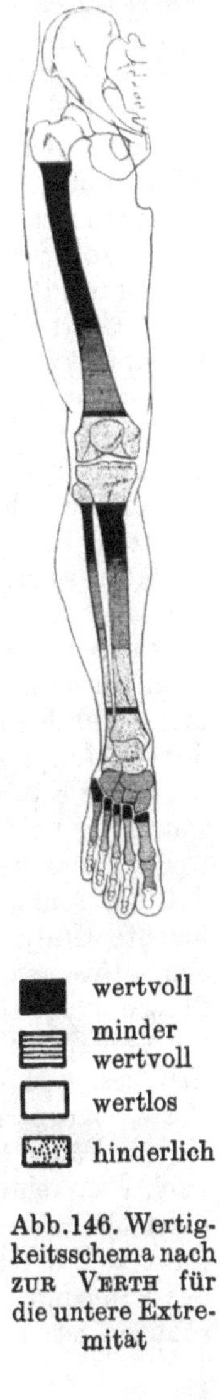

Abb. 146. Wertigkeitsschema nach ZUR VERTH für die untere Extremität

Die Nachbehandlung frischer Amputationsstümpfe, um sie prothesenreif zu machen, ist außerordentlich wichtig und besteht in festem Wickeln des Stumpfes mit einer elastischen Binde, in Stumpfmassagen und Übungen zur Verhinderung von Kontrakturen.

Kontrakturen bei Kurzstümpfen können für den Prothesenbau sehr hinderlich sein. Wir müssen sie unbedingt zu beseitigen versuchen. Besonders die Beuge- und Abduktionskontraktur des Hüftgelenkes bei kurzem Oberschenkelstumpf ist schlecht und erfordert evtl. blutige Eingriffe wie Tenotomien, schräge Durchtrennung der lateralen Weichteile nach HOHMANN oder gar eine Osteotomie. Läßt sich eine Kniebeugekontraktur bei kurzem Unterschenkelstumpf nicht korrigieren, dann können wir uns hier mit der Knieschaukelprothese (= Knieruhebein) behelfen.

Nachamputationen sind erforderlich bei zu langen Stümpfen, am häufigsten bei zu langen Unterschenkelstümpfen, die zu Zirkulationsstörungen, Geschwürsbildungen usw. neigen. Bei schlechten Narbenverhältnissen, zum Beispiel bei tief eingezogenen, schmerzhaften oder bei den Knochen unverschieblich aufsitzenden und zur Unterhaltung eines Stumpfulcus neigenden Narben, zum Beispiel nach Frostschaden, darf die Nachamputation aber möglichst nur dann ausgeführt werden, wenn ohne Schaden für die prothetische Versorgung eine Verkürzung des Stumpfes hingenommen werden kann; darf von der Stumpflänge nichts geopfert werden, dann müssen wir nach Exzision der schlechten Narben oder des Stumpfulcus für eine gutgepolsterte Hautdeckung durch Lappenplastik mit einer der obenerwähnten Methoden sorgen. Diese Notwendigkeit besteht besonders bei kurzen Oberschenkel- und Unterschenkelstümpfen, beim Mittelfußstumpf und beim Daumenstumpf.

Außer durch schlechte Narbenbildung oder Stumpfulcera (Narbenulcus oder Druckulcus bei am Knochen fest aufsitzender narbiger Stumpfbedeckung) können Stumpfbeschwerden noch hervorgerufen sein durch Amputationsneurome, Prothesendruckstellen und Prothesenrandwülste. Amputationsneurome sind knotige Aufrollungen eines amputierten Nerven, die bei Druck einen „elektrisierenden" Schmerz verursachen. Sie müssen operativ entfernt werden, wobei man den Nerven möglichst hoch an einer vorher gequetschten Stelle mit dem Messer scharf durchtrennt oder diesen zur Verhütung eines Rezidivs auch in sich vernäht. Prothesendruckstellen in Form von entzündlichen Bindegewebshyperplasien, welche auch ulzerieren können, müssen durch Änderung der Prothese vermieden werden. Man muß sie gelegentlich exzidieren, darf aber auch dann wegen der Rezidivgefahr die Änderung der Prothese nie vergessen. Der Prothesenrandwulst ist eine geschwulstartig, aus chronisch-entzündlichem Bindegewebe mit Einlagerung von Fremdkörperriesenzellen bestehende Gewebsverdickung; diese entsteht durch kleinste vom Prothesenwildlederrand in die Haut eingeriebene Fremdkörperpartikelchen, welche die Bildung der Riesenzellen verursachen. Wir haben in letzter Zeit weniger Prothesenrandwülste gesehen als früher, und zwar wohl deshalb, weil über dem Stumpf regelmäßiger ein Trikot getragen wird und weil heute vorwiegend Prothesenköcher aus Holz oder Kunststoff gefertigt werden, bei denen ein gepolsterter Wildlederrand nicht erforderlich ist. Therapeutisch kommt nur die Exstirpation im Gesunden in Frage.

Andere sehr unangenehme Störungen bei Amputierten können in Form von Kausalgien, Phantomschmerz und Stumpfhyperpathien auftreten.

Kausalgien sind die Folge partieller Verletzungen peripherer Nerven und werden aufgefaßt als Reizzustände sympathischer Nervenfasern, die zusammen mit den peripheren Nervenbahnen verlaufen. Solche Kausalgien kommen gelegentlich auch nach Amputationen vor, und zwar im allgemeinen in solchen Fällen, wo die Amputation durch ein Trauma verursacht war; wir nehmen daher an, daß bei dem Unfall, der zur Amputation geführt hat, die peripheren Nerven mitverletzt waren und dadurch die Kausalgie zu erklären ist. Die Kausalgie macht heftige brennende Schmerzen in der betreffenden Gliedmaße oder im Stumpf, welche durch kleine Reize wie Bewegung und Berührung ausgelöst werden können. Charakteristisch ist die Tatsache, daß die Schmerzen durch Tauchen des betreffenden Gliedes in Wasser oder durch feuchte Umschläge gemildert werden. Die Kausalgie läßt sich durch Eingriffe am sympathischen Nervensystem (Grenzstrangblockaden oder -resektion) gut beeinflussen, neigt allerdings zur Rezidivierung.

Nach jeder Amputation bleibt ein Phantomgefühl mehr oder weniger lange Zeit bestehen, das heißt der Amputierte hat gewisse Empfindungen an den amputierten Körperteilen. Dieses Phantomgefühl verliert sich aber allmählich, nur in einigen Fällen bleibt es bestehen und wird zum pathologischen Phantomschmerz, nach Frey eine seltene Abweichung des physiologischen Geschehens. Das Phantomglied bleibt dabei in schmerzhafter Krampfstellung; die Schmerzen treten an der unteren Extremität im Ausbreitungsgebiet der N. ischiadicus, an der oberen in dem des N. medianus und ulnaris auf, während der N. radialis stumm bleibt. Der Phantomschmerz ist durch operative Maßnahmen zu beseitigen. In Frühfällen helfen evtl.

Ausschaltungen des Sympathicus, Neuromentfernung, Durchschneidung des Plexus, der hinteren oder vorderen Wurzeln oder die Chordotomie.

Die Stumpfhyperpathie, auch als Stumpfneuralgie bezeichnet, ist eine anatomisch nicht scharf begrenzte Überempfindlichkeit des Stumpfes. Sie wird teils auf Irritation der sympathischen Nervenfasern, teils auf Amputationsneurome zurückgeführt. Bringt die Entfernung von Neuromen keine Besserung, dann kann man durch Grenzstrangresektion nach präoperativem Test mit einer Sympathicusblockade in manchen Fällen noch helfen.

Die Prothese, der Gliedersatz, soll mit all ihren Möglichkeiten und Konstruktionen, insbesondere Kniegelenkskonstruktionen, hier nicht geschildert werden. Nur einige grundsätzliche Dinge sollen erwähnt werden. Das *Kunstbein* ist so gearbeitet, daß der Stumpf frei in der Prothese schwebt und nur die Hilfstrageflächen tragen, das heißt am Unterschenkel die Tuberositas tibiae bzw. die Regio patellae, der Condylus med. tibiae und das Fibulaköpfchen; am Oberschenkel das Tuber ossis ischii. Die Oberschenkelprothese wird mit Schultergurten befestigt und gehalten. Auf eine Behelfsprothese oder Immediatprothese verzichten wir und sind bestrebt, unter intensiver Stumpfnachbehandlung möglichst bald die endgültige Prothese tragen zu lassen. Zur Gewöhnung an die Prothese ist eine ausgesprochene Gehschule unerläßlich.

Folgende *Grundforderungen* sind *an eine Beinprothese* zu stellen:

1. Die Prothese muß geh- und standsicher sein (Kniesicherheit in jeder Phase der Belastung).
2. Die Prothese darf nicht zu schwer sein, auch leichter Prothesenschuh!
3. Die Länge der Prothese muß den Beckenschiefstand ausgleichen.
4. Die Prothese soll einen möglichst ungezwungenen und natürlichen Gang erlauben.

Der Lotaufbau der Beinprothese wurde nach dem ersten Weltkrieg von SCHEDE eingeführt. Wichtige Voraussetzung ist die Sperrung der Dorsalflexion des Fußes.

Als Material für die Beinprothesen hat man früher Leder verwendet. Heute nimmt man dazu das viel leichtere Holz, und zwar Pappel- oder überseeisches Lindenholz, oder Leichtmetall (Duralumin) oder Kunststoffe. Die Holzprothese ist wesentlich leichter als die Lederprothese, stabiler und dauerhafter als die allerdings noch etwas leichtere Leichtmetallprothese.

In letzter Zeit ist die *Haftprothese* entwickelt worden (A. SCHOLZ, ENGELKE, HEPP, ELLE), und zwar aus der Vakuum- oder Unterdruckprothese. Die Haftprothese wird nicht durch Unterdruck gehalten; der Prothesentrichter ist dem Stumpf so angepaßt, daß er durch den Haftdruck gehalten wird. Der Haftdruck besteht aus dem hydrostatischen Druck, dem elastischen Seitendruck und dem muskulären Seitendruck. Die Prothese wird durch aktive Muskelkraft getragen und kann ohne Willen des Trägers nicht abfallen oder abgezogen werden. Eine Schulterbandage erübrigt sich eigentlich, sie wird nur noch aus Sicherheitsgründen angebracht. Bei Tragen einer Haftprothese erholt sich der vorher atrophische Stumpf; die Muskulatur kann sogar so stark hypertrophieren, daß sie gelegentlich den Schaft sprengt.

Für *Armamputierte* gibt es entweder einen *Schmuckarm* oder einen *Arbeitsarm*. Viele einseitig Armamputierte verzichten überhaupt auf das Tragen einer Prothese. Einfache Konstruktionen von Arbeitsarmen lassen eine ganze Reihe von körperlichen Arbeiten zu, und zwar nur durch Anbringung verschiedener Anschlußstücke, wie eines Hakens oder eines Ringes, mit deren Hilfe viele Gegenstände gehalten und bewegt werden können, zum Beispiel Schaufel, Hacke, Rechen usw. Ein handbeweglicher Arbeitsarm, der besonders für Ohnhänder, vor allem für Geistesarbeiter in Frage kommt, ist der *Sauerbrucharm*: Durch einen Hautkanal in der Oberarmbeugemuskulatur wird ein Elfenbeinstift gesteckt. Bei Kontraktion der Beugemuskeln wird die Bewegung des Stiftes durch Züge auf die Finger der Prothese übertragen. Beim Unterarmstumpf, der wenigstens der halben Armlänge entsprechen muß, kann durch die *Operation nach* KRUKENBERG ein Greiforgan gewonnen werden, und zwar durch Trennung von Radius und Ulna mit entsprechender Verteilung der Muskeln und Sehnen, so daß ein scherenförmiges Greiforgan entsteht. Der Krukenbergarm ist kosmetisch nicht sehr schön, dafür aber viel hygienischer als eine Prothese. Er läßt bei Ohnhändern alle Verrichtungen des täglichen Lebens zu. KRUKENBERG hat auch eine Handprothese konstruiert, die auf die Greifzange aufgesteckt und durch sie bewegt werden kann. Sie wird kaum verwendet und wird mehr aus kosmetischen Gründen getragen. Sie hebt den großen Vorteil des Krukenbergarmes als Tastorgan auf.

Erwähnt seien noch *Sonderkonstruktionen von Armprothesen*, bei denen eine gewollte Kraftübertragung auf verschiedene Weise stattfindet, zum Beispiel die SIMPSON-*Hand* (Kraftübertragung mit Kabelzügen durch Schulterzug), die HOBBS-*Hand* in Verbindung mit dem OTTERMAN-*Arm* (Rotation des Armes durch Schulterzug, die Rotationen werden auf Zug umgesetzt zum Fingerschließen und -öffnen), der NORTHROP-*Arm* (Bewegungen beider Schultern werden übertragen), der *elektrische Arm* mit Betätigung kleiner Schalter durch Bewegungen der Schulter, der Bauchmuskulatur und des Stumpfes, wodurch ein Motor gestartet und getrennte Elektromagnete innerviert werden. Solche komplizierten Prothesen können sich im Einzelfalle sehr bewähren und Gutes leisten, dürften sich für die Allgemeinheit der Armamputierten aber wohl kaum einbürgern. Ob das bei der in jüngster Zeit *von* WILMS *erdachten Armprothese* auch der Fall sein wird oder ob diese in größerem Umfange verwendet werden kann, wird sich zeigen. WILMS läßt bei seinem System von einem in den Schaft der Prothese eingebauten, dem Stumpf eng anliegenden Ring durch feine Kontakte, die in ihm montiert sind, die Bewegungen der einzelnen Muskeln aufnehmen und auf elektrischem Wege weiterleiten. Voraussetzung für die Verwendung dieser WILMS-*Prothese* ist das Vorhandensein der Gliedempfindung am amputierten Glied. Ist diese Gliedempfindung verlorengegangen, so läßt sie sich bei fast allen Amputierten in kurzer Zeit durch Massagen, Bewegungsstudien u. dgl. wiederherstellen. Mit Hilfe der durch die Gliedmaßenempfindung innervierten Stumpfmuskeln entsteht bei Betätigung der Prothese eine *Eigengliedempfindung*, die jede bewußte und reflektorische Hand- und Fingerbewegung automatisch auslöst.

Sachregister

FSC
www.fsc.org
MIX
Papier | Fördert
gute Waldnutzung
FSC® C083411

Zeitfracht Medien GmbH
Ferdinand-Jühlke-Straße 7
99095 Erfurt, Deutschland
produktsicherheit@kolibri360.de